新药发现与开发

Discovery and Development of New Drugs

陈小平　马凤余　主　编

王效山　主　审

化学工业出版社

·北京·

本书在第一版的基础上，围绕新药的发现研究、开发研究两大主线，系统地介绍新药研发的基本过程、研究内容及其技术方法，深入分析和阐释先导物结构设计、生物活性筛选、候选药物的药理毒理评价和工艺质量研究、新药研究的信息利用和新药注册管理等重要课题，并对新药研发策略与模式、新药研发选题等予以前瞻性评述。具有结构体系新颖、实用价值突出、论述详略得当、语言通俗易懂的特色。

本书可供从事新药研发工作的相关人员参考，同时适合作为高等院校药学、中药、制药工程、药物制剂、生物制药等专业的教学用书。

图书在版编目（CIP）数据

新药发现与开发/陈小平，马凤余主编. —2 版 .—北京：化学工业出版社，2016.10（2021.2重印）
ISBN 978-7-122-27988-0

Ⅰ.①新… Ⅱ.①陈…②马… Ⅲ.①药品-开发 Ⅳ.①R97

中国版本图书馆 CIP 数据核字（2016）第 210030 号

责任编辑：刘　军　　文字编辑：向　东
责任校对：王素芹　　装帧设计：刘丽华

出版发行：化学工业出版社（北京市东城区青年湖南街 13 号　邮政编码 100011）
印　　装：三河市延风印装有限公司
710mm×1000mm　1/16　印张 23½　字数 475 千字　2021 年 2 月北京第 2 版第 6 次印刷

购书咨询：010-64518888　　售后服务：010-64518899
网　　址：http://www.cip.com.cn
凡购买本书，如有缺损质量问题，本社销售中心负责调换。

定　　价：69.00 元

本书编写人员名单

主　　编　陈小平　马凤余

副 主 编　时　军　胡海霞　罗再刚　杨　永　冯承涛

编写人员　（按姓名汉语拼音为序）

毕　勇　陈小平　冯承涛　高家荣　胡海霞

蒋　敏　罗再刚　马凤余　时　军　汪永忠

王艳苹　吴　静　杨　永

主　　审　王效山

路在脚下

——序

过去的一年，我挣扎在虬枝盘曲中，试图将杂乱不堪的枝条理顺，却感到力不从心。作为一直与药学事业相伴的学者，深知良药是战胜病魔的一种利器。非常遗憾，近代以来国产新药鲜见问世，国外药品纷至沓来。这不得不令国内的医药专家、医药工作者及管理者汗颜和反省。中国经济的崛起，可否鞭策着国产原创新药诞生？未来，中国新药研发之路如何前行？我寻找到的答案——路就在自己的脚下！

人类在发现新药的历史中有哪些规律性的经验可以总结？如何根据新药发现的规律来设计和开发新药，以取得新药研究与开发的最佳效果？热切希望忘我拼搏奉献的医药工作者，以屠呦呦教授为楷模，不断创造出高效、安全的国产新药。

首先谈谈经验积累。古今中外，人类在寻找新药的漫长历史中，最常用的方法是靠“尝试”获得经验，通过“尝试”积累了丰富的药物知识。例如，我国汉代的《神农本草经》和明朝李时珍的《本草纲目》，书中收载的药物，绝大多数都是广大劳动人民通过对天然物品的亲身尝试而取得的经验。这种手段虽然原始，却曾经为人类找到过不少有用的药物。即使在今后，也仍然可以帮助我们寻找和发现新药。但是这种手段毕竟效率不高，以此来评价新药要花费很大的代价，要走不少弯路，需要漫长的时间积累。据估计，我国现在临床常用药物中，大约不到20%是过去几千年人类靠经验积累下来的药物，而80%以上都是近70年来研究出来的新药。

再谈谈不可忽视的偶然机遇。很多的科学发现带有偶然性，偶然发现在新药研究中尤为常见。例如，1928年英国年轻的细菌学家弗来明一次在研究葡萄球菌的实验中偶然发现了青霉素。青霉素的发现，不仅为人类提供了青霉素这一良药，而且首次写下了抗生素这一光辉篇章。吩噻嗪类化合物在20世纪40年代是作为抗组胺药合成的。1949～1952年间在实验动物身上观察到异丙嗪有延长巴比妥类药物睡眠的作用，并在法国首先将它在临床上作为麻醉强化剂应用。Charpentier在1949～1950年合成了氯丙嗪，很快发现它能加强麻醉药的作用，并能产生人工冬眠。1952年，当法国的一些临床医师在将氯丙嗪作为冬眠合剂应用于躁狂症的精神病人身上时，意外发现了氯丙嗪有明显的精神病治疗作用。这就创造性地开辟了氯丙嗪的临床适应证，也从此揭开了精神药理学的序幕。这也是偶然发现之经典实例。

20世纪初期、中期的药物普筛。特别是30年代以后，各国开始了在特定模型上有针对性的大规模药物筛选工作。筛选进展很快，取得的成果显著。今天临床上常用的抗感染和抗寄生虫药物、抗高血压药、抗心律失常药、抗心绞痛药、降血脂药、利尿药、解热镇痛药、抗组织胺药及抗肿瘤药等，大多是通过大规模过筛找到的。半个多世纪以来，这种在特定模型上的药物普筛工作是世界各国广泛采用、行之有效的寻找新药的方法。

但是这一方法也有其局限性。通过各国大半个世纪以来的广泛过筛，到如今筛出阳性药物的机遇越来越少了。第二次世界大战前后，过筛阳性率一般为二百分之一至三百分之一。1907 年，德国的欧立希经过 605 次失败合成了“606”，作为坚韧不拔、百折不挠的例子，在医药界传为佳话。而到 20 世纪后期，如果谁合成了六百多个化合物就获得一个新药，那就算是非常幸运的事了。统计数据表明，过筛阳性率一般为万分之一，最后能够被批准上市的仅为试验阳性的 10%左右，或更少。也就是说，最后正式批准上市的新药一般是从十万个、甚至十几万个化合物中筛选出来的。原因在于目前的过筛对象都是长期没有攻克的疾病防治难题，也有些研究攻关对象已经有一些有效的药物；新药要能够通过，必须比已有的药物有明显的优点，要求更高，难度更大。

更加科学高效的综合筛选。上面所说的有目的地筛选是先明确对象，建立模型，然后普筛药物。阳性，是指对所筛对象有效；阴性，是指对所筛对象无效。但是阴性的药物并不是没有药理活性，很多药物往往不是在原来的设计方向出现作用，而是在其他方面出现较好的作用，甚至在某些方面出现新的突破。如上海药物研究所，在抗疟效果较差的常山乙素衍生物中找到抗心律失常药常咯啉。有些药物在一种药理作用被肯定后，又发现了其他有应用价值的新的作用，如普萘洛尔是作为抗心律失常药应用的，不久又发现了它的抗高血压作用而被用于临床。一个药物往往可以有不止一个适应证，越来越多的老药发现了新用途。在新药寻找工作中往往是“有意栽花花不发，无心插柳柳成荫”。如果仅用单项指标过筛这一种手段寻找新药，势必将很多有各种药理活性的化合物漏掉。药物化学家辛苦设计并合成出来的药物往往在一项指标、几只动物身上一次性的筛选中被淘汰。这是非常大的浪费！

采取综合筛选法，即一药多筛。早期的如美国 Irwin 在 1964 年提出了一种药物筛选的设计方案，只要用三个实验标本就可以初步预测 72 种药理作用。日本高木敬次郎于 1981 年前应用这个设计进行筛选，结果与进一步详细的药理学研究结果相当一致。只要剂量选择适当，在常规筛选中即可产生半定量资料，可以用来初步比较各种未知化合物的作用强度和安全范围，再结合其他各种筛选指标一起对一个化合物作出评价。

对合成的有代表性的新类型化合物，法国的制药厂普遍进行 45 项药理指标的观察，再决定取舍。前苏联全苏化学药物研究所、瑞士毒理研究所、美国肿瘤研究所等研究机构和药厂都有系统药理作用过筛的实验室。这种机构迅速作出对药物作用的综合评价，充分发挥药物潜力，做到药尽其用、卓有成效……

化学工业出版社 2012 年出版了《新药发现与开发》一书，受到广泛欢迎并在

2014 年获得中国石油和化学工业优秀图书奖。根据读者需求，2016 年隆重推出《新药发现与开发》第二版。我相信该著作必将为我国新药事业的发展作出特有的贡献，我也相信该著作能成为广大医药工作者珍爱凝心的挚友。

法国著名哲学家伏尔泰对读书曾深情发表感慨："当我第一遍读一本好书的时候，我仿佛觉得找到一个朋友，当我再一次读这本书的时候，仿佛又和老朋友重逢。"……读一本好书，是人生一次宝贵的经历，是智慧的充实、心灵的提升，就像跟许多高尚的人在一起。

谨以此作序，仅为抛砖引玉。

王效山

2016 年 8 月　于合肥

前言

世界新药发明的增速，近十年来已经放缓。但无须担忧的是，人类研制新药的无穷智慧，以及医药科技所企及的深邃空间。转化医学与强调公开、协作和合作的药物创新思想，正在营造高效、多赢的新药研究氛围；精准医学倡导的个体化治疗理念，也在引领疗效更高、不良反应更低的新药研究目标。尽管新药研发的风险加剧，全球各大药企的投入却持续高长，由此产生更多的技术方法，为新药研发注入了新的生机和活力。

药物创新愈加关注尚未满足的临床需求。当前的环境恶化和人口老龄化问题，导致重大疾病谱转向肿瘤、慢性病和老年性疾病等领域，新药研发重心则随之转移。即便所谓的“孤儿药”研发，也受到了前所未有的广泛重视。化学药物目前仍主导着医药市场，同时抗体药物、新型疫苗等针对一些复杂性疾病显现出理想疗效，预示着生物药物包括生物类似药市场的广阔前景。

中国的病例资源、市场规模等突出的优势，不断吸引着跨国药企进入并在中国建立新药研发中心和生产基地，这就促进了全球多元化研发格局的形成，使中国药企与国际接轨的各种研发模式应运而生。尤其是与世界顶级研究机构合作创新的机制，无疑成为巨大的推动力量，持续加速我国新药研发国际化的进程。全球众多专利药的密集到期，同样带来了诸多的机遇和挑战……

《新药发现与开发》自 2012 年 6 月由化学工业出版社出版发行以来，承蒙广大读者的热忱厚爱，且被多所高校的药学类专业选作教材，对著者来说是莫大的鼓励和鞭策。基于上述新药研究思路和发展态势的深刻变化，以及我国目前的药品审评审批制度纵深改革，对《新药发现与开发》一书作全面的更新、充实和提高甚为必要。《新药发现与开发》第二版在保持原有体系和特色的基础上，力求完善新药研发国际化战略背景下的广泛知识体系，体现学科前沿理论和技术成果。全书分为七章，紧密围绕新药的发现研究、开发研究两大主线，详细介绍新药研发的基本过程、研究内容及其技术方法，深入分析和阐释先导物结构设计（发现）、生物活性筛选、候选药物的药理毒理评价和工艺质量研究、新药研究的信息利用和新药注册管理等重要课题，并对新药研发策略与模式、新药研发选题等予以前瞻性论述。全书由陈小平统稿、修约。除了第一版作者外，本版主要编写人员如下：第 1、3、5 章，陈小平；第 2 章，罗再刚、冯承涛；第 4 章，胡海霞、杨永；第 6 章，时军；第 7 章，马凤余。

本书编写参阅了国内外的一些书籍、文献资料，谨向有关作者表示诚挚的感谢。药物化学家王效山教授在编写过程中给予了热情指导，并为本书作了意味深长的序言，在此致以崇高的敬意。由于新药发现与开发综合性、实践性强，涉及学科信息量大，编者对其把握等尚存在不足之处，期盼广大读者和专家不吝指正。

陈小平

2016 年 7 月于安徽理工大学

第一版前言

制药业追求的佳境便是新药发明层出不穷。21 世纪，新药发展步入了一个崭新的时代，新药的诞生已转向由基因研究到药物创制的模式。有理由相信，在不远的未来或将涌现出人们渴望的众多新药，攻克目前尚未从根本上解决的重大疑难疾病，给人类带来极大的益处。当然，如今的新药研制，更多地依靠生命科学等新兴科技领域日新月异的有力支撑，而且，“更安全，更有效，更经济，更快速”的现代药品监管理念，也使新药研制面临着巨大的挑战和风险。

新药研究系指新药从实验室发现到上市应用的整个过程，包括新药发现研究和新药开发研究两大阶段。新药发现研究即构建新的化学结构，为创制新药的关键阶段与起始点；新药开发研究则验证候选药物安全、有效且质量稳定可控。新药的发现与开发是一项多学科交叉渗透、多领域相互协作的技术密集型系统工程；新药的发现与开发又是一项特殊的科学研究，除了要考虑新药的商品化属性以外，其研究过程要求科学规范，研究试验及程序必须符合相关法规和伦理道德。针对新药研究工作综合性、实践性强，涉及学科知识面广，信息量大并且求新求精的特点，本书力求详略得当地整合新药发现与开发所涉及的各学科专业知识，并注重结合国家新政法规建设，着眼于构建与时俱进的知识新体系。

全书共分为七章。第 1 章概论，通过新药发现与开发总体面貌的介绍，对新药及其研究过程、新药研究的基本方法、新药研究的利益和风险、新药发展的策略及方向等简要评述；第 2 章新药的发现研究，着重介绍新药设计的基本原理、先导化合物的筛选及优化、计算机辅助药物设计等内容；第 3 章新药的开发研究，对新药的临床前研究和临床试验的内容、方法、程序等详细阐述，并对 GLP、GCP 加以诠释；第 4 章新药的工艺与质量研究，对新药开发研究过程中所涉及的工艺与质量研究的基本要求、技术方法及试验设计等，进行了具体论述；第 5 章新药研究的选题，重点分析新药选题的思路与方法、创新模式与技术进展、十二五规划与我国新药研究；第 6 章新药研究的信息利用，介绍了新药研究过程中常用的药学资源及数据库，以及新药信息的整理与利用；第 7 章新药的注册管理，对新药注册的最新法规、新药注册及其分类、新药知识产权等深入解读。

由于新药发现与开发的理论体系与技术方法博大精深，加之编者的学术水平所限，本书难免存在疏漏之处，恳望专家和广大读者不吝指正。在本书的编写过程中，得到了化学工业出版社的大力指导和帮助。国药集团国瑞药业有限公司提供了丰富的新药开发资料。夏伦祝教授在百忙之中审定全稿，提出了宝贵的修改意见。

安徽理工大学化学工程学院何杰教授、陈明功教授、李广学教授、张晓梅教授，安徽中医学院药学院彭代银教授、戴敏教授，安徽省中医院高家荣主任药师等给予了热情鼓励和支持。在此一并致谢。

编者

2012 年 1 月于安徽理工大学

目　录

❶ 概论

❷ 新药的发现研究

3 新药的开发研究

4 新药的工艺与质量研究

5 新药研究的选题

6 新药研究的信息利用

7 新药的注册管理

附录

1

概　　论

药学的发展历程其实就是一个个新的药物被发现、再被开发应用的新药发展史。在漫长的历史进程中，人类以其卓越的智慧和神奇的力量孜孜不息地探索各种各样的药物，顽强地与病魔抗争而得以生生不息、繁衍壮大。时至今日，人们对新药的需求仍无止境，但新药研究的方法和手段却已发生了巨变。

进入生命科学后基因组时代的21世纪，人类可以从大量的基因组测序结果中寻找和发现新基因，深入研究它们的功能及其调控网络，并通过生物信息库、化合物信息库以及生物芯片等高新技术提高创制新药的质量和效率。分子生物学、系统生物学、药物基因组学、网络药理学、生物工程、超微量分离分析技术、组合化学、高通量筛选和计算机科学等迅速崛起，为发现和开发新药提供了新的作用靶点、新的技术方法，开辟了崭新的道路。

本章通过新药发现与开发总体面貌的介绍，对新药及其研发过程、新药研发的基本原理和程序、新药研发的利益和风险、新药发展的策略和方式等予以阐述，为以后各章内容奠定必要的基础。

1.1　新药研究的发展历程

人类认识和使用药物同样发祥于四大文明古国。“神农尝百草，一日而遇七十毒”就是中国古代新药研究的真实写照。当然，现代新药研究过程要求科学规范，研究试验及程序必须符合相关法规和伦理道德，更不容许随意以身试药。也因为如此，先人长期积淀乃至以生命为代价所造就的中药以及其他民族药物，其疗效已得到充分的验证，应该予以继承和发展。事实证明，这是当前新药研发可以利用的宝贵财富和有效途径。

药物广义上分为天然提取类药物与化学合成类药物，后者系自然界并不直接存在、通过化学方法人工合成或修饰改造得到的药物。古代炼丹术的兴起推动了医药化学的发展，医药化学史是医药史里不可分割的重要组成部分。

化学药物的应用始于200年前，起源于天然药物。意大利生理学家F. Fontana通过动物实验对千余种药物进行了毒性测试，得出了天然药物都有其活性成分并选择作用于机体某个部位而引起典型反应的结论。这一客观事实首先在1805年被德国药物学家F. W. Serturner从罂粟中分离提纯出吗啡所证实。由此引发了19世纪从天然药物中分离有效成分的热潮：1818年从番木鳖中分离得到番木鳖碱和马钱子碱，1821年从咖啡豆中分离得到咖啡因，1823年从金鸡纳树皮中分离得到奎宁，1833年从颠茄及洋金花中分离得到阿托品等被称作生物碱的药物。19世纪末，Paul Ehrlich化学治疗概念的创立和化学工业的兴起，为20世纪初化学合成药物的进步奠定了基础。以生物碱为重点，医药化学工业领先于其他化学分支学科发展起来。1899年，第一个人工合成的化学药物阿司匹林作为解热镇痛药上市，表明人类可用化学合成的方法改造天然化合物的化学结构、研制出更理想的药物，同时宣告“药物化学”的诞生。

20世纪早期，含锑、砷的有机药物用于治疗锥虫病、阿米巴病和梅毒等，随之发展了治疗疟疾和寄生虫病的化学药物。20世纪30年代发现百浪多息和磺胺后，相继合成了一系列的磺胺类药物。1940年，青霉素的诞生使β-内酰胺类抗生素得到快速发展。Woods和Fildes抗代谢学说的建立，阐明了抗菌药物的作用机理，根据抗代谢学说发现了抗肿瘤药、利尿药和抗疟药等。化学药物治疗的范围不再局限于细菌感染的疾病而日益扩大，药物结构与生物活性关系即构效关系的研究也由定性逐渐转向定量。所谓定量构效关系（quantitative structure-activity relationships，QSAR）是将化合物的结构信息、理化参数与生物活性进行分析计算，建立合理的数学模型，研究构效之间的量变规律，从而为发现先导物、创制新药提供依据，至今仍是计算机辅助药物分子设计（computer aided drug design，CADD）的重要理论基础。20世纪的中后期是药物化学发展的黄金阶段，相当多种类的合成新药先后问世，如神经精神类疾病治疗药、抗组胺药、镇痛药、非甾体抗炎药、喹诺酮类抗菌药、激素类、维生素类等。

生物科学技术的发展，使众多分子水平的药物作用靶点被发现，一批受体拮抗剂、酶调节剂甚至作用于基因水平的药物得到开发。对受体尤其是许多受体亚型的进一步研究，提高了受体激动剂和拮抗剂的选择性，如阿片受体的多种亚型（δ、ε、γ、η、κ等）可用于设计特异性镇痛药。对酶的三维结构和活性部位的深入研究，获得了大量的酶抑制剂类药物，如血管紧张素转化酶抑制剂（angiotensin converting enzyme inhibitors，ACEI）是20世纪70年代中期发展起来的治疗高血压的重要药物。离子通道类似于活化酶存在于机体的各种组织，参与调节多种生理功能，70 年代末发现的钙拮抗剂（calcium antagonists）是重要的心脑血管病治疗药物。细胞癌变被认为是由于基因突变导致基因表达失调和细胞无限增殖所引起的，故可利用反义技术（antisense technology）抑制肿瘤细胞增殖的方法来设计新型抗肿瘤药，而端粒酶、法尼基蛋白转移酶等均为较新的分子水平靶点。自 80 年代起开始了内源性活性物质的深层次研究，寻找到许多活性多肽和细胞因子，如心钠素（ANF）是从鼠心肌匀浆分离出的心房肽，具有很强的利尿、降压和调节心律的作用；内皮舒张因子（EDRF）是由内皮细胞分泌的具有舒张血管作用的物质，其化学本质被证实为一氧化氮（NO），它是调节心血管系统、神经系统和免疫系统功能的细胞信使分子，参与机体的多种生理作用，对研制治疗心血管疾病的药物有重要意义，有关 NO 供体和 NO 合酶抑制剂的研究正方兴未艾。

纵览 20 世纪，新药的发展历经三次飞跃。第一次从 20 世纪初至中叶，新药发展针对各种感染性疾病，以磺胺药、抗生素的发现和使用为标志。第二次从 20 世纪 60 年代开始，新药发展转移到治疗各种非感染性疾病上来，发现了受体拮抗剂、酶抑制剂等，以 β-肾上腺素受体拮抗剂普萘洛尔、H_2 受体拮抗剂雷尼替丁等为代表性药物。第三次从 20 世纪 70 年代开始，各种基因工程、细胞工程药物的出现，使生物大分子活性药物广泛应用于临床，产生了人生长激素、胰岛素、干扰素等生物技术药物，开创了对恶性肿瘤、遗传性及各种疑难病症进行生物治疗的新阶段。

1.2 新药研究的生物学基础

自 20 世纪下半叶以来，生命科学和生物技术的研究成果最为动人心魄。可与发明原子弹的曼哈顿工程和人类登月的阿波罗飞行任务相媲美的人类基因组计划的完成，以及结构基因组、蛋白质组和代谢组等后续功能基因组计划的实施，成为生命科学的重要里程碑。据统计，全世界引用指数（Impact factor）在 10 以上的超一流学术刊物，80%左右是生物科学相关刊物（表 1-1）；SCI（美国科学引文索引）收录 4500 余种学术刊物，其中 2350 种左右为生物科学相关杂志。

表 1-1 引用指数 10 以上的超一流刊物分科比较

学 科	杂志总数	平均引用指数	>30 杂志数
总论	2	17.8	0
化学	2	11.8	0
物理	5	22.0	2
数学	1	18.2	0
生物	38	19.1	7

21 世纪无疑是现代生物科学的世纪。随着基因组学的发展，药物创新从以化学合成为主逐步转向化学与基因组学融合，形成了由基因功能到新药研究的新模式。

1.2.1 分子生物学概述

分子生物学（molecular biology）是在分子水平上研究生命本质的科学。这里的分子是指蛋白质、核酸、多糖及其复合物等生物大分子。尤其是携带遗传信息的核酸以及在细胞内和细胞间信息传导过程中发挥重要作用的蛋白质，它们分别由简单的小分子核苷酸和氨基酸以复杂的空间结构排列组合而成，蕴藏着各种信息，具有精确的相互作用机制，并且构成生物的多样化和生物个体精确的生长发育及代谢调控系统。

分子生物学的任务就是通过科学研究来阐明生物大分子的复杂结构与功能，从而为人类利用和改造生物奠定理论基础和提供新的手段。其主要内容包括核酸的分子生物学、蛋白质的分子生物学以及细胞信号转导的分子生物学等。

(1) 核酸的分子生物学　核酸的分子生物学研究内容包括基因组的结构，遗传信息的复制、转录与翻译，核酸存储的信息修复与突变，基因表达调控和基因工程技术的发展和应用等。

核酸的主要作用是携带和传递信息，故分子遗传学（moleculargenetics）是其主要组成部分，遗传信息传递的中心法为其理论体系的核心。20 世纪 50 年代以来，核酸的分子生物学已形成了比较完整的理论体系和研究技术，成为分子生物学内容最为丰富的一个领域。

核酸是由大量基本结构单元核苷酸缩合而成的线形多聚核苷酸的生物大分子，每一个核苷酸又包括三个基本亚单位：碱基、戊糖环（或脱氧戊糖环）和磷酸基团。有两类不同的核酸，即 RNA（核糖核酸，在细胞质上）和 DNA（脱氧核糖核酸，在细胞核内染色体上）；两者除了五碳糖以外，碱基也有变化，在功能方面存在很大的差异（图 1-1）。

1953 年 4 月 25 日，英国《自然》杂志上发表了美国年轻的生物学家沃森和英国物理学家克里克的论文“核酸的分子结构——脱氧核糖核酸的一个结构模型”，在科学界引起了极大的反响，因为它将科学家对生物科学研究的视野从细胞水平推向了分子水平。DNA 双螺旋结构（图 1-2）的发现标志着分子生物学的建立，它不仅指出 DNA 是遗传信息的携带者，而且解释了基因的复制和突变等机理；沃森、克里克和维尔金斯三人共同获得了 1962 年诺贝尔生理学或医学奖。这一伟大的发现开辟了生命科学史上的新纪元，引领了生命科学的两次革命，一次是分子生物学的革命，一次是基因组学的革命。

由两组分子链逆向排列组成 DNA，它的序列可以是任意的，但是 A（腺嘌呤）和 T（胸腺嘧啶）配对，G（鸟嘌呤）和 C（胞嘧啶）配对；若按照 DNA 分子的一条链，则可以复制出另外一条完全相同的 DNA 分子链，携带遗传信息的密码就是碱基顺序。如果加进去的是核苷酸，而不是脱氧核苷酸，因为碱基互补配对，根据 DNA 即能转录 mRNA（信使 RNA）。

RNA 在蛋白质合成过程中起了非常重要的作用。蛋白质合成时，由 tRNA

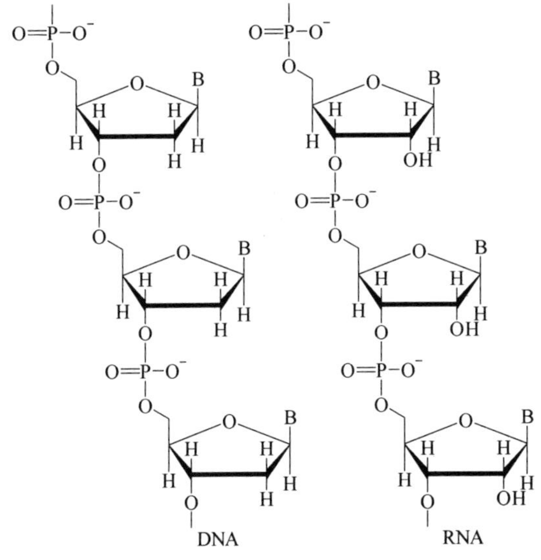

图 1-1　DNA 和 RNA 结构式

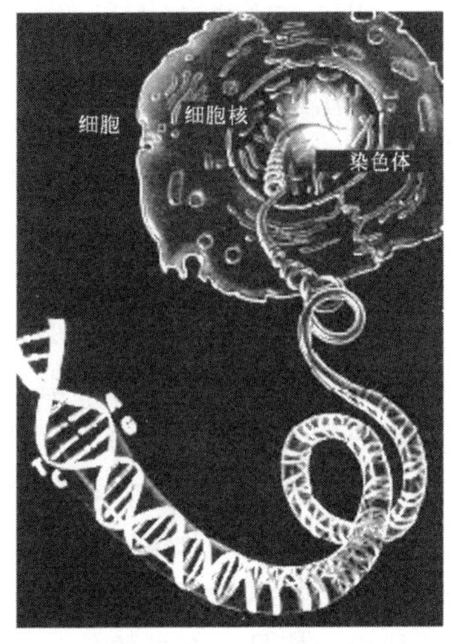

图 1-2　DNA 双螺旋结构

（转运 RNA）按照密码子-反密码子配对的原则将各种氨基酸运到核糖体中，以 mRNA（信使 RNA）的编码顺序排列成串，形成多肽链，再进行折叠和扭曲成为蛋白质；这一过程翻译了核酸的“语言”，合成了相应的蛋白质。RNA 的四种碱基可组成 64 种三联体密码子，其中 UAG、UAA 和 UGA 三个密码子专门用来终止多肽链的合成（终止子），剩下的 61 个密码子对应于 20 个氨基酸，所以大多数氨基酸可以有一个以上对应的密码子。美国的分子生物学家霍利、生物化学家科拉纳、生化遗传学家尼伦伯格合成了核酸，揭开了遗传密码的奥秘而获得 1968 年诺贝尔生理学或医学奖。

以上述及到的核糖体是合成蛋白质的“机器”，核糖体里面有 1/3 是蛋白质，2/3 是 RNA，通过核糖体能够把遗传信息转变成蛋白质。美国和以色列的三位科学家 Venkatraman Ramakrishnan、Thomas Steitz、Ada Yonath 因“核糖体的结构和功能”的研究获得 2009 年的诺贝尔化学奖。其在医药方面的应用价值，就在于据此靶标结构可直接设计、开发阻滞细菌核糖体功能的新型抗生素。

（2）蛋白质的分子生物学　各种生命活动主要是通过蛋白质来实现的，酶、激素、抗体、调控因子等生物体活性物质的化学本质是蛋白质。例如，酶是使生化反应加速的生物催化剂，生物体中有几千种酶催化的各种反应维持着生命的正常运转；目前也发现一些酶是核酸，但大部分是蛋白质。因此，如果蛋白质发生变化，就会导致生物体异常、引发疾病。蛋白质还能够调节人体的渗透压，能够供给能量。

蛋白质占人体重的 16.3%、干重的 42%～45%，是细胞的主要组成部分，构成和修补身体组织，比如肌肉、皮肤、头发、骨骼等都有蛋白质。人类对蛋白质的研究历史远比核酸要长久，但由于其研究难度较大，与核酸分子生物学相比发展较慢。1838 年 Mulder G. J. 发现了蛋白质，1864 年 Ernstw F. H. 第一次制备成蛋白晶体，1951 年 Sanger 首次分析了胰岛素的氨基酸序列、连接方式、不同来源的胰岛素的序列差异，1965 年中科院上海生化所人工合成了牛胰岛素。原子分辨率的蛋白质结构首先在 20 世纪 60 年代通过 X 射线晶体学获得解析，80 年代 NMR 技术应用于解析蛋白质的结构，近些年来也广泛应用冷冻电子显微学解析超大分子复合体的结构。原子分辨率的蛋白质及其相关复合物的三维结构被持续地存于蛋白质数据库中，进而开展有关蛋白质-蛋白质以及基因之间复杂的相互作用的研究。

(3) 细胞信号转导的分子生物学　细胞信号转导的分子生物学研究细胞内、细胞间信息传递的分子基础，是当前分子生物学迅速发展的领域之一，目标是阐明这些变化的分子机理，明确每一种信号转导与传递的途径，以及参与该途径的所有分子的作用和调节方式，认识各种途径间的网络控制系统。信号转导机理在理论和技术方面与上述核酸及蛋白质分子有着紧密的联系。

构成生物体的每一个细胞的分裂及其各种功能的完成均依赖于外界环境所赋予的各种指示信号。在外源信号的刺激下，细胞可以将这些信号转变为一系列生物化学变化，例如蛋白质分子构象的转变、蛋白质分子的磷酸化、心脏蛋白与蛋白相互作用的变化等，从而使其增殖、分化及分泌状态发生改变等以适应内外环境的要求。

细胞作为生物体基本的构成单位，是由许多分子组成的复杂体系。分子生物学从研究各个生物大分子的结构入手，但各个分子并非孤立发挥作用。分子生物学还需要进一步研究各生物分子间的高层次组织和相互作用，尤其是细胞整体反应的分子机理。因此，分子细胞学或细胞分子生物学便应运而生，与分了生物学一起成为人类认识生命的埋论基础。

1.2.2　基因组学概述

基因组学（genomics）是研究生物基因组的构成以及组内各基因的精确结构、相互关系、表达调控的学科，最早在 1986 年由美国霍普金斯大学著名人类遗传学家 McKusick 提出。基因组学、转录组学、蛋白质组学与代谢组学等构成了系统生物学的组学生物技术。

(1) 基因及基因组　人体细胞核内有 23 对共 46 条染色体，其上缠绕着 DNA 分子，像麻绳般扭在一起，呈双螺旋结构。基因是具有遗传效应的 DNA 分子片段，它与人的相貌、特征、性格、体态、智力以及疾病等都有着密切的关系。现代分子生物学指出，基因是合成功能蛋白质或 RNA（除部分病毒 RNA）所必需的全部 DNA 序列，即一个基因不仅包括蛋白质或 RNA 的编码序列，还应包括为保证转录所必需的调控序列。

基因组就是一个物种中所有基因的整体组成，每个细胞内的基因总数即为基因组。人类只有一个基因组（图 1-3），储存着生命从诞生到死亡的全部信息，通过复制、表达、修复，完成生命繁衍、细胞分裂、蛋白质合成等重要的生理过程。若要揭示生命的本质，就必须从整体水平研究基因的结构、功能以及基因之间的相互关系。人体基因组图谱就像是一张能说明构成每个人体细胞 DNA 的约 30 亿个碱基对精确排列的“地图”，能非常形象地把基因家族的各种基因描绘出来。

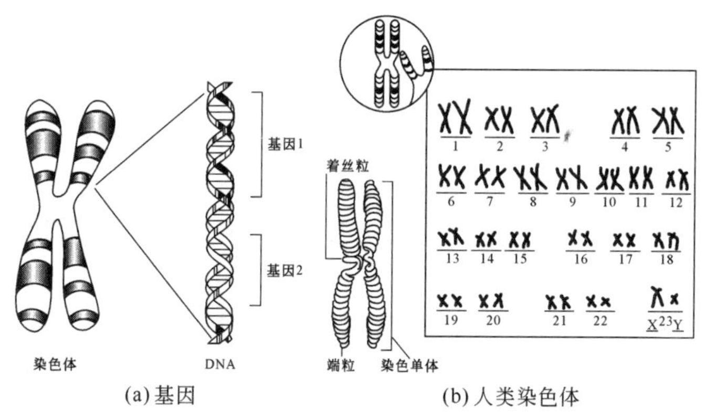

(a) 基因　　(b) 人类染色体

图 1-3　人类基因组的 23 对染色体

英国剑桥大学 Sanger 建立了 DNA 序列测定方法，他获得了两次诺贝尔奖。现在测定 DNA 的序列已经成为比较方便的事情。人类基因组已解析出来，还发现了一系列的 DNA 作用酶。如 DNA 聚合酶可以按 DNA 其中一条链催化合成另外一条链的反应，限制性内切酶可以像剪刀一样把 DNA 链剪开，DNA 连接酶可以把 DNA 链条连接起来等。人们得到 DNA 以后，再转到大肠杆菌等宿主里，通过其蛋白质合成体系，来产生需要的蛋白质。

(2) 人类基因组计划　人类基因组计划（human genome project，HGP）由诺贝尔奖获得者、美国的杜尔贝克在 1986 年正式提出，于 1990 年 10 月在美国率先启动。在人类基因组计划中，还包括对大肠杆菌、酵母、线虫、果蝇和小鼠五种生物基因组的研究，称之为人类的五种“模式生物”。美国、英国、法国、德国、日本、中国六国科学家共同参与了这一至少 30 亿美元预算的人类基因组计划。

2000 年 6 月 26 日，克莱格·文特尔的塞莱拉基因公司和公共财政资助的 HGP 国际项目负责人朗西斯·柯林斯联合宣布，完成了具有划时代意义的人类基因草图绘制。2001 年 2 月 12 日，人类基因组织公布了人类基因组草图及其初步分析结果。2003 年 4 月 15 日，六国科学家完成了人类基因组序列图的绘制。2006 年 5 月 18 日，美英科学家在《自然》杂志网络版上发表了人类最后一个染色体即 1 号染色体的基因测序。至此，历经 16 年的人类基因组计划书写完了最后一个章节。在人体全部 22 对常染色体中，1 号染色体包含的基因数量最多、达 3141 个，是平均水平的两倍，共有超过 2.23 亿个碱基对，破译难度也最大；150 名英美科学家长达 10 年才完成了 1 号染色体的测序工作。

HGP 研究显示的基本信息：①人类基因组由 31.65 亿个碱基对组成，含 3.9 万多个基因，低于原来的估计数目，这说明人类在使用基因上比其他物种更为高效；②基因组中存在着基因密度较高的“热点”区域和大片不携带人类基因的“荒漠”区域，其中长片段重复序列的作用有待进一步研究；③与蛋白质合成有关的基因占1%～1.5%，提示一个基因可以编码多种蛋白质，蛋白质种类和功能的多样性不仅靠产生全新的蛋白质，更重要的是要靠重排即扩展已有的蛋白质，故蛋白质比基因具有更为重要的意义；④所有人都具有99.99%的相同基因，任何两个不同个体之间大约每1000对碱基有一个不同，这称为单核苷酸多态性（single nucleotide polymorphisms，SNP），两个无关个体间有300万SNP，它对“个性”起着决定的作用；⑤男性的基因突变率是女性的两倍，人类大部分遗传疾病是在Y染色体上发生的，男性可能在人类的遗传中起着更重要的作用。

哈佛大学科学家麦克贝斯说，人类基因组图谱并没有告诉我们所有基因的“身份”以及它们所编码的蛋白质；人体内真正发挥作用的是蛋白质，蛋白质扮演着构筑生命大厦的“砖块”角色，其中可能藏着开发疾病诊断方法和新药的“钥匙”。目前发现和定位了26000多个功能基因，其中42%的基因尚不明确其功能。在已知基因中，酶占10.28%、核酸酶占7.5%、信号传导占12.2%、转录因子占6.0%、信号分子占1.2%、受体分子占5.3%、选择性调节分子占3.2%。研究并认识这些功能基因的作用对于新药的发现与筛选具有重要意义。

（3）*基因组学及其发展* 伴随着人类基因组计划的实施，基因组学得到更加快速地发展。基因组学包括以全基因组测序为目标的结构基因组学和以基因功能鉴定为目标的功能基因组学两方面的研究内容。

结构基因组学通过基因作图、核苷酸序列分析确定基因组成、基因定位，已成为继人类基因组计划之后一个国际性的研究热点。其主要目的是力求在生物体的整体水平（如全基因组、全细胞或完整的生物体）上，以实验为主包括理论预测来确定全部蛋白质分子、蛋白质-蛋白质、蛋白质-核酸、蛋白质-多糖、蛋白质-蛋白质-核酸-多糖、蛋白质与其他生物分子复合体的精细三维结构，从而获得一幅完整的、能够在细胞中定位以及在各种生物学代谢途径、生理途径、信号传导途径中全部蛋白质在原子水平的三维结构全息图。在此基础上，人类便有可能在基因组学、蛋白质组学、分子细胞生物学乃至生物体整体水平上理解生命的原理，这对疾病机理的解释、疾病的防治、新药的研制和新疗法的探索尤为关键。

功能基因组学也称后基因组学，它利用结构基因组学提供的信息和产物，从基因组信息与外界环境相互作用的高度，阐明基因组的功能。其内容包括：①基因组表达及调控的研究，即在全细胞的水平识别所有基因组表达产物mRNA和蛋白质以及两者的相互作用，明确基因组表达在发育过程和不同环境下的时空整体调控网络；②人类基因信息的识别是必不可少的基础工作，需采用生物信息学、计算生物学技术和生物学实验手段并将理论方法和实验结合起来；③基因功能的检测，基因改变-功能改变的鉴定等，如健康人与遗传病人反映在表型上的基因组差异；④基因多样性分析；⑤将人类基因组与模式生物基因组进行比较，一方面有助于根据同源性方法分析人类基因的功能，另一方面有助于发现人类和其他生物的本质差异，探索遗传语言的奥秘。

1.2.3 生物技术概述

生物技术（biotechnology）又称生物工程，它是在分子生物学的基础上创建新的生物类型或生物机能的实用技术，是现代生物科学和工程技术相结合的产物。生物技术分为传统生物技术、工业生物发酵技术和现代生物技术，一般所说的生物技术实际上是指现代生物技术。

现代生物技术是一个复杂的技术群，包括基因工程、蛋白质工程、细胞工程、酶工程和发酵工程。基因工程是生物技术的核心，其特征是在分子水平创造或改造生物类型和生物机能，而基于染色体、细胞、组织、器官乃至生物个体水平上同样可进行创造或改造生物类型和生物机能的工程；还有为这些工程服务的一些工艺体系如发酵工程、酶工程、生物反应器工程等，它们均属现代生物技术的范畴。

（1）基因工程　基因工程（gene engineering）也称重组 DNA（recombinant DNA）、遗传工程（genetic engineering）、基因克隆（gene cloning）等，它是将目的基因导入病毒、质粒或其他载体分子上，构成遗传物质的新组合，使之参与到原先没有这些基因的宿主（如大肠杆菌）细胞中而持续稳定地繁殖，通过工程化为人类提供产品及服务的技术（图 1-4）。

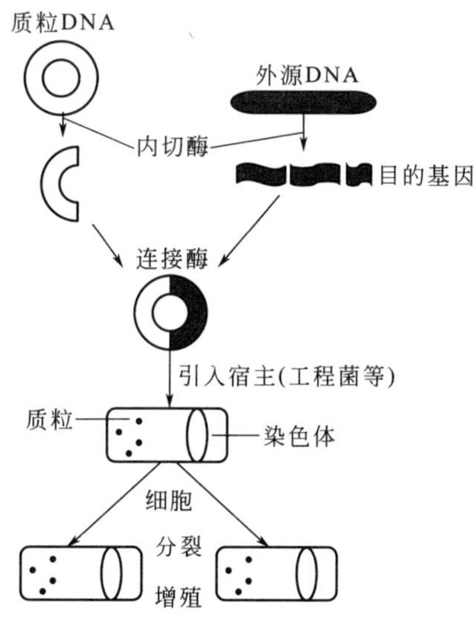

图 1-4　基因工程操作示意图

凡在基因工程中使用的酶称为工具酶，如限制性内切酶、甲基化酶、Klenow 聚合酶、T-DNA 聚合酶、polyA 聚合酶、T-DNA 连接酶、末端脱氧核苷酸转移酶、T4-RNA 转移酶、逆转录酶等。比如起初分离得到的微量基因，通过聚合酶链式反应（polymerase chain reaction，PCR）就能够扩增。

1972 年，美国斯坦福大学的保罗·伯格使用一种限制性内切酶，打开一种环状 DNA 分子，再通过连接酶，第一次把两种不同的 DNA 连接在一起。1973 年，以美国科学家科恩为首的研究小组，在斯坦福大学用大肠杆菌完成了基因工程的第一个成功的实验。1977 年，美国加州大学和国立医学中心实现了将生长激素释放抑制因子基因与大肠杆菌 pBB322 质粒 DNA 的体外重组，从 10L 这样的大肠杆菌发酵液中提取到按常规需要 50 万只羊脑才能提取到的 5mg 这种激素，这是首次得到的基因工程药物。1982 年，美国首次批准基因工程药物胰岛素上市，表明人们利用基因工程可以生产天然稀有的医用活性多肽或蛋白质。

基因工程药物首先需要确定对某种疾病有预防和治疗作用的蛋白质，多为人体固有的内源性物质，然后将该蛋白质对应的基因提取出来，经过基因重组和分子克隆等操作将该基因连接到一定的载体上，最后将重组的载体转入可以高效表达的宿主细胞中去，大规模生产具有预防和治疗这些疾病的蛋白质，即基因疫苗或药物。

以治疗糖尿病的胰岛素为例，现在由基因克隆的办法可得到胰岛素的基因，再利用基因克隆载体（gene cloning vector）进入到大肠杆菌细胞里；大肠杆菌 20 分钟繁殖一代，便很快地产生胰岛素。再如使儿童长高的生长因子，同样可以将人的基因转到大肠杆菌里，由大肠杆菌生产人的生长因子。这样，就实现了 DNA 重组或基因工程大量合成药物的目标。

获得目的基因的方法有：①从生物基因组中分离；②以 RNA 为模板，在逆转录酶下合成 DNA（称为 cDNA）；③如果某种蛋白质的基因已知，还可以通过化学方法合成。目的基因的导入：①直接导入法有电击、显微注射、直接吸收、基因枪等；②间接导入法常用的载体是质粒、λ 噬菌体、科斯质粒等。目的基因引入宿主细胞后，可与宿主细胞 DNA 整合并一起表达，所产生的蛋白质采用一般分离蛋白质的方法分离和纯化。

产生基因工程药物的宿主为原核细胞微生物（如大肠杆菌）、真核细胞微生物（如酵母菌）或动植物的细胞，如果将动植物个体本身作为宿主就是转基因动植物制药。2006 年 6 月 2 日，世界上第一个利用转基因动物乳腺生物反应器生产的基因工程蛋白药物 ATryn（重组人抗凝血酶Ⅲ）获得了欧洲医药评价署人用医药产品委员会的上市许可。现已有多种蛋白在转基因动物的乳腺或血液中获得表达。转基因动物-乳腺生物反应器是 21 世纪生物医药产业一种新的生产模式，具有高产出、高活性、低成本、周期短、不耗能、无污染等优点。据美国权威机构预测，转基因动物生产的药物将占整个基因工程药物种类的 90%以上。

（2）蛋白质工程　蛋白质工程（protein engineering）是在基因工程的基础上延伸出来的第二代基因工程。它综合蛋白质化学、蛋白质结晶学、基因重组技术和计算机辅助设计等多学科知识，通过从简单的物理、化学方法到复杂的基因人工定向改造等手段，确定蛋白质化学组成、空间结构与生物功能之间的关系，对蛋白质进行修饰、改造和拼接，以生产出具有特定生物功能或能满足人类需要的新型蛋白质。

蛋白质工程开创了人类按照自身意愿改造、创造蛋白质的新纪元，展示出诱人的前景。例如，研究蛋白质与核酸、酶抑制剂与蛋白质的结合情况，可以开发具有高度专一性的药用蛋白质；通过对蛋白质DNA改组对酶进行合理化设计，可以提高酶的活性；通过对胰岛素的改造，已使其成为速效型药物等。

（3）细胞工程　细胞工程（cell engineering）是应用细胞生物学和分子生物学的方法，以细胞为基本单位，在体外条件下进行培养、繁殖或人为地使细胞某些生物学特性按人们的意愿予以改变，从而达到改良生物品种和创造新品种、加速繁育动植物个体、获得某种有用物质的过程。细胞工程包括动植物细胞的体外培养技术、组织培养技术、细胞融合技术（也称细胞杂交技术）、细胞器移植技术、胚胎移植技术以及基因转移技术等，它从细胞结构的不同层次亦即从细胞整体水平、核质水平、染色体水平以及基因水平上对细胞进行遗传操作，最后一项水平上的遗传操作实质上已步入与基因工程重叠的范围。

1975年，Kohler和Milstein用能够产生抗体的淋巴细胞与无限增殖的瘤细胞相融合，得到了杂交瘤细胞。这种杂交瘤细胞既可产生抗体，又可无限增殖，并只针对一种抗原决定簇合成抗体，故称为单克隆抗体（monoclonal antibody，MCAb）。MCAb因特异性强、纯度高、均一性好而在生物和医学的基础研究，疾病的诊断、预防和治疗中成为强有力的工具。

令人关注的还有1997年12月英国Roslin研究所克隆羊Dolly的诞生，它表明成年机体的一个体细胞核可以复制出一个基因完全相同的新生命个体的全新概念，克隆鼠、克隆牛等实验的成功进一步验证了其科学性，也翻开了人类以体细胞核克隆哺乳动物的新篇章。将体细胞核植入去核卵细胞形成的克隆细胞，其基因组DNA与细胞核供体一致；由克隆细胞可复制出供移植、无免疫排斥的各种组织细胞或器官。

（4）酶工程　酶工程（enzyme engineering）是酶的生产和应用的技术，是生物工程的一个重要组成部分。其中包括酶源开发、酶的固定化、酶分子的修饰改造及酶反应器的设计等技术。它的主要任务是通过预先设计、经人工操作而获得大量所需的酶，或利用各种方法使酶发挥其最大的催化功能来生产所需的产品。

酶的固定化技术是酶工程的核心。固定着的酶可反复使用，从而使产品成本降低，酶在工业生产中的价值才能真正得以体现。酶的固定方法主要有：通过非特异性物理吸附法或生物物质的特异吸附作用将酶固定到载体表面，称作吸附法；利用化学方法将载体活化，再与酶分子上的某些基因形成共价的化学键，使酶分子结合到载体上，称作共价键合法，是广泛采用的制备固定化酶的方法。新的固定化、分子修饰和非水相催化等技术正愈加受到科学家的青睐。

现有药物中，菠萝蛋白酶、纤维素酶、淀粉酶、胃蛋白酶等十几种可以进行食物转化的酶用以解除胃分泌功能障碍患者的痛苦；还有抗肿瘤的L-天冬酰胺酶、白喉毒素，治疗炎症的胰凝乳蛋白酶，降血压的激肽释放酶，溶解血凝块的尿激酶等。许多维生素、抗生素如新型青霉素产品及青霉素酶抑制剂等都是酶工程在医药领域的应用实例，合成青霉素和头孢菌素前体物的最新工艺也采用酶工程的方法。

这些以往经化学合成、微生物发酵及生物材料提取的药品，如今皆可通过现代酶工程生产，甚至获得传统技术难以得到的昂贵药品。

已知的酶有几千种，目前令人关注的有核酸酶、抗体酶、端粒酶、糖基转移酶以及极端环境微生物和不可培养微生物的酶种等。酶工程具有投资小、工艺简单、能耗粮耗低、产品收率高和污染小等优点，已成为医药工业应用方面的主力军。在不久的将来，众多新酶的发现将使酶的应用达到前所未有的广度和深度。

（5）发酵工程　发酵工程（fermentation engineering）又称微生物工程，它是将微生物学、生物化学和化学工程学的基本原理有机地结合起来，利用微生物的生长和代谢活动来生产各种有用物质的工程技术。其主要技术包括生产菌种的选育、发酵条件的优化与控制、反应器的设计及产物的提取分离与精制等；发酵类型分为微生物菌体发酵、微生物酶发酵、微生物代谢产物（包括初级代谢产物和次级代谢产物）发酵、微生物转化发酵和生物工程细胞发酵五种。抗生素已成为发酵工业的重要支柱，不仅具有广泛的抗菌作用，而且还有抗病毒、抗癌和其他生理活性，因而得到了大力发展。

20 世纪 40 年代初，青霉素的大规模液体深层发酵开创了现代发酵工程之先河。50 年代，发酵产品的种类迅速扩大。随着生物化学、基因工程和酶工程的发展，抗生素及其他微生物代谢药物的生产进入一个新阶段。采用微生物转化反应对化学方法难以合成的中间体进行合成，结合化学方法研制新的合成路线而生产活力更强的衍生物，如更高效的抗肿瘤药物羟基喜树碱和前列腺素等。通过基因诱变，使微生物产生新的合成途径而获得新的代谢产物，如去甲基四环素等。利用微生物产生的酶对药物进行化学修饰，如多种半合成青霉素的生产等。

1.2.4　生命科学与新药研究

生命科学正在引领着医药领域发生革命性的变化，如今上市的新药大多有赖于生命科学的研究基础。人类基因组研究提供了理论依据和技术支撑，为新药研究注入了新源泉。基因克隆技术和高表达系统在寻找高选择性受体、通道亚型阻断剂、酶调节剂等方面提供了前所未有的条件，加之突飞猛进的信息科学如生物信息学的建立、生物芯片的研制、各种信息数据库与信息技术的应用，可方便地检索和使用所需要的资料信息，使新药研制水平和效率大为提高。统计数据表明，约有 60% 以上的生物技术成果被用于医药产业进行新药研发或改良传统医药，促进了生物制药的快速发展。

（1）分子药理学　分子生物学贯穿于新药研究的基本原理之中，它阐明人类许多疾病的根本原因与人体的基因有关。基因上一个碱基的突变影响合成蛋白质的某个氨基酸，引起某些酶、受体、离子通道的变异和缺陷等错误而发病。估计人类基因组 3 万～4 万个基因中，约 5000 个基因产物可成为潜在的药物靶标；迄今已应用的人类药物靶标超过 500 种，包括受体、酶、信号转导分子等，开发成功的药物约 2000 种以上。

例如，近些年来在心肌肥厚的患者心脏中发现有 40 余种基因过度表达；在遗传性 LQT 综合征患者中至少分离到 3 种变异基因 KvLQT1、HERG 和一种钠通道基因，它们使患者 QT 间期延长，导致尖端扭转型心律失常和患者猝死，而 HERG 所表达的离子通道正是多数Ⅲ类抗心律失常药的作用靶点。

生命科学的发展由宏观到微观，药理学的发展也由整体水平、器官水平、组织水平深入到细胞水平和分子水平。分子药理学（molecular pharmacology）是新兴的交叉学科，它研究药物分子与生物大分子（如离子通道、受体、酶、DNA 或 RNA 等）间的相互作用及其规律，与传统药理学的最大区别就是从分子水平和基因表达的角度去阐释药物作用及其机制。分子药理学的研究内容之一是肾上腺素类受体、阿片受体、多巴胺类受体及离子通道等；二是近年来发展迅速的遗传药理学、细胞色素氧化酶、立体结构、药物代谢和效应等新领域，还包括基因治疗；三是某些系统如肾素、血管紧张素系统及其抑制剂的分子药理学，抗胆碱能药物分子药理学，抗肿瘤药物分子药理学，免疫药物分子药理学，甾体激素分子药理学等。

（2）基因组药物　基因组药物有两重含义：一是研究疾病基因与药物响应基因，根据其结构及功能特点设计开发具有基因活性的化学或基因工程药物；二是基因本身作为药物进行基因治疗，这对于一些遗传缺陷性以及目前常规疗法难以奏效的疾病患者来说，无疑是一个福音。从具体技术上讲，基因治疗的成败取决于对基因功能及其与疾病关系的了解、携带基因的载体以及选择相关的适应证。而从治疗策略上讲，是通过基因置换、基因修复、基因修饰、基因失活、免疫调节等，纠正病体缺陷基因或辅助机体抵抗疾病。当然，人类距离真正基因治疗的目标尚有较远的路程。

基因组药物的种类包括：①以人类基因编码蛋白为靶标的化学药物；②基因工程重组蛋白质药物；③以人类基因编码蛋白为靶标的人源化抗体；④反义核酸类和 RNA 类药物；⑤基因治疗。基因组药物研制流程如图 1-5 所示。

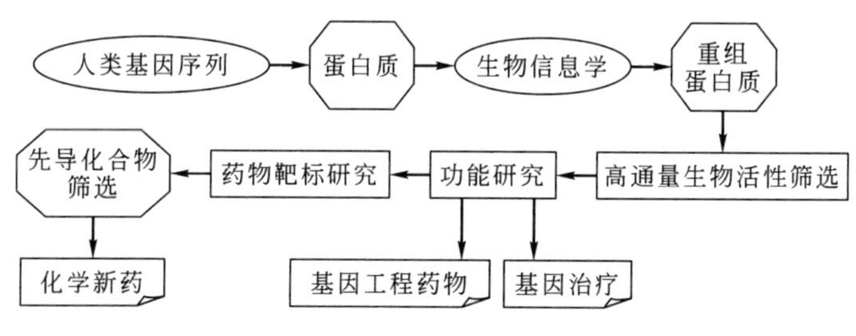

图 1-5　基因组药物研制流程

利用基因工程已经生产出许多种疫苗及药品，人胰岛素、人生长激素、干扰素、乙肝疫苗、EPO（人促红细胞生成素）、GM-CSF（巨噬细胞粒细胞集落刺激因子）、白细胞介素、肿瘤坏死因子、表皮生长因子、组织溶纤酶原激活素等已经研制成功并应用于临床。在人体进行转基因动物器官移植也将成为现实。越来越多的与人类疾病相似的动物模型通过转基因动物或整体基因敲除建立起来，以解决在新药研究中需要很多动物模型的难题，特别是对中药复方研究所需的整体动物模型影响深远。

随着生物科技水平的不断进步，生物制药在医药市场的比例日益提高。发达国家不断投入大量的人、财、物力，寻找新的药物作用靶点，由此产生的新药品种不断增加，吸引了制药企业更大的资金投入，促进了新药研究的良性循环。2002 年全球生物技术产业的销售额约 450 亿美元，其中生物医药的销售额约 400 亿美元，而 2010 年生物医药的销售额已达到 1400 亿美元；2015 年，我国生物医药总产值可达 1100 亿～1300 亿元。

1.3 新药及其研发过程

作为一项涉及多类学科和领域的系统工程，创新药物研究是化学、生物信息学、医药学及计算机等诸多学科交叉、高新技术互相渗透的复杂研究体系。基因组学、转录组学、蛋白质组学、代谢组学等分别在 DNA、RNA（mRNA）、蛋白质、代谢产物等多个层面为研究新药靶标和发现新药先导物奠定理论基础，而不断发展和完善的计算机辅助药物设计、组合化学、高通量筛选等则为新药研发提供了强大的技术保证。过去大多随机、偶然和被动的新药发现如今已转变为主动的、以明确目标及靶点为依据的新药设计与开发。

1.3.1 新药的定义和类型

新药是指新研制的、临床尚未应用的药物，其化学结构或组分、药理作用或应用方式等应不同于现有药品。新药的化学本质应为新发现的活性化合物，或称新化学实体（new chemical entities，NCE）、新分子实体（new molecular entities，NME）、新活性实体（new active substances，NAS）等。由于世界各国新药发展水平、实际应用情况等方面的原因，导致药政管理要求存在差异，因而各国法规上的新药有所不同。

FDA（美国食品药品管理局）定义新药为“凡在 1938 年的《食品、药品和化妆品法》公布后提出的任何具有化学组分的药品，其说明书中提出的用途未被训练有素并有评价经验的专家普遍承认其安全性和有效性的；或虽其安全性和有效性已被普遍承认，但尚未在大范围或长时间使用的药品”。2002 年 9 月 15 日颁布施行的《中华人民共和国药品管理法实施条例》中定义：“新药，是指未曾在中国境内上市销售的药品”。CFDA（国家食品药品监督管理总局）颁发的《药品注册管理办法》（局令第 28 号）中，将注册药品具体分为中药及天然药物、化学药品和生物制品三大类，各类药品按其创新程度再予以不同等级分类。

2015 年 8 月 9 日，国务院印发《关于改革药品医疗器械审评审批制度的意见》，重新定义新药为“未在中国境内外上市销售的药品”；并根据物质基础的原创性和新颖性，将新药分为创新药和改良型新药。据此，CFDA 对化学药品注册分类类别进行调整，制定了化学药品注册分类工作改革方案，化学药品新注册分类共分为 5 个类别，自 2016 年 3 月 4 日起实施。新注册分类 1 为创新药（Me-Only or Me-Monopolize），指含有新的结构明确的、具有药理作用的化合物，且具有临床价值的原料药及其制剂；新注册分类 2 为改良型新药，强调具有明显的临床优势，包括 4 种在已知活性成分基础上改良创新的情形，如 Me-Bettter（延伸性新药、新剂型及新复方制剂）或 Me-Too（模仿性新药）等（详见本书第 7 章）。

1.3.2 新药的研发过程

新药研发是指新药从实验室发现到上市应用的整个过程，历经新药的发现研究和开发研究两大阶段，包括先导化合物的产生与优化、候选药物的临床前和临床试验等诸多研究内容而完成新药创制，如图 1-6 所示。

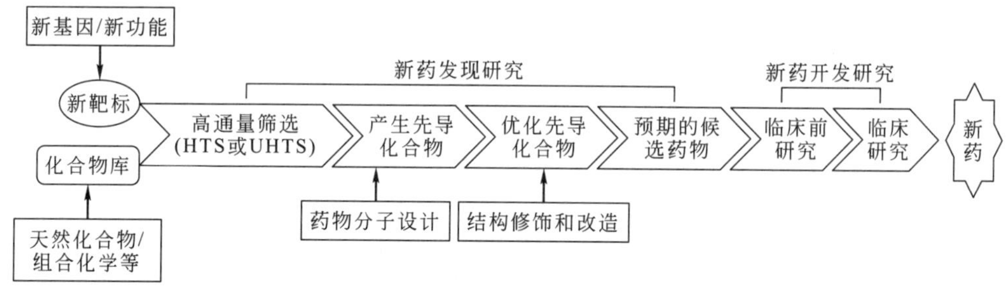

图 1-6 新药的研发过程

新药发现阶段主要依托生命科学研究基础，通过先进的科技手段来创新先导化合物；新药开发阶段则强调研究的合法规范，并科学评估候选药物的应用价值。前者的目的是确定候选药物，属于药物化学研究的范畴；后者分为药理、毒理和药学研究，目的是验证候选药物有效、安全且质量稳定可控。按照现代新药研发的规律及法定程序，可将其过程归纳为四个发展时期，即先导物的产生与优化、临床前研究及新药研究申请、临床试验及新药申请、新药的上市监测。

1.3.2.1 先导物的产生与优化

产生与优化先导化合物即新药的发现研究，为创制新药的起始和关键阶段，目标是通过研究和筛选获得候选药物。先导化合物（lead compound）简称先导物，又称原型或模型化合物，它是经各种途径或方法得到的具有某种特定生物活性且结构新颖的化合物。先导物可能存在着某些缺陷，如药效不够高、选择性不够强、药代动力学性质不适宜、化学稳定性差或毒性较大等，并非都能直接药用，但可作为结构修饰和改造的模型而进一步优化成为预期的候选药物。

新药发现是创新性极强的研究过程，创新的思路来自科学与灵感的有机结合。在科学技术水平巨大进步的21世纪，新药发现的思路和方法发生了重大转变，已经构建起一些新颖结构的发现模式。天然活性成分的提取分离、药物分子的合理设计、组合化学的合成方法等成为产生先导物的重要途径，而传统或经典的新药发明案例，对于现代新药发现研究颇有启示和借鉴意义。

（1）传统或经典的药物发明　在人类药物发展史上，主要依靠经验积累或临床筛选获得了大量的新药，原因是这种方法直接从人体试验中获取了宝贵的信息，或者说通过人体试验进行了筛选。临床实践途径发现先导物极具实用价值。例如，原来作为抗组胺药的氯丙嗪经临床认识到其治疗精神病的作用后，不但发展了抗精神病药，而且翻开了现代精神药理学的新一页。又如，临床上注意到磺胺类抗菌药对心力衰竭引起代偿失调而致水肿的病人有利尿作用，属磺胺类药物的副作用，由磺胺类药物抑制碳酸酐酶所引起；以磺胺类药物为先导物进行结构优化，研究出碳酸酐酶抑制剂类利尿药。再如，1942年发现磺胺异丙噻二唑大剂量用于治疗伤寒病时会造成死亡，分析其因是药物刺激胰腺释放出胰岛素，导致急性或持久地降低血糖；1955年，临床上发现氨磺丁脲的降血糖作用强于磺胺异丙噻二唑，之后开始用于治疗糖尿病；由此以磺酰脲为先导物合成了甲苯磺丁脲、氯磺丙脲、格列吡嗪、格列齐特等降血糖药物。

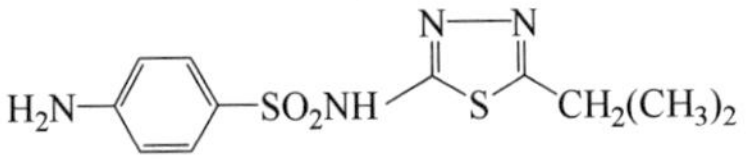

$H_2N-C_6H_4-SO_2NH-$(1,3,4-噻二唑-2-基)$-CH_2(CH_3)_2$　　$H_2N-C_6H_4-SO_2NH-CONH-$(环丁基)

磺胺异丙噻二唑 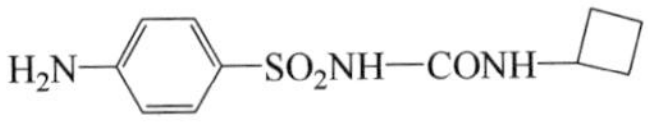　　氨磺丁脲

至今，临床发现先导物的途径仍然值得关注和重视，它与临床医生的细致观察密切相关。但按照现代新药审批和管理规定，即使临床实践过程中发现了新的药物活性，也必须回到实验室开展系统研究和科学评估，必要时对其结构和活性重新进行优化和筛选。转化医学（translational medicine）是近些年来国际医学界大力倡导的新兴交叉学科，它将基础研究、药物开发及医学实践三者进行整合，旨在打破基础研究与临床医学之间的屏障，缩短从基础研究到临床应用的时间，同时也大大提高了药物的综合临床价值。转化医学强调以临床为中心，从临床工作中发现问题、提供反馈意见，获得创新的源泉。美国已建立了60多个转化医学研究中心。

另一新药成功率较高的先导物产生途径是对已知药物进行发掘研究。例如，对乙酰氨基酚是研究非那西丁的体内代谢时发现的新药；奥沙西泮、替马西泮为地西泮的体内活性中间代谢物；在合成五味子丙素的中间体时发现了治疗肝炎降酶药联苯双酯等。再如，美伐他汀的十氢萘部位与羟甲戊二酰辅酶A（HMG-CoA）活性中心的疏水腔结合非常牢固，成为其强效抑制剂；因美伐他汀分子中含有内酯结构，进入体内被血清或组织中的酯酶酶解后转化成活性代谢物羟基酸，这种羟基酸是与酶的结合基团，故作为活性代谢物的普伐他汀的活性强于美伐他汀；后又以此类代谢物为先导物开发出氟伐他汀等他汀类降血脂药。

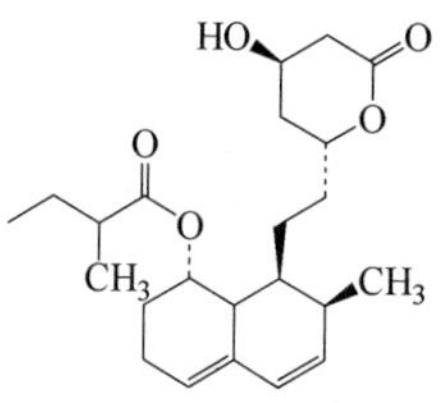

美伐他汀 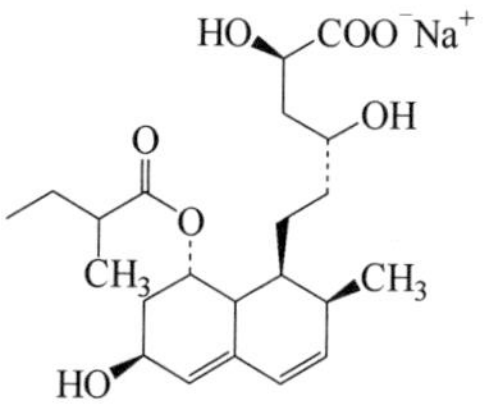　　普伐他汀 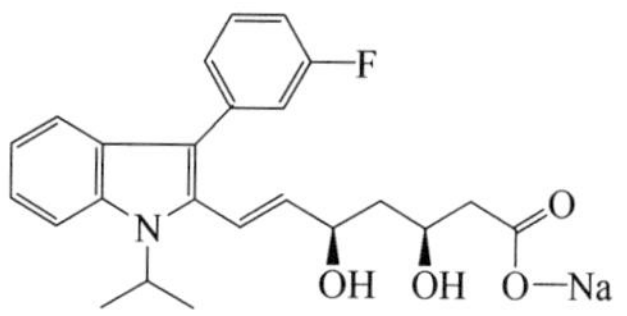　　氟伐他汀

实验室研究过程中偶然发现新药的例子也很多。1928 年，英国年轻的细菌学家 Fleming 在研究葡萄球菌的实验中，发现有一次培养的细菌中一些菌落没有生长。他没有轻易放过这一现象，通过分析研究后得知这次实验中培养基被一种霉菌污染了，而正是这种霉菌，杀灭了培养基中的葡萄球菌。这一意外的发现，不仅为人类提供了青霉素这一良药，而且首次写下了抗生素这一辉煌篇章。同样，第一个作为安定药的氯氮䓬也是偶然发现所获的。Sternbach 在进行新型安定药物研究中，原计划合成苯并庚氧二嗪，当 R^1 为 CH_2NHCH_3、R^2 为苯基时，得到喹唑啉 *N*-氧化物而未得到目的物，该化合物并无安定作用，于是此项研究终止。但在两年后清洗仪器时，发现瓶中存在的结晶，原以为是喹唑啉 *N*-氧化物，药理试验却表明有明显的安定作用，最后确证该结晶是苯并二氮䓬的结构。

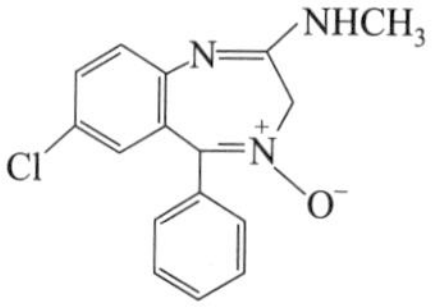

氯氮䓬 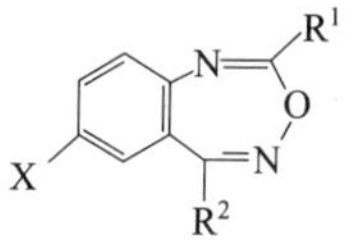　　苯并庚氧二嗪 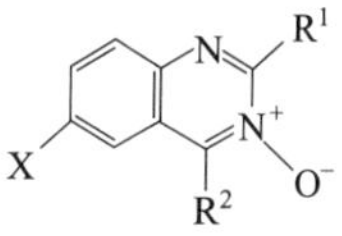　　喹唑啉*N*-氧化物

(2) 天然活性成分的提取分离　天然的植物、动物、微生物、海洋生物和人体内源性活性物质一直是新药的主要来源，至今仍然占据重要地位。目前临床上普遍使用的药物多半来自天然产物及其衍生物，抗生素、维生素、生物碱、甾体激素类等都是从天然资源中提取、分离出的活性成分。

天然活性物质中发现的新结构类型，药理筛选的命中率比合成化合物高，而且天然结构对新型分子骨架的研究具有借鉴意义，可为进一步的新药发现提供结构模式，已成为国际上研究天然活性成分的通用思路和方法。小分子化合物在快速成药性方面具有明显的优势，故对结构新颖的小分子活性化合物应该特别予以重视。

从天然产物中发现的新药，近 20 年来引人瞩目的首推紫杉醇。1963 年，美国化学家 M. C. Wani 和 Monre E. Wall 首次从一种生长在美国西部大森林中的太平洋杉（Pacific Yew）树皮和木材中分离到了紫杉醇的粗提物。筛选实验时，他们发现紫杉醇粗提物对离体培养的鼠肿瘤细胞有很高的活性，于是开始分离这种活性成分。由于该活性成分在植物中含量极低，直到 1971 年，他们与杜克大学的化学教授姆克法尔合作，通过 X 射线分析才确定了该活性成分的化学结构为一种四环二萜化合物，并把它命名为紫杉醇（taxol，泰素）。

紫杉醇

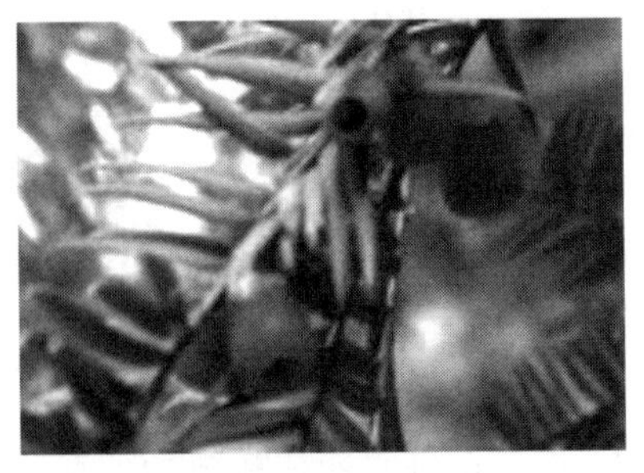

图 1-7　红豆杉

1989 年，美国国家癌症研究所指定百时美施贵宝公司为合作伙伴，共同对紫杉醇进行开发，使其产业化。1992 年 12 月，FDA 批准紫杉醇为晚期卵巢癌的治疗药物。紫杉醇上市当年即创下年销 2 亿多美元的业绩，上市第 7 年全球市场销售额已突破 10 亿美元，2006 年统计的包括天然原料加工和半合成的紫杉醇注射剂的国际市场总销售额已达 37 亿美元，高居世界抗癌药物之首。

紫杉醇已经广泛应用于包括乳腺癌、肺癌、卵巢癌、卡波氏肉瘤在内的多种恶性肿瘤的治疗，测试证明它对其他多种肿瘤也有潜在的疗效。由于该类植物资源有限、生长缓慢并且其中紫杉醇的含量仅为百万分之二，故其价格昂贵。通过从红豆杉（图 1-7）等植物中分离得到的前体化合物（10-脱酰基巴卡丁Ⅲ、巴卡丁Ⅲ、10-脱酰基紫杉醇、10-脱酰基三尖杉宁碱、7-戊醛基-10-脱酰基紫杉醇等）可以进行化学半合成，美国的科学家采用真菌发酵生产紫杉醇取得了较大的进展，国内外也研究成功红豆杉栽培和紫杉树皮细胞培养法制备紫杉醇的多种途径。

再以我国发现的青蒿素为例。在 20 世纪 50 年代，氯喹等化学治疗药物有效控制了疟疾的传染，但 60 年代初，恶性疟原虫对氯喹产生了耐药性。70 年代，我国科学家从草药黄花蒿中分离出抗耐氯喹恶性疟原虫、结构类型新颖的过氧化物倍半萜类抗疟药青蒿素。对青蒿素进一步结构优化，以期解决其生物利用度低、溶解性差和复发率高的缺点。用四氢硼钠还原青蒿素得到的双氢青蒿素比青蒿素疗效高一倍，双氢青蒿素的甲基化产物蒿甲醚的抗疟活性强于青蒿素 10～20 倍，双氢青蒿素制成的琥珀酸单酯钠盐（青蒿琥酯）可制备注射剂，用于危重的脑型疟疾。青蒿素、蒿甲醚、青蒿琥酯均已收入《中华人民共和国药典》并进入国际市场。青蒿素研究过程中的乙醚提纯、分离晶体、化学结构确定以及临床试验、动物毒性试验等，使用的都是现代科学方法。

青蒿素　　双氢青蒿素　　蒿甲素　　青蒿琥珀单酯

复方蒿甲醚由蒿甲醚和苯芴醇两种成分组成，进一步解决了蒿甲醚作用时间短、复发率高等缺点。1994 年，中瑞双方正式签署专利开发许可协议，由诺华公司负责复方蒿甲醚在国际上的开发研究工作，组织了由国际著名科学家和中方合作者参与的研究队伍，在全球 20 多个国家开展了复方蒿甲醚的国际多中心临床试验。中方的中信技术公司是项目联络人，昆明制药负责生产蒿甲醚，新昌制药负责生产苯芴醇。2001 年，WHO 正式将复方蒿甲醚等青蒿素类复方药物作为一线抗疟药物在全球范围内推广，并于次年将复方蒿甲醚列入其基本药物核心目录。复方蒿甲醚 2002 年的全球需求仅为 10 万剂，2005 年就达到 3200 万剂。

疟疾病例虽然在中国现已罕见，但中国科学家耗费数十年心血研制的抗疟新药，正在为全球公共卫生事业作出卓越的贡献，逐渐赢得了世界的认可。复方蒿甲醚已获得中、美等 49 个国家和地区的发明专利，并在 80 个国家和地区获得药品注册。WHO 驻华代表贝汉卫博士评价，“中国科学家对青蒿素的重新发现以及随后若干年的研发工作，如今已载入现代医学史；……人们一致认为，它在疟疾治疗上的里程碑地位世无匹敌”。中国中医科学院中药研究所屠呦呦教授，“因为发现青蒿素——一种用于治疗疟疾的药，挽救了全球特别是发展中国家的数百万人的生命”而获得 2011 年度美国拉斯克-狄贝基临床医学研究奖。2015 年 10 月 5 日，屠呦呦又被授予 2015 年诺贝尔生理学或医学奖；新华社评述：“这是中国科学家因为在中国本土进行的科学研究而首次获诺贝尔科学奖，是中国医学界迄今为止获得的最高奖项，也是中医药成果获得的最高奖项。”

我国的药材资源丰富。仅从植物药来看，已知种子植物 301 科 2980 属 24500 种，现在有据可查的中药总数有 6000 余种，临床常用中药 600～800 种，由之构成的中药方剂可按其 10 倍量计数。中药成分复杂、疗效独特，经过人们几千年的体验和实践证明有效而保留至今，其中蕴藏着巨大的新药资源，有待深入研究。

除了植物中的有效成分外，以人体的微量内源性活性物质为先导物寻找新药是目前关注的新兴领域，还有微生物、海洋生物来源的先导物等。比如，海洋海绵 *Hyrtios altum* 所含的细胞毒活性成分 Altohyrtins A、Altohyrtins B、Altohyrtins C 和 5-desacetylaltohyrtin A 对 KB 细胞的 IC_{50} 为 0.01～0.3ng/mL，显示了较强的细胞毒活性；海洋是生物资源的宝库，一系列的研究表明海洋生物中所含的化学成分结构新颖、复杂，常具有较强的生物活性。从微生物资源中，能有效获得新药或先导化合物，第一代他汀类药物洛伐他汀由霉菌培养法中提取；近代应用超敏菌株与特异靶方法发现了许多新的抗生素。比如，对 β-内酰胺类抗生素特别敏感的菌株，采用不同 β-内酰胺酶做区别实验，发现了克拉维酸和硫霉素等强力抑制 β-内酰胺酶活性的药物；从土壤链霉菌 MC974-A5 发酵液中，分离得到苯丁亮氨酸抑制细胞膜上的碱性磷酸酶和氨肽酶 N，能增强机体的免疫功能，其中苯丁亮氨酸已上市，用于恶性肿瘤的免疫辅助治疗。

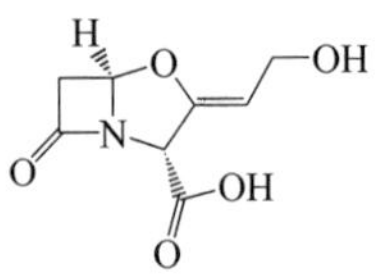

克拉维酸(clavulanic acid)

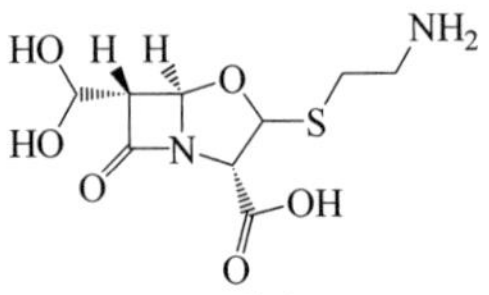

硫霉素

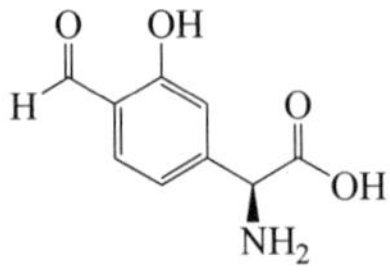

L-(4-甲酰基-3-羟苯基)甘氨酸

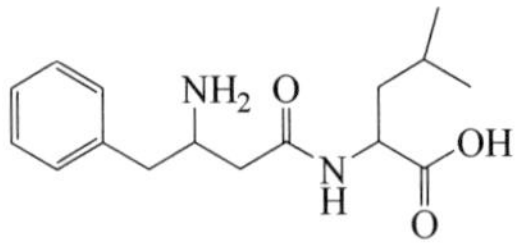

苯丁亮氨酸

（3）**药物分子的合理设计** 合理药物分子设计（rational drug design）是当前新药先导物产生的主要途径和手段，它以诸多科学理论为指导来构建具有预期药理活性的新分子实体。这样目标明确地进行先导物人工设计与优化具有合理性，可大大减小筛选化合物的数目，缩短新药研制周期。

生物体内有着众多的酶系，许多药物与酶结合改变了酶的特性，从而干扰有关的生化反应、产生药物效应。药物以酶或受体为作用靶点，研究酶抑制剂及受体激动剂和拮抗剂，可以从中发现先导物。如研究ACE（血管紧张素转化酶）的作用及其天然底物的结构后，发现了ACE抑制剂类降血压药卡托普利等；其他如AChE（乙酰胆碱酯酶）抑制剂、MAO（单胺氧化酶）抑制剂、CA（碳酸酐酶）抑制剂等都已成为临床使用的药物。随着对一些在生理上至关重要的内源性物质功能的认识，各系统的酶抑制剂将不断问世。另外，受体是一种特异性大分子，内源性激素或神经递质在极低浓度就能和有关受体相互作用，生成可逆性复合物而启动功能性变化、开启离子通道或激活有关的酶等，最终导致生理变化或药物效应。比如，由组胺的结构及其 H_2 受体的功能，设计出西咪替丁等 H_2 受体拮抗剂类抗溃疡药等。

所谓合理药物设计就是基于结构、性质和机理的药物分子综合设计。通过对疾病过程的分子病理学等研究，明确药物靶分子（酶、受体、离子通道、核酸等）结构后，按照靶分子结构并参考相关的化学结构特征，借助有机化学、量子化学、立体化学及计算机技术，可找出最佳的与靶分子结合的先导物分子结构，从而设计出药效学、药动学性质良好并选择性作用于靶点的药物。

合理药物设计有两种基本方法：①已知靶物质的三维结构，以底物-靶物复合物模式直接进行药物设计；②未知靶物质的三维结构，则利用药物分子与靶物质的互补性，推测底物-靶物质相互作用模式，进行间接药物设计，常用分子形状分析法（molecular shape analysis，MSA）、距离几何法（distaance geometry，DG）和比较分子力场分析法（comparative molecular field analysis，CoMFA）等3D-QSAR（三维定量构效关系）的方法。

例如，抗癌药伊马替尼（Imatinib）的设计。20世纪80年代，科学研究表明大多数慢性粒细胞白血病病人的粒细胞有两条染色体发生换位，产生了融合激酶

BCR-ABL，导致了该激酶活性的持续激活，从而造成细胞失控性增生疾病血癌。在此基础上，美国 Oregon 健康科学大学的生物学家 Druker 提出了以 BCR-ABL 作为药物靶点的假想，通过开发该靶点的激酶抑制剂治疗慢性粒细胞白血病。Druker 博士与诺华公司的化学家 Nick Lydon 合作，从化合物库中筛选出抑制 BCR-ABL 激酶的小分子抑制剂，优化后开发出伊马替尼。临床前研究和临床试验结果表明伊马替尼安全有效，绝大多数慢粒病人获得完全的血液学的缓解，而副作用比细胞毒抗肿瘤药物少很多。伊马替尼由诺华公司于 2001 年推出，成为人类第一个成功的靶点导向抗肿瘤化学药物。

再如，胸苷酸合成酶抑制剂已被证明具有广谱抗肿瘤活性，在胸苷酸合成酶活性位点的结构信息研究清楚后，以其结构为基础的药物设计便成为可能。Agouron 公司的研究人员采用 *E. coli* 胸苷酸合成酶与 5-氟-2′-脱氧尿苷酸复合物的晶体结构设计抑制剂。他们用 GRID 软件包，利用甲基作为探针在结合位点找到疏水区域，结果表明萘环可使它的芳香环与 GRID 等高线图很好地吻合。采用萘环作为模板后，为使其在结合位点与天冬氨酸和结合的水分子提供化学匹配，在 1 位连上 *N*-取代基的苯并［*c*，*d*］吲哚（Ⅰ），苯环作为 N 上的取代基，其 4 位被胍磺酰胺取代，从而增加分子的水溶性。结合位点的分析，胍嗪环朝向溶剂。实验结果显示，化合物（Ⅰ）对人的胸苷酸合成酶抑制的 K_i 值为 1.6μm。X 射线衍射结果显示，该化合物与酶的结合方式与模拟研究预测的结果相似。采用交替的以结果为基础的药物设计方法对该化合物的结合亲和性进行改进后，得到化合物（Ⅱ）和（Ⅲ），它们对胸苷酸合成酶抑制的 K_i 值分别为 34nm 和 2nm。

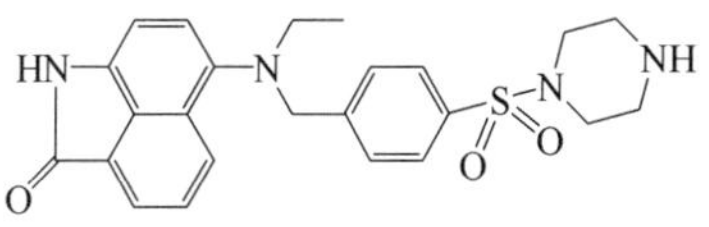

(Ⅰ) 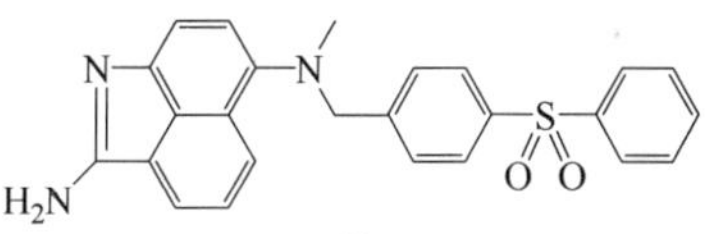　　(Ⅱ)

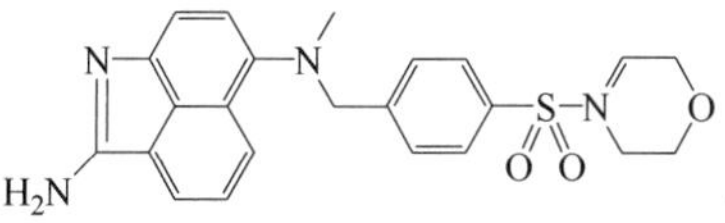

(Ⅲ)

2003 年 SARS 流行期间，中国科学院上海药物所利用 InsightII 分子模拟软件所提供的生物信息学方法，对 SARS 病毒的 3CL 蛋白水解酶的同源性进行了分析，进而利用 InsightII 软件对 3CL 蛋白水解酶的三维结构进行了成功的同源建模，并根据所模建的三维结构对 3CL 蛋白水解酶的活性位点进行分析，获得了作为抗 SARS 药物作用靶点的 3CL 蛋白水解酶的详细信息。之后，他们利用药物虚拟筛选技术发现的抗 SARS 活性的潜在药物，证明了利用 InsightII 所模建的 3CL 蛋白水解酶的三维结构的合理性及所预测活性位点的正确性。在成功锁定抗 SARS 病毒药物的作用靶点并揭示了 SARS 病毒的感染途径和作用机理之后，组成了包括数十万个化合物的抗 SARS 药物虚拟筛选数据系统，并利用这一系统在拥有 64 个 CPU 的 SGI 超级计算服务器上，针对 SARS 病毒靶点和作用机理进行了大规模的抗SARS药物的虚拟筛选，找到了上百个具有潜在抗SARS活性的化合物。再经过专家的认真分析和实验验证，在不到一个月的时间里，发现了19个有抗SARS活性的潜在药物。

然而，基因的功能及其调控远比人们起初的想象要复杂得多，人体内存在着基因网络复杂的动态调控机制，研究估计每一种多因素疾病的相关基因数目在5～10之间，大多数疾病是由多种基因共同影响的结果。故针对单个分子靶点的研究难以全面、完整地反映化合物与疾病的相关性，必须深入研究基因之间的作用与联系，考虑信号转导通路和功能系统的调控。这也是一段时期以来科技手段越来越先进，但新药研制成功率较低的重要原因之一。国际普遍的研究情况为每10000个新化合物可能有5个进入临床研究，最终只有1个成为新药。这些化合物均经过多种模型和多靶点筛选，筛选量非常之大；中药提取物或单体凭着借鉴先人的经验，筛选的阳性率可能会高一些，但其工作量也十分可观。

新近发展起来的系统生物学（systems biology）为发现多基因和病毒感染等复杂疾病的治疗药物提供了新的思路和方法，使得在疾病相关基因调控通路和网络水平上研究药物的作用机理、代谢途径和潜在毒性，以及在细胞水平全面评价活性化合物的成药性（druggability）等成为可能。高内涵筛选（high content screening，HCS）的创立是这一新兴研究领域的重大技术发展，它在保持细胞结构和功能完整性的前提下，尽可能同时检测被筛样品对细胞生长、分化、迁移、凋亡、代谢途径及信号转导等多个环节的影响，从单一实验中获取大量相关信息，从而确定化合物的生物活性和潜在毒性。从技术层面讲，HCS是一种应用高分辨率的荧光数码影像系统，在细胞水平上实现检测指标的多元化和功能化的筛选技术，旨在获得被筛样品对细胞产生的多维立体和实时快速的生物效应信息。国外业界人士认为，如果说高通量自动化DNA测序技术对顺利完成人类基因组计划的贡献是革命性的，那么高内涵筛选在当今药物发现中将起到同样的关键作用。

（4）组合化学的合成方法　组合化学（combinatorial chemistry）作为化合物合成的一种新策略，被认为是“21世纪化学合成中的革新技术”。组合化学合成能够对化合物 A_1～A_n 与化合物 B_1～B_n 的每一种组合提供结合的可能，并利用一系列合成测试技术，实现合成微量化和操作自动化。Merrifield因创建固相合成方法，获得1984年诺贝尔化学奖。

组合化学可在短时间内合成大量不同结构的化合物，建立遵循Lipinski规则的有序变化的多样性类药库，再通过集约快速筛选，从中发现具有生物活性的先导化合物，克服了以往只靠从动植物或微生物中分离提纯的天然产物作为先导结构的局限性，提供了一种快捷产生先导物的方法。1997年，辉瑞公司药物化学家Lipinski归纳了筛选类药分子的“类药5规则”，即化合物的分子量在500以下，化合物结构中的氢键给体不超过5个，化合物结构中的氢键接受体不超过10个，化合物（正辛醇-水系统）脂水分配系数的对数值 $\lg P$ 不超过5，化合物中可旋转键的数量不超过10个。Lipinski规则被用于对化合物库的初筛，以摒弃那些不适合成为药物的分子、缩小筛选范围。符合 Lipinski 规则的化合物会有更好的药代动力学性质及更高的生物利用度，因而也更有可能成为口服药物。换言之，最终成功的新药应该是生物学活性和类药性质的完善组合。

世界上很多大的医药公司建立了自己的化合物库，并且从中发现了具有潜力的先导物。例如，对德国拜耳公司化合物库的 HTS 得到一个芳香酮结构的先导物，它为半胱氨酸蛋白酶 K 的可逆性竞争抑制剂；通过组合化学途径结合药理测试，得到了活性更好的化合物，有望成为抗骨质疏松新药。再如，对美国辉瑞公司化合物库的 HTS 得到一个新型的非肽 HIV 蛋白酶抑制剂 4-羟基吡喃酮，以此进一步优化和筛选，最终得到 4-羟基-5,6-二氢吡喃酮的衍生物 CI-1029；该化合物表现出极佳的抗 HIV 蛋白酶活性及良好的药代动力学参数，与细胞色素 P450 的相互作用非常小，已进入临床前研究阶段。如此，已有众多化合物成为临床候选药物。

多年来，组合库设计合成出的化合物数目愈来愈庞大，却没有像最初设想的那样筛选得到更多数目的候选药物，部分原因是简化的合成不能等同于产物的价值。Genomatix 公司的 Martin Seifert 博士认为，“新研究的主要影响在于观察到复杂性和可变性的新维度”。迄今为止，有关新药研制尚未被直接考虑的一种特性便是分子的复杂性。研究人员通过分析一个超过 200 万种化合物的数据库证明，分子的复杂性是从新药发现到开发上市一系列进程中起决定作用的一个因素。

由于许多天然产物的合成涉及复杂的多步骤反应，将天然产物建立组合库的思路还难以普遍实现。Feher 和 Schmidt 经过深入分析得出了组合库化合物与天然产物在结构和性质上分布在药物两端的结论：组合库化合物手性中心较少，芳环结构较多，复杂环（桥、螺、并）体系较少，饱和度较大，杂原子数目如含 N 原子数是天然产物的 3 倍，可转动化学键较多，刚性差，亲水性较高。他们据此指出在设计组合库时，应融入一些天然产物的结构性质，以此来提高组合库中活性和类药性更好的化合物的出现概率。

组合化学作为现代合成化学的主要研究手段之一，正逐步朝更完善的方向发展。现在已产生出许多种构建化合物库的策略和方法，如目标库、主题库等。生物活性的类先导物库设计更加重视对 ADME/T（吸收、分布、代谢、排泄和毒性）的预测，以提高成功率。可以期待在不久的将来，在广泛细致的研究基础上应用组合原则，对最初的组合库设计内置必要的类药特征，就可能获得期望的先导物构建结果。

(5) 先导化合物的优化　理想的候选药物不仅具有一定的活性、亲和性和选择性，还具有良好的生物利用度、化学稳定性以及对代谢的稳定性等，这些基本属性一般由药物的化学结构所决定。通过对先导物的结构进行修饰或改造，完善其体内过程的三个重要时相（表 1-2），从而发挥低毒高效的作用，获得预期的候选药物。

先导物的优化（lead optimization）与先导物的产生常相互有机地联系在一起。先导物可采用多种方法进行优化，常用的有剖裂物、类似物、引入双键、合环或开环、大基团的引入（去除）或置换、改变基团的电性、生物电子等排、前体药物设计、软药设计等，其中生物电子等排和前体药物设计应用较普遍。这些内容将在第 2 章中详述。

表 1-2　药物体内过程的三个时相

时　相	药物体内过程	优化的目标
药剂相	制剂中药物的溶出或释放	制剂处方和给药途径
药物代谢动力相	吸收、分布、代谢及排泄	生物利用度、选择性等
药物效应动力相	药物-靶点的相互作用	所需的生物效应

以现有药物作为先导物进行结构优化，是新药发现非常重要的一种途径。通常就其基本结构作各种改变，以改善药物的吸收，降低药物的毒副作用，减少耐受性，达到药物高效、速效、长效的目的。临床上使用的半合成青霉素，是针对天然青霉素 G 的不耐酸、不耐酶和抗菌谱窄的缺点进行结构改造而得到的新药。许多抗生素都是经过结构改造或修饰而得到的半合成抗生素，如四环素类的强力霉素、米诺环素等，它们的抗菌活性和稳定性都比四环素强。巯甲脯氨酸分子中的巯基与其过敏性皮疹、味觉障碍、半衰期短有关，默克（Merck）制药公司由其改进、开发了苯酯丙脯酸。

尤其应该关注现有突破性药物的结构改造和修饰，这被称为快速跟进（fast-follower）策略。Me-Too 药物（模仿性药物）是具有自己的知识产权、药效与突破性药物相似的部分创新药。其研究从寻找相似的不受专利保护的化学结构入手，利用已知药物的作用机制和构效关系的研究成果，通过系统的药理学研究，设计合成该药物的衍生物、结构类似物和结构相关化合物。这类药物的开发风险相对较小，效率也较高，一些跨国公司也经常采用这种策略。例如，氟哌酸的问世导致氟化喹酮酸类抗菌药物研究的高潮。研发抑制组胺 H_2 受体而抑制胃酸分泌、治疗消化道溃疡的药物，历经漫长过程获得西咪替丁；但仅数年之后，雷尼替丁、法莫替丁等 Me-Too 药物便纷纷上市，其研究费用却远低于西咪替丁。又如奥美拉唑是阿斯特拉（Astra）公司精心研制、于 1988 年上市的第一个质子泵抑制剂，而兰索拉唑则是日本武田公司于 1991 年上市的第二个质子泵抑制剂，两者都申请了专利；比较结构可以看出兰索拉唑是奥美拉唑的结构类似物，除了一个氟取代的烷基和少一个甲氧基外几乎完全相同，这说明它是在充分研究奥美拉唑的保护范围、不侵犯专利权的前提下进行的专利边缘创新。

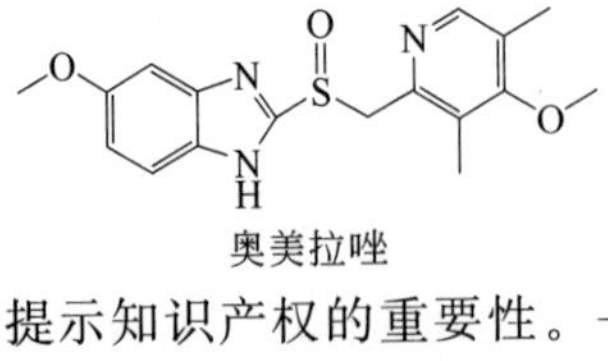

奥美拉唑 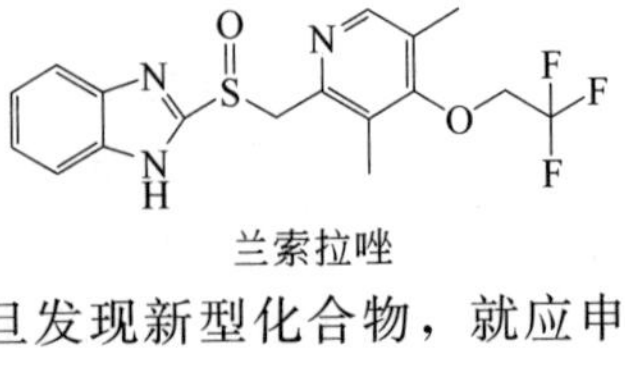　　　　兰索拉唑

在此特别提示知识产权的重要性。一旦发现新型化合物，就应申报专利，否则难以保证新药研究的稳固利益及其可持续的良性发展。医药发明专利主要分为：①以医药为用途的活性物质（药物化合物）的发明；②以药物化合物为活性组分的药物组合物（制剂）的发明；③药物化合物或制剂的制备方法的发明；④药物化合

物或制剂的医药用途的发明；⑤医疗器械的发明；⑥疾病的诊断和治疗方法的发明。专利能否授权的条件是该发明的新颖性、创造性和实用性。

（6）*筛选技术及其发展*　筛选技术在新药发现与开发过程中自始至终必不可少并需反复应用，而每一发展阶段的筛选方法和指标也不尽相同。例如，筛选化合物库分子产生先导物时，目的在于发现化合物活性，绝大多数均采用体外试验指标，方法上应符合大规模、高效率的要求；确定候选药物时，还要考虑药物的组织选择性、治疗适应证等，应安排整体动物或病理动物模型进行评价筛选。

传统或经典的药物筛选模式往往直接进行药效学评价，如化学治疗的奠基人 Paul Ehrlich 发现合成染料有选择性地被组织吸收、可能具有杀死寄生虫和病原微生物的作用时，他用感染密螺旋体的兔子作病原，逐一试验所合成的化合物，得到了具有选择性的抗梅毒药胂凡纳明，这是首个具有现代科学意义的药物筛选典范。无数与此类似的药物筛选在新药发现历史上曾发挥巨大的作用，但现在却越来越显示出其局限性。首先，它不能高效率地筛选大量化合物，尤其对组合化学库的微量化合物束手无策；难以对大量潜在药物靶标进行验证和确认；难以满足候选化合物药效学、药代学、毒理学等多方面的研究需要。其次，很多疾病根本没有合适的动物模型，无法用药效学指标筛选，这就极大地限制了新药研究范围。因此，高通量筛选（high-throughput screening，HTS）便应运而生。

与传统筛选方式相比，HTS 具有微量（仅需微克样品）、一药多筛、快速规模化、操作自动化的优势。其检测技术如基于受体配体结合实验的同位素标记法、酶底物法、报告基因法、荧光探针标记法等。HTS 的一般操作过程：①选择候选化合物和筛选模型；②初步筛选候选物对药靶的药理学作用；③复筛具有活性的候选物与药靶作用的强度、量效关系以及作用特征等；④根据样品初筛和复筛的结果，对候选物的基本细胞毒性、选择性、可能的作用机制、与同类化合物的比较研究等进行深入筛选。近些年来，从 96 孔板或 384 孔板检测的 HTS 已扩展到 1536 孔板的 UHTS（ultra high-throughput screening，超高通量筛选），大大提高了化合物的筛选速度，降低了材料试剂的消耗，同时使总的筛选成本降至 1/30。这样的大量合成和高通量筛选，必将在新药研究中发挥重要作用。

新药的现代筛选技术是多学科合作的综合性测试体系。药物筛选模型现在已经从传统的整体动物、器官和组织水平发展到细胞和分子水平，建立了一系列筛选的系统，比如毒性代谢组学的分析等，可以判断对肝脏的毒性和肾脏的毒性，并快速作出评价。

1.3.2.2　临床前研究及新药研究申请

确定候选药物以后，即进入新药的开发研究，它是验证候选药物有效、安全、稳定、质量可控，直至获准生产上市的研究过程。开发研究分为临床前研究和临床研究两个阶段。临床前研究是新药开发研究中不可逾越的前期工作，包括药学研究和药理、毒理学评价两方面内容。前者主要指工艺和质量研究；后者系使用适宜的基因、细胞、组织或整体动物模型代替人体进行药理毒理试验，所获得的安全性和药理学结果，被用来决定是否值得进行以人体为试验对象的临床试验，对候选药物从实验室研究过渡到临床研究至关重要。

临床前研究应参照CFDA发布的有关技术指导原则进行，其中安全性评价研究必须执行《药物非临床研究质量管理规范》（good laboratory practice，GLP）。GLP是关于药品临床前研究行为和实验室条件的规范，同时是国际上新药安全性评价实验室共同遵循的准则，也是新药研究数据国际互认的基础。比如试验动物（常用小鼠、大鼠、兔、猫、犬、猴等）应符合相关要求，以保证各项试验的科学性和试验结果的可靠性。

（1）药学研究　包括化学药物、中药和生物药物及其制剂的工艺、质量研究等。

① 制备工艺研究。确定稳定、可行的制备工艺或方法，包括实验室设计、小量试制和工艺放大三部分。中药制剂还包括原药材的来源、加工及炮制等的研究，生物制品还包括菌毒种、细胞株、生物组织等起始原材料的来源、质量标准、保存条件、生物学特征、遗传稳定性及免疫学的研究等。为满足后续研究之用，应保证足够量的通过质量控制和验证的候选药物。

② 制剂研究。制剂的研究过程可持续到Ⅱ期临床试验期间，再予以确定最终的剂型及制剂，并在Ⅲ期临床试验时正式使用且代表申请上市的制剂。最初试验用制剂的制备可简化，如临床前研究及Ⅰ期临床试验若采取口服给药，常直接应用仅含活性药物、无其他药用辅料的胶囊剂；Ⅱ期临床试验的处方通常含少量的药用辅料。

已知候选药物的来源、药理作用以及治疗对象和治疗剂量后，便可开始进行处方前研究，它是制剂开发必需的基础工作。在制剂处方设计之前，对药物的一系列基本的理化性质和制剂性质予以了解、分析、利用或改进，目的是使药物制剂稳定、有效并适合工业化生产中制剂工艺的要求。药物的理化性质包括化学结构、熔点、晶型、溶解度、溶出速率、分配系数、酸碱性、盐型及光谱特征等；药物的制剂性质包括粒子大小、结晶形状、结晶度、纯度、吸湿性、流动性、压缩性以及与辅料的相互作用等。这些性质通过之前的研究有些已知，另一些还需必要的实验研究取得。对于不同的药物剂型，可针对性地确定研究内容。例如，难溶性药物的口服固体剂型，溶解度、溶出速率和晶型可能是重要的性质之一；而溶液型注射剂除溶解度外，药物的稳定性及其分析方法则是需要研究的重要内容。

③ 质量研究。对新药的质量进行深入系统的研究，制定科学可行的质量标准并不断修订和完善，以确保新药质量可控，达到临床用药安全、有效和稳定的目的。随着CFDA有关指导原则的颁布和技术要求的明确，我国新药质量的研究水平正在不断提高。质量研究方法学的总体原则是技术先进、经济合理。

质量标准、标准物质、质量稳定性组成新药质量研究的三方面内容。其中，质量标准研究是中心工作，包括质量指标、检验方法以及生产工艺等技术要求，主要项目有名称、成分或处方、制法（仅限中药）、性状、鉴别、检查、含量测定、适应证、用法用量、不良反应、禁忌证、注意事项、规格、储藏、有效期等；质量标准草案获准注册后将成为新药生产、检验和使用的法定依据。标准物质是具有高度均匀性、良好稳定性、量值准确性的纯净物质，在质量检测、方法评价、仪器校准时必不可少，应予研究制备。新药稳定性研究主要包括化学、物理和微生物稳定性。

（2）药理毒理学评价　即药效学、药动学、安全性评价等。

① 药效学评价。包括主要药效学和一般药理学研究，后者又包括安全性药理学和次要药效学研究，另外根据具体情况可能需要对安全性药理学进行追加或补充的研究。评价一般从预期用于临床预防、诊断和治疗的主要药效学开始，研究其作用的强度和特点（构效、量效关系等），还应尽可能确定作用机理和作用部位。一般药理学研究的目的在于了解主要药效以外广泛的药理作用，有助于认识关系到人的安全性信息即不良反应；一般药理学研究贯穿在新药开发研究全过程中，临床前研究应完成对中枢神经系统、心血管系统和呼吸系统影响的核心组合实验的研究。

药效学研究方法很多，概括起来可分为综合法和分析法。综合法是在实际的综合因素下，考察药物对整体动物的作用，包括正常动物法和实验治疗法；正常动物法可以观测新药对其行为的影响而予以判断结果，实验治疗法通过制作如心律失常动物模型、高血压动物模型、肿瘤及感染动物模型等动物病理模型，来观测新药的疗效。分析法是采用离体脏器如制备的离体肠管、心脏、血管、子宫及神经肌肉等，单一地考察药物对某一部位的作用；另外如体外筛选抗肿瘤药物，在试管内研究新药对致病微生物的作用等；分析法的共同特点是方法简便、敏感性高、结果判断更直接，比综合法用药量少，不需使用大量动物。深入研究还包括细胞水平、分子水平的研究方法。

若药效学评价在动物体内进行，动物的质量、饲养条件及其环境对实验结果的影响不容置疑。同时，随着生命科学突飞猛进地发展，检测指标日新月异，而药效学评价通过一系列检测指标表述，因此对检测仪器的要求也越来越高。例如，通过PCR仪实现基因表达检测，酶标仪运用ELISA检测相应蛋白质指标，等等。

② 药动学评价。药物代谢动力学简称药代学、药动学等，它研究药物的ADME（吸收、分布、转化、消除）等体内过程的规律，与新药研究的整个过程如药效、制剂、毒理和临床研究等密切相关，起着重要的评价和指导作用，从而保障用药的有效性和安全性。一个有药理活性的化合物，如果其药代动力学特性达不到类药性要求，则这个化合物最终不会成为药物。新药开发实践表明，药代学因素对新药成功率的影响极其关键，尽早开始药代学研究已形成共识并付诸实施。

临床前的药代学研究采用体外实验和动物体内、外实验的研究方法，如给药后及时收集和分析尿液、血液和粪便样品及对动物解剖后的组织和器官进行检测，来获得药物的基本药代动力学参数，作为新药研究与合理用药的依据。其研究目标：(a) 血药浓度与药效、毒性的关系；(b) 药物从各种途径给药后的吸收程度和速率，包括一种推荐为人体给药的途径；(c) 药物在体内的分布速率和药物滞留部位及持续的时间；(d) 药物在体内代谢的速率、初级和次级位点与机理，以及代谢物的化学性质和药理学；(e) 药物从体内消除的比例及消除的速率和途径等。

③ 安全性评价。临床前的安全性评价（drug safety evaluation，DSE），是指利用实验动物进行的一系列试验研究，主要观察和测定药物对机体的损害和影响程度，为评价候选药物提供科学依据。此外，在临床试验、新药批准上市后仍将进行药物的安全性评价研究；临床试验是应用小样本，新药批准上市后的不良反应监测是应用大样本的人体安全性评价。

临床前的安全性评价包括：(a) 急性毒性试验——单剂量和/或多剂量短期给药。给药剂量向一定范围增加，以确定试验化合物不产生毒性的最大剂量、发生严重毒性的剂量及中等毒性的剂量水平。(b) 亚急性或亚慢性毒性试验——最少为 2 周给药、3 个或更多剂量水平和 2 个物种。(c) 慢性毒性试验——用于人体一周或以上的药物必须要有 90～180 天的动物试验表明其安全性，慢性疾病治疗药物必须进行一年或更长的动物试验。(d) 过敏性、溶血性和局部刺激试验。(e) 依赖性试验。(f) "三致"试验，即致癌性研究（当一个化合物具有足够的前景进入人体临床试验时才进行）、生殖毒性研究（抚养和交配行为、胚胎早期、早产和产后发育、多代影响和致畸性）、基因毒性或诱导研究（测定药物是否引起基因突变或引起微粒体或 DNA 的损伤）。

(3) *新药研究申请* 临床前研究完成后可向 CFDA 提出新药研究申请（investigational new drug，IND），即申请临床试验研究，经核准并获得《药物临床试验批件》之后才能开始进行新药的人体试验。IND 应包括以下内容：已确定的临床试验方案和临床试验负责单位的主要研究者姓名、参加研究单位及其研究者名单、伦理委员会审核同意书、知情同意书样本等。新药临床试验应当在批准后 3 年内实施，临床试验期间至少每年需向 CFDA 提交一份进展报告并得到准许。

1.3.2.3 临床试验及新药申请

候选药物通过了离体试验和动物试验的临床前评价，只是成为临床候选药物。由于试验模型与人体疾病真实性差异的存在，对动物有效、毒副作用小的候选药物，对人体的效应并不一定相同。据资料统计，动物毒性作用与人体的相关性约为 70%，有效性的相关性可能低于 70%；综合考虑安全性、有效性，临床前评价与临床评价的相关性应在 50%以下，这就是临床候选药物在临床淘汰率较高的原因。成功的新药只能由临床试验结果予以最终决定。当然，对于在菌毒种选种阶段制备的疫苗或者其他特殊药物，确无合适的动物模型且实验室无法评价其疗效，可以在保证受试者安全的前提下，向 CFDA 申请进行临床试验。

新药的临床试验（包括生物等效性试验）必须经过 CFDA 批准，严格执行《药物临床试验质量管理规范》(good clinic practice，GCP)，由具有药物临床试验资格的机构承担。临床试验用药物应当在符合《药品生产质量管理规范》（good manufacturing practice，GMP）的车间制备并且检验合格。临床试验的受试例数应当符合临床试验的目的和相关统计学的要求，不得少于《药品注册管理办法》附件中各类新药规定的最低临床试验病例数；罕见病（WHO 定义患病率为0.65%～1%）等难以完成规定病例数的特殊病种，可以向 CFDA 申请减少临床试验病例数或者申请免做临床试验，由 CFDA 根据具体情况作出审批决定。

（1）临床试验　药物的临床试验是指任何在人体（病人或健康志愿者）进行的药物系统性研究，以证实或揭示试验药物的作用及其吸收、分布、代谢和排泄情况，确定试验药物的疗效与安全性。临床试验分为Ⅰ期、Ⅱ期、Ⅲ期、Ⅳ期，其中Ⅳ期为新药上市后的广泛应用研究。

Ⅰ期为初步的临床药理学及人体安全性评价试验。通常在≥20～30 名健康的志愿者中进行，时间持续数月。观察人体对于新药的耐受程度和药代动力学，为制订给药方案提供依据。

Ⅱ期为治疗作用探索期。通常在≥100 例适应证患者中进行，时间持续数月～2 年。初步评价药物对目标适应证患者的治疗作用和安全性，还包括为Ⅲ期临床试验方案的设计和给药剂量的确定提供依据。此期的研究设计可以根据具体的研究目的，采用多种形式，包括随机盲法对照试验。在这里指出，药物小剂量时毒性低却无效，强效的剂量又会产生高毒性，故通过较小的适应证患者群来决定合理的剂量范围，就需要足够的临床评判指标与临床药理学家的才智相结合，从而在有效性和安全性方面找到一个适度的平衡点。

Ⅲ期为治疗作用确证期。需开展历时 1～4 年、≥300 例包括不同人群适应证患者的随机盲法对照试验。由此进一步验证药物对目标适应证患者的治疗作用和安全性，评价利益与风险关系。它是扩大的多中心临床试验，可涉及世界范围的许多地区参与。这一时期新药的开发需要加速进行并且投资巨大，由足够样本量的大规模临床试验组成，并与疗效明确的现有药物相对照。

在某些特殊情况下，经 CFDA 批准也可仅进行Ⅱ期、Ⅲ期临床试验或仅进行Ⅲ期临床试验。例如，第一种治疗艾滋病的新药 AZT 的临床试验在只进行了 106 天之后，发现它能显著增加病人的存活率，美国 FDA 立即提前中止了该临床试验，并在批准其上市之前允许它被用于治疗 4000 多名艾滋病患者。

（2）临床前补充（继续）研究　在临床研究期间，长期动物毒性、制剂处方（在Ⅱ期临床试验期间做最后的优化）、生产和控制等临床前研究应继续进行，还有一些项目需进行必要的补充研究而加以完善。

（3）新药申请　完成三期的临床试验后，分析所有的试验数据，如果能够成功证明药物的安全性、有效性和质量稳定可控，即可向 CFDA 提出新药申请（new drug application，NDA）。新药申请包括临床试验总结报告、统计分析报告以及数据库等。CFDA 据此核准后发给新药证书，同时对已持有《药品生产许可证》并具备生产条件者发给药品批准文号。

1.3.2.4 新药上市监测

新药生产上市后，尚需考察在广泛使用条件下的疗效和不良反应，评价在普通或者特殊人群（在前三期临床试验时常被排除在外的老人、儿童、孕妇等）中使用的利益与风险关系以及给药剂量改进等，即Ⅳ期临床试验，也可认为是新药开发的最后阶段；在《药品注册管理办法》中称为监测期并规定一般不超过5年。

这一时期的具体任务包括：①监测上市后的药物副作用（adverse drug reaction，ADR）；②进一步理解药物的作用机理和范围；③研究药物可能的新的治疗作用；④说明需要补充的剂量规格；⑤优化生产工艺、产品质量、稳定性等；⑥年度报告。

从根本上讲，Ⅳ期试验是与同类型其他药品在安全有效性和药物经济学等附加值方面的益处相比较的过程。只要认为需要继续了解上市后新药诸多更详细的情况，Ⅳ期就没有预设的终点。新药研究仅应该终止于不再需要寻找其新信息的时候，任何有关安全、有效性的问题都应该使新药研究持续进行。

1.3.3 新药研发的基本属性

药品是特殊的商品，新药研发则是一项特殊的科学研究，要求符合科学性、规范性、合法性、商品性的基本属性。除了遵循科学研究的一般规律以外，还应该严格执行GLP、GCP和GMP，按照有关法规和道德伦理要求开展研究工作，包括新药研究的内容、程序和方法等都要规范化、合法化。

例如，新药研发必须如实报送研制方法、质量标准、药理及毒理试验结果等有关资料和样品以及伦理委员会审核同意书等，经CFDA批准后方可进行临床试验；再如，开发麻醉药或者用于替代治疗的戒毒药，必须符合国家麻醉药品管理的相关规定、依法办理相关审批手续等。相关的法律法规如图1-8所示。

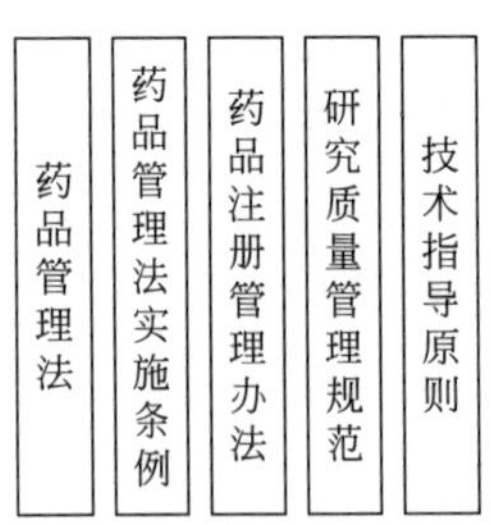

图1-8 新药研发相关的法律法规

同时不可忽视新药的商品属性。新药研发的根本目的是治疗疑难危重疾病，必须以临床价值为导向，最大限度地满足临床需求。研制出来的药物即使是全新的化学结构，但是疗效或安全性却不及现有的药物，这样的新药便失去商品价值，更不会产生预期的经济效益。现代人类疾病谱状况如图1-9所示，也是新药研发应该关注的主要领域。

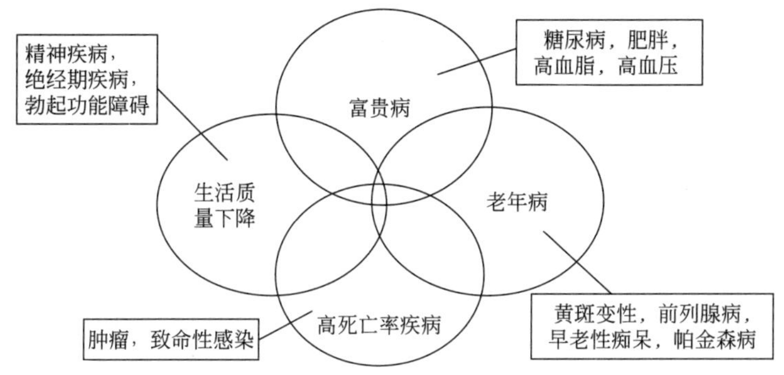

图 1-9　现代人类的疾病谱

表 1-3 显示，2014 年全球畅销排名前 50 位药物的治疗类别与当前发病率靠前的疾病领域相吻合。其中，肿瘤治疗药物的总销售额达到了 414.77 亿美元，成为最畅销的药物类别；其次是关节炎用药、糖尿病用药、呼吸系统药物、血液系统药物。唯一例外、未出现在榜单的是抗感染类药物，这应该与人类对此类疾病及其药物治疗愈加深刻的认识有关。

表 1-3　2014 年全球畅销药 50 强中排名前五位的治疗药物类别

排序	治疗领域	药物个数	2014 年销售额/亿美元	占 50 强比重/%	较 2013 年变化/%
1	抗肿瘤药	9	414.77	19.23	5.25
2	关节炎用药	4	336.93	15.62	1.17
3	糖尿病用药	6	256.06	11.87	2.68
4	呼吸系统用药	4	194.75	9.03	−9.34
5	血液系统用药	6	185.17	8.58	2.63

来源：医药经济报。

医药行业市场调研机构 IMS Health 分析认为，近 10 年来由于以靶向药物为主的创新肿瘤疗法进入临床，延缓了疾病进程、提高了生存率、改善了患者的生活质量，加之肿瘤检查诊断技术的进步，使得接受化疗的肿瘤患者数量增加、治疗周期延长，对该类药物的需求量明显加大。2011 年全球抗肿瘤药物市场大约为 830 亿美元，五年来复合增长率为 7.6%，显著高于全球药物市场平均 4.3%的增长率。抗肿瘤药包括植物类、抗代谢类、烷化剂、抗肿瘤抗生素、铂类、激素类、单抗类、蛋白激酶抑制剂类、免疫调节类以及中药制剂等，当前其市场规模快速增长受益于小分子蛋白酶抑制剂和单抗药物等的推动，其中单抗药物以其独特的作用机制和靶向性强、临床表现突出等特点，成为发展最为活跃的增长亮点。

环境污染、人口老龄化等是肿瘤发病率上升的主要影响因素。我国每年新发肿瘤病例约 350 万例，最为常见的三大恶性肿瘤是肺癌、胃癌和肝癌，在城市已经超过心脑血管疾病成为居民第一大死因；结直肠癌、乳腺癌和前列腺癌的发病率在近年上升较快。2012 年，抗肿瘤和免疫用药以 18.2%的市场份额超过抗生素 16.46%的份额，成为国内最大的处方药类别。多西他赛、紫杉醇、奥沙利铂、卡培他滨、吉西他滨、利妥昔单抗、表柔比星、培美曲塞、曲妥珠单抗和吉非替尼等品种在我国市场的份额较为领先，中药制剂在肿瘤辅助用药领域中的增长潜力较大。

据中国医药工业信息中心预测，未来我国医药市场消费规模将呈现持续增长的趋势，到2019年有望超越2.2万亿元。在欧美发达国家，目前抗生素的使用量占药品使用总量的5%～10%。我国已在纠正抗生素滥用问题，2014年抗感染药物所占市场比例为19%，较2010年的25.7%有明显降低。与此同时，心脑血管、呼吸、消化及神经系统用药等虽居于抗肿瘤药之后，但占据主要地位。

1.4 新药研发的利益和风险

作为充满挑战、错综复杂并且有着严格法律规范约束的科技创新工程，新药研发的结果必然通过可观的经济效益予以体现。同时，新药研发也面临投入与产出严重不均衡的挑战，目前上市后真正盈利的品种仅为总上市药物的30%，而研发费用30年间增长了近7倍。药物经济学（pharmaceutical economics）是药学领域与经济学的新兴交叉学科，是意义重大而艰巨的课题。在新药研发之初，就应该充分调研、评估、平衡其利益与风险，以有效保障项目决策的科学合理性。

1.4.1 新药研发的特点

新药研发涉及人才、市场、资金、技术、管理、政策、环境等多种因素，就其基本特点可以概括为以下四个方面。

（1）*多学科交叉渗透* 新药研究是一项多学科相互渗透、相互合作的技术密集型系统工程，需要药学、化学、生物学、医学等多门学科的科学技术人员协同攻关；一个国家整体科学技术水平往往决定着新药研究水平。通过对美国10家著名制药公司近30年的统计分析表明，药学领域的学科渗透程度直接影响新药成果的产生。

（2）*多角度、深层次* 新药研究不仅需要研究候选药物结构与活性之间的关系（构-效关系），还要研究结构与毒性之间的关系（构-毒关系），以及结构与代谢之间的关系（构-代关系）等，其过程经历发现与筛选、合成与改造、制剂与设计、工艺与质量、药效学与药动学研究、安全性与临床评价、注册审批和上市监测等环节。必须解决诸多棘手难题，才能使新药成功应用于临床。

（3）*周期长、成功率低* 为了保证新药的安全有效，各国法律法规都对新药研制实施严格的规范管理，新药需要经历一个复杂而漫长的研究周期（表1-4）。在各个环节缩短时间，是提升效率、实现利润最大化的重要保障。即便如此，资料显示一类新药从初筛发现到批准投产上市，美国一般需要10～15年的时间，我国也要 6～10 年的时间。其中，开发阶段研究周期相对固定，采取国际多中心临床试验应是效率较佳的研究方式。

表 1-4 新药的常规研发周期

研究过程	研究目的	研究方法	所需时间
发现研究	获得候选药物	先导物产生及优化	2～10 年
临床前研究	新药初步评价	药学研究及动物或人体外药理毒理试验	1～3 年
IND	获准进行临床试验	CFDA 审批	90 日①
临床研究	新药进一步评价	三期人体临床试验	4～7 年
NDA	获准上市新药	CFDA 审批	150 日①

① 仅指首轮审评时限，全部审评完成时间还与研究质量、申报资料质量、沟通交流质量等因素密切相关。

新药研发漫长且复杂的过程会出现许多令人无法预料的情况，每一个阶段都有可能失败，导致新药研发的低成功率。FDA 统计资料表明，能够进行临床前研究的先导化合物少于 5%，然后仅有 2%符合临床试验要求，进入Ⅰ期试验的临床候选药物 80%会在上市前被淘汰出局。也就是说，在新药审批完成之前的研发过程中，总淘汰留存率约在 1/5000。此外，新药上市应用后仍存在退市的风险。

(4) *研发投入巨大* 航空工业、电子工业等其他类型的高科技公司，用于研发的经费约占其销售额的 4%，而制药公司需要销售额的 10%～25%用于新药研发。欧美等国家的一些学术机构参与新药研究，但资金来源和实际操作主要通过制药公司来实施。虽然由于我国病源丰富、目前招募病人也比较快等原因，新药开发成本仅为欧美国家的 20%～30%，但每个化学一类新药的研发经费接近 10 亿元人民币，即使仿制药开发所需费用也需要百万、千万级。在美国，一个拥有知识产权的新药平均耗资 8 亿～10 亿美元，并且制药公司创新潜力的持续至少需要每年 1 亿美元以上的经费投入。跨国制药公司每年的研究费用多数在 10 亿美元以上，如辉瑞约为 28 亿美元，默克约为 21 亿美元，罗氏、诺华等均达到这一水平；此外，通过兼并重组实现强强联合的研究经费可能达到数 10 亿美元。

创新药物在研制过程中利用资源很多，代价昂贵，需要世界上不同地区的人群和研究者参与，还需要在有限的时间内完成。跨国制药公司是世界新药研发的主体，为此投入了巨大的资金。他们必须联合起来，促进资源资本的利用，以保证研究的如期进展。例如，默克公司约有 5000 名科学家在 7 个国家的 8 个公司从事新药的研究工作。

1.4.2 新药研发的利益

尽管新药研发伴随着无数的挑战和风险，但其永恒的魅力始终触发着科学家的激情。这种激情源于人类对生命质量的追求，也包含着勇于探索的科学精神和经济层面的因素。

新药研发最根本的利益在于提高人类的生存水平和生命质量。19 世纪人类的平均寿命只有39～40岁；21世纪约增加了一倍，在一些发达国家和地区已达到80岁以上（表1-5）。这是因为人类生活状况的不断改善，也因为对疾病有了更好的诊断方法以及新药应用。药物改变了疾病发展的自然过程，同时提高了生命质量。抗生素的发现和胰岛素的使用为延长人类寿命作出了重要贡献。科学家对人类基因组更多地了解后，便可以根据疾病遗传机制设计开发新药，这将对以往治疗没有效果的人群起作用。预计在未来的50年内，人类将攻克那些曾经被认为无法治愈的疾病。

表1-5　2012年世界各国人均寿命排行　　单位：岁

排名	国家和地区	平均寿命预期	男性预期	女性预期
1	摩纳哥	89.73	85.77	93.69
2	中国澳门	89.73	81.45	87.52
5	日本	82.25	78.96	85.72
8	中国香港	82.04	79.32	84.97
11	法国	81.5	78.2	84.8
28	英国	80.05	77.95	82.25
39	中国台湾	79.35	76	82.7
43	韩国	79.05	75.84	82.49
51	美国	78.37	75.92	80.93
77	中国(不含港、澳、台)	76.04	74.79	77.3
142	俄罗斯	70.3	64.3	76.4
222	安哥拉	38.2	37.24	39.22
223	斯威士兰	31.88	31.62	32.15

来源：美国中央情报局世界人口寿命数据。

新药凸显药企经济利益最大化之所在。新药研发是最核心的竞争力，并推动药企持续地良性发展。受到专利保护的原研药将产生高额的垄断利润。研究表明，20%的药品能够产生70%的利润；事实上，也只有新药才能达到这种令人瞠目的利润率。按平均水平估算，一个成功的新药年销售额达10亿～40亿美元，利润可达销售额的30%以上。

可以说，没有新药开发的药企便有生存危机的隐忧。高度同质化的仿制药常引发恶性竞争，难以产生稳定的经济效益，只能获得低微利润。例如，南新（Ranbaxy）公司是印度第一、全球排名前几位的仿制药公司，在2007年被日本第一三共制药并购时估价仅40亿～50亿美元；而第一三共制药公司在全球创新药公司的排名在20位左右，估值却达150亿美元。统计资料显示，医药产业的利润位居各行业之首，在全球500强乃至50强中，医药企业占有相当比例（表1-6）；究其原因，新药对医药经济的提升功不可没。

总的来看，新药发明主要源于美国和英国的制药公司，其次是瑞士、德国和日本。国际（药品注册）协调会议（international conference on harmonization，ICH）确定了一项原则：允许来自不同人群的资料共享。随着全球经济一体化进程的深入，我国的新药研发已经积累了丰富的经验，建立了一批实力相当的研究机构，培养了大批研究人才，奠定了坚实的基础。我国的药物创新正逐步与发达国家接轨，药企逐步成为新药开发的主体，科研院所更加注重基础研究，每年申报新药发明专利的数量在不断增加，已进入了一个崭新的时期。可以期待，我国的新药创制必定在世界新药研发领域中占据应有的位置。

表 1-6　2015 年福布斯排名中全球前十位制药企业

药企排名	总排名	公司名称	国家	财务指标/亿美元			
				销售额	利润	资产	市值
1	34	强生/Johnson&Johnson	美国	742	163	1311	2757
2	48	辉瑞/Pfizer	美国	496	91	1693	2117
3	52	诺华/Novartis	瑞士	536	101	1258	2726
4	80	默克/Merck & Co	美国	422	119	983	1623
5	81	罗氏控股/Roche Holding	瑞士	518	102	761	2404
6	89	赛诺菲/Sanofi	法国	448	58	1178	1360
7	108	拜耳/Bayer	德国	560	45	850	1264
8	135	葛兰素史克/GlaxoSmithKline	英国	379	45	634	1141
9	161	安进/Amgen	美国	201	52	690	1177
10	192	吉利德科学/Gilead Sciences	美国	249	121	347	1450

来源：根据公开资料整理。

1.4.3 新药研发的风险

新药研发的风险是指在新药的发现研究、开发研究、工艺放大、产业化和商品化的过程中，由于研究的难度、研究主体综合创新能力的制约以及各种因素的不确定性，使得项目失败或未达到预期效果，造成巨大的经济损失或其他严重不良后果的可能性危险。主要包括技术风险、市场风险、政策风险、生产风险、财务风险等多个方面。

（1）技术风险　技术风险来源于能否以现有的技术能力完成对新药项目的研制。一是由于技术本身还存在若干缺陷而使新药研发可能终止或失败，如寻找治疗多基因疾病（肿瘤、神经退行性疾病、代谢性疾病等）和抗病毒感染（艾滋病、肝炎等）的有效药物至今仍很困难；而当更新的技术比预期提前出现时，原有技术也会遭受被提前淘汰的结局。二是由于科学技术的进步，使得技术成果面临新的考验，如新药成功上市后所发现的不良反应等。

技术风险的高低或者说新药研发的难易程度一般取决于技术的可行性。在考察技术风险过程中，通常应从技术成熟性、技术先进性、技术配套性、技术生命周期等角度，结合实际研究条件加以综合分析与评估，从而在尽可能短的时间内，以尽可能低的成本推出高质量的新药。

比如，治疗艾滋病的药物是很有前景的项目，但对实验动物的要求较高，所以介入的研究者较少。如果待开发项目在新药指导原则中尚没有疾病研究模型，新建立模型难度又很大，这样的问题需要及早考虑和慎重决策。此外，患者都更倾向于使用经过实践检验的疗法，而不愿意尝试最新的疗法，这使很多新药临床试验因招不到足够数量的志愿者而中断，也是发达国家各大制药公司逐渐将新药临床试验转移到发展中国家进行的原因之一。

在美国，自从1996年HAART（高效抗逆转录病毒疗法）在临床上推广以来，尽管政府大幅度增长用于艾滋病研究的科研经费，但是参加新药临床试验的艾滋病患者比例还是出现了大幅度的下降（图1-10）。这是因为患者们感觉HAART疗法的效果已经足够，便不再像以前那样愿意通过参加新药临床试验的方式获得更好的治疗。

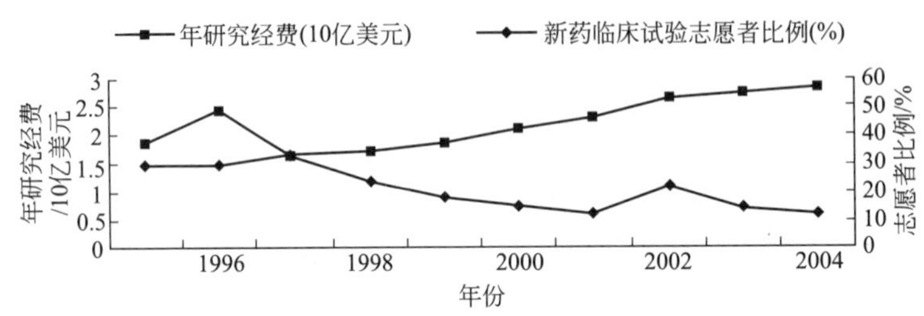

图1-10　美国政府HIV研究经费与新药临床试验志愿者比例

一个时期以来，新药研发即使进入Ⅱ期临床试验仍有4/5的高淘汰率；药物创制的发现难度增大、研究周期延长、开发费用提高等加剧了新药研发的技术风险。图1-11分析了候选药物中断开发的原因，其统计数据提示除了药效学（活性筛选）、不良反应等因素以外，尽早开展先导物的药动学（ADME）或成药性研究同样重要。显而易见，前期的评价筛选要有门槛，不能等到进入第二阶段、第三阶段再发现问题；新药研究中失败环节出现得越早，伴随的风险就越小，投资的损失也越少。经验丰富的制药公司会大力推进有前景的研究，而对前期结论不支持的后续研究则及早终止，这是降低风险、减少损失的明智选择。

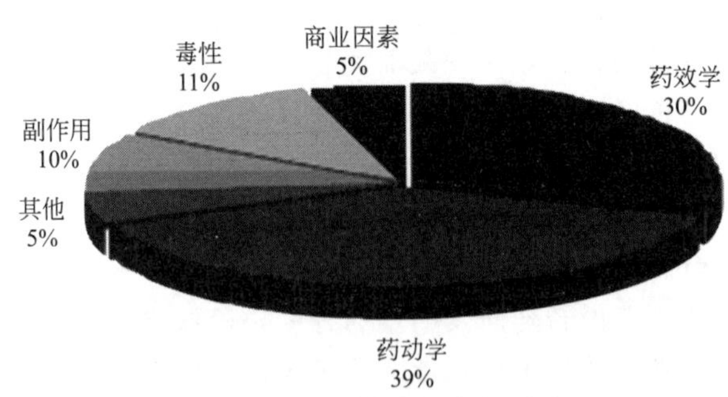

图1-11　药物中断开发的原因

新药上市后的技术风险同样不可低估，对其疗效以及不良反应、滥用情况等应该持续给予关注。据国家药品不良反应监测中心报告，中国数年来平均约有20万人死于药物不良反应。2004年9月30日，默克制药公司宣布自10月1日起从全球市场上撤回其生产的“重磅炸弹”级药物环氧化酶-2抑制剂万络（罗非昔布）。

该药于1999年进入市场以来，服用的总人数已经达到8400万。默克作出这一决定源于一项为期三年的研究，这项研究原本是要证明万络可以防止息肉的复发，而息肉会在结肠和直肠内转变成为肿瘤；但所有参与的研究对象在开始服用万络之后18个月内，出现了心脏疾病和其他心血管并发症。万络是默克最重要的药物之一，该药在2003年的销售额达到25亿美元。万络的黯然撤离还需赔偿至少50亿美元，并将其占据的市场份额让与多年的竞争品种辉瑞生产的西乐葆（塞来昔布）。

被限制使用甚至退市的药物不胜枚举，涉及抗生素、抗真菌药、抗高血压药、抗肿瘤药等；有些新药上市仅几个月就出现致患者死亡事件而被撤市。辉瑞、葛兰素史克和雅培等大型制药公司均经历了药物退市的风波（表1-7），主要源于新药的安全问题。

表 1-7 2010 年药物主要退市事件

公司	品名	退市原因
雅培	诺美婷(西布曲明)	心脏病发作和卒中不良反应增加
辉瑞	Mylotarg	治疗急性单核细胞性白血病缺乏疗效和意外死亡,2009年价值1200万美元的药物退市
	西他生坦(Thelin)	诱发肝损伤导致3例死亡
葛兰素史克	文迪雅(罗格列酮)	心血管风险增加,欧洲退市,美国使用受限
Xanodyne	达尔丰(Darvon),达尔持特(Darvocet)和其他含有丙氧酚的止痛药	增加心脏节律异常风险
ReGen	Menaflex 膝关节植入物	潜在的政治压力和无科学依据性
罗氏	Avastin	该药给患者带来的益处并不能超过其潜在的用药风险。FDA 和 EMA 撤销了 Avastin 在晚期乳腺癌的应用并要求罗氏修改处方药标签信息

资料来源：中国医药报。

表1-7中的西布曲明为雅培的减肥药诺美婷的主要成分，含有西布曲明的减肥药品还有我国太极集团的曲美、曲婷等，随后均召回退市。新药因严重不良反应退市，意味着药企先前的巨额投入消失殆尽。在美国、瑞典等国家，存在有关药品不良反应的险种，制药公司通过购买药品保险或几大制药企业联合购买集团保险的方式，可在一定程度上降低风险；此类险种2008年在我国也已出现。

（2）市场风险　市场表现决定着新药的命运。新药应该具有独特的优势，比如疗效显著、临床上紧缺甚至空白等；卓越的新药完全经得起市场竞争的考验，也是避免市场风险的前提条件。但需要注意的是，医药市场处于不断变化之中，一系列复杂的市场因素可能会引起销售危机，比如市场定位、推广力度、品牌影响、价格质量、供货渠道、终端服务、竞争品种、医疗保险、产品包装等。

新化合物的专利保护期为20年，扣除研制时间，新药上市销售期限一般为7～8年。期满后就会失去市场排他性地位，原研药的盈利空间会因为非专利产品的上市冲击而不断被压缩。资料显示，越来越多的“重磅炸弹”级药物面临着专利到期的局面，全球医药产业2010～2014年之间的产值因此而缩水780亿美元。每年为制药巨头辉瑞带来百亿多美元收益的立普妥，2011年11月失去在美国的专利保护，再加上络活喜、万艾可等其他畅销药的专利相继到期，辉瑞营收来源由此计算将缩水70%以上。故制药公司应该充分利用拥有的垄断销售良机，加大市场开发力度，及时获取新药的巨大收益。

新药的科技含量、附加值高，又是一种特殊商品，市场开发有其自身的特点。企业家必须针对目标市场，积极展示产品的鲜活个性，创造性地进行资源的优化组合，寻找竞争突破口，快速培育市场，实现利益最大化。新药上市前充分进行市场调研，对营销方案深思熟虑，包括组织、实施、控制等均需细致的统筹规划，制订切实可行的阶段性和长远性推广目标。新药进入市场后，无论医生、患者、中间商还是药企营销人员都有一个从药理学、毒理学、药效学以及临床应用等方面进行的教育培训过程，需要投入大量的人力、财力和时间。营销手段还应注重选择有效的广告方式和开展多方位的公关活动，密切关注国际国内同类竞争品种的发展趋势、医药市场政策等信息，及时调整营销策略，开拓、巩固和发展市场。同时，新药的销售、质量和服务管理必须按药政法规办事，容不得丝毫马虎，否则就会功亏一篑，造成企业不可挽回的损失。

(3) 政策风险　世界各国药监部门不断提高新药上市标准，监督管理与审核日益强化。完成新药注册过程必须符合国家相关法规，包括以《药品注册管理办法》为基础制定的注册受理要求、研究规范以及相关的指导原则等；还要面临着“更安全，更有效，更经济，更快速”的严峻考验。新药研发企业应该准确把握注册审评的政策信息，如医疗卫生体制改革、国家基本药物及医疗保险目录变动等，主动顺应法规调整并积极防范政策风险。

2015年7月22日，CFDA发布《关于开展药物临床试验数据自查核查工作的公告（2015年第117号）》；8月18日，国务院发布《关于改革药品医疗器械审评审批制度的意见》；11月4日，全国人大常委会分组审议了《关于授权国务院开展药品上市许可持有人制度试点和药品注册分类改革试点工作的决定（草案）》；11月11日，CFDA发布《关于药品注册审评审批若干政策的公告（2015年第230号）》；11月18日，CFDA发布《关于开展仿制药质量和疗效一致性评价的意见（征求意见稿）》。这一系列与药品注册有关的政策频繁出台，旨在通过升级注册审评法规体系管理，从而有效保障药品质量及其安全有效性。至2015年底，1622个自查清单品种中的727个待审注册申请由企业主动撤回，34个待审注册申请被CFDA撤回或不予批准，9家机构被立案调查。

较为突出的还有最为昂贵的生物药开始显现的政策风险。快速发展的生物制药技术使得生物药在疾病治疗中脱颖而出，立普妥之后连续三年最畅销的药物即为年销售额过百亿美元的生物药物修美乐（阿达木单抗）。2014年全球前50位畅销药品中的生物技术药物共有22个，创造了1058.24亿美元及占比49.05%的市场业绩。然而，这些专利生物药使得每位患者的耗费高达10万美元/年，而生物类似药却有20%～30%的价格折扣，显然能够得到各国政府越来越多的鼓励，相关政策被陆续出台以促进生物类似药的研发。生物类似药（Biosimilar）即生物仿制药，其在质量、安全、疗效及监管的门槛远高于化学仿制药，或者说在技术上难以实现完全的仿制。EMA（欧洲药品管理局）规定二者应该本质上是相同的生物物质；FDA指南规定生物类似药和原研药品之间应该无临床意义的差异。FDA局长Margaret Hamburg博士在一份声明中指出，“生物类似药将为需要重要治疗手段的患者提供机会”。

根据不完全统计，仅针对修美乐（阿达木单抗）目前就有11个生物类似药在研。2013年，欧盟批准了两个类克（英夫利昔单抗）的生物类似药Remsima和Inflectra，对生物药发展方向具有标志性意义。2014年，全球共有12个生物类似药获准上市。2015年3月，诺华公司的Zarxio作为安进公司抗肿瘤生物药非格司亭（Neupogen）的生物类似药首个在美国被批准上市，这对全球制药业意味着一个重要拐点——生物药已面临生物类似药的激烈竞争。有关2020年的销售预测认为，基于在欧洲市场面临生物类似药的竞争，赛诺菲的来得时（甘精胰岛素）销量将下降9%；强生和默沙东的类克（英夫利昔单抗）销量将下降5%；其余生物药的市场份额也均有下降。

至于新药研发的专利风险容易发生在两个方面：一是在药物创新过程中使用相关专利技术时未经专利人许可，导致创新成果不具合法性；二是在药物创新过程中未注意从知识产权的角度保护创新成果，被他人廉价使用或侵犯，导致新药收益下降或损失。另外要注意专利与新药并不一定相关，即化合物不等于药物，有专利并不代表能开发成为上市新药。

除了上述三类风险以外，新药研发的生产风险、财务风险等在这里不作赘述。新药是高风险产品，如果能够充分认识研发风险的特点和规律，同时进行科学有效的组织管理，对于同一项目可使成功率提高30%、周期缩短20%～60%、成本降低8%左右，因而可使新药研发风险显著降低。

1.5 新药研发的策略和方式

在跨国公司全球化战略的背景下，世界医药市场竞争程度日益加剧。制药巨头仅靠几十个“重磅炸弹”级药物就占据市场多半份额，我国虽然有数万个药物却难以与之抗衡。中国至今仅有少数几个原创新药，如青蒿素、二巯基丁二酸钠、丁苯酞、麻黄素和石杉碱甲等，但都没有主化合物分子的专利保护，而且离“重磅炸弹”级还很远。在我国自主开发的诸多药物中，年销售额最大的也不足2亿美元。

据IMS Health统计数据，2015年全球医药市场规模（不含医疗器械）约1.07万亿美元，预计2020年达到1.4万亿美元左右。未来5年，主要贡献来自于中国、印度、巴西、俄罗斯等新兴市场，其复合增长率处于13%～16%水平，而中国市场将以16%～19%的复合增长率位居前列，极具发展潜力。相关分析认为，中国要产生“重磅炸弹”级药物，首先要有创新药研究激励机制，其次要有对可能成长为“重磅炸弹”级药物的选择扶持机制。

1.5.1 新药研发的策略

制药企业要做大做强，必须紧密围绕产品这一主线，研制面向全球的专利药。世界制药巨头的药物创制往往从源头开始，采取“生产一代，开发一代，研究一代，构思一代”的新药长远储备和良性循环的思路。越来越多有实力的制药公司逐步改进策略，将发展重心进一步转移到包括中国在内的新兴医药市场，以加速新药研制本土化进程，尽快抢占市场份额。近些年来，“VC（风险投资）＋IP（知识产权）＋CRO（合同研究组织）”的药物创新模式正在成为一种趋势。

（1）备受青睐的“重磅炸弹”级新药　国际上通常把年销售额超过10亿美元的品牌药称为“重磅炸弹”级药物；其主要特点是针对常见病和多发病、适应人群广泛，从而引领国际主流药品市场。显然，“重磅炸弹”级药物是医药产业的主要盈利点，也是衡量一个国家医药科技创新综合实力的重要标志。大型制药公司为了维持其发展，每年都要推出2～3个“重磅炸弹”级新药。

新药上市前，一般只需完成数百例的Ⅲ期临床试验；但上市后的临床应用研究，其样本量更大、随访时间更长、地域更广泛、费用也更高昂。一个新药成长为“重磅炸弹”级别，在循证医学指导下的大型临床研究必不可少，业界公认这是助推“重磅炸弹”级药物升空的“火箭”。比如，辉瑞公司的抗高血压药物络活喜(氨氯地平)，从1990年上市到2007年专利到期，凭借其间完成的十多项大型临床研究，最高年销售额超过60亿美元，在同类药物中实现连续多年全球销量第一。

全球医药市场已有上百个“重磅炸弹”级药物，基本来自欧美等发达国家。辉瑞拥有最多的“重磅炸弹”级药物，占据其中约1/10的销售份额而获益最多。除了立普妥和络活喜之外，还有抗炎药西乐葆（塞来昔布）、抗癫痫药普瑞巴林及ED（勃起功能障碍）治疗药万艾可（Viagra，西地那非）等。其中，立普妥成功带领了调脂药物市场的持续繁荣，多年雄踞销售排行榜首，是历史上首个年销售额过百亿美元的药物，尤为整个行业所推崇。据国际知名药物市场预测公司Evaluate Pharma统计，2014年全球畅销药物前50强总销售额达到了2157.18亿美元，占全球处方药及OTC药物市场总额的27.62%，相比2013年有所提升；该比例在2010～2014年均保持在27%以上。表1-8列出了2014年全球最畅销的前20位品牌药。

随着愈来愈多的畅销药物专利即将到期，全球各大制药公司未雨绸缪，早已酝酿着下一轮“重磅炸弹”级新药。Evaluate Pharma预测，2014年FDA批准的新药中的6个有望进入2019年“重磅炸弹”级药物之列；而到2020年时，百时美施贵宝的突破性免疫肿瘤治疗药物Nivolumab/Opdivo将实现81.82亿美元的销售额、位居全球处方药销售50强的前三位。此外，美国彭博社发布了2015年新药中的“重磅炸弹”，预测了 11 个已经在 2015 年获批或可能获批的新药在 2016 年和 2020 年时的销售额（表 1-9）。

表 1-8　2014 年全球前 20 位最畅销品牌药

商品名/通用名	销售额/亿美元		制药公司	适应证	FDA 首批时间	批准情况
	2014 年	2013 年				
修美乐/阿达木单抗	125.43	106.59	艾伯维	类风湿等	2002 年	孤儿药
Solvadi/索非布韦	102.83	1.39	吉利德	丙肝	2013 年	优先审查
类克/英夫利昔单抗	89.44	92.40	强生、默沙东	类风湿等	1998 年	
美罗华/利妥昔单抗	86.78	86.31	罗氏	淋巴瘤等	1997 年	
恩利/依那西普	85.38	83.25	安进、辉瑞	类风湿等	1998 年	
来得时/甘精胰岛素	72.79	65.57	赛诺菲	糖尿病	2000 年	
安维汀/贝伐单抗	69.57	67.77	罗氏	肿瘤	2004 年	
赫赛汀/曲妥珠单抗	67.93	63.75	罗氏	乳腺癌等	1998 年	
舒利迭/氟替卡松＋沙美特罗	64.31	80.20	葛兰素史克	哮喘、慢阻性肺病	2000 年	
可定/瑞舒伐他汀钙	58.69	59.46	阿斯利康、盐野义	高胆固醇	2003 年	
Neulasta/Neupogen®/非格司亭	58.57	58.66	安进	中性粒细胞缺少症	1991 年	
乐瑞/普瑞巴林	51.68	45.95	辉瑞	纤维肌瘤	2004 年	优先审查
Revlimid/来那度胺	49.80	42.80	新基(Celgene)	肿瘤	2005 年	孤儿药、优先审查
安律凡/阿立哌唑	49.10	52.69	大冢、施贵宝	精神病	2002 年	
格列卫/伊马替尼	47.46	46.93	诺华	肿瘤	2001 年	孤儿药、优先审查
Prevnar 13/沛儿 13	44.64	39.74	辉瑞	肺炎等	2010 年	
Copaxone/格拉替雷	42.37	43.28	梯瓦	硬化症	1996 年	孤儿药
Zetia/Vytorin/ezetimibe	41.66	43.00	默沙东	高胆固醇	2002 年	
捷诺维/西他列汀	39.31	40.04	默沙东	糖尿病	2006 年	
信必可/布地奈德＋福莫特罗	38.01	34.83	阿斯利康	哮喘	2006 年	

数据来源：Evaluate Pharma。

表 1-9　2015 年新药中的“重磅炸弹”

商品名	适应证	制药公司	销售额预测/亿美元	
			2016 年	2020 年
Entresto	心衰	诺华	8.44	47.59
Ibrance	乳腺癌	辉瑞	11.08	47.34
Orkambi	囊状纤维化	Vertex	19.20	33.93
Repatha	血脂异常	安进	4.26	24.63
Praluent	血脂异常	赛诺菲	3.53	21.21
grazoprevir/elbasvir	丙肝	默沙东	7.63	18.60
Toujeo	糖尿病	赛诺菲	3.95	15.02
Cosentyx	牛皮癣	诺华	3.71	14.22
venetoclax/ABT-199	慢性淋巴细胞白血病	艾伯维	1.18	13.75
Brexpiprazole	抑郁	Lundbeck/大冢	0.80	11.20
Uptravi	肺动脉高血压	Actelion	1.96	10.60

数据来源：彭博社。

(2) 实施并购重组的产品策略　现实的新药研制水平和专利药相继到期的境况，已经成为跨国药企近些年来不断进行大规模收购事件的推动器。统计数据显示，2015 年全球制药业达成了总计价值近 8500 亿美元的并购交易。无论为聚焦某些品种而剥离其他业务，还是为做大规模进入仿制药领域等，都归于深层次的产品策略考量，以实现更快速度和更高层次的超常规发展。其中，专利药物或先进技术平台是并购、重组的主要目标。

医药巨头通过并购整合各自的产品线，拓展强势领域的市场份额，丰富产品的多样性；被并购的一方则放弃其弱势产品线，集中资源专注于发展优势品种。2014 年，诺华和葛兰素史克交换了逾 200 亿美元的资产，诺华收购葛兰素史克的肿瘤药品业务，葛兰素史克则换取诺华疫苗业务（不含流感疫苗）；拜耳以 142 亿美元收购默沙东包括抗过敏药物开瑞坦和鼻血管收缩药阿氟林的非处方药业务，显著增强了拜耳在各地区和多个治疗领域中的营销规模。尤其在 2015 年 11 月 23 日，辉瑞宣布与艾尔建（Allergan）公司达成创纪录的 1600 亿美元合并协议，双方市值合计超过 3400 亿美元，这意味着全球最大的制药巨头即将诞生，并使之拥有辉瑞的 Prevnar 肺炎疫苗和艾尔建的肉毒杆菌药物保妥适（Botox）等多款全球畅销药品；艾尔建的产品线对辉瑞的产品线形成很好的补充，同时艾尔建的业务借助于合并将拓展到更多市场；此外，辉瑞若将总部迁至爱尔兰还可以实现税收倒置，因为美国企业税率高达 35%，爱尔兰税率仅为 12.5%。

有关统计数据表明，全球大型药企具备的晚期开发阶段品种中，有 22%来自于收购、28%来自于共同合资开发、13%来自于授权，只有 37%来源于企业内部研发。由此可见，并购重组中的产品战略意义深远。制药企业间的相互并购已逐渐趋于常态化，且更加注重强化自身产品线或强强联合进行互补性重组。我国约 4700 家制药企业中，96%以生产仿制药为主，70%以上企业的年经营收入不足 5000 万元；药企数量为美国的 2～3 倍，经济规模仅为美国的 1/3。因此，推进我国制药企业重组并购是减少低水平、同质化竞争的最直接和最便捷的方法，也是未来提高行业集中度和药企做大做强的最佳选择。

(3) 政策调整导向的产品策略　解决临床上未满足的需求已成为各国政府鼓励和引导的研发方向。例如，我国的医药创制经费重点支持针对恶性肿瘤、心脑血管疾病、神经退行性疾病、糖尿病、精神性疾病、消化系统疾病、自身免疫性疾病、耐药性病原菌感染、肺结核、病毒感染等重大疾病的新药研发；CFDA 对创新药和治疗疑难危重疾病的新药，实施特殊审评审批程序。再如，近些年来引发人类严重感染的革兰氏阳性、阴性菌的耐药性更强，在欧盟成员国已达到或超过 25%，每年约 25000 名患者死于选择性多重耐药性细菌感染，ECDC（欧洲疾病预防和控制中心）和 EMA（欧洲药品管理局）因此提出了开发治疗多重耐药性细菌、尤其是抗多重耐药性革兰氏阴性菌新型抗菌药的需要；2014 年英国首相卡梅伦宣布，有三百年历史的英国皇家学会经度奖（奖金总额 1000 万英镑）面向全球开放申请，以期找到解决抗生素耐药性问题的对策。超级细菌肆虐之后，FDA 现行的安全与创新法案中也写入了抗生素激励（GAIN）条款。

为加速严重或致死性疾病治疗药物的研发与审批，FDA在2012年7月创建突破性疗法认定（breakthrough therapy designation，BTD）的新药审评方式。BTD应满足两个条件：①药物适应证是严重或致死性疾病；②有证据显示目标药物在某一重要临床终点上明显优于现有药物。BTD审评享有快速通道（fast track）的所有优势，并能得到FDA更加密切的指导。表1-10为2015年FDA批准的8个突破性药物。其中，基于一项Ⅱ期研究的PFS（无进展生存期）数据，加速了辉瑞抗乳腺癌药物Ibrance的批准，比审批期限提前一年；加速了阿斯利康用于EGFR靶向治疗耐药的非小细胞肺癌药物Tagrisso的批准，比审批期限提前了三个月；加速了强生的四线多发性骨髓瘤单抗药物Darzalex的批准，比审批期限提前了一个月。

表1-10　2015年FDA批准的突破性药物

商品名	活性成分	适应证	制药公司	批准时间
Ibrance	palbociclib	转移性乳腺癌	辉瑞	2015.02.03
Orkambi	lumacaftor+ivacaftor	囊性纤维化	Vertex	2015.07.02
Strensiq	asfotase alfa	低磷酸酯酶症	Alexion	2015.10.23
Tagrisso	osimertinib	非小细胞肺癌	阿斯利康	2015.11.13
Darzalex	daratumumab	多发性骨髓瘤	强生(杨森)	2015.11.16
Empliciti	elotuzumab	多发性骨髓瘤	百时美施贵宝/艾伯维	2015.11.30
Kanuma	sebelipase alfa	溶酶体酸酯酶症	Alexion	2015.12.08
Alecensa	alectinib	非小细胞肺癌	罗氏(基因泰克)	2015.12.11

资料来源：医药经济报。

如果梳理当今国际畅销药榜单（见表1-8），还可以发现不少药物拥有“孤儿药、优先审查”的特质。这些在政策导向下的品种，不仅其独特的机理为其增色，优惠的市场独占权等诸多制度更使其利润倍增。WHO定义患病率0.65%～1%的疾病为罕见病，其治疗药物因市场需求小而被形象地称为“孤儿药”；曾经很少获得大多数制药公司的青睐，包括每年的治疗费用高达40.95万美元、进入福布斯价格最昂贵药物榜单上的治疗阵发性夜间血尿症药物Soliris等。1983年罕见病药法案实施之前，美国仅有不足10个“孤儿药”上市；在出台罕见病药物享有快速审批通道、减税及7年的市场独占权等政策之后至2008年12月，上市的罕见病产品共计325种。欧盟在1999年罕见病药物法规实施前，仅完成8种“孤儿药”审核，截至2009年2月已有47种“孤儿药”被批准上市。日本于1993年正式实施了《罕见病用药管理制度》，研究的全过程可享受基金资助、减税、优先审批、药品再审查时间延长及国家健康保险支付上的优惠。2009年初，我国在颁布实施的《新药注册特殊审批管理规定》中，将罕见病用药审批列入特殊审批范围。值得注意的是，2015年FDA批准的45个新药中，“孤儿药”占据了17个之多。根据Evaluate Pharma的研究数据，全球罕见病治疗药物的销售有望每年上升10.5%，到2020年达到1760亿美元。

新药政策的导向作用愈加明显。为了有效规避政策风险，相关思路调整将成为药企的必然选择。专利生物药近些年来引领医药行业发展，2014 年全球畅销前 10 位药品中，恩利（依那西普）与来得时（甘精胰岛素）属于生物技术重组产品，修美乐（阿达木单抗）、类克（英夫利昔单抗）、美罗华（利妥昔单抗）、安维汀（贝伐单抗）、赫赛汀（曲妥珠单抗）属于单抗类别产品。而在 2020 年之前，包括这些顶级生物药大多数在内的 12 种原研药将失去专利保护。虽然生物制药涉及的技术复杂、药物结构非常敏感脆弱，实际上具有难以复制的优势，尤其是仿制单克隆抗体存在很大的技术难度。但由于世界各国政府均倡导“更多地使用廉价而有效药物”的理念并加以政策调控，相关理论和技术呈现出新趋势。比如许多制药公司开发的生物类似药（Biosimilar），正在以知识产权保护不够的新兴市场作为跳板进入成熟市场。即使原研药企也在改变方式以降低其在生物类似药竞争中的损失，罗氏已经寻求用 Gazyva 作为美罗华的替代品、用 Perjeta 和 Kadcyla 取代赫赛汀，这一方法在 2014 年 12 月被 MARIANNE 数据库评为一项综合的成功策略。根据预测，未来 10 年全球生物类似药市场规模年均复合增长率可能达到 56%，从 2020 年开始将超过 550 亿美元。

1.5.2 新药研发的方式

我国著名新药专家刘日廷博士预测，中国的制药企业最终会变成三类：①与国际接轨的创新药公司，面临的挑战主要是产品质量的提升加上覆盖全球的专利产品；②与国际接轨的仿制药公司，主要挑战是产品质量的提升，其标准应是原料、辅料和杂质都与原研药相同并且杂质含量不超过 1‰，而中国过去仿制药的辅料可以不一样，杂质含量可以比原研药高十倍；③与国际接轨的中药制药公司，则需要一个相对长的过程，这是因为要研制出被世界主流市场接受的中药品种，除了传统中医理论与现代科学的差异，还有更深层次的文化差异问题。

据中国医药企业管理协会等不完全统计，中国已通过欧盟、FDA 认证的原料药有 63 个品种；已通过包括美国 cGMP、欧盟国家 GMP、日本 GMP 和 WHO 等国际化认证的制剂企业近 50 家。中国的药品监管法规愈加与国际接轨，因而新药研发与国际接轨将是一种趋势。当前，国际上新药研发的基本模式归纳如下。

（1）创制突破性新药　在一定的医药学理论和科学设想的指导下，通过反复的新药设计、合成及药理或生物筛选，创制新颖分子结构类型的药物，这是全球许多著名制药企业的主攻方向。为了降低风险、提高成功率，目前突破性新药研制可从天然产物、生物技术药物、组合化学及高通量筛选、计算机辅助设计等方面入手。

（2）研制模仿性新药　Me-Too 就是在别人专利药物的基础上，对其化学结构加以修饰和改造，研究出自己的专利药物。这种方法投资少，周期短，成功率高，市场前景可观。

（3）已知药物延伸性开发　研究已知药物的生物转化及代谢产物，发现新的先导化合物；还有手性技术的研究成果使世界单一对映体药物市场每年以 20% 以上的速度增长，已成为国际新药研究的方向之一。

(4) 生物技术药物开发　分子生物学及生物技术的发展，使体内微量存在的物质如转移因子、胸腺素、胰岛素等活性物质不断得到分离和纯化。很多生化物质的结构及功能被阐述，以大肠杆菌、酵母或动物细胞等为宿主，应用生物技术大规模生产这些物质已成为现实。此外，微生物发酵利用酶转化法，尤其是应用固定生物反应器改进制药工艺，已在有机酸、氨基酸、核苷酸等领域取得显著成效。利用植物培养技术将植物的分生组织进行离体培养，建立无性繁殖系统并诱导分化为植株，此方法对一些珍稀濒危草药的保存、繁育和纯化是最有效的途径。目前，我国科学家已在探索黄芪多糖和青蒿素的基因工程研究。

(5) 复方药物或协同药物组合　复方创新针对多环节、多靶点，将治疗目标一致、作用机制互补的两个或两个以上安全性高且疗效好的药物组合，在疗效上达到 1+1>2 的效果。比如，2014 年全球前 20 位最畅销品牌药中的舒利迭、信必可（见表 1-8）等。复方创新符合现代药物治疗理念，但由于临床用药绝大多数已被申报专利，复方药物创新的关键是能否突破专利瓶颈。

(6) 现有药物的剂型开发　关注药物制剂在体内的吸收（生物利用度）、分布、代谢和消除等动态过程，并使剂型趋向微型、定向、定时、定量或恒速释药，达到药物作用的最佳化、给药方案的精密化。目前，药物剂型已由传统剂型向缓控释制剂、靶向制剂、透皮吸收制剂等方向发展。由于新药研制困难越来越大，国内外制药界越来越重视新剂型的研究，开发高效、方便的药物剂型也是创制新药的一条捷径。

药企是新药研制的主体，无论是自主创新的项目，还是来自转让或许可而进一步开发的项目，都需要生物学家、化学家、药学家等开展专业的综合性立项评估研究，并进行有效的管理，以避免十分关键的立项决策发生失误。这就要求药企应该根据实际情况，选择适宜的新药研制方式。这些方式包括：①独立研制，适宜拥有较强的科研能力和雄厚的资金实力的一些大型制药公司；②协作研制，结合企业内外的科研力量取长补短，进行新药研制；③外包方式，将既定的新药项目外包给专业的研究机构，可以提高新药研究效率并有助于控制成本，目前美国每年生物制药的研究经费上千亿美元，其中 40%～50% 的资金被投入到外包中；④技术引进（专利授权），适用于研制能力较弱、但制造能力较强的制药企业；⑤并购方式，通过并购企业来获得新药和进行市场扩张，前已述及国际上的许多重大药企并购，都与新药策略有关，并购重组的目标实际上就是某一种具有市场潜力的新药品种。

1.6 新药研发的学科发展

随着生命科学的快速发展，高新技术手段的广泛应用，加之巨额资金的投入，新药研发未能取得预期成果，依然难以逾越“高成本、高风险、低效率”的瓶颈。

探究其因，一是新药发现研究的难度显著加剧：现代人类重大疾病谱转向以肿瘤、心脑血管、遗传和代谢性疾病为代表的多因素复杂性或难治性疾病，“一基因一疾病的时代已经一去不复返”；以往单靶点高选择性的新药设计思路暴露出明显的局限性，采用单个药靶的研究方法常难以奏效。二是新药开发研究的手段也面临严峻挑战：现有的细胞、动物实验模型远不够理想，体外试验与体内试验、动物试验与人体试验存在着明显的差异性，预测人体结果偏差较大；而绝大多数先导物的体外活性并非等同于人体效应，导致成药性概率降低。

20 世纪末以来，新药诞生较多地依靠基因组学、蛋白质组学和代谢组学等研究基础上的药物分子结构设计，形成了由基因研究到新药创制的模式。而从先导化合物被确定为候选药物直至完成研发的整个过程，各环节的研究内容相互关联、研究结果逐级提升，构成了一个由体外、动物到逐步扩大的临床试验的转化研究链(translational research chain)。成功发明新药寄希望于富有药物潜质的先导物，研发效率的高低则由贯穿始终的转化研究水平所决定。个体化治疗、复方创新等已成为当前医药领域发展的新趋势，进一步调整和提高新药研发策略及其方式势在必行。

新药应具有结构、活性新颖且适于临床应用的基本属性，需要“更安全、更有效、更经济、更快速”的临床应用效果。近些年来，系统生物学、网络药理学、药物基因组学、转化医学等新兴学科迅速崛起和发展，引领着新药研发的新思路和新方法，开辟出具有革命性意义的新途径，或将对新药研发进程产生强有力的支撑和推动作用，有效破解新药研发的风险和效率困境。

1.6.1 网络药理学的研究与应用

Yildirim MA 等对临床现有药物及其靶点情况进行了分析，证实大部分药物都有若干个靶点，如丙酰马嗪和异丙嗪有 14 个靶点，奥氮平和齐拉西酮有 11 个靶点；而很多结构不同的药物作用于相同的药物靶点，如 51 种药物作用于 HRH1 靶点，40 种药物作用于 DRD2 靶点。这表明多个靶点、多个途径相互协同且相互制约的网络机制更接近于疾病及其药物治疗的实际情况。越来越多的证据表明，生命作为一个复杂的非线性系统，其生物分子间的相互作用会导致新性质或功能的产生，而这些新产生的性质或功能往往难以从它们形成的物质基础上推导出来。例如，全基因组关联研究（genome-wide association studies，GWAS）发现了数百种与人类复杂疾病相关的基因突变，但这些突变大部分对增加患病风险的贡献都非常小。复杂疾病发生发展的分子调控，涉及的并非是个别的基因或蛋白质，也并非是单一的信号转导通路或代谢通路；生物体内各种各样的基因和蛋白质之间，通过广泛的相互作用，形成了多维和动态的“互联网”，所有的生理或病理活动都建立在这种复杂分子网络的结构和动力学机制之上。

近些年来，系统生物学（system biology）的研究揭示了药物发挥作用的网络结构，作为新药发现策略之一的网络药理学（network pharmacology）方兴未艾。网络药理学研究“疾病-基因-靶点-药物”相互作用的网络基础，分析药物对病理网络的广泛干预机制，从而为高效、低毒的新药分子设计提供理论基础。随着疾病与药物相关基因组图谱及蛋白组图谱的系统性积累，以及网络计算方法和计算软件的逐步完善，网络药理学对新药创制的贡献不可估量。

1.6.2 药物基因组学的研究与应用

药物基因组学（pharmacogenomics，PGx）是研究药物体内过程个体差异的基因特征以及基因变异所致的不同药物效应（包括疗效和毒性），或者说从基因组水平出发研究基因序列多态性与药物效应多样性之间的关系，从而指导新药研发和达到安全有效的个体化给药目标的一门学科。

临床实践表明，绝大多数药物在约 1/3 的患者中疗效不佳，在约 1/6 的患者中发生不同程度的毒副反应。这种个体差异现象只能由所谓的药物响应基因来解释，亦即药物靶点基因、药物代谢基因的单核苷酸多态性（SNP）等导致了药物作用的强弱和药物代谢的不同。新药在进行循证医学（evidence-based medicine）研究时必须融入个体化医学因素，以实现具有针对性的最佳效果，避免上市扩大应用后发生严重的不良反应。

药物基因组学并不以发现新基因、预见发病风险及诊断疾病为目的，任何单一基因突变对疾病的预测或治疗价值都是有限的，但单一基因突变对药物作用的影响则是十分明显的。体内外许多因素可使此类基因变异或表达失活，直接影响到人体的药物效应，尤其使药物代谢表现出显著的个体差异。通过定量检测一系列药物代谢酶、转运体、受体等生物标志物（biomarker）的指标水平，可对患者的遗传、分子生物学特征和疾病基本特征进行分子分型，区分药物反应潜在的“有效人群”“无效人群”和“毒性人群”，从而较大程度地保障临床用药的合理性。FDA 已列出了一些研究较为成熟的生物标志物，用来指导相关药物的个体化用药。例如，CYP2C9 和 VKORC1 与华法林；CYP2D6 与他莫西芬、氟西汀等 20 多种常用药物；CYP2C19 与奥美拉唑等 10 多种常用药物；TMPT（硫嘌呤甲基转移酶）与巯嘌呤类药物；UGT1A1（葡萄糖醛酸转移酶 1A1）与伊立替康；Her2/neu 与曲多单抗；EGFR（表皮生长因子受体）与吉非替尼等。

药物基因组学研发平台可为发现新药靶和新药设计提供依据，加速新药研发进程并减少参试人群数量，另外对重新评估以往未通过审评的新药也具有参考价值。近些年来，多例靶向抗肿瘤药物曲妥珠单抗、吉非替尼、威罗菲尼等在药物基因组学的指导下研发成功，而撤市的新药大多与缺乏药物基因组学的研究有关。FDA 在 2004 年发布的《药物基因组学数据提交指南》（pharmacogenomic data submissions，PDS）、2013 年发布的《临床药物基因组学指导原则：早期临床研究的上市前评价和对说明书的建议》中，明确要求药企在提交新药申请的同时，依据具体情况必须或自愿提供该药品的药物基因组学研究资料。药物基因组学的研究正在从药物的单基因变异效应向多基因变异的综合效应发展，还需要对所用基因分型方法的准确性、专属性和灵敏度等加以提高；由此派生出各种生物标志物和诊断剂、药物治疗的不同剂量和剂型等，对新药研发及合理用药极具指导意义。

1.6.3 动物实验模型的研究与应用

常用的动物模型分为三种类型：自发性动物模型，物理、化学、生物、手术等方法制备的动物模型和转基因动物模型。细胞、动物模型不能代表患者真正的分子特征、组织学变化或疾病不同阶段的特定变化，从而难以正确预测先导物或候选药物的安全性和有效性，常导致研发过程终止于临床试验阶段。此外，采用近亲繁殖和基因敲除方式的动物疾病模型易引起相关基因改变，虽然大多数候选药物对试验动物显示良好的效果，却在人体中药效学和药代学性质差、毒副作用大而无应用价值。统计资料显示，动物毒性实验与人体的相关性约为 70%，有效性的相关性可能低于 70%，总体相关性应在 50%以下。

利用动物模型进行的临床前研究决定着候选药物能否由实验室研究过渡到临床试验，故应充分关注动物试验结果与人体效应之间的相关性。为保证临床前研究结果的可靠性，使用与临床作用有较高一致性的理想动物模型尤为必要。研究药物效应在人体组织细胞与动物组织细胞的相关性，应用分子生物技术方法开发新型实验动物和疾病动物模型，探索动物试验设计的最新理论和技术，仍然是亟待解决的艰巨课题。

1.6.4 转化医学的研究与应用

现代新药研究汲取了无数“药物灾难”的沉痛教训，体外、动物实验成为临床试验不可逾越的前期工作，并要求循序渐进地开展各期临床试验。但同时造成新药基础研究与临床研究隔离脱节的状态，违背了药物创新来源于临床、沟通于临床、完善于临床的基本规律，最终影响到新药研发的质量和效率。而回顾历史上的药物发明，大多是临床经验积累乃至“以身试药”的结果，体现出转化医学的根本价值所在，也表明转化研究是现代新药研发各环节至关重要的效率和风险因素。

在一系列临床应用严重滞后于科学发现和技术进步问题的背景下，转化医学内涵提升和重新回归便成为必然。生命活动是一个极其复杂的过程，缺乏临床背景的高选择性设计和研究方法需要重新审视与完善。转化医学（translational medicine）是指“从实验室到病床（bench to bedside）”和“从病床到实验室（bedside to bench）”的双向有效沟通的转化研究，核心目标是将基础研究成果迅速转化为可在临床实际应用的理论、技术、方法和药物。按照转化医学理念，新药研发过程应该被调整为以患者为中心的新药转化研究链，形成纵横交替且有机整合、有效推进的研究模式，实现从临床到各研究环节持续的双向沟通，从而及早认识先导物或候选药物在人体内的 ADME/T 特征、提高研发效率和成药性概率（图 1-12）。

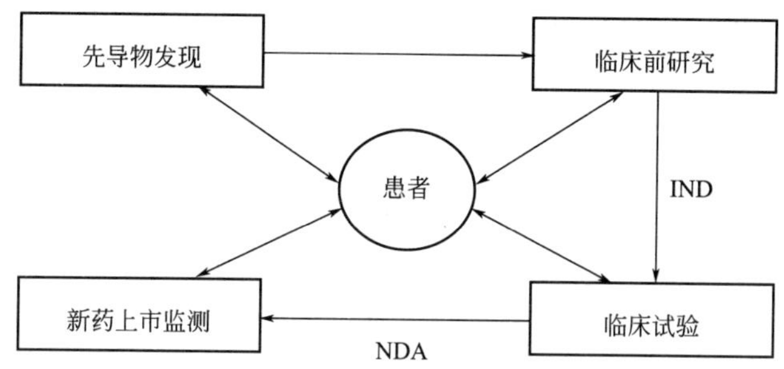

图 1-12 以患者为中心的新药转化研究链

显而易见，转化医学将新药创制基础研究、临床前研究与临床研究连接成一个系统工程，为新药研发开辟出具有革命性意义的新途径。据此，FDA 出台了 0 期临床试验指导原则，采取较Ⅰ期更少的资源，开展早期探索性临床试验，以利于尽早发现有希望的候选新药。2010 年 4 月，《科学》杂志发表了我国学者完成的一项研究成果，揭示了癌蛋白 PML-RARe 是砷剂治疗急性早幼粒细胞性白血病（acute premyelocytic leukemia，APL）的直接药物作用靶点；该研究经历了“从临床到基础，再回归临床”的研究过程，而这一成果丰富了 APL 靶向治疗理论，对研究其他类型白血病和实体瘤的分子靶向治疗具有重要的指导作用。再有，吉非替尼作为非小细胞肺癌 EGFR-TKI 靶向治疗药物上市应用后，临床医生发现 EML4-ALK 基因阳性患者产生了耐药现象；研究人员按此反馈信息针对性地开发出 EML4-ALK 基因抑制药物，而很快使克唑替尼应用于该类患者，成为转化医学研究的典范之一。

在转化医学理论的指导下，近年来国际上出现了新药研发的新生态 NETS（navigating the ecosystem of translational sciences），它非常强调公开、协作和合作的创新药物研发模式。按照这样一个理念，才有可能在比较短的时间内，用比较少的投入得到比较多的创新药物。

在我国新药研发领域中，制药企业、科研院所、临床试验机构的研究范围泾渭分明，相互融合屏障的存在严重影响转化研究进程，尤其是前期研发阶段几乎置于临床沟通之外；其弊端除了制约转化医学理念的贯彻实施，还造成综合型转化研究人才匮乏。此外，药企过多承担投入大、耗时长、成功率低的转化研究风险，阻碍了新药研发的良性循环。

中国新药研发水平正值迅速提升的关键时期，但诸如显著增强的经济实力、举国体制、传统医药学及丰富的临床资源等独特优势尚未得到充分利用，应通过科学的顶层设计，统筹谋划、合理布局并不断完善，从各层面构建具有中国特色的新药转化研究保证体系，开创新药转化研究的新局面。一是建立健全基础创新与应用开发研究力量紧密协作的政策及市场激励机制，优化新药研发环境，对新药注册、产学研结合、知识产权、中介服务等相关法规体系加以改革，真正起到规范引导、推进基础成果转化的作用，切实改变科技人员普遍重学术研究而忽视实际转化应用研究的价值观念，适应新药研发的基本规律和特点。二是充分凝聚多学科专家的智慧，整合优化、引进人才，形成既有科研能力又具临床经验的高水平、复合型研究团队，并着眼于未来转化型人才的战略储备。三是加大专项资金投入力度，保障新药创制公共平台建设，如加快建立融合生物样本库信息管理、临床研究设计、生物统计及临床数据分析功能于一体的临床数据中心等，扎实奠定转化研究基础。四是政府主管部门紧密围绕临床需求、主动服务于药企这一创新主体，协调科研院所、临床研究机构等共同支持制药企业创新发展，多举措开拓如风险投资等市场融资渠道，着力突破转化研究难的困局。五是借鉴发达国家的经验模式，学习国外先进技术，追踪前沿科技动态，积极参与国际市场竞争和多元化合作交流。毋庸置疑，新药研发新策略及转化研究体系的深刻变革，必将迎来新药发展的光明前景。

参考文献

[1] 毕开顺. 药学导论. 第 3 版. 北京：人民卫生出版社，2011.

[2] 张礼和. 新药发现技术. 北京：科学出版社，2007.

[3] 徐文方. 药物设计学. 北京：人民卫生出版社，2007.

[4] 仇缀百. 药物设计学. 北京：高等教育出版社，2008.

[5] 刘洋，郑利刚，程卯生. 组合化学应用. 中国医药报，2007-08-23 (03).

[6] 李洪林，沈建华，罗小民，等. 虚拟筛选与新药发现. 生命科学，2005，17 (2)：125-131.

[7] 桑国卫. 创新药物发展战略与现状. 中国医药技术经济与管理，2010，4 (7)：14-19.

[8] 陈小平，李广学，王剑波. 新药研究与开发课程的教学实践及探索. 安徽医学，2011，32 (9)：1333-1334.

[9] 杜冠华. 药物临床前研究与转化医学：实验动物的应用与动物实验. 中国比较医学杂志，2011，21 (10)：24-26.

[10] 董尔丹，胡海，洪微. 浅析转化医学与医学实践. 科学通报，2013，58 (1)：53-62.

[11] 张伟，周宏灏. 药物基因组学和个体化医学的转化研究进展. 药学学报，2011，46 (1)：1-5.

[12] Kitano H. Systems biology：a brief overview. Science，2002，295：1662-1664.

[13] Ishii N，Robert M，Nakayama Y，et al. Toward large-scale modeling of the microbial cell for computer simulation. Biotechnol，2004，113：281-294.

[14] Edwards B S，Oprea T，Prossnitz E R，et al. Flow cytometry for high-throughput，high-content screening. Curr Opin Chem Biol，2004，8 (6)：392-398.

[15] Butler D. Translational research：crossing the valley of death. Nature，2008，453 (7197)：840-842.

[16] Zhang W，Roederer M W，Chen W Q，et al. Pharmacogenetics of drugs withdrawn from the market. Pharmacogenomics，2012，13 (2)：223-231.

[17] Yildirim M A，Goh K I，Cusick M E，et al. Drug-target network. Nat Biotechnol，2007，25：1119-1126.

[18] Platt B，Welch A，Riedel G. FDG-PET imaging，EEG and sleep phenotypes as translational biomarkers forresearch in Alzheimer's disease. Biochem Soc Trans，2011，39 (4)：874-880.

[19] Adams C P，Brantner V V. Spending on new drug developmentl. Health Econ，2010，19 (2)：130-141.

[20] Camidge D R，Bang Y J，Kwak E L，et al. Activity and safety of crizotinib in patients with ALK-positive non-small-cell lung cancer：updated results from a phase 1 study. Lancet Oncol，2012，13 (10)：1011-1019.

[21] 刘日廷. 中国创新新药的发展与模式. 中国医药技术经济与管理，2010 (8)：38-42.

[22] 罗晶，李劲松，黄丽丽，等. 临床数据中心建设助力转化医学研究. 转化医学杂志，2013，2（2）：106-108.

[23] 袁丽，杨悦. 国际创新药物研发现状及未来发展趋势. 中国新药杂志，2013，22（18）：2120-2125.

[24] 李玲，张怡然，胡元佳，等. 基于疾病、药物和市场因素的全球畅销药物分析. 中国医药工业杂志，2010，41（9）：709-711.

[25] 肖智勇，周文霞，张永祥. 基于网络药理学的抗肿瘤药物发现策略. 国际药学研究杂志，2014，41（1）：1-5.

[26] 陈小平，罗再刚. 试析新药研发过程中的转化研究链. 中国药房，2015，26（4）：433-436.

2

新药的发现研究

半个世纪以前，人们在细胞水平和分子水平上对生命现象理解甚少。新药发现多基于临床尝试，主要通过偶然发现与化合物的大量筛选而获得治疗药物。这种方法具有盲目性和不可预见性，需要经验积累和时间耗费，而且发现新药的概率亦越来越低，这就要求新药发现向较高预测性和合理性的研究方法发展。

新药研究已成为系统性的创制工程，涉及分子生物学、分子药理学、生物信息学、药物化学、计算机化学、药物分析化学、药理学、毒理学、药剂学、制药工艺等多学科领域。这些学科领域相互之间的有机结合，能够促进新药研发的质量与速度，使创制的新药更具安全性、有效性和质量可控性。随着生命科学在20世纪后半期的迅速发展，定量构效关系、合理药物设计、计算机辅助药物设计、组合化学、高通量筛选等新技术和新方法被应用到新药的研究开发之中，药物分子设计学也应运而生。本章主要介绍新药发现研究的基本原理、产生途径以及优化方法等内容。

2.1 新药设计的基本原理

候选药物（drug candidate）的确立在新药研发过程中起着关键作用，包括先导化合物的产生与优化两个阶段。安全、有效性是药物需要具备的基本属性，这由药物的化学结构所决定。一般而言，创新化学结构是新药研究的基本途径和手段，药物分子设计（molecular drug design）是通过科学的构思和策略，构建具有预期药理活性的新化学实体（new chemical entities，NCE）的分子操作，其主要目标就是在相关理论和技术方法的指导下，发现与优化先导化合物。

先导化合物（lead compound）指具有某种生物活性的化学结构，或许其存在活性不强、选择性较低、吸收性较差、毒性较大等缺陷而不能直接药用，但作为新的结构类型和线索物质，若进行结构变换和修饰，则可能得到具有优良药理作用的药物。从已上市的新药与其先导物有很高的结构相似性可以佐证，先导化合物的质量直接影响研发速度和成败。

2.1.1 靶点与配基

药物作用的生物靶点是指能够与药物结合并产生药理效应的生物大分子，这些靶点的类型主要有受体、酶、离子通道和核酸，存在于机体靶器官细胞膜上或细胞浆内，且各具其特有的功效，包括各种内源性物质与细胞上识别部位结合的受点（binding site），广义上统称为受体（receptor）。迄今为止已发现作为治疗药物靶点的总数约 500 个，这里未计入抗菌、抗病毒、抗寄生虫药的作用靶点。就目前上市的药物来说，以受体为作用靶点的药物约占 52%，其中 G 蛋白偶联受体（G-protein-coupling receptor，GPCR）靶点占绝大多数；以酶为作用靶点的约占 22%；以离子通道为作用靶点的约占 6%；以核酸为作用靶点的约占 3%；其余 17%的药物作用靶点目前还不是很清楚。

创制新药，首先应确定防治的疾病目标，并选定药物作用的靶点。人体的病理过程由多个环节构成，当某个环节或靶点被抑制或切断，则可达到治疗的目的，故生物靶点的选择是新药研究的基础。配基（ligand）是能与受体产生特异性结合的生物活性物质，包括激素、神经递质、细胞因子和信息分子等内源性以及药物等外源性生物活性物质，受点即为配基与受体结合的关键部位。配基与生物大分子在特定位置结合后，可导致整个受体分子构象改变并产生生理活性。

2.1.1.1 以受体为靶点

受体（receptor）是指生物体的细胞膜上或细胞内的一种能选择性地同相应的递质、激素、自体活性物质等相结合，并能产生特定效应的一种特异性的大分子物质，主要为糖蛋白、脂蛋白或核酸、酶的一部分。

受体具有如下主要特征：①特异性——一种特定受体只能与其特定的配基相结合，产生特定的生理效应而不被其他生理信号干扰；②结构专一性——受体对其配基具有高度识别能力，只有结构与其相匹配的配基才能结合；③立体选择性——受体与配基结合具有严格的构象要求，同一化合物不同光学异构体与受体的亲和力差异大；④饱和性——每一细胞或每一定量组织内，受体的数量是有限的，它能结合的配基的量也是有限的，当配基达到一定量后，再增加用量效应却不再增加，即出现饱和性；⑤可逆性——受体与配基结合后可以解离恢复常态；⑥阻断性——某些外源性药物、代谢产物、抗体等可以同受体结合，占据内源性活性物质与受体结合的部位又可阻断其生物效应。

受体大部分在细胞膜上，小部分在细胞浆内，是一种具有弹性的三级或四级结构的内嵌蛋白质，在个体发育成长过程中逐步形成，并不断更新。这种蛋白质的氨基酸部分，如组氨酸、谷氨酸、丝氨酸、赖氨酸、精氨酸等的极性基团几乎都分布在蛋白质分子的表面，在生理条件下电离为不带电的离子。通过离子键、氢键、疏水键和范德华力等作用力将多肽链扭曲折叠成团，并含有许多空穴。正是这种表面的凹凸不平和空穴的存在构成了特定的空间构象，加上蛋白质表面上的极性基团，组成了药物作用的受点。如果这种特定的空间构象与药物空间构象相契合，而且药物分子上一定位置的基团又能恰好与这些受点结合，就如同“锁-钥”关系一样。

受体通过高度选择性的立体结构，能够准确地识别并特异性地结合结构和电性与之互补的内源性或外源性配基，并把识别和接受的信息准确无误地放大并传递到细胞内部，启动一系列细胞内生化反应，最后导致特定的细胞反应，使细胞间信号转化为细胞内信号。一般内源性物质与受体结合形成相应的复合物，经鸟苷酸结合蛋白转换，将酶激活，打开离子通道，启动膜磷脂特别是肌醇磷脂代谢，诱导细胞内产生一些特异性传递胞外第一信使相关信息的小分子化合物（第二信使），后者分别通过特异性地激活或抑制相应的丝氨酸蛋白激酶而传递信息，受体本身并不产生直接的生理效应，仅仅起到信号接收和转导作用，但可以激发细胞内的效应系统。

酶和核酸等生物大分子与受体的区别就在于，酶虽然具有识别和结合底物的能力，但其真正的功能是催化而不是信号转导。受体介导的间接生理效应是在完整的细胞和组织内产生的，在药物的引发下，受体配合物构型发生改变是导致连锁反应的第一步，受体在整个过程中涉及配基识别位点和诱发刺激产生活性（图 2-1）。第一阶段为药物-受体复合物的形成，第二阶段为诱发细胞内信使的形成或者离子通道的开放，第三阶段为激活链反应的其他成分（如蛋白激酶），最终导致作为药物作用特征的生理变化。

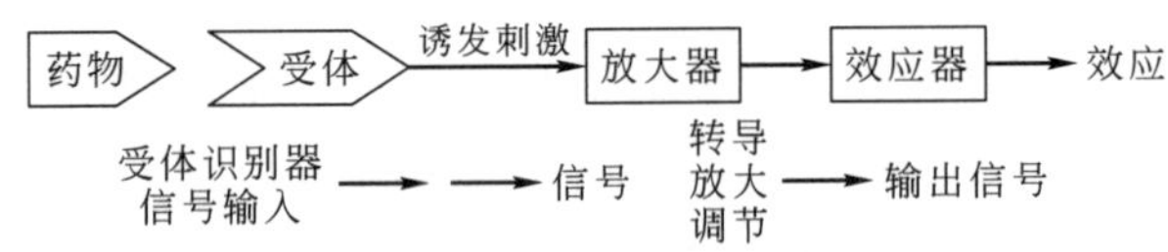

图 2-1 药物与受体作用产生药效

药物与受体结合后形成复合物，使受体激动产生信号传递至效应器以产生生物学效应的物质称为受体激动剂（agonist），如乙酰胆碱与受体结合后使平滑肌收缩。研究表明，只有在激动剂与受体结合后，才能使受体产生生理活性，并且激动剂的活性强度正比于受体被结合的量。如果与受体结合后，阻碍受体产生生理作用，则成为拮抗剂（antagonist），如阿托品阻断乙酰胆碱对平滑肌的收缩作用，而导致平滑肌舒张。药物与受体结合才能产生药效，理想的药物必须具有高度的选择性和特异性，选择性要求药物对某种病理状态产生稳定的功效，而特异性是指药物对疾病的某一生理、生化过程有特定的作用，即要求药物仅与疾病治疗相关联的受体或受体亚型产生结合。

现已有几百种作用于受体的新药问世，其中绝大多数是 GPCR（G 蛋白偶联受体）的激动剂或拮抗剂。例如，治疗高血压的血管紧张素Ⅱ受体拮抗剂氯沙坦，中枢镇痛的阿片受体激动剂丁丙诺啡、布托啡诺，抗过敏性哮喘的白三烯 LT 受体拮抗剂普仑司特，以及抗胃溃疡的组胺 H_2 受体拮抗剂西咪替丁、雷尼替丁等。此外，药物作用的受体还有很多，如治疗胃肠道痉挛的 M 型乙酰胆碱受体激动剂氯贝胆碱，具有降血糖作用的胰岛素受体激动剂胰岛素，具有抗早孕作用的孕激素受体拮抗剂米非司酮，治疗血栓性疾病的前列腺素受体激动剂前列环素等。

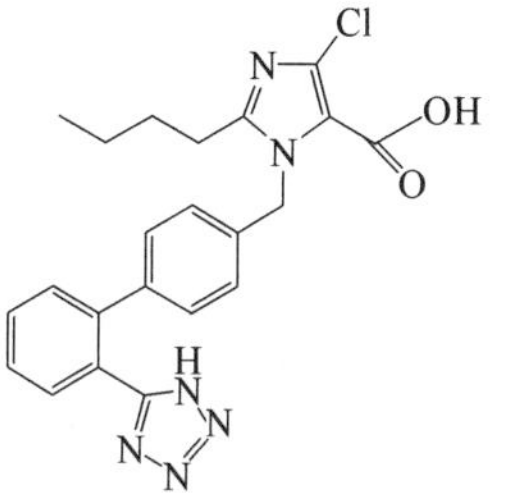

氯沙坦 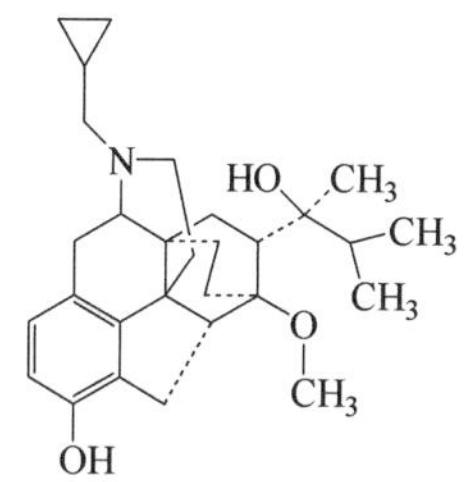　　丁丙诺啡 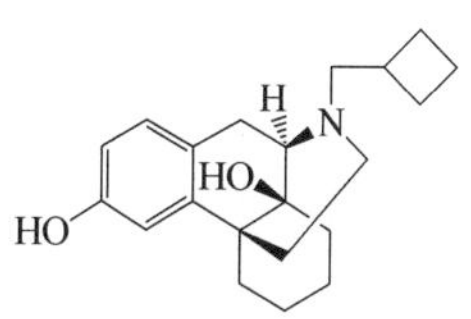　　布托啡诺

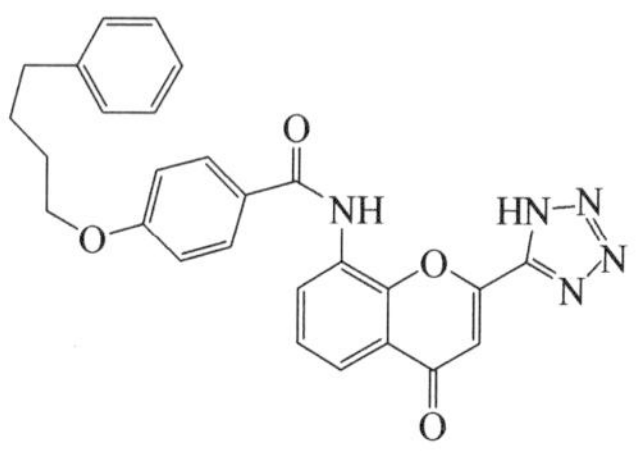

普仑司特 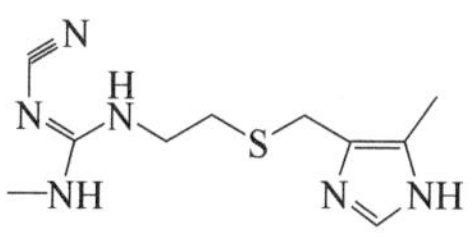　　西咪替丁 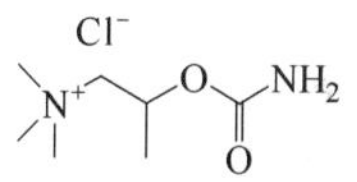　　氯贝胆碱

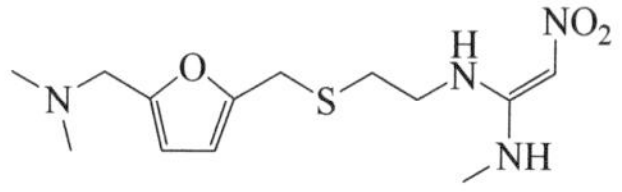

雷尼替丁 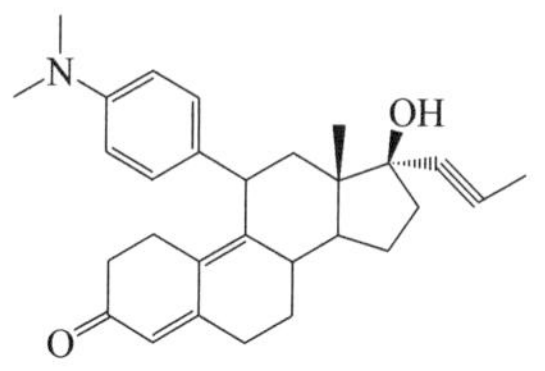　　米非司酮

近年来，受体的亚型及新受体不断被发现和克隆表达，其生化、生理、药理等性质相继被阐明，为新药设计和开发提供了更准确的靶点和理论基础，也为降低药物毒副作用提供了巨大的帮助。现已知道多巴胺受体有 D_1、D_2、D_3、D_4、D_5 亚型，如治疗精神病的拮抗剂氟哌啶醇其作用靶点是 D_2 亚型。阿片受体有 μ、κ、σ、δ、ε 亚型，如具有中枢镇痛作用的激动剂丁丙诺啡、布托啡诺、阿芬他尼其作用靶点均是 κ 亚型，而激动剂吗啡的作用靶点则是 μ 亚型。组胺受体有 H_1、H_2、H_3 亚型，如治疗晕动症的拮抗剂茶苯海明其作用靶点是 H_1 亚型，治疗胃肠道溃疡的拮抗剂雷尼替丁等其作用靶点是 H_1 亚型。肾上腺素能受体有 α_1、α_2、β_1、β_2、β_3 亚型，如治疗高血压的拮抗剂特拉唑嗪其作用靶点是 α_1 亚型，而治疗高血

压的激动剂可乐定其作用靶点是 α_2 亚型，治疗支气管哮喘的激动剂沙丁醇胺其作用靶点是 β_2 亚型。5-羟色胺受体有 5-HT_1、5-HT_2、5-HT_3、5-HT_4、5-HT_5、5-HT_6 亚型，如具有止吐作用的拮抗剂利坦色林其作用靶点是 5-HT_3 亚型，治疗胃肠运动障碍的激动剂莫沙必利其作用靶点是 5-HT_4 亚型，治疗抑郁症的激动剂曲唑酮其作用靶点是 5-HT_{1B}亚型等。

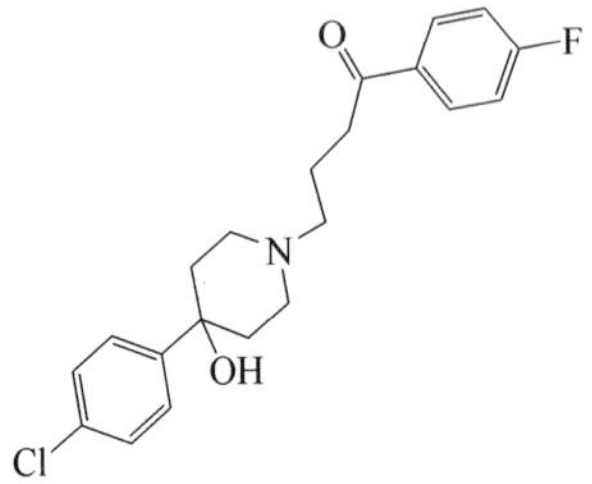

氟哌啶醇 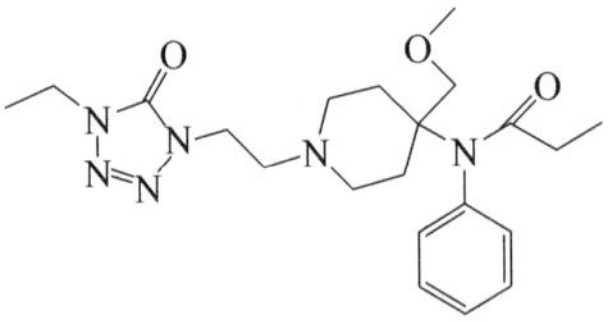　　阿芬他尼

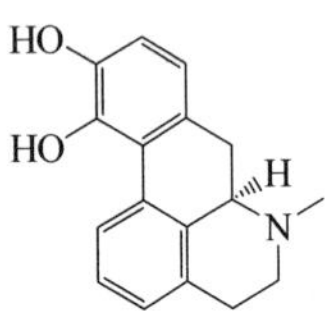

吗啡 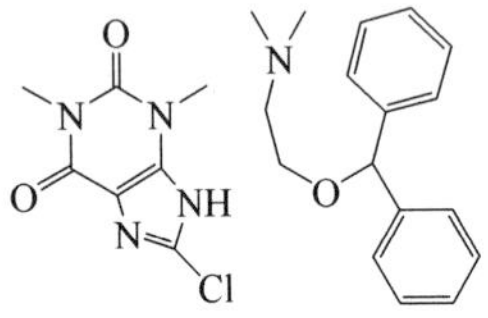　　茶苯海明 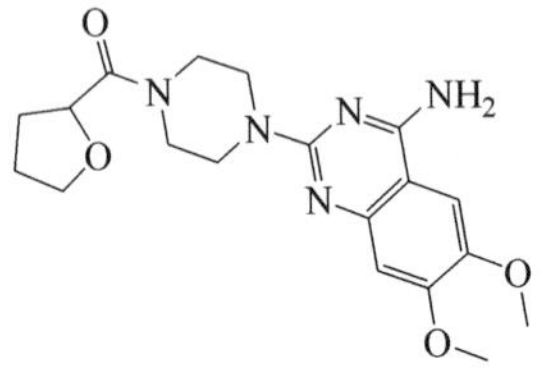　　特拉唑嗪

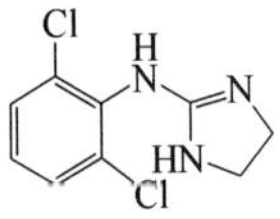

可乐定 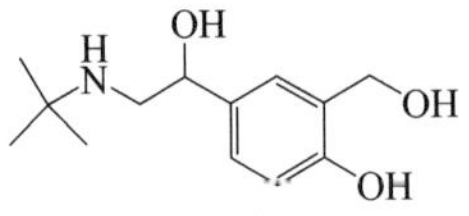　　沙丁醇胺 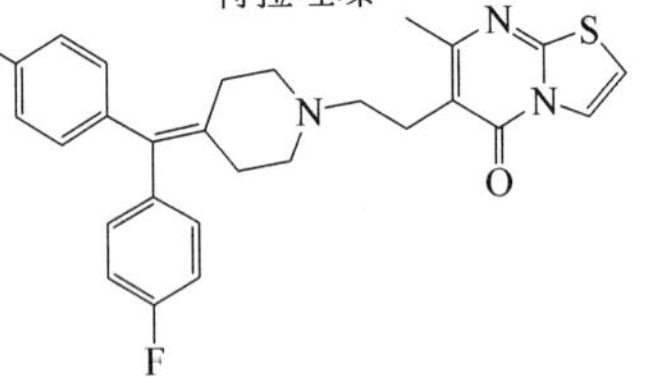　　利坦色林

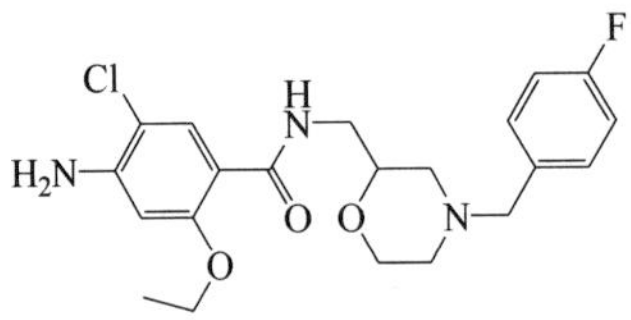

莫沙必利 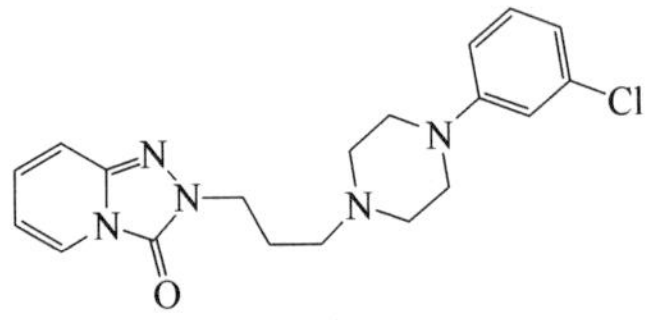　　曲唑酮

孤儿受体（orphan receptor）是近年来提出的一种新概念受体类型，是指其编码基因与某一类受体家族成员的编码有同源性，但是目前在体内还没有发现其相应的配基。孤儿受体的发现以及建立受体模型，可以为新药的发现提供更多的有效手段。

2.1.1.2　以酶为靶点

酶（enzyme）是一种维持“生命正常运转”的重要催化剂，酶是一类具有特殊三维结构且担负着专一催化作用的蛋白质，它能使许多生物化学反应在温和的条件下以很高的速率和效率进行。酶的功能与许多疾病的发生密切相关。由于酶催化生成或灭活一些生理反应的介质和调控剂，从而构成了一类重要的药物作用靶点。

酶催化的生物化学反应，称为酶促反应（enzyme reaction），在酶的催化下发生化学变化的物质，称为底物（substrate）。酶具有一般催化剂的共性，如能改变反应速度，但不能改变化学反应平衡；酶能和底物形成稳定的过渡状态，降低反应的活化能。此外，酶作为一类特殊的蛋白质又具有其特殊性，酶的催化效率高、反应条件温和且具有高度的专一性，包括反应专一性、底物专一性和结构专一性等。反应专一性是指酶能够选择性地催化一种或一类化学反应，而对其他反应没有影响。底物专一性表明酶在进行催化反应时，只能作用于某一种或某一类结构形似的底物。结构专一性是专指酶对底物的结构选择性而言，只作用于一个特定的底物进行一种特殊反应，称为绝对专一性；若作用一类化合物或一类化学键，则称为相对专一性。

按照国际分类的标准，酶可以分为氧化还原酶、转移酶、水解酶、裂合酶、异构酶、合成酶等。酶与底物作用时，先与底物生成一个中间产物，然后中间产物再转变为产物并析出酶来。在催化反应过程中，直接参加与底物结合并起催化作用的不是整个酶分子，而只是分子中的一小部分，因此就把酶分子中直接与底物结合并与酶催化直接有关的部分称为酶的活性中心（active center）。酶的活性中心是由某些氨基酸残基的侧链基团或其他一些基团所构成的，数目有限，空间位置相互接近。活性中心可分为结合部位和活性部位，酶分子中直接与底物结合的部位称为结合部位，而直接参与催化作用，促使底物发生化学变化的部位称作活性部位或催化部位。前者决定酶的专一性，后者决定催化反应的性质。酶分子活性中心部位一般都含有多个具有催化活性的不对称中心，这些不对称中心对底物分子的构型取向起着诱导和定向作用，可以使反应按单一方向进行。

配基或药物作用于酶以后，若是能够提高酶活力，导致催化反应能正常进行的物质称作酶激动剂（enzyme activator），按照亲和力和内在活性学说，亲和力和内在活力都大的药物为激动剂，主要是无机离子或小分子有机物。值得注意的是，激动剂并不是绝对的，一种激动剂对某种酶来说有激活作用，但对另一种酶来说有可能相反。即使是同一种物质，在低浓度时可能为某种酶的激动剂，在高浓度时可能会成为酶抑制剂（enzyme agonist）。酶抑制剂是指可以减弱、抑制甚至破坏酶作用的物质，或使酶分子本身受到破坏，但不引起酶蛋白变性的化学物质。酶抑制剂通过抑制某些代谢过程，降低酶促反应产物的浓度而发挥其药理作用。抑制剂的作用基础是通过抑制剂与酶活性中心的催化基团或结合基团、调控基团等结合，或与相应的辅酶、激活剂等的结合以达到限制酶催化底物的反应能力，使底物浓度增加或代谢物浓度降低。

底物A ------酶------→ 代谢物B
↑
抑制剂

酶活性受到抑制后，底物 A 在体内累加，从而增加底物的生理效应，如胆碱酯酶抑制剂溴吡斯的明可使乙酰胆碱（acetylcholine）水平提高，用于治疗重症肌无力或青光眼。如果代谢物 B 可引起不良后果时，使用抑制剂也可减轻或消除病理状态。按抑制作用不同可将抑制剂分为可逆抑制剂（reversible inhibitor）和不可逆抑制剂（irreversible inhibitor）。可逆抑制剂与酶分子之间通过非共价键或弱的键合作用而可逆结合，抑制作用的强弱取决于抑制剂的浓度，可通过稀释、透析或凝胶过滤方法将抑制剂去除，解除对酶的抑制，恢复酶活性。可逆抑制剂根据抑制剂与酶、底物之间的作用方式和相互关系的不同又可分为竞争性抑制剂（competitive inhibitor）和非竞争性抑制剂（noncompetitive inhibitor），竞争性抑制剂与底物结构相似（图 2-2），竞争性地结合酶的结合部位，抑制剂与底物在同一位置结合，生成酶抑制剂复合物，引起酶分子构象改变，使底物不能再与酶结合形成中间复合物而进一步转化为产物。非竞争性抑制剂与底物分别结合酶的不同位点，引起酶分子构象改变并导致酶活性下降，抑制剂与酶结合后会影响底物与酶的结合或使不能进一步地生成产物。

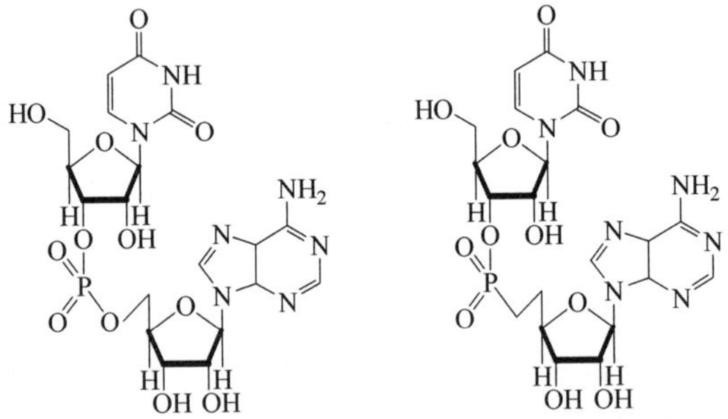

图 2-2　UPA 核酶的底物（左）及其竞争性抑制剂（右）

不可逆抑制剂通过共价键和酶分子上的功能基（氨基酸残基）结合，使酶的结构和功能产生不可逆转的永久性改变，导致酶分子产生时间依赖型失活的物质，由于抑制剂与酶在化学上形成了稳定状态，难以通过稀释、透析或凝胶过滤方法将抑制剂去除。如含有炔基的化合物在水溶液中稳定，化学反应性低，但在酶的作用下，炔基的 α 碳失去质子，生成碳阴离子，经离域化后生成活泼的丙二烯衍生物：

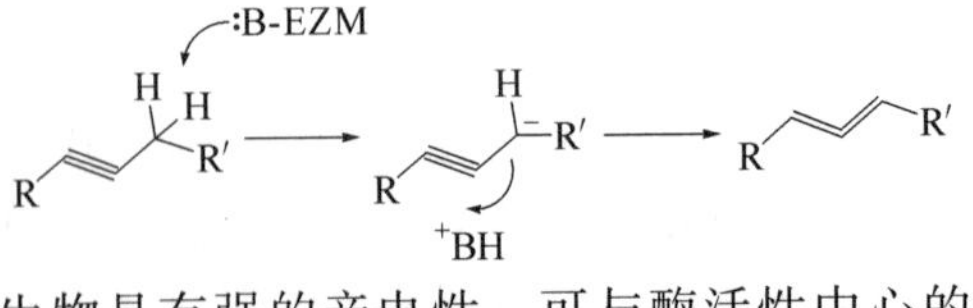

活泼的丙二烯衍生物具有强的亲电性，可与酶活性中心的氨基、巯基以及咪唑基等亲核性基团反应，导致酶失去活性。

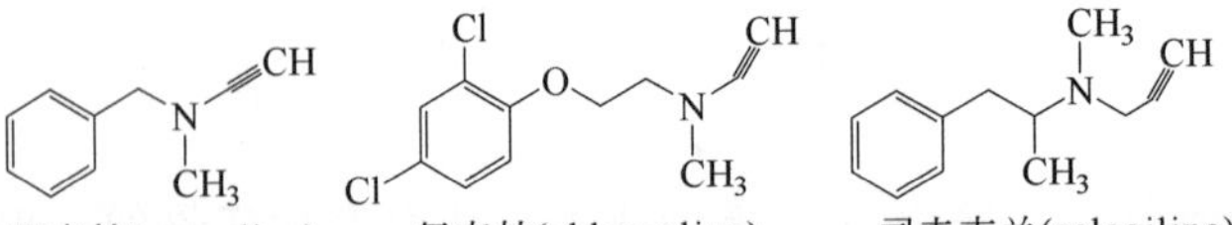

巴吉林(pargyline)　氯吉林(chlorgyline)　司来吉兰(selegiline)

巴吉林（优降宁，pargyline）、氯吉林（chlorgyline）、司来吉兰（selegiline）等都是单胺氧化酶（MAO）的不可逆抑制剂，MAO与许多疾病相关，在体内主要是催化脂肪胺脱胺转化为醛，从而使体内生物胺的水平得以控制（图 2-3）。这些化合物均为β,γ-炔基叔胺类，其作用机理与底物类似，不同之处在于反应结合后，电子从不稳定的碳流向炔基，产生活化的丙二烯结构，后者易对酶活性中心进行亲电进攻，使酶不可逆失活（图 2-3）。

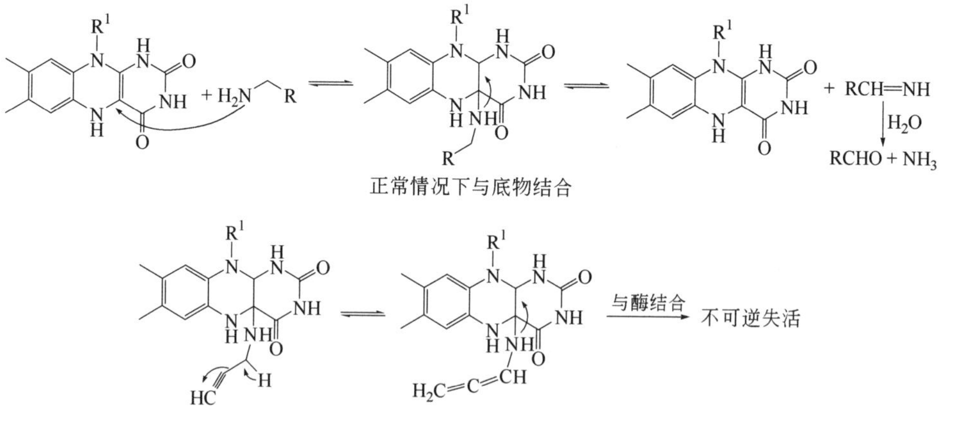

正常情况下与底物结合

与酶结合 → 不可逆失活

图 2-3 单胺氧化酶抑制剂的作用机理

近年来，基于细胞代谢理论的指导，合理设计的酶抑制剂类药物研究很快，应用较广，在现有的治疗药物中占有很重要的地位，世界上销售量最大的 20 个药物中有近一半为酶抑制剂类药物。目前酶抑制剂研究比较活跃的领域有：降血压药的血管紧张素转化酶（ACE）抑制剂，代表药物如卡托普利、阿拉普利、依那普利、赖诺普利、螺普利以及西拉普利等；调血脂药 3-羟基-3-甲基戊二酰辅酶 A（HMG-CoA）还原酶抑制剂，代表药物如美伐他汀、洛伐他汀、辛伐他汀等；非甾体抗炎药物中的环氧化镁-2（COX-2）抑制剂，代表药物有塞来昔布等；抗肿瘤药物中的芳构化酶抑制剂，代表药物有氨鲁米特等。

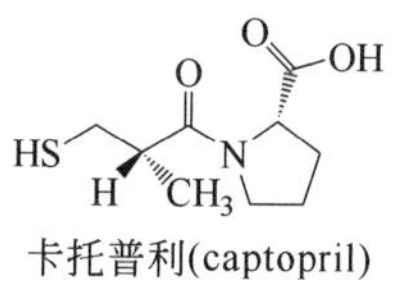

卡托普利(captopril) 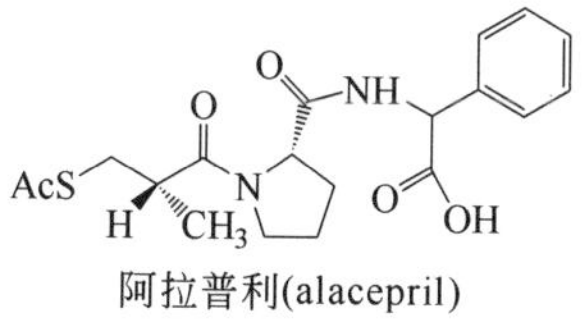 阿拉普利(alacepril) 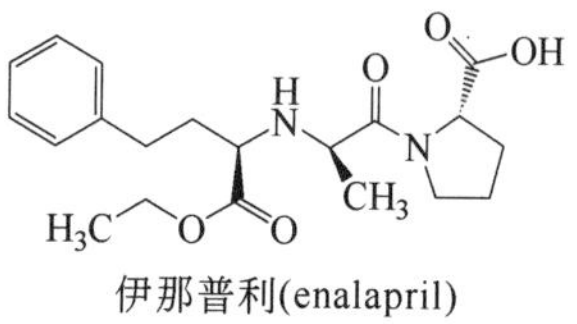 伊那普利(enalapril)

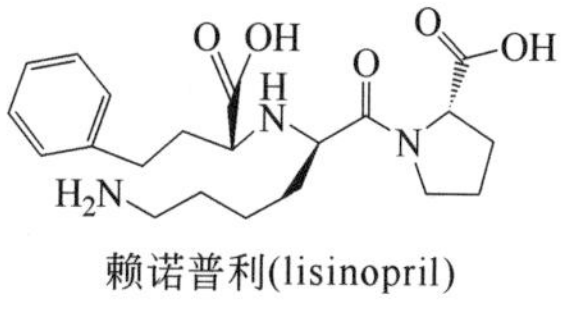

赖诺普利(lisinopril) 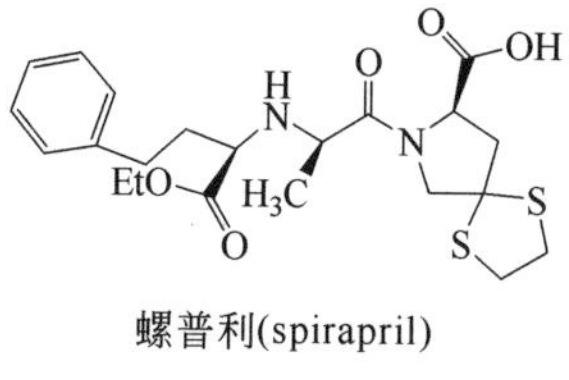 螺普利(spirapril) 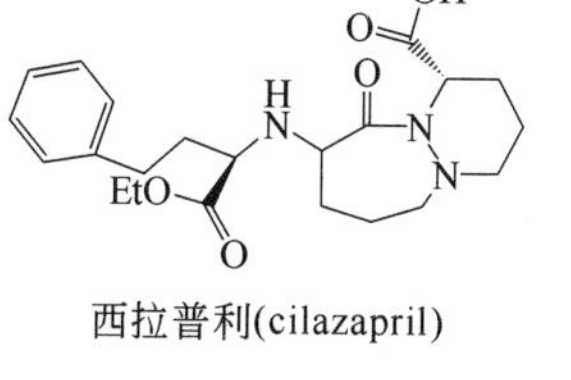 西拉普利(cilazapril)

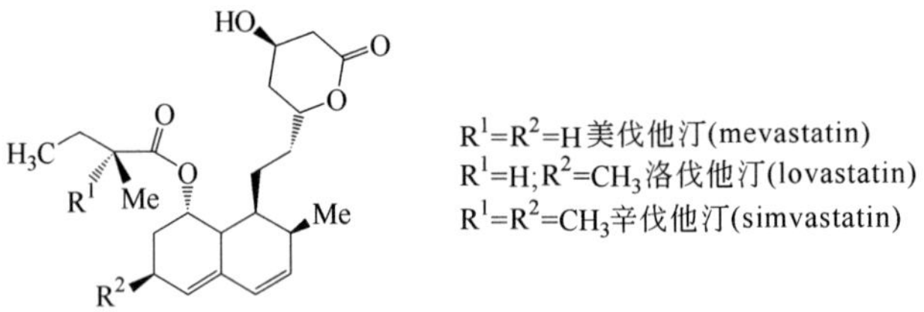

$R^1=R^2=H$ 美伐他汀(mevastatin)
$R^1=H$; $R^2=CH_3$ 洛伐他汀(lovastatin)
$R^1=R^2=CH_3$ 辛伐他汀(simvastatin)

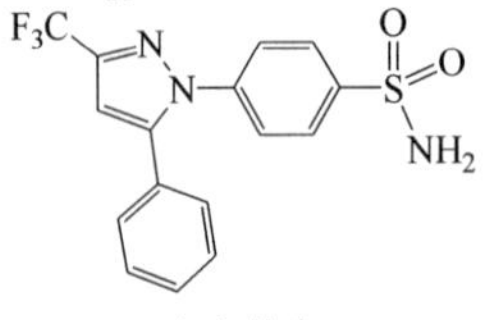

塞来昔布 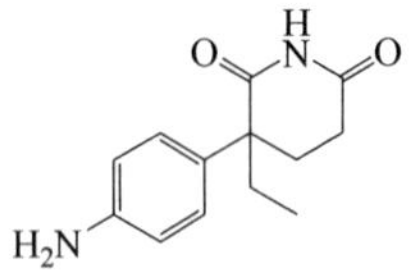　　氨鲁米特

5α-还原酶的主要作用是将睾丸酮还原为二氢睾丸酮（图 2-4）。抗前列腺增生的 5α-还原酶抑制剂代表药物非那甾胺，其结构与睾丸酮类似，首先可以取代底物与酶结合，并被还原为二氢非那甾胺；其次它可以与辅酶 NADPH 结合形成共价加成物，此加成物缓慢释放二氢非那甾胺（图 2-5）。

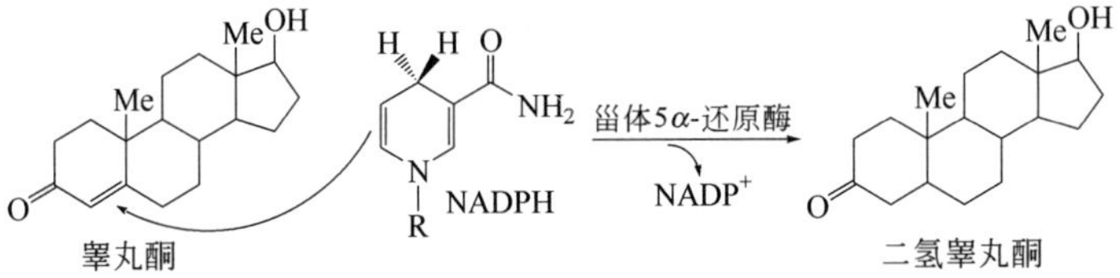

睾丸酮　NADPH　甾体5α-还原酶　$NADP^+$　二氢睾丸酮

图 2-4　甾体 5α-还原酶的作用机制（R＝磷脂酰腺苷二磷酸）

NADPH　非那甾胺　甾体5α-还原酶　$NADP^+$　NADP-非那甾胺加成物　$t_{1/2}$=1个月　二氢非那甾胺

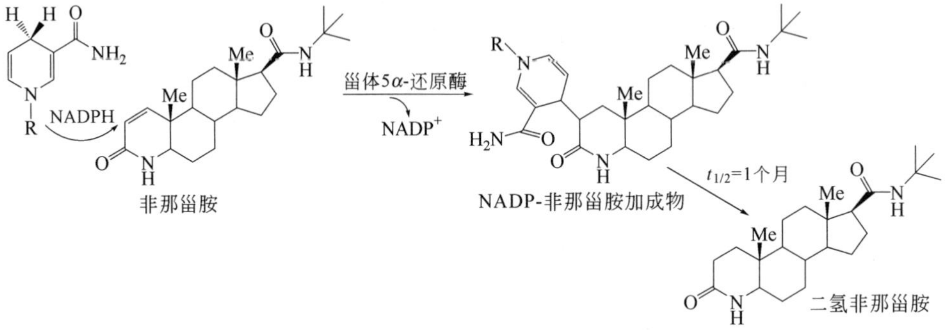

图 2-5　甾体 5α-还原酶抑制剂非那甾胺的作用机制（R＝磷脂酰腺苷二磷酸）

值得注意的是，一氧化氮（NO）作为生物体内的重要信使分子和效应分子，在心血管、神经和免疫系统方面具有重要的生理功能。但过量产生或释放时能介导多种疾病的发生和发展。一氧化氮合成酶（NOS）抑制剂可阻止 NO 过量生成，因此具有重要的治疗意义。NO 以及相关的 NOS 抑制剂的研究已成为近年来生物医学和药学研究的前沿领域之一。除此之外，现已明确许多酶作为药物的作用靶点，如二氢叶酸还原酶、β-内酰胺酶、碳酸酐酶、Na^+/K^+-ATP 酶、H^+/K^+-ATP 酶、乙酰胆碱酯酶、蛋白酶、磷酸二酯酶等。

2.1.1.3 以离子通道为靶点

离子通道是细胞膜上一类特殊的亲水性蛋白质微孔通道，是神经元、肌肉细胞电活动的物质基础，其作用类似于活化酶，能够参与调节人体多种生物功能。神经和肌肉活动的基础起源于细胞膜两侧离子的浓度差异导致可兴奋膜产生特殊的电位变化，从而引发信号传导。细胞膜离子通道（ion channel）的分布及活性对细胞、组织的兴奋性及功能十分重要。人体组织中存在多种离子通道，如钠通道、钾通道、氯通道、钙通道等，每种通道又存在多种亚型，钾通道甚至多达数十种通道亚型，这些离子通道既是生理调节的重要因素，又是药物作用的靶点。

组成离子通道蛋白的亲脂性残基侧链在离子通道的外部，与膜的亲脂性部分结合，通道内的亲水性残基侧链可与穿过的相关金属离子相互作用。为满足快速传递的需求，整个通道大部分是宽敞的，多数通道具有漏斗式的门厅，然后逐渐狭窄，一直到离子通道的门，进门之后通道又逐渐变宽。离子和通道的相互协调是离子快速通过通道的关键，通道通过对离子的识别改变构象，控制孔道门的开关。根据离子通道的开发和关闭机理不同，将离子通道分为电压门控型、配体门控型和机械门控型三种类型。因膜电位的变化而引起开放和关闭的离子通道称为电压门控型（又叫电压依赖型、电压敏感型）离子通道，如 Na^+ 通道、K^+ 通道、Ca^{2+} 通道和 Cl^- 通道等。由递质与通道蛋白上的受体的结合位点结合而开启的离子通道称为配体门控型（又叫化学门控型、神经递质门控型）离子通道，如乙酰胆碱受体通道、谷氨酸受体通道、允许 Ca^{2+}、Na^+ 或 K^+ 通过的非选择性阳离子通道等。机械门控型离子通道则是由于感受细胞膜表面的应力变化，导致细胞外机械信号向细胞内转导的通道。

离子通道是离子透过膜的脂质双层的唯一有效的催化剂，可以使离子渗透速率提高 10^5 倍，并且具有高选择性和催化活性。由于不同的离子通道孔径不同，只允许特定的离子贴紧通道壁进行转运，所以只有半径大小和所带电荷合适的离子才能通过，因为水合离子所带的水分子影响转运速率，在转运过程中，被转运的离子必须除去所带的水分子才能穿透膜通道的狭窄部位。离子通道不是连续开放的，离子通道只可能短暂开放，随即便关闭，且转运速率极快。离子通道只能被动地跨膜扩散（顺浓度梯度或顺电化学梯度），允许特异的无机离子，主要是 Ca^{2+}、Na^+、Cl^- 或 K^+ 等快速地顺化学梯度跨膜扩散。通过离子通道的转运可以提高细胞内 Ca^{2+}、Na^+ 浓度从而触发相关的生理效应，如在神经、肌肉等兴奋性细胞中决定细胞的兴奋性、去极性和传导性；调节血管平滑肌的舒缩活动；参与突触的传递；维持细胞的正常体积。

在神经系统中，神经元内及神经元间的通信过程极其复杂，涉及众多不同编码基因和表达产物，因此需要许多具有不同离子选择性和启、闭动力学特征的离子通道在其中发挥关键作用。离子通道基因的任何缺陷，都可导致其表达产物的结构和功能改变，并导致疾病的产生。如钾通道主要是对调节神经递质释放、心律控制、胰岛素分泌、神经细胞分泌、上皮细胞电传导、骨骼肌收缩等起作用，钾通道基因的缺失可导致良性家族性新生儿惊厥、阵发性舞蹈、癫痫、Andersen 综合征等疾病；钠通道主要是对兴奋性细胞动作的起始阶段起作用，可诱发周期性麻痹症、肌强直、肌无力、心动过速综合征等疾病；钙通道主要是参与神经、肌肉、分泌、生殖等系统的生理功能，可导致家族型偏瘫性偏头痛、低价性周期性瘫痪、脊髓性肌病、恶性高热、肌无力综合征、癫痫等疾病。

目前已知的作用于离子通道的药物很多，基本上作用于钠离子通道、钾离子通道和钙离子通道，这些离子通道的阻滞剂和激活剂可以调节离子进出细胞的量，进而调节相应的生理功能，治疗疾病。如生物碱葵芦碱Ⅰ和动物毒素海葵毒素都能引起 Na^+通道开启，而结构中具有胍基正离子的河豚毒素则阻断 Na^+ 通道。Ⅰ类抗心律失常药为 Na^+通道阻断剂，主要药物有奎尼丁、利多卡因、美西律、普罗帕酮等。作用于 Ca^{2+} 通道的药物有 1,4-二氢吡啶类、苯烃胺类和硫氮杂草类等。1,4-二氢吡啶类 Ca^{2+} 拮抗剂的研究非常活跃，其代表药物硝苯地平、尼卡地平、尼莫地平等主要用于心血管疾病，如高血压、心律失常、心绞痛等的治疗，这些药物主要是通过抑制细胞外 Ca^{2+} 跨膜内流而产生效应。作用于 K^+ 通道的药物主要为 K^+-ATP 酶的激活剂和拮抗剂，治疗Ⅱ型糖尿病的黄酰脲类药物甲苯磺丁脲、格列本脲等为 K^+ 通道的拮抗剂；而尼可地尔、吡那地尔等为 K^+ 通道的激活剂，主要用于高血压、心绞痛的治疗。Ⅲ类抗心律失常药多为 K^+ 通道拮抗剂，主要药物有胺碘酮、索他洛尔等。

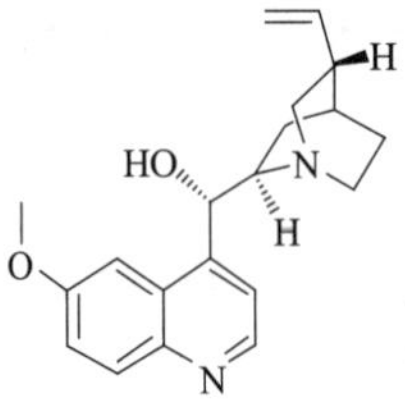

奎尼丁 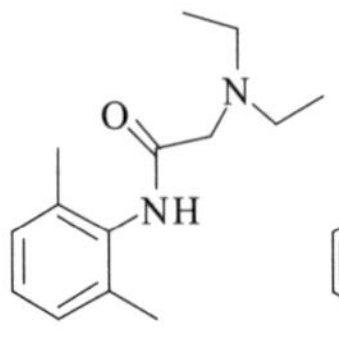　利多卡因 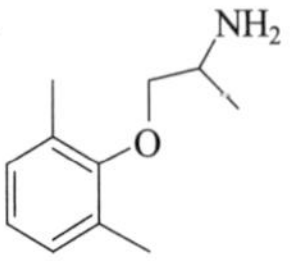　美西律 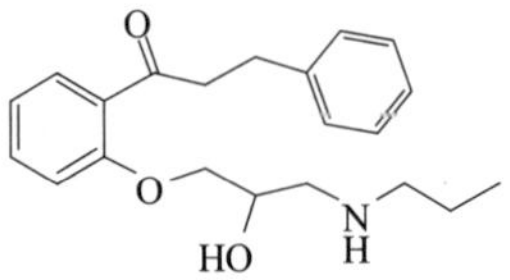　普罗帕酮

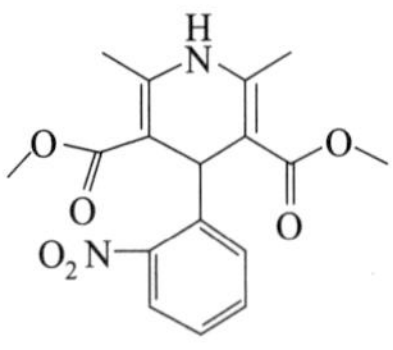

硝苯地平 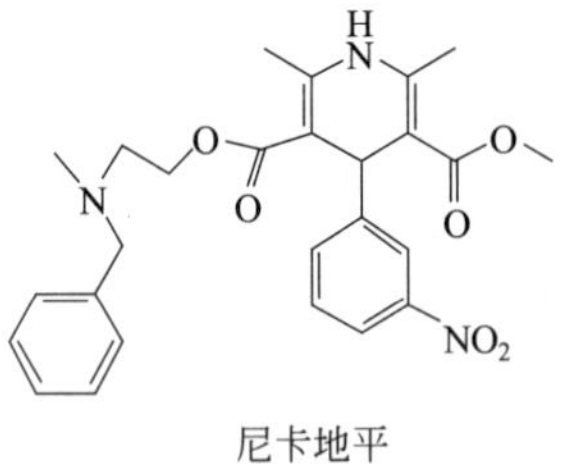　尼卡地平 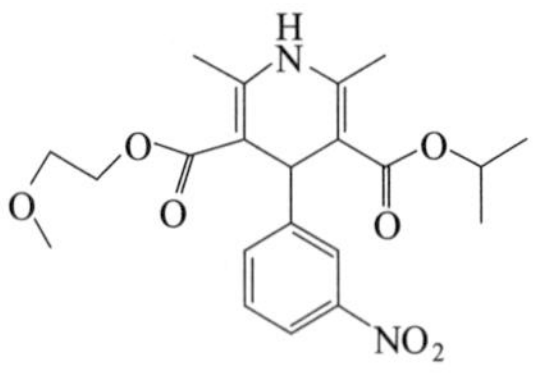　尼莫地平

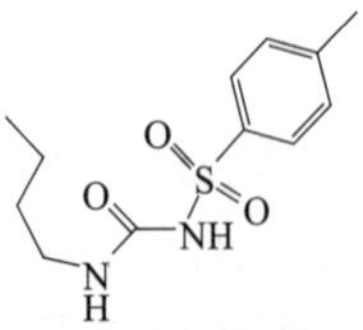

甲苯磺丁脲 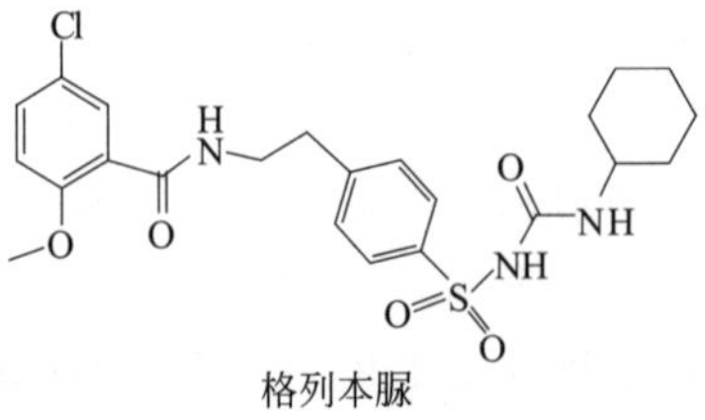　格列本脲 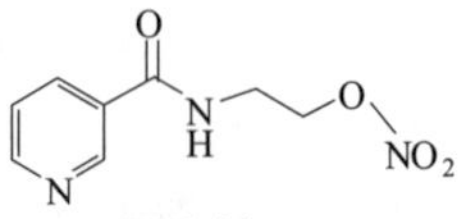　尼可地尔

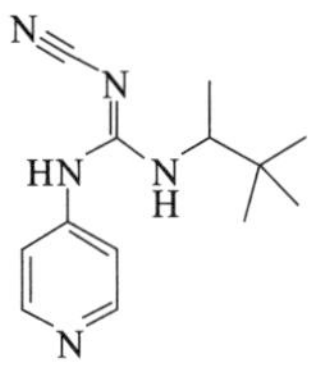

吡那地尔 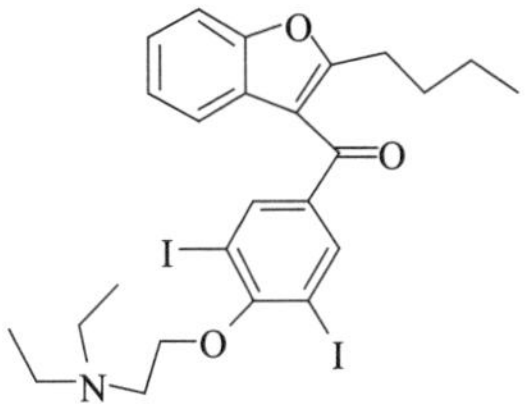　　胺碘酮 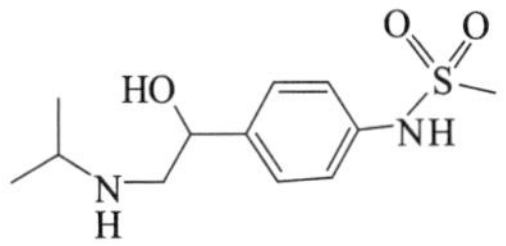　　索他洛尔

2.1.1.4 以核酸为靶点

核酸是基因的基本化学物质，按照其作用不同，核酸可分为脱氧核糖核酸（DNA）和核糖核酸（RNA）两大类。DNA 链是由两条脱氧核苷酸链通过碱基互补（A-T，G-C 相互补充结合）反向平行、旋转而形成的双螺旋结构。每个脱氧核苷酸都是由一个相应的碱基、一个脱氧核糖及一个磷酸分子组成的。除了碱基种类有腺嘌呤（A）、鸟嘌呤（G）、胸腺嘧啶（T）、胞嘧啶（C）四种外，糖基和磷酸基是相同的，碱基的不同决定了脱氧核苷酸种类和性质的差别。RNA 链由碱基不同的核苷酸结合形成，一般以单链形式存在，主要负责 DNA 遗传信息的翻译和表达。每个核苷酸也是由一个碱基、一个核糖及一个磷酸分子组成的，但碱基中的 T 用尿嘧啶（U）取代，可通过 A-U、G-C 互补自身形成局部双链和双螺旋。

根据 RNA 的功能，可以分为信使 RNA（mRNA）、转运 RNA（tRNA）和核糖体 RNA（rRNA）。mRNA 的主要功能是将 DNA 的遗传信息传递到蛋白质合成基地——核糖体，约占全部 RNA 的 5%。tRNA 的主要功能是在蛋白质生物合成中翻译氨基酸信息并将相应的氨基酸转运到核糖核蛋白体，占全部 RNA 的 10%～15%。rRNA 则是核糖核蛋白体的主要组成部分，约占全部 RNA 的 80%。

多聚核苷酸是由四种不同的核苷酸单元按特定的顺序组合而成的线性结构聚合物，因此，它具有一定的核苷酸顺序，即碱基顺序。DNA 的一级结构即碱基顺序本身就是遗传信息存储的分子形式，生物界物种的多样性即源于 DNA 分子中四种核苷酸千变万化的不同排列组合。而 mRNA 的碱基顺序则直接为蛋白质的氨基酸编码，并决定蛋白质的氨基酸顺序。双螺旋结构是 DNA 二级结构的最基本形式，是分子中两条 DNA 单链之间基团相互识别和作用的结果。在生理条件下 DNA 双螺旋结构是很稳定的，维持这种稳定的因素包括氢键、疏水性区域、静电作用和范德华引力等。改变介质条件和环境温度，将影响双螺旋结构。与 DNA 不同，RNA 是单链分子，因此，在 RNA 分子中，并不遵守碱基种类和数量的比例关系，即分子中的嘌呤碱基总数不一定等于嘧啶碱基的总数。RNA 分子中，部分区域也能形成双螺旋结构，不能形成双螺旋的部分则可形成突环，类似“发夹型”结构。

药物设计可以蛋白质为靶点，同样可以核酸为靶点。对肿瘤、病毒等基因表达环节（复制、转录、翻译等）进行阻断，或通过抑制肿瘤、病毒等有害蛋白的合成，即是调整或关闭导致疾病产生的酶和受体的合成来达到药物设计、治疗疾病的目的。目前，以核酸为靶点的药物设计主要集中在反义核酸技术（antisense nucleic acid technology）和核酶（ribozyme）的设计及小分子与核酸的相互作用两个方面。反义核酸技术是指用人工合成的或天然存在的寡核苷酸，以碱基互补的方式抑制或封闭靶基因的表达，从而抑制细胞的繁殖。核酶是具有核酸结构但可以发挥酶的功效，既能存储和转运遗传信息，又能发挥生物催化功能的 RNA 分子，是一种金属依赖酶。

小分子药物与核酸等生物大分子的相互作用包括识别过程和键合过程。这种识别作用不仅包括对于生物靶分子的整体识别，也包括对于生物靶分子某一特定部位特定结构的识别，为此识别双方应该尽可能地满足空间互补、电性互补和能量互补等必需条件。其中空间互补包括静态的、动态的和诱导契合过程，即构象的重组性；电性特征的互补是包括氢键的形成、静电作用、π 键的堆积、疏水作用以及键合位点上电荷分布的最佳匹配等。小分子药物与 DNA 结合包括共价结合和非键结合。共价结合包括与亲核（或亲电）试剂作用，DNA 的烷基化、DNA 的链内交联和链间交联等，如早期的抗癌药物氮芥类、亚硝基脲类等仅具有简单的 DNA 烷基化功能，选择性差，毒副作用较大。某些具有抗肿瘤作用的天然化合物（抗生素类）先与 DNA 形成非共价键复合物，然后再与之共价结合。实际上多数小分子药物与 DNA 的作用是通过非共价键结合，二者作用的特异性和作用强度的大小就取决于它们之间的非键作用，包括外部静电作用、沟区（大沟区、小沟区）结合、嵌插结合等。如抗病毒药物纺锤霉素属于 DNA 小沟结合配基，研究表明通过形成氢键、范德华力等作用实现沟区结合。而柔红霉素对 β-DNA 具有强的构象识别特异性，嵌插入 DNA 小沟中。

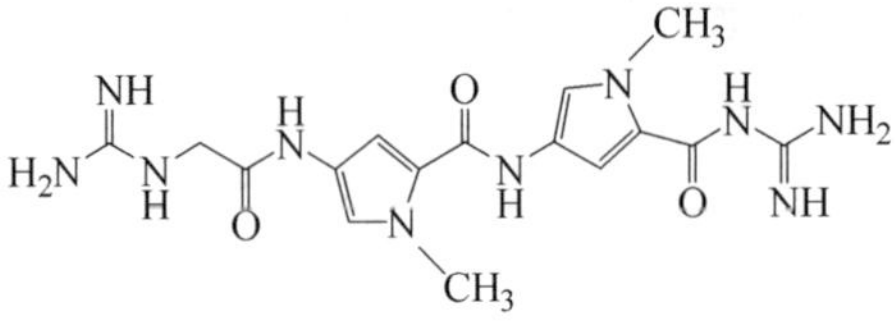

纺锤霉素 (netropsia)

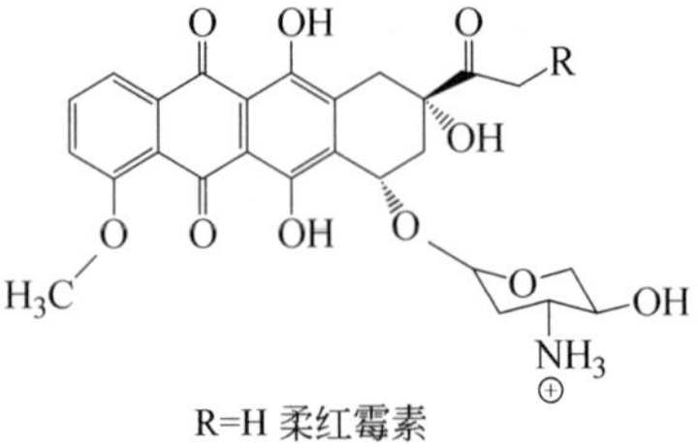

R=H 柔红霉素
R=OH 阿霉素

2.1.1.5 药物-受体相互作用的化学本质

Ehrlich 提出的受体-配基作用学说是理解受体功能和疾病病理学的基础。药物与受体相互作用形成药物-受体复合物除静电作用外还包括共价键、非共价键结合，如离子键、氢键、范德华力等。共价键结合是药物和受体间可以产生的最强的结合键，它难以形成，但一旦形成也不易断裂。如某些有机磷杀虫药、胆碱酯酶抑制剂和烷化剂类抗肿瘤药都是通过与其作用的生物受体间形成共价键结合而发挥作用的。具有高张力的四元环内酯或内酰胺类药物如 β-内酰胺类抗生素也是同样的情况。青霉素的抗菌作用就是由于它能和细菌细胞壁生物合成中的转肽酶生成共价键，从而使转肽酶失活（图 2-6）。

在生理 pH 时，药物分子中的羧基、磺酰胺基和脂肪族氨基等基团均呈电离状态，季铵盐在任何 pH 时都呈电离状态。一方面，大多数带电荷的药物为阳离子，

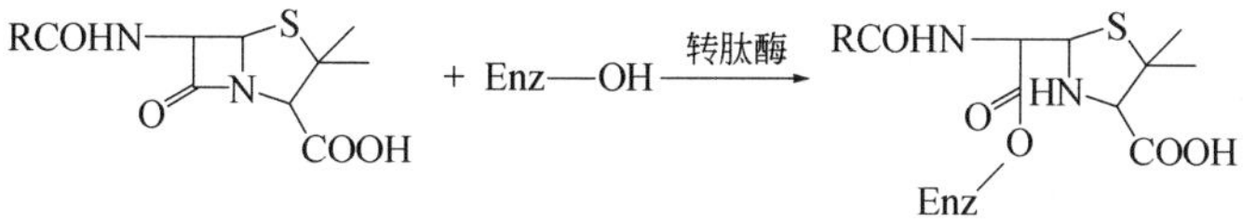

图 2-6　青霉素共价结合转肽酶

少数为阴离子。另一方面主要由蛋白质构成的受体，其分子表面也有许多可以电离的基团，如精氨酸和赖氨酸的碱性基团，在生理 pH 时全部质子化，生成带正电荷的阳离子。组氨酸的咪唑环，色氨酸的吲哚环也可以质子化，但程度较低。天冬氨酸和谷氨酸的酸性基团在生理 pH 时，通常完全电离，生成阴离子基团（图 2-7）。药物的离子与受体带相反电荷的离子可形成离子键结合，药物-受体之间形成的这种离子键的结合，是非共价键中最强的一种，是药物-受体复合物形成过程中的第一个结合点。

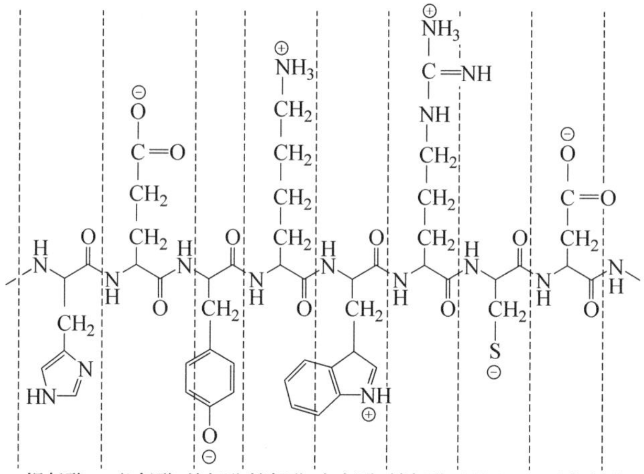

图 2-7　带有电荷的蛋白多肽链

受体大多是蛋白质，从蛋白质分子的空间结构来看，电子云密度分布是不均匀的，若干局部区域的电子云密度较高，即带有负电荷或部分负电荷，反之则带正电荷或部分正电荷。若一个药物分子结构中的电荷分布正好与其特定受体区域相适应，那么药物的正电荷（或部分正电荷）与受体的负电荷（或部分负电荷）产生静电引力，药物的负电荷（或部分负电荷）与受体的正电荷（或部分正电荷）产生静电引力，使药物分子与受体相互接近。当接近到一定程度时，分子的其余部分还能与受体通过分子间普遍存在的范德华引力相互吸引，这样药物与受体就结合形成复合物。如局部麻醉药分子与受体的结合模型（图 2-8）。

由蛋白质组成的受体，有一定的三维空间结构。在药物与受体的各原子或基团间相互作用时，作用的原子或基团间的距离对于相互的引力有重要的影响。药物中官能团间的距离，手性中心及取代基空间排列的改变，均能强烈地影响药物受体复

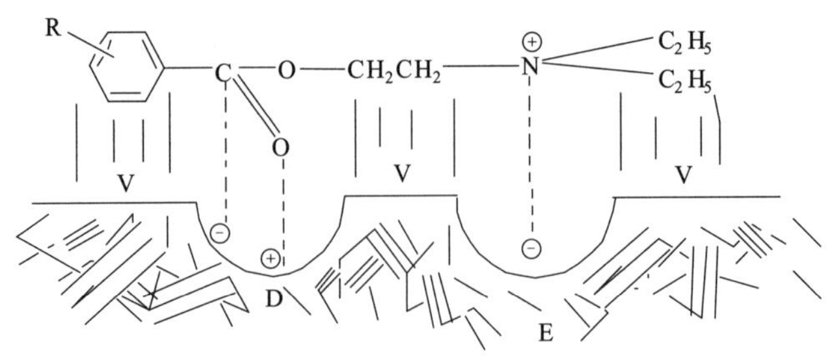

图 2-8 局部麻醉药分子与受体结合模型

E—静电引力（离子键）；D—偶极相互引力；V—分子间引力

合物的互补性，从而影响药物和受体的结合。药物中光学异构体生理活性的差异反映了药物与受体结合时的较高的立体要求。一般认为，这类药物需要通过三点与受体结合，如图 2-9 中 D-(−)-肾上腺素通过下列三个基团与受体在三点结合：①氨基；②苯环及其两个酚羟基；③侧链上的醇羟基。而 L-异构体只能有两点结合。

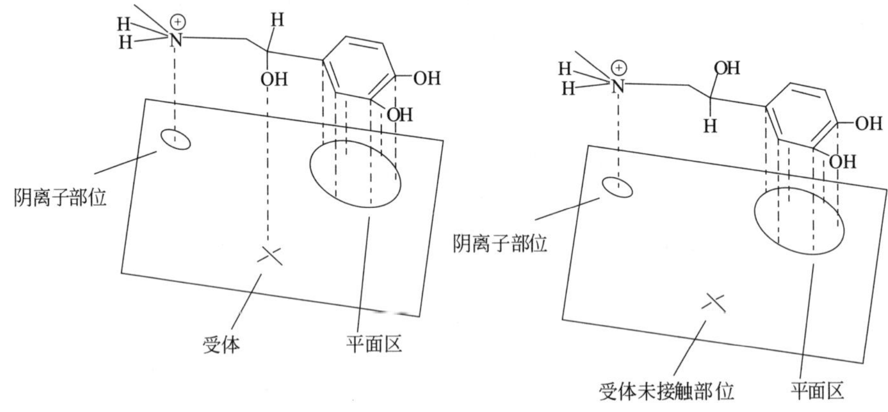

图 2-9 D-(−)-和 L-(+)-肾上腺素与受体结合示意图

有一些药物，左旋体和右旋体的生物活性类型都不一样，如扎考必利（zacopride）是通过拮抗 5-HT_3 受体而起作用的，为一类新型的抗精神病药。深入地研究证明，(*R*)-异构体为 5-HT_3 受体的拮抗剂，而（*S*)-异构体则为 5-HT_3 受体的激动剂。

(*R*)- 扎考必利

除了药物受体对药物的光学活性有选择性外，由于生物膜、血浆和组织上的受体蛋白和酶，对药物进入机体后的吸收、分布和排泄过程，均有立体选择性地优先通过与结合的情况，可导致药效上的差别。胃肠道对 D-葡萄糖、L-氨基酸、L-甲氨蝶呤和 L-(+)-抗坏血酸等有立体选择性，可优先吸收，主动转运。在药物代谢过程中代谢酶对药物的立体选择性也可导致代谢差异，代谢酶多为光学活性的大分子，可导致代谢速率和药效、毒性的差异。

2.1.2 机体对药物的作用

多数药物是通过与受体的可逆性结合，抑制酶活性或影响离子通道等而发挥药理活性的，药效的产生、作用时间和作用强度的维持则依赖于受体周围的药物浓度。当然药物进入人体以后，与机体发生复杂的相互作用。作为复杂“化学实体”的机体本身，对药物这个外源性物质所产生的影响是多种多样的，既有物理化学方面的作用，也存在使药物分子发生化学变化的反应，这两种作用的结果显示出药物分子及其代谢物在体内留存时间和在体内分布状况的特征，并决定药物对于机体的作用强度、选择性和持续时间。药物在体内经历的过程复杂，通常可以分为药剂相(pharmaceutical phase)、药物动力学相（pharmacokinetics phase）和药效相(pharmacodynamic phase）等三个相继发生并相互影响的过程（图 2-10）。

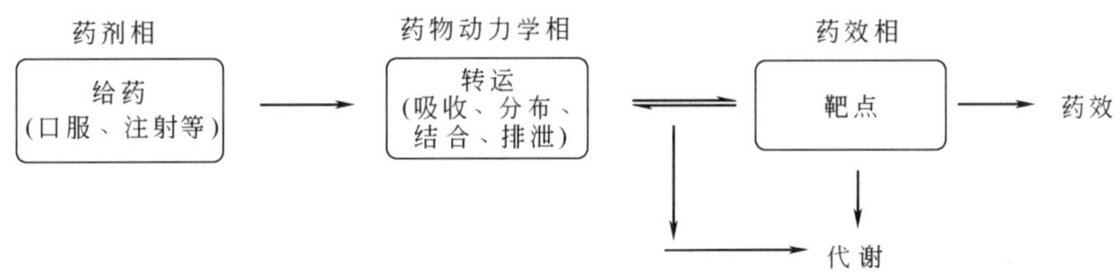

图 2-10 药物作用的三个时相

药剂相是药物在体内的初始阶段，优化处方和给药途径，药物进入体内后经历崩解、分散及有效成分的溶解，成为便于吸收的高度分散状态，并能够到达相应的作用部位。药物动力学相主要研究药物进入血液向各个组织和器官的转移、分布、结合、生物转化以及排泄等过程。药效相是考察药物对于机体的作用，药物在作用部位与生物靶点发生相互作用，通过放大系统、级联反应或直接引发生物化学或生物物理学变化，易于观察药物的治疗效果和不良反应。影响药物在体内作用的因素很多，主要包括药物分子因素，如溶解度、脂水分配系数、电离度、分子间的弱相互作用、氧化还原电位、官能团之间的距离、晶型及颗粒大小和分子本身的空间结构等；此外还有生物学因素，如细胞间隔、细胞膜、细胞内外体液、蛋白质、酶等生物大分子，药物与上述体系间的相互作用以及由这些作用所决定的药物的体内转运和代谢等过程。

药物的体内过程，吸收（absorption)、分布（distribution)、代谢（metabolism)、排泄（excretion)，简称 ADME，是药物成药性的重要指标，与药物结构密切相关。候选化合物的 ADME 性质在创新药物转化研究中发挥重要作用并贯穿研发过程。吸收、分布和排泄构成药物的体内转运过程，这种跨膜转运一般分为被动扩散、主动转运和促进扩散等，药物的转运过程和代谢过程的相互作用影响了药物在血浆中的分布浓度。

（1）*药物的吸收* 药物从给药部位进入血液循环的过程。如果药物被直接注入血液系统（如静脉注射）则不存在吸收问题。给药有经肠和非经肠两种途径，经肠给药有口腔（舌下）、吞服（经口）和直肠三种形式；非经肠途径就是绕过胃肠道给药，如静脉给药和肌内注射。药物还可以通过皮肤和各种器官黏膜（气管、鼻腔等）吸收。另外，在某些情况下可以直接投到用药部位也不需要吸收。

在胃肠道吸收过程中，药物必须先从肠腔进入肠壁毛细血管，然后经肠系膜血管转运到门静脉，到达肝脏后再进入体循环系统。生物转化可发生在吸收之前，也可发生在肝脏吸收之后及到达体循环之前，这种“系统前代谢”被称为“首过效应”(first pass effect)，结果使相当一部分药物未能到达体循环系统。因此，定义生物利用度（Bioavailability）为药物经服用后，到达血液循环的数量和速度，又叫生物有效度。药物的生物利用度受药物的性质（溶解度、脂水分配系数、药物解离度等)、剂型、给药部位的可变因素、同时服用的其他药物和食物以及给药途径等因素的影响。通过对药物进行结构改造的方法，可以改进药物的理化性质和提高生物利用度。

（2）*药物的分布* 给药后药物随血液转运至机体各组织细胞的过程称为药物分布。药物的分布直接影响药效，如果分布的部位离作用部位很远，作用部位的血药浓度很难达到治疗浓度，药效难以发挥。药物分布速度和在一定组织中分布的量取决于相应器官的血流量、组织的大小、药物与血浆蛋白和组织成分的结合以及膜的通透性等，后者与药物的理化性质有关。膜对于脂溶性药物无屏蔽作用，其分布主要取决于组织的血流灌注速度。脂溶性药物在血流量较高的肺、肾、肝、心和脑组织中快速达到平衡，在骨骼肌、骨和脂肪组织中由于单位重量的血容量相当少，所以达到平衡较慢。组织持续摄取药物直到可扩散的药物在组织和灌入组织中的血液之间达到平衡，也就是说在血浆和组织液中的游离药物浓度达到一致。由于 pH 值梯度的影响，药物在组织中的浓度要高于血浆中的浓度，但主要是由于药物与组织成分结合或在脂肪组织中溶解的结果。药物分布可用分布容积（volume of distribution）来描述，所谓的分布容积是在同一时间内药物在有机体内的总量与血浆中药物浓度的比例，常用表观分布容积来表示，其数值在 0.04～20L/kg 之间。

影响药物分布的因素很多，主要包括机体相应组织器官对于药物的特殊亲和力、体内的自我保护机制以及药物与血浆蛋白的结合等因素。药物吸收进入血液后，随体内血液循环向全身分布，有的分布均匀，有的分布不均匀。有些药物对某些组织有特殊的亲和力，如碘浓集于甲状腺中，氯喹在肝中的浓度比血浆中的浓度高数百倍，汞、砷等以及重金属在肝、肾中沉积较多，故在中毒时这些器官常先损害。药物分布至作用部位，必须要透过毛细血管壁、血-脑屏障、胎盘屏障等。对于毛细管壁，脂溶性或水溶性小分子易于透过，非脂溶性药物透过的速度与其分子大小成反比，离子型药物较难透过。对于血-脑屏障，水溶性化合物难以透过，脂溶性物质如乙醚、氯仿等易于通过，青霉素不易透过。对于胎盘屏障，非离解型的高脂溶性药物，如全身麻醉药、巴比妥类易于通过，而高度解离的高脂溶性药物，如季铵类等透过率很低，孕妇用药须考虑药物能否通过胎盘进入胎儿体内而造成不良后果。药物进入体内后部分与血浆蛋白结合，尤其是酸性药物更易于与血浆蛋白结合。大多数药物与血浆蛋白的结合是可逆的，结合和离解的速度都很快，结合的过程取决于亲和力、蛋白质的结合能力、蛋白质和药物的浓度等。药物与蛋白的结合在一定意义上具有缓释作用，但是一般蛋白质结合药物形成的复合物活性较低，不易通过细胞膜，影响药物分布，如磺胺类药物对流行脑膜炎有一定作用，但多数由于蛋白结合率较高，难以透过血-脑屏障而不能被使用。

(3) 药物的代谢　药物代谢是机体的自我保护作用，一方面可以降低它们的毒副作用，另一方面可以使其易于排出体外。在体内转运过程中，药物在酶的作用下发生化学反应，称为代谢，其过程分为Ⅰ相生物转化（biotransformation）和Ⅱ相结合反应（conjugation）两步。Ⅰ相生物转化主要是官能团反应，包括对药物分子的氧化、还原、水解和羟化等（表 2-1），是以官能团转化、引入和改变为主的反应，在药物分子中引进或使药物分子暴露出极性基团，如羟基、氨基和羧基等。

表 2-1　Ⅰ相生物转化反应

化学反应类型	产　物
微粒体 P450 酶系催化的氧化反应	脂肪族羟基化(戊巴比妥 pentobarbital) 芳香族羟基化(普萘诺尔 propranolol) 脱氨基作用(苯丙胺 amphetamine) *N*-脱烷基作用(丙咪嗪 imipramine) *O*-脱烷基作用(非那西汀 phenacetin) *S*-脱烷基作用(硫喷妥钠 thiopental) 脱卤素作用(氟烷 halothane) 脱硫作用(硝苯硫酸酯 parathion) 环氧化反应(卡马西平 carbamazepine) *N*-羟化反应(三甲胺 trimethylamine) 硫氧化反应(氯丙嗪 chlopromazine)
非微粒体酶催化的氧化反应	醇脱氢酶(乙醇 ethanol) 单胺氧化酶(酪胺 tyramine) 嘌呤氧化酶(茶碱 theophyline)
还原	偶氮还原(柳氮磺吡啶 sulfasalazine) 硝基还原(氯霉素 chloramphenicol)
水解	酯水解(普鲁卡因 procaine) 酰胺水解(普鲁卡因胺 procainamide)

对于生物转化来说，氧化反应是非常重要的，而氧化作用多数是在肝脏部位，由各种酶系催化进行。如非那西汀在酶的催化下脱去乙基得到解热镇痛作用更强的对乙酰氨基酚（paracetanol）。卡马西平的体内代谢产物 10,11 位环氧化合物具有强的抗惊厥作用，事实也证明其抗癫痫作用是在体内经过环氧化后致活的。

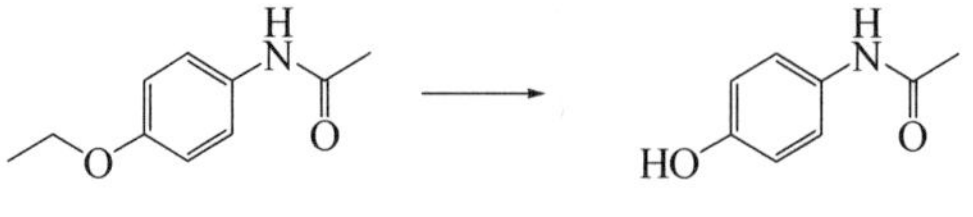

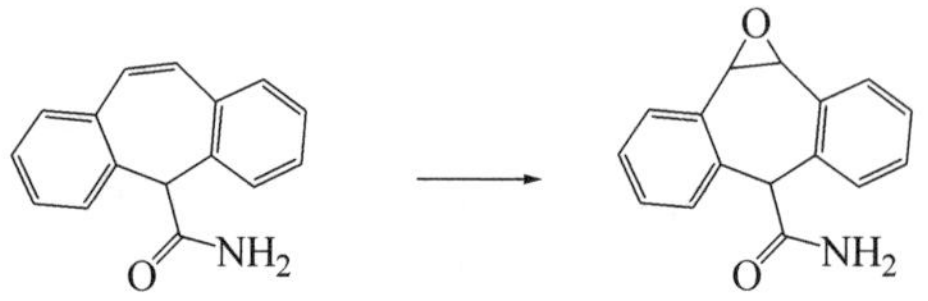

非那西汀　　对乙酰氨基酚　　卡马西平

对于某些含有羰基、硝基或偶氮基的化合物来说，还原为相应的羟基或氨基有利于增加极性，便于Ⅱ相结合反应的进行。如氯霉素的硝基不是在肝脏中被还原，而是经胆汁排泄入肠后，被肠中的菌丝所还原。

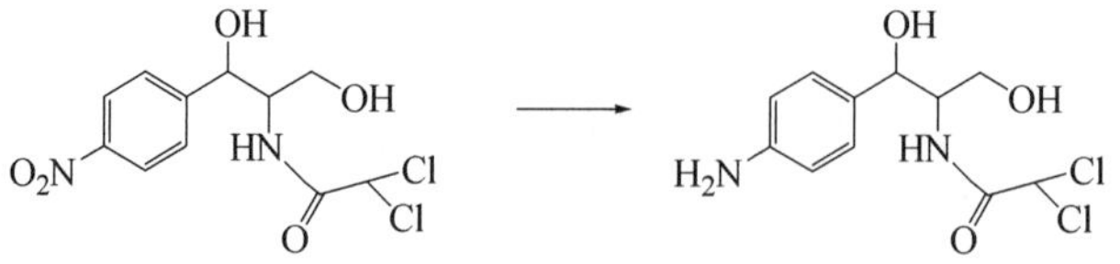

氯霉素

酯或者酰胺可被体内相应的酯酶或酰胺酶催化水解生成酸、醇或胺。如地芬诺酯（diphenoxylate）的水解产物活性大增，止泻活性是原药的 5 倍。酰胺的水解相对较难，在有酯键和酰胺键同时存在的条件下，体内只水解酯键。如内泮尼地（propanidid）只有酯键水解。

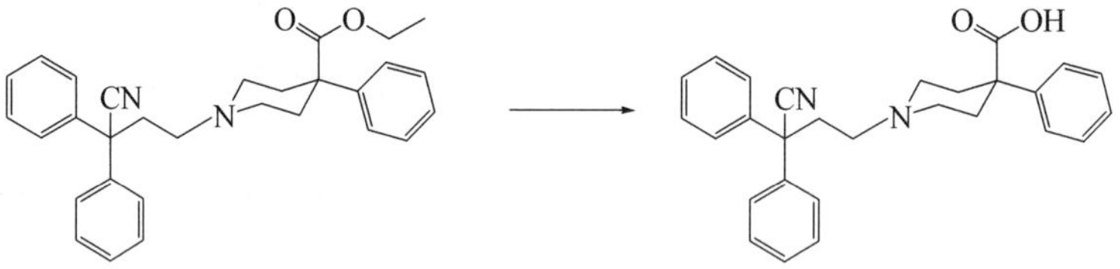

地芬诺酯

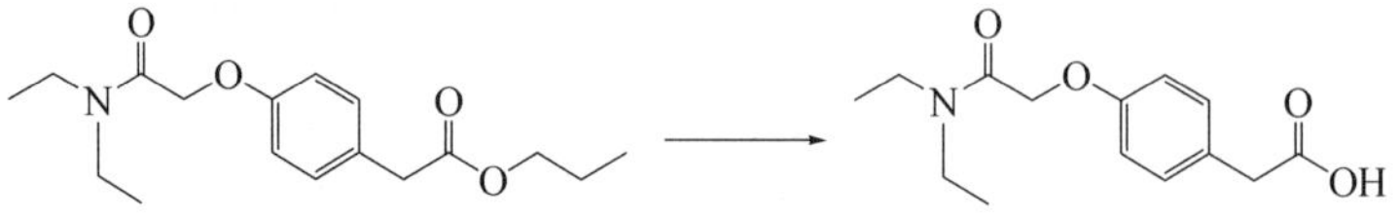

内泮尼地

Ⅱ相结合反应是由Ⅰ相的代谢中产生的羟基、羧基或氨基等极性基团在相应基团转移酶的催化下与内源性结合剂，如葡萄糖醛酸、甘氨酸、谷胱甘肽等结合，反应产物大多失去活性，也增加极性和水溶性，易于排泄（表 2-2，图 2-11）。

表 2-2　Ⅱ相结合反应

结合反应	位置	内源性反应物	功能基团
葡萄糖苷酸化	微粒体	UDPGA	—OH，—COOH，$—NH_2$，—SH
硫酸化	细胞液	PAPS	—OH，$—NH_2$
乙酰化	细胞液	乙酰 CoA	—COOH
谷胱甘肽结合	细胞液	谷胱甘肽	环氧化合物，芳烃氧化物
甲基化	细胞液	SAM	—OH，$—NH_2$
氨基酸结合	细胞液	甘氨酸	—COOH

注：UDPGA—尿二磷葡萄糖（uridine 5′-diphosphoglucuronic acid trisodium salt）；PAPS—3′-磷酸腺苷-5′-磷酸硫酸（3′-phosphoadenosine-5′-phosphosulfate）；SAM—*S*-腺苷甲硫氨酸（*S*-adenosyl-L-methionine）。

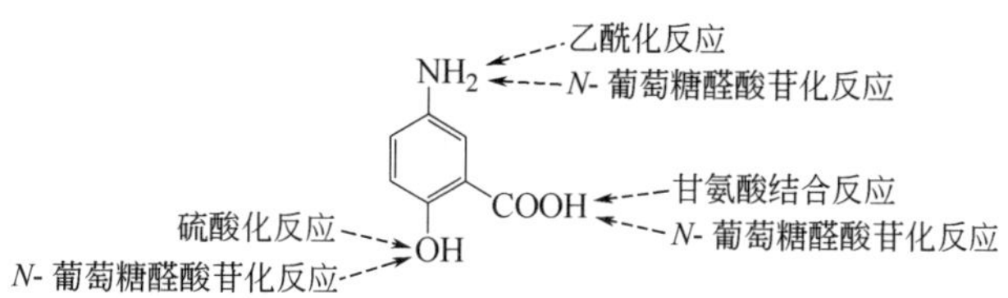

图 2-11 结合过程示例

通过对代谢产物及代谢机制的研究，可以发现高活性的或者具有其他药理活性的代谢产物，以此为先导化合物，有利于寻找和发现新型药物。利用药物代谢信息，可以控制代谢速率，调节药物作用时间，设计更有效的药物。如通过修饰，引入位阻较大基团或难以代谢基团，降低代谢速度，延长药物作用时间。也可通过对代谢的研究，探索代谢发生的部位，推测可能的反应，估计可能出现的代谢物，研究药物作用机理。如通过对手性药物异构体在体内的代谢转化，阐明药物异构体的立体选择性和立体专一性代谢，从而解释药物作用机理、作用方式及产生毒副作用的原因。因此，在药物设计及新药开发早期就开展药物代谢研究，有利于提高新药研发的成功率，降低新药开发的成本，获得安全、有效的治疗药物。

(4) 药物的排泄 药物排泄是药物自体内清除、作用终止的过程。药物及其代谢物多数由肾和胆道随尿和胆汁排泄。高极性或高电离的药物通常以原形由尿排出，脂溶性药物经代谢为极性、易电离和水溶性代谢物后排出。未代谢者可由肾小管膜再吸收利用。药物及其代谢物在肝中被分泌排入胆汁，并重新被吸收，经肝、胆、肠循环再被排除（如洋地黄毒苷），但这使药物排泄缓慢，作用时间延长。药物排泄除肾脏外，也可通过其他途径，如挥发性药物（麻醉药）主要通过呼吸道排泄，其中有一些药物（例如副醛）在排泄时对呼吸道有刺激作用，呼吸道有炎症等病变时应避免使用。口服后未被吸收的药物多随粪便排泄。乳腺、汗腺的分泌物中也有部分药物排泄，如吗啡，通过乳腺排出，可能会引起乳儿中毒，因此授乳妇女用药时必须注意。

一般酸性药物在碱性尿中排泄较多，碱性药物则在酸性尿中易于排出。如苯巴比妥是一弱酸，与碳酸氢钠同服，其排泄可增加，血浓度则随之降低。故在治疗水杨酸类中毒时可给予碳酸氢钠，但在治疗风湿性关节炎时需要保持一定的血浓度，不宜与碳酸氢钠同服。氯化铵可使尿液酸性化，因而使碱性药物排泄增加。但是各种药物排泄的快慢很不一致，一般来说，水溶性药物比非水溶性药物排泄快，挥发性药物比不挥发性药物排泄快。如血浆中的青霉素排泄其一半量的时间不超过半小时；水杨酸钠、碘化钾等排泄则较慢；溴化物以及某些重金属等排泄更慢，其血浆中的一半量的排泄约需 1 周以上时间。

2.1.3 基于基因功能的新药设计

生命科学进一步阐明了疾病的发病机制、病因病理等，为新药的发现、设计、生产手段提供了新的领域和广阔的前景。21 世纪是生物技术的世纪，国际上生物技术的研究成果有 60%以上集中在医药领域，我国已有用于不同疾病治疗的 13 类（18 种）基因工程药物批准上市，世界上销售额前 10 位的生物技术药物我国已能生产 8 种。

生物化学和分子生物学的发展，为系统地寻找生物活性物质开辟了广阔的领域，为药物分子设计提供了新的靶点和先导物，如激素、神经递质和维生素功能、生物合成的级联反应、代谢中间体和终产物等，都可以作为设计药物分子的出发点，对这些调节机体的活性物质作结构变换，或可增强原生理生化过程，或阻断、拮抗原过程，对异常的或失衡的机体功能发挥纠正或调节作用。例如，血管紧张素转化酶（ACE）可将具有十肽结构的血管紧张素Ⅰ（angiotensinⅠ）裂解为八肽血管紧张素Ⅱ，后者可使平滑肌收缩，并促进醛甾酮的生物合成和分泌，使血压升高。显然，能够抑制血管紧张素转化酶活性的物质，应具有降血压作用。鉴于羧肽酶 A 与血管紧张素转化酶的结构与功能有相似之处，参考了对羧肽酶 A 有抑制作用的 D-苄基琥珀酸的结构，设计了琥珀酰-L-脯氨酸，后者对 ACE 虽有较弱的抑制作用，但作为先导物，经侧链的变换，引入甲基，用巯基替代羧基，优化出降压药卡托普利（captopril）。卡托普利是血管紧张素转化酶的强效抑制剂，这样小的分子有多个功能基：巯基与酶的辅基锌离子形成配位键，羧基的负电荷与酶分子的正电荷形成静电引力，羰基与氢原子生成氢键，脯氨酸残基则与 S-甲基有立体特异性的疏水和范德华力的作用。卡托普利分子中的巯基可引起副作用，且化学性质不稳定，进一步变化结构，调整抑制剂的疏水-亲水性，得到依那普利（enalapril），它对 ACE 的抑制作用的 IC_{50} 值强于卡托普利 19 倍。

基因技术是一系列研究有关基因结构和功能的方法之一，也是一项将生物的某个基因通过基因载体运送到另一种生物的活细胞中，并使之无性繁殖（称为“克隆”）和行使正常功能（称为“表达”），从而创造生物新品种或新物种的遗传学技术。简单地讲，基因技术就是按照人们的需要，用人工方法提取或合成不同生物的遗传物质（DNA 片段），在体外切割、拼接形成重组 DNA，然后将重组 DNA 与载体的遗传物质重新结合，再将其引入到相应的受体细胞中进行复制和表达，生产出需要的产品。基因技术中内外源 DNA 插入载体分子所形成的杂合分子又称为嵌合 DNA 或 DNA 嵌合体，构建这类重组体分子的过程，即对重组体分子的无性繁殖过程又称为分子克隆（molecular cloning）、基因克隆（gene cloning）或重组 DNA（recombinant DNA）。

基因技术可将已知编码蛋白基因导入生物环境并使蛋白质能够被大量的表达，同时还可以改变蛋白质特定位置上的氨基酸顺序，既可以对氨基酸各点位置，也可以使编码蛋白基因中特定位置发生突变。具体方法包括基因重组技术，如 cDNA 的克隆、聚合酶链反应（polymerase chain reaction，PCR）扩增等；重组蛋白的表达，表达宿主包括大肠杆菌、酵母菌、哺乳动物细胞、昆虫细胞、转基因动物等；新型蛋白质设计，包括天然蛋白质的变异物、不同蛋白质结构域的嵌合物等。当然，伴随基因技术的还有工具酶的使用，如可以进行 DNA 分子的特定切割的“手术刀”——限制性核酸内切酶；促进 DNA 分子间的黏合和连接的“黏合剂”——DNA 连接酶；合成完整的双链 DNA 分子的“砌砖机”——DNA 聚合酶、核酸修饰酶、逆转录酶等。

简言之，基因技术包括 5 个基本步骤：①切，DNA 片段的获取，目的基因的分离和准备，这是基因技术操作的关键；②接，DNA 片段和载体的连接，构建重组体 DNA，即利用人工方法，让目的基因与运载体相结合，首先要用限制性内切酶和其他一些酶类，切割或修饰载体 DNA 和目的基因，然后用连接酶将两者连接起来，使目的基因插入载体内，形成重组 DNA 分子，这些工作都在体外进行，故基因操作技术又叫体外 DNA 重组；③转，把重组 DNA 片段引入受体细胞进行扩增，即用人工方法让带有目的基因的运载体进入新的生物细胞里，让其增殖，由此形成重组 DNA 的无性生殖系（克隆），同时构建基因文库；④选，筛选目的基因进行克隆、培育；⑤表达，对目的基因进行表达。基因技术操作流程如图 2-12 所示。

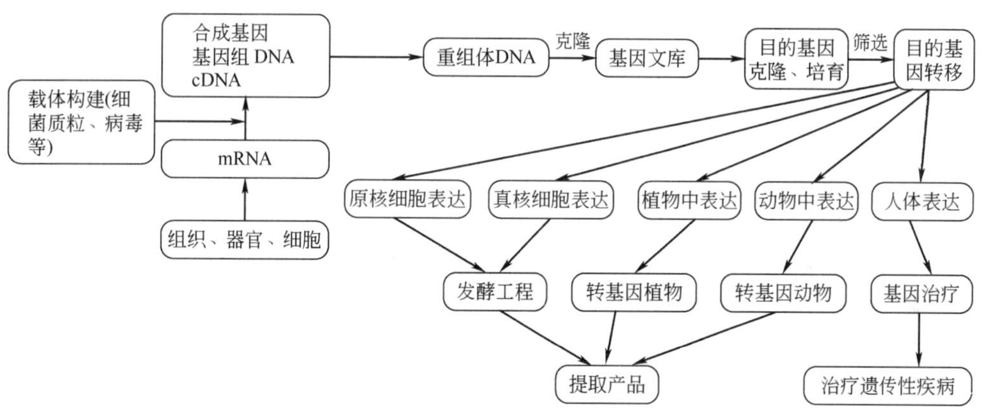

图 2-12 基因技术操作流程

除此以外，还有其他一些相关技术，如基因探针、PCR 技术、基因芯片技术、重组受体技术、转基因动物技术等。

① 基因探针是指能识别特异碱基顺序的有标记的单链 DNA（或 RNA）分子片段，也可以说是一段与被测定的核苷酸顺序互补的带标记的单链核苷酸，将其与被检测的基因中的同源互补序列杂交，从而检测出所要查明的原因，这被称之为基因探针技术。目前已尝试将此技术应用于新药筛选，研究发现红霉素、四环素、利福霉素、两性霉素、多柔比星等重要抗生素均作用于多聚乙酰生物合成途径。在同样作用于这一生物合成途径的放线紫红素的生物合成基因组被完全研究清楚后，建立以 *act* Ⅰ、*act* Ⅲ 等基因片段作为探针，应用 DNA-DNA 同源杂交技术，直接筛选作用于多聚乙酰途径的新抗生素产生菌的方法。

② 聚合酶链反应（polymerase chain reaction，PCR）是一种依赖于特异 DNA

序列的体外酶促扩增技术，是在试管中装有 DNA 模板、引物和含有四种不同碱基的脱氧核糖核酸的合适缓冲液，DNA 聚合酶催化 DNA 合成的往复循环。体系中含有短的 DNA 引物和几种脱氧核苷酸混合物，其中一条引物与 cDNA 末尾结合、另一条引物与 cDNA 的互补链另一端结合，反应的结果是模板 DNA 被大量地扩增。

③ 基因芯片是利用核酸杂交原理来检测未知分子的，它是将核酸片段种植到一个支持物上（如膜、玻璃、塑料和硅片等），与检测样品杂交后由标记分子标记杂交体，经自动阅读设备分析杂交结果。利用基因芯片可进行大规模筛选，通用性强，适用范围广，可省略大量的动物实验，缩短动物筛选所需的时间，因而能从基因水平解释药物的作用机制。目前基因芯片法应用于感染性疾病及对抗生素抗药性基因、抗肿瘤药物、内分泌激素类药物等的筛选。

④ 重组受体是近年来发展起来的一项技术，与传统的制备方法相比，用重组受体技术制备的受体具有纯度高、制备量大、能得到用传统制备方法难以获得的受体、用它实验的结果与在人体实验的结果直接相关等优点。至今已成功地建立起谷氨酸受体、神经肽 Y 受体、A_3 肾上腺素受体亚型等多种重组受体并应用于药物筛选。

⑤ 转基因动物是当今分子药理学研究的重要手段，也是作为疾病模型用于药物筛选的一种重要工具。转基因动物是指用实验方法将外源基因导入其染色体基因组内进行稳定整合，并能遗传给后代的一类动物。在医学研究中，转基因动物可以“真实”地体现目的基因的活动特征，将分子水平、细胞水平、整体水平的研究有机地联系起来，可在不破坏活体原有系统的前提下，对一个或多个因素进行研究，使问题简化。利用转基因动物可建立敏感动物体系及人类相同疾病的动物模型来用于药物筛选，避免了传统的动物模型与人类某种症状相似的疾病在致病原因、机理不尽相同的缺点，其结果准确、经济，试验次数少，大大缩短试验时间，现已成为人们进行药物“快速筛选”的一种手段。目前，已培育出较多的转基因动物用于药物筛选研究，并已在抗肿瘤药物、抗艾滋病药物、抗肝炎病毒药物、肾脏疾病药物的筛选中取得突破性进展。

通过基因工程技术将生物细胞的相关基因分离出来，在体外进行酶切和连接并插入载体分子构成遗传物质的新组合，引入相应的宿主细胞后使目的基因得以复制和表达。相对而言，基因工程制药有许多传统制药方法所无法比拟的优点，如利用基因工程技术获得天然难以得到的生理活性物质，并可提供足量的生物活性物质以进行结构、功能、性质等方面的研究，避免由于免疫抗原性等原因而带来的副作用。也可以利用基因工程技术改造内源性活性物质，对蛋白质的特异位置进行修饰，可以改变氨基酸的序列，在编码基因中引入特异的突变体，从而改变其物理化学性质、提高其生物活性、减少副作用。也可通过基因重组技术获得新的化合物，扩大药物来源。

基因是 DNA 分子中含有特定遗传信息的一段核苷酸序列，是遗传物质的最小功能单位。基因决定着蛋白质的合成，蛋白质决定代谢作用，而代谢作用决定各种性状。研究表明，以核酸为靶点的药物设计主要是从下面两个方面进行的。一是阻断疾病基因的表达，基因表达调控理论的发展使得在复制、转录、翻译等环节中对肿瘤、病毒等基因的表达进行阻断是可能的。二是调整或关闭导致疾病产生的酶和受体的合成，所有蛋白质、受体的合成都受制于 DNA、RNA 的编码和组织，以核酸为靶点的药物设计可以通过抑制有害蛋白的合成而将疾病阻断在早期阶段。目前以核酸为位点的药物设计主要集中在反义核酸和核酶的设计以及小分子与核酸相互作用两个方面（见 2.1 中以核酸为靶点）。

生产基因药物的基本方法是将目的基因用 DNA 重组的方法连接在载体上，然后将载体导入靶细胞（微生物、哺乳动物或人体组织靶细胞），使目的基因在靶细胞中得到表达，最后将表达的目的蛋白质提纯及做成制剂，可得到蛋白类药物或疫苗，若直接在人体组织靶细胞内表达，则为基因治疗。重组 DNA 技术使得天然蛋白质和所设计的新蛋白质分子的生长成为可能，利用基因突变的方法，即通过位移、插入或取出少量氨基酸而得到天然蛋白质突变体，蛋白质结构的微小变化将产生一系列物理和生化性质（溶解度、稳定性、对底物和受体的亲和力等）的改变。相应的突变蛋白可能在临床上有一定的作用。如与胰岛素原具有高度同源性的由 70 个氨基酸组成的多功能内分泌调控因子胰岛素样生长因子-Ⅰ（insulin like growth factorⅠ，IGF-Ⅰ），具有类似胰岛素的降血糖活性，并且在骨质疏松、骨折、侏儒症、糖尿病、烧伤以及神经末梢损伤等方面具有作用。利用 PCR、删除突变基因和基因重组技术得到了 N 端缺失 3 个氨基酸的 IGF-Ⅰ，其活性大大增加。此外也可以利用化学的方法将蛋白质或者肽的关键氨基酸残基进行置换，得到符合要求的新的蛋白质突变体，如变换胰岛素分子谷氨酸残基为中性的谷氨酰胺而得到的新的胰岛素分子（突变体），其等电点的 pH 值上升，在生理 pH 值条件下溶解度下降从而改善化合物的性质。除基因重组和基因突变得到新蛋白外，通过不同蛋白质之间的相互嵌合而形成的嵌合蛋白以及设计全新的蛋白质也成为新药设计的新方法。

基因工程制药是生物技术制药的核心，是新药开发的重要方向之一，如基因疫苗、基因诊断以及转基因技术等，尤其在危害人类健康的重大疾病如肿瘤、感染性疾病、自身免疫疾病、器官移植、心血管疾病、神经障碍性疾病、呼吸性疾病及糖尿病等疾病的防治方面具有重要意义。

2.2 先导化合物的产生途径

新药的创制过程是将非药的活性化合物向成药转化，以臻于满足安全、有效、稳定和质量可控的要求。转化过程由许多环节组成，在化学方面是发现苗头（hit）及先导（lead）化合物，通过优化结构，确定一批有成药前景的候选药物（drug candidate)；在生物学方面则对其进行系统的药理、毒理学研究和临床试验评价，最终经批准上市应用。先导化合物（lead compound）是现代新药研究的出发点，是通过各种途径或方法产生的具有某种生物活性的化学结构，最常用和最有效的获得途径和方法源于天然产物，以及合理的药物分子设计等。

2.2.1 先导物标准与质量判断

先导化合物并无统一的评判标准，而且不同类别的药物评判标准也不尽相同，但其结构及类型应具有新颖性，能够获得专利以保障研发药物的知识产权。但从优化过程的结果预测上已形成共识的标准，如类药（drug-like）特征，即反映先导物在药效学、药代动力学和理化性质方面应达到一定的要求。

(1) *药效学方面* 先导物具有活性是首要前提，活性强度一般在 1μmol/L (酶)到 0.1μmol/L（受体）范围。应在细胞水平上呈现活性，而酶（或受体）和细胞试验的区别，在于后者涉及过膜、多靶标和特异性作用；应有明确的作用机制、方式和环节；应存在剂量（浓度）与活性的相关性；应有明确的构效关系，以表明药理活性的特异性作用。

(2) *药代学方面* 达到吸收、分布、代谢和排泄（ADME）的基本要求。例如生物利用度（F）大于 10%，以确保口服吸收性；消除半衰期（$t_{1/2}$）大于 30min；静脉注射的清除率低于 35mL/(min · kg)，大鼠肝细胞的清除率低于 14μL/(min · mg)，人肝微粒体的清除率低于 23μL/(min · mg)，以显示与细胞色素 P450 有较弱的作用，保障先导物基本的代谢稳定性；分布容积 V_d 大于 0.5L/kg；与血浆蛋白的结合率低于 99.5%，以避免发生药物-药物相互作用。

(3) *化学结构与理化性质* 先导化合物一般含脂肪或芳香环数 1～5 个，可旋转的柔性键 2～15 个，氢键给体不超过 2 个，氢键接受体不多于 8 个；相对分子质量宜低于 400，以便在优化过程中有较大的化学空间添加原子、基团或片段和相对分子质量增加的余地；水溶性应大于 10μg/mL，脂水分配系数 lg$P$ 或分布系数 lg$D$ 适宜，确保被优化分子的溶解性和分配性低限。偏离这些因素难以保障上述的药效、药代学性质。

遴选苗头或先导物不能仅以活性强度作为指标而忽视其他因素。相对分子质量大的先导物与靶标的结合力强，活性一般高于低分子量的化合物。这似乎是优点，但因为结构中往往有“冗余”的原子或基团，对吸收、过膜和代谢等是不利因素，以致活性强度被这些不利因素折扣或抵消，而且过多的原子减小了化学修饰空间，难以添加更有益的基团。所以，相对分子质量不宜过大，单凭活性强度不能作为确定先导物的唯一标准。

传统的高通量筛选（HTS）所筛选的化合物，往往忽略分子的成药性，即使发现了高活性化合物，却也会因药代性质等缺陷而无研发前景。基于片段筛选的方法是用相对分子质量低的分子进行筛选，虽然只与靶标的一部分结合而活性较弱，但这样的片段分子有其长处：①相对分子质量低的分子与靶标结合的原子效率较高；②分子结构简单，优化设计与合成比较容易；③所筛选的化合物数量不多、结构简单，还提高了与靶标蛋白结合和匹配的概率。Congreve 等分析了一系列苗头物片段的结构特征，发现相对分子质量大都低于 300，氢键的给体或接受体低于或等于 3 个，lg$P$ 值低于 3，概括为"片段 3 规则"（rule of three）。这个规则对于筛选良好的理化和药代性质而有发展前景的苗头化合物具有重要的指导意义。

（4）配体效率 为了衡量苗头化合物或先导物及其优化质量，提出了配体效率（ligand efficiency，LE）的概念。配体效率系指配体（苗头、先导物等）中每个原子对结合能的贡献，在选取先导物和优化过程中是有用的参数，以表征化合物的活性效率。配体效率整合了 Andrews 特定的功能基的结合能贡献和 Kuntz 提出的每个原子实际的实验结合力，用以评估苗头和先导物与受体结合的能力。

配体效率（LE）的计算方法首先是将复合物结合常数 K_d 转换为在温度 300K 时结合的自由能（ΔG），然后 ΔG 除以非氢原子数，得出每个原子的自由能贡献即配体效率。

$$\Delta G = -RT\ln K_d = 1.37\mathrm{p}K_d$$

式中，R 为气体常数；T 为热力学温度；ΔG 为结合自由能，kcal/mol。

$$\mathrm{LE} = \Delta G/N \quad (N\ \text{为非氢原子数})$$

配体效率将化合物的活性在分子大小的尺度上加以表征，用以比较活性化合物的质量，评价先导物的成药性。所以，应选取有较高配体效率的化合物，而相对分子质量低、结构简单的化合物往往有较高的配体效率，具有提高活性的潜力。

2.2.2 天然化合物的筛选

以天然产物为主的新药研究，是从天然资源（包括植物、动物、微生物等）中寻找有效成分，发现具有新颖结构类型的先导化合物，再通过结构修饰和改造，获得具有药代动力学优良特征且便于大量制备的候选药物。根据 Newman 等报道，1981～2014 年共有 1211 个药物小分子新化学实体被批准上市，约有 65％来源于天然产物或受天然产物的启发而合成的衍生物或类似物；具体到小分子抗肿瘤药物，源于天然产物的比例更是高达 83％。近 50 年，我国自行研发成功的新药 90％以上与天然产物有关，故基于天然产物的新药研究是一条行之有效的创新药物研究途径。

（1）寻找资源和获取样品 寻找资源和获取样品的目的，是获得最大的化学多样性和生物活性成分。样品经处理和制备是为了除去那些可能以非特异性方式干扰生物分析的无用化合物，准备好与已有的或未来的生物分析方法相兼容的样品，并用容易回收、具有最大稳定性的方法储存未处理或已处理的样品。有关寻找资源和样品准备的关键因素有：研究工作集中在何种资源，搜集样品的数量，用何种方法得到样品，如何储存和处理搜集的样品（通常是提取物）。

人们已发展了许多能寻找和获得最有可能产生先导物的策略和方法。有些方法目前仍在使用，包括民族植物学和民间信息，探索基因多样性和环境因素对化学多样性、特殊生物活性的影响，检测动植物的化学生态学（主要集中在植物、微生物或在非常环境中的生物），研究植物的不同部位或不同年龄的植物是否都能产生新颖的有生物活性的天然产物，以及生物多样性的寻找。

在任何一个天然药物的开发项目中，特别是在基于民族植物学和生物多样性的药物发现中，一个最基本的考虑就是热带地区含有最大的生物多样性，在那里各种文明记载了最丰富的民族植物学知识，而西医并不使用，这两种情况通常出现在发展中国家。从这些发展中国家获得基因所有权的途径十分复杂而且敏感。这就要求对涉及的所有问题都必须认真思考和注意。所有集中工作都需要合作进行，并且要注意知识产权、控制获得生物多样性的法律以及政治、社会和经济因素等。

初试样品的量随着与生物评价、分离及结构解析有关技术的发展而逐渐缩小。尽管如此，制备初试样品仍需要注意，必须保证充足的资源以便能重新得到相同的样品及结果。标准样品（或典型培养或其他的恰当的真实来源物）的制备必须按照通用的标准方法，而且搜集的资源必须经过提取或其他的处理方法来制备样品以供生物评价。大量文献报道了各种有利于样品搜集和评价的方法，它们包括培养和发现特殊微生物（成长缓慢，不丰富的土壤微生物，海洋微生物，植物内寄生菌等）的方法，如封闭循环、水下呼吸装备、极端环境下的深潜搜索等。此外，自动化微量提取和生物分析技术，允许制备规模更小的初试样品，为以前不能得到或量不够充分的样品提供了制备和评价的机会。地缘定位系统及活性测定能力和检测微量成分结构能力的提高也减少了筛选时初试样品的规模。

① 植物资源。植物作为新药研究的来源，其优势就是植物的次级代谢已经演变了成千上万年，保留了多样性的生物化学特征。但是也有观点认为，这并不能保证一定具有治疗活性，也就是说化学多样性不一定意味着对人体有生物活性。即使这样，天然产物是各种新型的化学模板的源泉，从植物中寻找新结构类型的化合物具有显著优势。此外，植物保持了许多自我保护功能的生物化学特征，化学生态学的共栖、从周围的生物中寻找保护的理论可以解释植物产生的许多种次级代谢物的原因，因而植物资源成为一条极其重要的寻找先导物的途径。

从植物中发现新药，主要有两大挑战：(a) 发现可能产生新型或全新的天然产物的植物，而且这些天然产物有潜在的生物活性；(b) 从植物体中提取并分离这些天然产物，它们应是新化合物或全新的化学类型。此外，如何获得大量的植物资源供应也是一个重要问题。其中最能代表研究机会的问题就是：发展一种合理的可以验证的方法来识别和发现“高命中率”的植物。季节变化，不同的植物和不同年龄的植物或其他因素，都能影响重现性。因此，天然产物的研究必须有一个系统的路线。同时，还必须保证通过从植物中重新分离或组织培养或合成（全合成或半合成）的方法，来大量生产有希望的新药候选物。

② 微生物来源。作为天然药物的来源，如果微生物能稳定地大量培养，则大

批量的药物供应就存在较大的困难。当然在研究前期需要解决一些问题，如活性确证的困难（特别是土壤微生物），最初建立培养条件的困难（特别是海洋微生物），以及保持稳定培养的困难等。另外一个日益提升的优势就是通过组合生物合成，有能力改变微生物的天然合成途径。而且，目前还有许多没有被探索的微生物资源，例如海洋水生微生物，极端环境下的微生物和植物内寄生菌。分离、培养和鉴别特殊微生物技术的最新发展毫无疑问将继续促进人们对这些微生物化学成分进行探索。

③ 动物来源。动物作为有生物活性的天然产物来源，理由是其可能发展、利用化学防御的方法来抵抗其他动物的捕食，由此非常可能获得有药理活性的化合物，并且作为新药的来源，它们被研究得较少。最新的发现已经开始促使这一来源成为天然产物研究领域的主流。例如，Daly 及同事从南非树蛙 *Epipedobafes tricolor* 中发现了 Epibaditine，虽然其毒性较大，不可能成为治疗药物，但是它促进了寻找尼古丁受体抑制剂作为麻药的深入研究。还有，Oliviera 及其同事通过对锥蛇毒液的研究表明，这种动物具有组合化学的能力。海洋来源的生物，特别是海绵以及其他无脊椎生物，也被认为是新药的重要资源。

④ 样品的提取分离和储存。天然产物研究中的一个关键问题就是如何提取生物体中的物质，以最大程度的发现具有重要生物活性的次级代谢物，同时减少那些“无用”化合物的出现，这些无用物是许多生物分析中出现非特异性的假阳性结果的原因。因此，样品制备的目的就是选择阳性物而去除“无用”物，同时使其与现有的或未来的生物分析、储存和获取相兼容。

大部分生物体，无论是植物还是微生物，过去通常都是用有机溶剂提取的，故得到的产物大多数都是小分子亲脂性化合物。对于一个植物样品来说，还需要考虑被提取的生物体应是鲜品还是干品，是地上部分还是地下部分；植物鲜品和干品的化学性质在质和量方面均存在差别。对微生物来说，首先要考虑的是最初的培养条件。有报道指出，一些次级代谢物隐藏在特定的植物器官内，因此不需要通过传统的磨碎和提取就能收集到感兴趣的次级代谢物。在从植物体中寻找全新的有生物活性的天然产物时，需要做许多工作才能确定各种样品制备方法对整体客观性的影响。

在分离化学领域，目前已取得了重要进展，包括超临界流体萃取、各种色谱分离技术及水溶性天然产物的纯化，这些技术为样品制备提供了新思路，并且能和随后进行的大量分离技术保持一致性。

(2) 活性成分的发现与评价　天然药物发现研究中，通常的挑战是对有效成分的分离和结构解析，即在一系列活性相当的样品中决定哪一个样品值得进一步研究。这个工作应该通过系统性的优先顺序，并结合活性确证完成。为了得到全新结构类型的化合物，最好能够得到独一无二的资源；而选择出可能产生全新化学类型的提取物，必须注重可靠的活性确证方法。分离和结构解析是最费力、耗时且昂贵的一步，色-质联用技术的进步可以对少量物质提供快速可靠的结构信息，加速活性确证过程。另外，明智地使用文献也是活性确证的成功要素之一。

优先安排主要基于各种信息的组合，包括生物活性方面、文献调研结果（可以说明一个样品以前的研究情况）、能得到的可供大规模分离使用的生物体数量等。一旦一个样品的优先位置被确定后，将开始在生物分析的指导下进行纯的活性成分分离。最新的技术进展对于微量活性成分的分离具有重要意义，包括超临界流体色谱分析、毛细管电泳技术、逆流色谱分析、离心色谱分析等其他技术。分离的活性化合物的结构特征，常用当前技术水平较高的波谱技术来完成，例如，各种高磁场核磁共振（NMR）、质谱（MS）及其他各种测定绝对和相对立体化学构型的方法，如 X 射线晶体衍射等。

生物评价即发现对目前相关疾病靶标有选择性和特殊生物活性的化合物，以及有效地预测体外活性、毒性和药动学。经典的方法就是建立一个阶梯式的分析方程，首先使用有相当高通量筛选能力的方法进行一级筛选，主要目的是探测最有可能成药的化合物，通常可以筛出低活性、中等活性或非选择性的样品。在分子生物学、分子药理学和基因组学重大发现之前，大多数新药筛选都基于动物试验观察反应，对抗生素则是观察其抑制治疗靶菌生长的情况。虽然在整个细胞或者整个动物身上，这种探测方法非常有利，但是比较费时、昂贵且难以操作。随着分子生物学技术的出现，基于作用机制的、特定分子靶标的生物分析成为基本分析方法，并迅速发展为高通量筛选，用以筛选大量的样品库。与纯化合物或通过组合化学合成的混合物相比，筛选天然提取物时十分困难。特别是天然产物的提取物大都有色而且不溶，由无数个可以相互作用（协同或拮抗）的化合物组成，因此导致假阳性的出现，这是对分析灵敏度的一个重大挑战。然后进行二级筛选，目的是确证和定量一级分析中观察到的活性，建立活性谱，揭示作用机制，预测体内药物特性。三级筛选（通常用动物模型）是评价有希望的化合物的临床潜力。

一种先导化合物的确定，应证明其通过新作用机制发挥作用，具有需要的药物特性。在设计、利用和解释生物分析的结果时，关键是选择靶标（治疗的、细胞的、分子的）与建立活性标准，体内生物分析的设计要和体外试验结果有关。功能与结构基因组的发展、转基因技术的应用和微型化、自动化生物分析技术共同促进了对各种天然合成的产物进行生物评价的技术革命。而且，分子生物学技术的运用，如把荧光酶报告基因整合进入细胞系，以及荧光和比色分析设备的进一步形成的色谱、质谱和生物分析联用技术，甚至可以实现在线生物分析。

(3) *天然先导物的优化选择*　在生物活性测定中表现出有治疗潜力的新化合物都值得深入研究。这些研究包括化学全合成、类似物合成、构效关系研究、分子模建和计算机辅助药物设计，以及通过分析化学和物理化学确定该化合物的药物特征。通过适当的模型、药物传输系统及代谢物的研究了解和预测其药动学、药效学和毒性，目前人们也已开始用体内模型系统（例如微生物、培养组织）来预测先导物特征。通过这些研究，优化出供临床前和临床研究的最佳候选药物。

(4) *研究策略和方式的探索*　发现天然药物的长远挑战，就是怎样最好地确定天然产物的生物活性，这在开始时是一个不断反复尝试的过程。经过多年的发展，通过经验观察决定何种动、植物的产物对某种疾病有效，被同样随机但更科学有效的手段——系统筛选所取代。该领域目前也存在较多争议，有人认为最好的方法是“生物多样考察”，即通过搜集大量的各种物质、微生物和动物种群来寻找具有预先设定的生物活性的化合物，其目标是尽可能的筛选样品种类。全球植物种类据统计有 30000～50000 种，而目前仅评价了很少的数量。虽然这是一个有意义的工作，但是想要评价所有的具有某种生物活性的植物是一个庞大的工程，需要长期大量的系统性工作。另一种天然药物的发现方法是利用民族植物学或民族药学。各民族在使用植物或动物产品来控制疾病和损伤过程中积累了丰富的经验，在寻找新的治疗药物方面，可以提供有用的信息，目前市场上大多数天然药物制剂都是来源于这些民族药物，这些药物已经被连续使用几十年甚至几百年。例如我国的《本草纲目》就是一本有着千百年历史的专著，十分详细地记录了几千种药用植物的分类、形状、治疗方法和使用情况。

许多讨论主要集中在如何评价天然产物的活性方面。在 20 世纪 70～80 年代之前，除了抗生素外，新药的发现主要依靠动物模型。随着分子生物学的发展，新药的发现开始利用基于酶或受体的分析系统来测定药物的特异性和选择性。这些发展促进了药物发现中二级学科的发展，即基于特定的酶或受体，大规模的评价纯化合物或天然产物提取物的特殊生物活性。这种方法被称为高通量筛选，主要依赖于机器人和自动化操作，目前已经具有日测 1 万个样品的能力。使用特定的酶或受体的新分析方法也在迅速发展，并且适宜于高通量筛选，使短时间内筛选巨大化合物库成为可能，也使工业化筛选每 6 个月可以轮回一次。当发现一种新的分析方法后，整个化合物库被筛选一次，当另一个新分析方法出现时，化合物库再被筛选一次，如此重复。高通量筛选在药物发现中具有重要作用，但必须明确药物潜在的新靶标，这通常来自靶标体系基础生物学或对药物全新作用机制的掌握程度。但已知生物活性的大多数化合物不是通过作用机制而是基于筛选发现的天然产物，例如整个细胞分析，而非酶或受体分析。基于作用机制的高通量筛选还有一个不足，就是只能筛选具有特定作用机制的活性化合物，其他机制的活性化合物可能会漏掉。虽然这种方法具有明显的用途，但在某种程度上，仍然限制了药物发现的机会；而对于某一疾病而言，筛选结构新颖且具有新的作用机制的生物活性化合物十分必要。此外需要注意，发现的新化合物应该对整个细胞体系有效，必须能透过细胞或组织屏障。

药企层面普遍关注的问题是，一旦确定开发某个候选药物之后，这些天然来源的药物能否得到可靠而充分的供应。目前大量供应某些植物或海洋来源的化合物几乎是不可逾越的困难，但是又不能因为供应问题而放弃对有潜力化合物的研究；如果一个候选药物非常有效时，充分供应问题不容忽视。对于植物来源的化合物，满足大量供应的方法可以通过合成、半合成、从野生与培养的植物中再分离或大规模组织培养；对微生物来源的化合物，培养和大规模的发酵已经非常成功。很明显，如果是可培养的土壤或水生微生物（例如细菌或真菌等）来源的化合物，这个问题就相对容易解决，也是工业化的天然药物研究主要集中在发酵化学的原因。但是大量供应其他来源的候选物仍具有很大的困难，包括植物的组织培养和海洋无脊椎动物的水培养。

第一种成功的方法就是全合成、半合成或合成类似物，即通过设计含有复杂天然产物的必需药效团，以及改善其药物特性如药动学、兼容性和稳定性等。在这种情况下，天然产物的作用是作为先导物提供设计和开发的模型，使其结构相对简单，具有改良的特性并通过合成获得，从而使工业化生产不再需要大量的原型天然产物。但如果该药是用一种天然产物作为起始原料半合成的衍生物，也有很多天然药物在结构上没有可以替代的化合物，则供应问题仍显得十分重要。第二种成功的方法是确定影响关键次级代谢物的基因或环境因素，并把这些信息与生物技术结合起来。至于利用组织培养生产植物来源的药物、解决供应难题的方法，在理论上非常诱人，但目前仍有待完善。

2.2.3 组合化学与高通量筛选

新药研制的效率在很大程度上取决于化合物的合成和生物评价的速度，这关系到人力和资金是否得到充分的利用和快速的回报。数十年以来，合成药物的传统模式是一次合成并评价一个化合物，而且一直沿用至今。组合化学采用了完全不同的策略，能同时制备含众多分子的化合物库，库容量则以几何级数增加，与高通量筛选（high-throughput screening，HTS）技术结合，可极大地加快先导物发现和优化的速度。

2.2.3.1 组合化学

组合化学是在不同结构的构建模块之间，以共价键系统反复地进行连接，从而能在短时间制备出数目众多的化合物；它是在合成多肽的基础上发展起来的一项快速高效的合成技术，亦称同步多重合成化学或组合合成化学，是一种将化学合成、组合理论、计算机辅助设计和机械手结为一体的技术。

组合化学源于如下原理：用随机筛选的方式发现活性分子的概率，与所筛选化合物的数目成正比，即筛选的化合物数量越多，得到活性化合物的可能性越大。它基于一系列组建模块（building block）产生所有可能的组合方式而合成数量巨大的化合物库。表 2-3 列举的数据表明，以代数级增加组建模块的数目，所生成的化合物数量成几何级数的增加。

表 2-3 组建模块与形成化合物数量间的关系

一个分子中连接的模块数	模块总数为 10 个	模块总数为 100 个
3	1×10^{3}	1×10^{6}
4	1×10^{4}	1×10^{8}
5	1×10^{5}	1×10^{10}

将不同结构的基础模块通过化学合成或生物合成，产生大批相关的化合物（化合物库），构建化合物库是组合化学的主要内容。化合物的合成可在固体载体上或溶液中进行。固相反应一直占据着主要地位，具有重要的优点：它可用过量试剂使反应完全；过滤就能分离纯化产物；产物易于提纯则更适于多步反应，如多肽及寡聚物的合成；另外，操作简单有利于自动化，因此也得以快速发展。固相上合成一般需要有固相载体、连接基团和产物解离的方法等。固相载体可以是树脂、硅胶、玻璃、纤维素等；连接基团有氯甲基苯、苯甲醇、胺、二氢吡喃等。固相合成方法很多，包括混合固相肽合成、多孔固相合成法、混合-均分法、光控合成法等，其中最常用的是混合-均分法。

例如，混合-均分法：若 n 个底物分别与树脂珠连接后，混合，等量分成 m 份，然后分别与 m 个单体中的每一个进行反应，所得产物再混合，再把混合物分成 p 等份，分别与 m 个单体中的每一个进行反应，如此逐步继续，直到反应结束，得到若干化合物亚库，最后所得总数为 $n \times m \times p$ 的化合物组成化合物库。假设用丙氨酸（A）、甘氨酸（G）、缬氨酸（V）作基础模块，第一步分别将它们结合固定在树脂上，然后合并混匀，再随机平均分成 3 份；第二步，拿上述 3 份产物分别与 A、G、V 再反应结合，然后合并混匀，会形成 3×3=9 种二肽；可以将 9 种二肽产物再随机均分成 3 份，进行第三步，即重复前面的步骤分别与 A、G、V 再反应结合，会形成（3×3）×3=9×3=27 种三肽（图 2-13）。如此下去，可以迅速地合成出相当数目的化合物，组成化合物库。混合-均分法在每步反应完成后，产物分子连接于球珠而不溶于溶剂，可十分方便地将杂质、催化剂及过量试剂等洗涤干净，所得化合物库经筛选后检出。

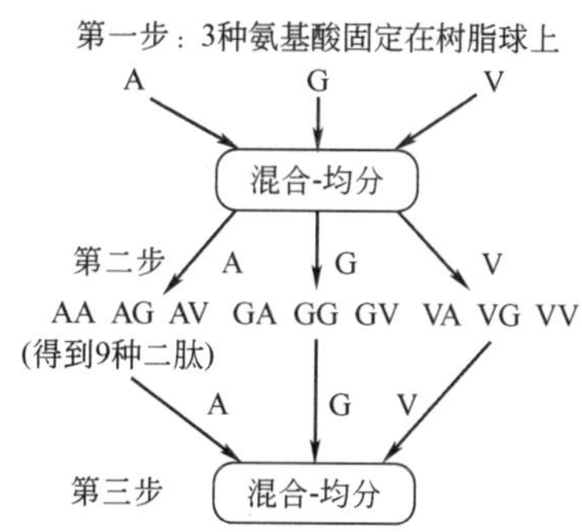

图 2-13 三肽化合物库的合成示意图

液相合成虽不如固相操作简单，但有成熟的传统合成路线与工艺，方法也得心应手、广泛应用。液相合成化合物库，能提高合成速度；没有树脂负载量的影响，成本低；反应过程中能进行产物跟踪分析等。相对于固相来说，对步骤少、结构多样性的小分子合成有优势。液相合成法现已成功合成了三氟甲基吡啶库、α-氨基酸库、非肽基 α,α-二氟亚甲基磷酸库、苯并咪唑衍生物库、1,5-二烷氧基-2,4-二硝基苯库、多环天然产物类似物等大量化合物库。液相合成策略的有同步平行法和索引组合库法等。

同步平行法是在不同的反应器内分别合成一系列单个分子，此法既适于固相合成又适于液相合成。通常用微滴定板（一块模制的塑料 96 孔板），包含 8 排×12 列小穴，每个小穴装有要反应的几毫升液体。这种排与列的布置就能确定库化合物的结构，即推知每一个孔中化合物的结构，此法在库容量小时经常采用。假如一个底物 S 与多个反应物 R_1、R_2、R_3……R_n 反应，产生一个含有 n 个产物 SR_1、SR_2、SR_3……SR_n 的化合物库（图 2-14）；或者，若 m 个 A_1、A_2、A_3……A_m 反应物分别与 n 个 B_1、B_2、B_3……B_n 反应物反应，则得到 $m\times n$ 个产物的单个分子。采用同步平行法所获化合物库的规模比较小，但是产物单一纯净，筛选数据比较准确。

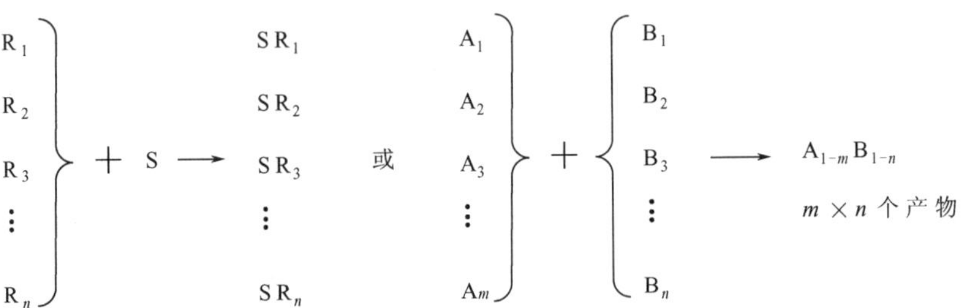

图 2-14 同步平行法合成示意图

Gordeev 等使用固相法合成了 1,4-二氢吡啶组合库，库容量为 300 个化合物，以期创制钙通道拮抗剂。使用的 3 个组建模块为 β-酮酸酯或二酯（10 种），第二个模块也为 β-酮酸酯或二酯（3 种），第三个模块为取代的芳香醛（10 种），生成 300 个化合物均匀地分布在 30 个合成器内，每个合成器内含有 10 种化合物。分别对 30 个合成器中的样品做活性筛选，找到活性最强的一组（10 个）或两组（20 个）化合物，再进一步试验得出阻断该钙通道活性最强的化合物（图 2-15）。

在活性筛选中，含有 6A 模块（乙酰乙酸甲酯）的 100 个化合物（包含在 10 个反应器中）的亚库活性最高，进一步发现含 2c 模块（乙酰乙酸乙酯）的 10 种化合物和 2g 模块（乙酰乙酸烯丙酯）的 10 种化合物为高活性亚库，最后在 6A-c 和 6A-g 中得到高活性的 5 个单一化合物（图 2-16）。

合成化合物库的目的是寻找活性产物。库的构建与筛选是相互联系的，对于不同类型的库应选用不同的筛选方法。筛选可在固相上直接进行，如库分子直接与活性蛋白或受体反应，再用蛋白染色或标记的方法挑选出活性珠；筛选也可将库分子切入溶剂中进行。平行合成法所得的库可采用位置扫描法，即对每个孔中的产物活性进行扫描检测；对混合-均分法构建的库，一般采用解析法筛选，其特点是通过

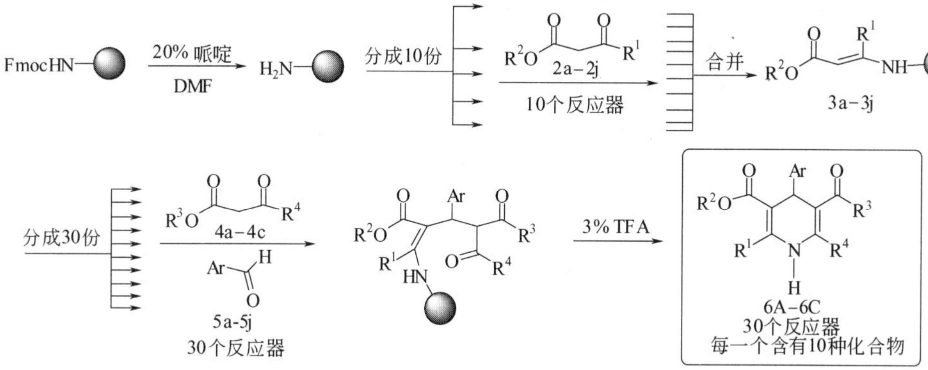

图 2-15 二氢吡啶化合物库的合成模式

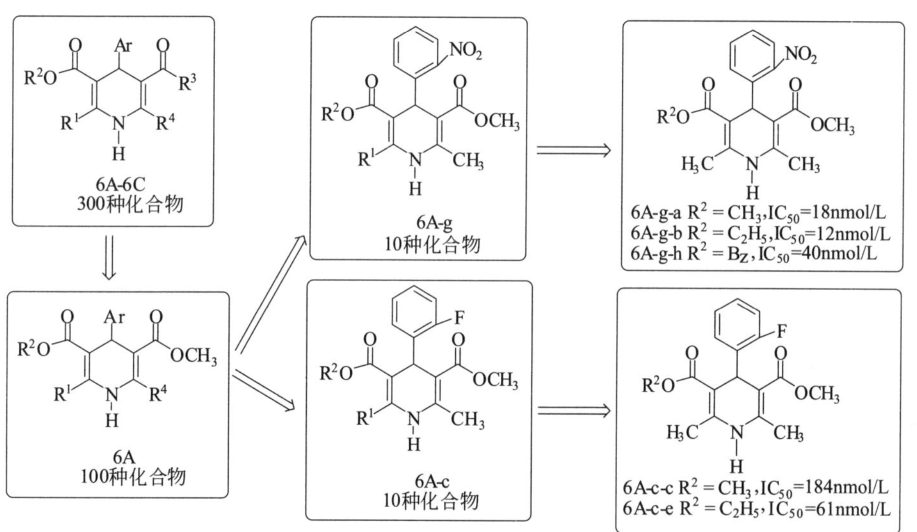

图 2-16 二氢吡啶化合物的活性分组

子库提供的结构信息，无需仪器就能确定库中的活性结构。

2.2.3.2 高通量筛选

药物活性筛选的基本形式有很多，如随机筛选、计算机筛选、高通量筛选、利用生物信息学筛选等。而配合组合化学技术、灵敏的检测技术、微电子技术、自动化技术和计算机技术形成的高通量筛选（high throughput screening，HTS）是当今最为广泛和有效的筛选方法。HTS 就是以分子细胞水平的实验方法为基础，以微型板为实验工具载体，以自动化操作系统执行实验过程，以灵敏快速的检测仪器采集实验数据，以计算机对实验获得的数据进行分析处理，同时对数以万计的样品进行检测。

满足高通量药物筛选需要具备以下特点：①筛选疾病基因或其表达的蛋白，需要有完备的基因或蛋白库；②需要将检测指标转化为简便、灵敏、稳定的客观检测信号，如荧光、化学发光、放射性核素等；③需有制作快速检测微量样本的仪器，保证高通量筛选的信息能够快速准确读出；④针对短时间获得的庞大的实验数据，必须有相应的计算机硬件和软件的支持；⑤研制有自动化加样和取样系统以保证完成上千次操作；⑥还需要有数十万至上百万化合物库进行筛选。

高通量筛选所采用的是细胞水平和分子水平的筛选模型，如基于反酵母双杂交系统的药物筛选模型是研究蛋白-蛋白相互作用的一种有效的遗传学方法。基于细胞平台的药物筛选模型能够提供化合物对于特定受体、离子通道或者细胞内的药理活性，而传统的生化分析往往不能得到这些活性数据，如细胞平台上的高通量筛选能够区别药物发挥的究竟是激动剂作用还是拮抗剂作用，也能够提供有关药物膜通透性及毒性方面的信息。基于动物平台的药物筛选为体内筛选模型，很多药物在体外具有很高的活性，但进入人体或动物体内检测时活性却大为下降，这是由于在人体或动物体内，药物作用的发挥除了必须具备药理活性外，还与其吸收、分布、代谢、排泄（ADME）情况有关，所以该模型解决了筛选药物的药理活性和对药物的 ADME 进行研究的问题。

传统药理学研究方法对药物开发有两个重要的制约环节，一是发现新药的效率低、规模小、成本高、难度大，因而制约了新药发展的速度；二是作用机制研究难度大，需要进行大量的探索工作。如强心苷类药物，首先在临床上认识到该类药物具有强心作用，此后经过几十年的探讨和研究，才证明了强心苷类药物的主要作用机制是通过抑制 Na^+-K^+-ATP 酶活性，从而增强心肌收缩力。高通量药物筛选的药物发现过程是基于反向药理学（reverse pharmacology）研究过程，这种研究模式是相对于传统药理学研究过程，是对高通量药物筛选引发的研究过程的概括，该模式不仅成功地揭示了大量已知药物的作用机制，而且还发现了大量的新现象和作用机制，促进了药理学的发展。

反向药理学的最大特点是从药物作用机制开始研究药物作用的特点和规律。由于高通量药物筛选多数是在分子水平的筛选模型上进行的，故获得的药物作用信息是药物与作用靶点之间的关系，或者说是直接认识了药物作用机制。但无论所采用的药物作用靶点属于何种类型，仅根据药物与靶点之间的关系，不能说明药物的全部药理作用。因此，要在药物作用机制的引导下，进行全面的药理学研究，直至整体动物药效学研究。由于该过程与传统药理学研究的模式相反，故称为反向药理学。反向药理学的最大优势是可以从药物作用的靶点水平，大规模地筛选药物，高效率地发现新药。利用药物靶点进行药物筛选，已成功地发现了大批临床用药，如血管紧张素转化酶抑制剂卡托普利、依那普利、赖诺普利等降血压药物，β-肾上腺素受体拮抗剂普萘诺尔、阿替洛尔等也是利用分子靶点筛选而发现的药物，并经进一步的研究成为临床应用的抗心律失常药。

药物高通量筛选的分析方法主要有以靶点为基础的分析方法和以细胞功能为基础的分析方法。以靶点为基础的分析方法主要有：①以酶为靶标的高通量检测方法，绝大多数是直接检测酶活性，方法是基于放射性的方法和基于比色、荧光的方法；②以受体为靶标的高通量检测方法，主要包括检测功能反应、第二信使生成和标记配基与受体相互作用等类型；③以离子通道为靶标的高通量检测方法，如用酵母双杂交的方法高通量筛选干扰 N 型钙通道 β_3 亚单位与 $\alpha_1\beta$ 亚单位相互作用的小分子，寻找新型钙通道拮抗剂；④以核酸为靶标的高通量检测方法，可以建立以核酸编码结构区域为靶标的筛选方法，寻找类似氨基糖苷类抗生素而亲和力更高或作用于相同核酸的其他位点的新化合物，以及不易被代谢失活的新化合物。以细胞功能为基础的分析方法主要包括内皮细胞激活、细胞凋亡、抗肿瘤活性、信号转导通路、细菌蛋白分泌以及细菌生长等，都已建立了高通量筛选分析方法。

影响高通量筛选结果的因素包括微孔板性能的差异和细胞株。对于用在细胞水平检测过程中的所有材料，需要精确地评估它的性能，因为不同来源的微孔板可以对细胞的生长繁殖产生不同的影响；为了更好地配合细胞毒性检测，已有适合细胞生长繁殖的最优化培养板，这些培养板不会对细胞的毒性检测产生较大或负面的影响。对于细胞株，细胞筛选法不仅需要数量巨大，也需要平行处理多批次、小量不同组织来源的细胞株，这些细胞株必须不断地供给培养基来维持其生长需要，而通常在细胞冻存、复苏和培养过程中会出现一些问题，应优化细胞培养基以使细胞能较好地生长和繁殖；许多细胞是使用含胎牛血清的培养基来维持生长的，但不同批次的胎牛血清质量有差异，对试验结果产生不利影响，故无血清培养基被应用得越来越多；但细胞株和培养基的价格非常昂贵，限制了细胞水平筛选的广泛应用。

2.2.4 药物分子设计与虚拟筛选

随着生物化学、分子生物学、分子图形学和蛋白质结构测定技术等的发展，出现了合理药物设计与虚拟筛选，使新药研究进入了一个新的阶段。

2.2.4.1 合理药物设计

所谓的合理药物设计（rational drug design），是基于对疾病过程的分子病理学的理解，根据靶点的三维空间构型，并参考内源活性分子和外源活性分子的化学结构特征设计出针对疾病的药物，引导设计走向合理化，设计出的药物活性强、作用专一、副作用较低。合理药物设计具有设计目的明确、设计出的分子更具合理性、减少所筛选的化合物数量以及缩短研究开发周期等优点，因此明显优于传统的随机筛选等方法。

合理药物设计应用受体结构的有关知识来指导和辅助药物分子的设计，其起点是体内的分子靶标，而非药物。此处“受体”是指一切能与药物分子结合的大分子靶标，如酶、受体、离子通道、膜、抗原、病毒、核酸、多糖等。合理药物设计不仅充分考虑配基与受体活性部位之间的形状互补性，而且充分考虑二者之间的性质互补性，如静电相互作用、氢键相互作用、疏水相互作用等。此外，对溶剂效应、配体与受体的协调运动等，也给予足够的重视。

合理药物设计可以分为以下三种类型：①受体结构已知，即通过结构测定技术得到了受体或受体-配基复合物的三维结构，这样可在受体活性部位直接进行药物设计；②受体的一级序列已知，但尚未阐明其三维结构，可根据同源蛋白模建等方法预测其三维结构，然后再根据预测出来的模型进行药物设计；③受体结构尚未阐明，只有一些配基的结构知识，甚至提出一个假想受体（pseudoreceptor），再间接进行药物设计。由此可见，受体知识掌握得越多，设计出来的配基越有希望成为药物。

按照设计掌握的信息基础不同，合理药物设计包括基于结构的药物设计（structure-based drug design）和基于机理的药物设计（mechanism-based drug design）两种方法。对药物和靶点（受体）的结构在分子水平上全面、准确地了解，是基于结构的药物设计基础，从而引导发现先导化合物的理性化。从与疾病有关的蛋白质、核酸等生物大分子的三维空间结构出发，设计出非蛋白质小分子药物，如酶抑制剂、受体激动剂等。如果疾病的全过程能够被完整地阐明，能够完全弄清楚靶点的结构、功能、与药物的作用方式及产生活性的机理，就有可能通过抑制某些与疾病有关的生理、生化过程来阻断疾病的发生和发展，有可能从基于结构的药物设计上升到基于机理的药物设计，从而达到合理药物设计的真正目的。

常规的合理药物设计方法为根据受体和已知配基之间的相互作用机理研究，对已知配基进行结构改进，使受体和配基之间的形状和性质更匹配。如氟尿嘧啶的研究以 DNA 或 RNA 合成的核苷酸尿嘧啶作为先导化合物，将 5 位的氢换成氟，使之成为生物体的正常代谢物的代谢拮抗剂，用作抗肿瘤药。

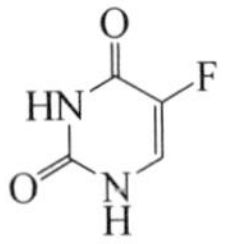

O HN F O N H

氟尿嘧啶

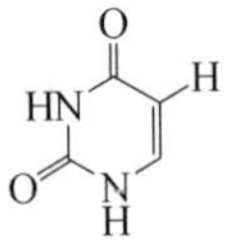

O HN H O N H

尿嘧啶

2.2.4.2 虚拟筛选

虚拟筛选（virtual screening）是基于药物设计理论，借助计算机技术和专业应用软件，从大量化合物中挑选出一些有苗头的化合物，进行实验活性评价的一种方法，其目的是从几十乃至上百万个分子中筛选出新的先导化合物（图 2-17）。

由于实体的药物筛选需要构建大规模的化合物库，提取或培养大量实验必需的靶酶或者靶细胞，并且需要复杂的设备支持，因而进行实体的药物筛选要投入巨额资金。而虚拟药物筛选是将药物筛选的过程在计算机上模拟，对化合物可能的活性作出预测，这样就能够集中目标，大大降低实验筛选化合物的数量，从而缩短研发周期、节约经费开支。虚拟筛选包括以下四种方式。

（1）基于分子对接的虚拟筛选　基于一个靶点（酶、受体、离子通道、核酸等）的三维结构，常采用分子对接的虚拟筛选方法，从小分子数据库中找到能与之匹配的候选化合物。所谓分子对接（dock）是基于两个或多个分子之间通过几何匹配和能量匹配相互识别的过程，即在药物分子和靶酶产生药效的反应过程中，两个

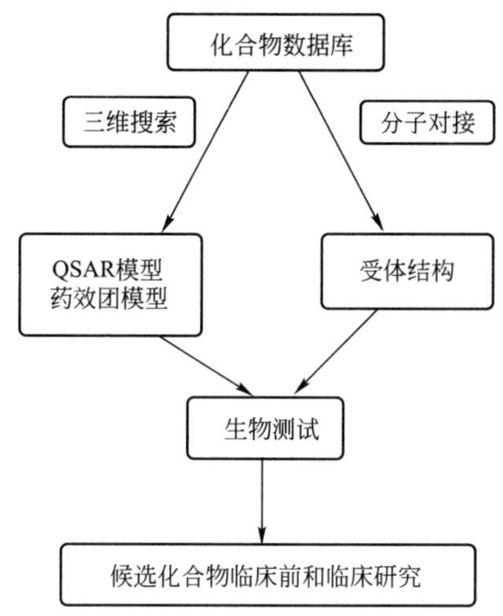

图 2-17 虚拟筛选流程

分子先充分接近，然后采取合适的取向，使两者在必要的部位相互契合、发生作用，进而通过构象调整形成稳定的复合物。如 2002 年 Grunberg 等采用基于分子对接的虚拟筛选方法成功地找到了多种人碳酸酐酶（humancarbonic anhydrase）的抑制剂。在整个设计过程中，他们采用了多次初筛的办法将 Maybridge 数据库（61186 个分子）和 LeadQuest 数据库（37841 个分子）进行过滤，将数据库缩小为 5904 个；然后与已知抑制剂进行相似性筛选，得到了 100 个候选化合物；最后将这 100 个分子利用 FlexX 程序进行对接筛选，从中挑选出 13 个进行生物活性测试，结果 7 个分子的 IC_{50} 值达到了微摩尔级别（图 2-18）。

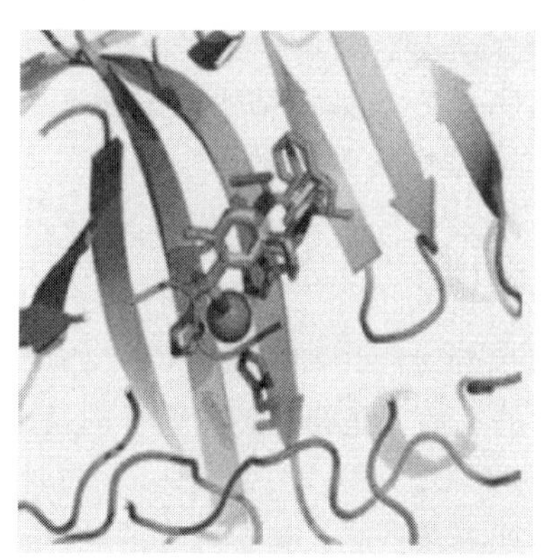

图 2-18 人碳酸酐酶与其抑制剂复合物

(2) 基于药效团的虚拟筛选 药效团（pharmacophore）特指载有活性必须特征原子的分子框架，或泛指生物活性分子（一般指小分子）中对活性起重要作用的“药效特征元素”的空间排列形式。这些“药效特征元素”可以是某些具体的原子或原子团，比如氧原子、苯环等；也可以指特定的功能结构，如疏水基团、氢键给体、氢键受体等。在得到某类抑制剂的药效团模型后，就可以以药效团作为提问结构进行数据库搜索，从数据库中筛选得到符合该药效团的候选分子，而在这些候选分子中可能包含新的先导化合物。

基于药效团的筛选一般包含 3 个基本步骤。①初筛：先筛去那些不能与提问结构匹配的分子，减少进入下一个阶段的候选分子数，大多数软件都把在该药效团中出现较多的原子或基团作为约束条件，含有这些基团的则通过初筛，否则被淘汰；②二维子结构匹配：其目的是确定测试分子中药效模式间的连接方式是否符合提问结构，这是一个较为耗时的过程；③三维结构搜索：在通过二维子结构匹配证明其包含药效团以后，就需要验证它在数据库中的构象和药效特征元素是否满足空间限制条件，如果满足则该分子是一个命中结构。

(3) 基于定量构效关系的虚拟筛选　定量构效关系（quantitative structure-activity relationship，QSAR）研究方法在现代药物设计方法中占有重要的地位，也是应用最为广泛的药物设计方法。其目的是采用数理统计的方法，研究和揭示化合物的活性与其分子理化性质之间的定量变化规律。基于定量构效关系筛选的方法也是最早发展起来的虚拟筛选方法，并已由平面的 2D 发展至空间的 3D 模式。利用软件分析一系列已知化合物的各种性质、理化指标，构建定量构效关系。在构效关系确定之后，即可对各类数据库进行筛选。

(4) 基于药代动力学的虚拟筛选　在传统的药物设计流程中，对于候选化合物最关心的往往是其能否与靶酶的活性位点结合，至于这个化合物能否在肠道溶解、透过细胞膜达到有效部位等问题考虑的并不多。而在药物研制的早期阶段对化合物的药代动力学和毒性进行全面的评价也是十分重要的。基于药代动力学筛选较快捷，主要针对整个数据库，通常先于药效团筛选、对接筛选。因此筛选条件应尽量完善，否则很可能剔除潜在的先导化合物。

除了上述 4 种筛选方法外，还有如子结构匹配筛选、相似性搜索筛选等，这些技术都已经在一些虚拟筛选实践中得到应用。

2.2.5 计算机辅助药物设计

通过抑制、阻断或调节病理过程中相关酶系、受体或离子通道和核酸等药物作用靶标，从而达到治疗疾病的目的，是合理药物设计的基础，而计算机辅助药物设计（computer aided drug design，CADD）是实现合理药物设计的技术手段。计算机辅助药物设计的出现，使药物设计由盲目进入到有理性的设计，由二维空间进入到三维空间的直观设计的新阶段，大大加快了新药研制的步伐，节省了开发新药工作的人力、物力和财力。目前计算机辅助药物设计已成为药物设计中的一个新的热点。

计算机辅助药物设计的方法很多，一般可归纳为以下三类：①直接药物设计，即基于靶点结构的药物设计（structure-based drug design，SBDD）；②间接药物设计，即基于配体结构的药物设计（ligand-based drug design，LBDD）；③基于组合化学的计算机辅助药物设计，如图 2-19 所示。

2.2.5.1 直接药物设计

该法的最基本要求是必须了解作用受体（靶点）的三维空间构型，根据受体受点的形状和性质要求，借助计算机自动构造出形状和性质互补的新的配基分子的三维结构。对靶点的功能、三维结构、内源性配基（或天然产物）的化学结构特征有较为详尽深入的了解是直接药物设计的关键，但是知道了受体的三维结构并不意味着知道配基与受体作用的受点。该方法的理论基础是受体受点与配基之间的互补性。受点的确定是基于受体蛋白与小分子配基的互补结合包括空间互补及疏水作用、离子键、氢键、电荷转移等作用。常用活性部位分析法（active site analysis，ASA）来分析和配基分子中的原子或基团作用的受体活性部位。确定了受体的受点，按照空间互补和静电互补作用相互关系来设计新的药物分子。

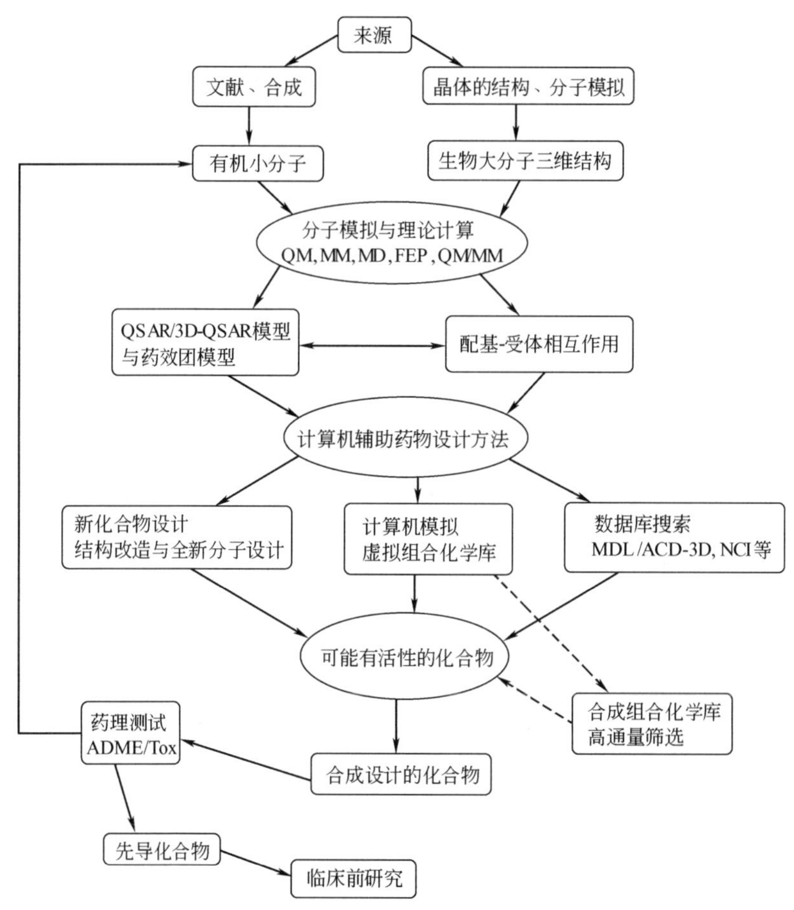

图 2-19 计算机辅助药物设计的常用途径

QM 为量子力学；MM 为分子力学；MD 为分子动力学；FEP 为自由能微扰；QM/MM 为量子力学和分子力学或分子动力学相结合的方法；MDL/ACD-3D 和 NCI 为有机小分子化合物数据库；Tox 为药物毒性

配基分子的设计方法，可以分为基于靶点结构的三维结构搜寻和全新药物设计。三维结构搜寻（three-dimensional structure searching）又称数据库搜寻法或数据库算法，是利用计算机人工智能的模式识别技术，把三维数据库中的小分子数据逐一地与搜寻标准进行匹配计算，寻找符合特定性质的命中结构，从而发现合适的药物分子或先导化合物。通过三维结构搜寻，可以找到与受体受点性质和形状互补的、与已知活性化合物作用类似的配基，也可能找到与已知物完全不同的新的结构类型，所以三维结构搜寻也属于设计先导化合物的一种方法。利用三维结构搜寻方法可以在实验药理筛选之前为数据库中的分子做生物活性预测，相当于进行计算机辅助药物筛选（computer-aided screening）。

对接（docking）是三维结构搜寻的基础。对接是指受体和配基之间通过能量计算和空间匹配而相互识别形成分子复合物，并预测复合物结构的操作过程，也可以认为是两个或多个分子间通过几何匹配和能量匹配而相互识别的过程。对接常用于研究药物与受体之间相互作用的模型，尤其适用于受体的作用机制、作用靶点的空间配置研究较清楚者。分子对接的方式可分为刚性对接（对接过程中研究体系的构象不发生变化）、柔性对接（对接过程中研究体系的构象可以自由变化）以及处于二者之间的半柔性对接（构象可以在一定范围内改变）三种。在实际应用过程中，刚性对接一般适用于比较大的体系，如蛋白质和蛋白质之间的对接、蛋白质与核酸之间的对接等；半柔性对接适用于小分子与大分子的对接，在对接过程中大分子的构象是刚性的，而小分子则具有一定的柔性，构象可以改变。在进行数据库搜索时，多采用半柔性的对接方法。具体对接的方法很多，最早用于数据搜寻的软件如 DOCK 程序，也是目前使用最广泛的分子对接程序之一，它可以自动地模拟配基分子在受体活性位点的作用情况，并把理论预测最佳的相互作用方式记录下来，能够对配基三维结构数据库进行自动搜索，广泛应用于基于受体结构的数据库搜索药物设计中。其主要步骤为：配基和受体相互作用位点的确定、评分系统的生成、DOCK 计算、DOCK 对接过的处理与分析等。还有如基于 GRID 力场的 CLIX 程序、FLOP 程序、LUID 程序、Affinity 程序、ligandfit 程序等，有许多都已实现商业化。

三维结构搜寻的基本要素是三维结构数据库、搜寻标准和搜寻方法。搜寻标准就是询问条件和提问结构，是用来说明与受体受点相互作用的药效基团单元的特征结构及它们之间的空间关系。搜寻是一个连续的过程，一般包括初筛、几何搜寻和柔性搜寻三个步骤，按照搜寻方式的不同可以分为三维几何搜寻、三维相似性搜寻、柔性构象搜寻、大分子三维结构搜寻等。如二氢叶酸还原酶（dihydrofolate reductase，DHFR）是与抗菌、抗原虫和抗肿瘤有关的重要靶点，Gachwend 等在设计 DHFR 抑制剂的过程中首先考察了人的 DHFR 和肺炎肺囊虫（导致 HIV 感染者发病和死亡的主要原因）的 DHFR 结构，发现二者结构上有很高的保守性，于是以肺炎肺囊虫 DHFR 晶体结构为起点，利用 DOCK 方法，对 FCD 数据库中的 53328 个化合物进行对接搜索，找到 2700 个能量匹配较好的化合物，对这 2700

个化合物首先进行刚性的分子力学优化，使受体和配基间的匹配更合理。并将肺炎肺囊虫的 DHFR 的合适构象作为初始构象直接与人 DHFR 的活性部位作用并进行优化，利用基于分子力学的能量的得分函数进行评估，对得分较高的化合物进行人为选择，合成或购买部分化合物进行活性测定，测得多个化合物具有较高的活性，并且得到与已知的抑制剂结构完全不同的母体结构。对接和三维结构搜寻是一种很实用的直接药物设计方法，已有很多成功的例子，如发现与 DNA 结合的配体分子、HIV-1 蛋白酶抑制剂、乙酰胆碱酯酶抑制剂等。利用三维结构搜寻得到的都是已知化合物，可以不必在实验室合成而直接进入生物活性测试，缩短了药物开发时间，提高了效率。

全新药物设计（de novo drug design），又称从头配体设计法，它属于真正意义上全新的药物分子设计方法。这个全新的概念比数据库搜索所指的先导化合物具有更广泛的含义。数据库所提供的化合物并不是真正意义上的全新化合物，而且某些数据库可能会偏重于收集某些类的化合物，故数据库搜索的方法在化合物的结构和种类方面会对所设计的结果产生一些限制，全新药物设计法根据受体受点的形状和性质，利用计算机程序计算和分子图形显示构造出形状和性质互补的新的配基分子三维结构，直接设计其结构互补的激动剂或抑制剂，设计过程中完全没有化合物种类和结果的预先限制，因此设计的结果可能是全新的。

全新药物设计（从头设计）包括三大步骤：①对活性位点的结构和化学特征进行准确的定义，这些特征包括疏水性、氢键形成可能性、空间的约束条件等；②根据定义的活性位点的信息，产生相应的配体分子碎片，通过原子连接法或者碎片连接法产生配体分子；③将得到的配体分子，按照一定的方法对其与靶点的结合能力进行评估，按得分的高低进行排序，对若干最佳配体分子进行下一轮设计或合成，并进行结构和生物活性评价。

全新药物设计方法主要有自动模板定位法、自动原子生长法以及分子碎片法等。自动模板定位法是指当受体的三维空间结构已知时，根据受点的形状和性质要求，借助于计算机自动构造出与受体的受点形状和性质互补的三维分子骨架，再根据受体的性质把分子骨架转化为具体的分子结构。可用来设计或识别构象限制的具有潜在生物活性的分子，从而产生先导化合物。自动原子生长法是基于靶点的性质（静电、氢键、疏水性等），逐个增加原子，配上与受体形状和性质互补的分子，包括起始点的生成、原子生长等。分子碎片法是以搜寻数据库所得到的高度互补性分子碎片为起点，逐步增加原子或分子碎片，最终构建成酶抑制剂或受体拮抗剂。

基于结构的药物设计（SBDD）成功的例子很多，如 Merck 公司在原来的肾素结构模拟的基础上，将已知抑制剂对接到天然 HIV-1 蛋白酶的活性部位，建立蛋白酶抑制剂的三维结构模型，经分子模拟和结构优化，最终得到活性较高的抑制剂 L-735524 并成功上市。同样 Hoffmann La Roche 公司利用 SBDD 方法开发了 HIV-1 蛋白酶抑制剂 Ro31-8959。

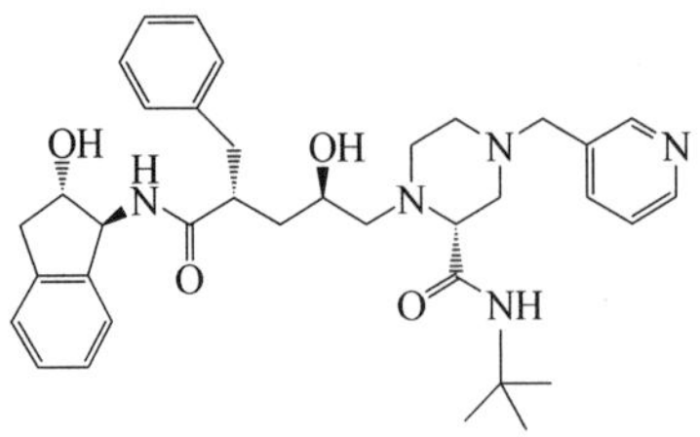

L-735524 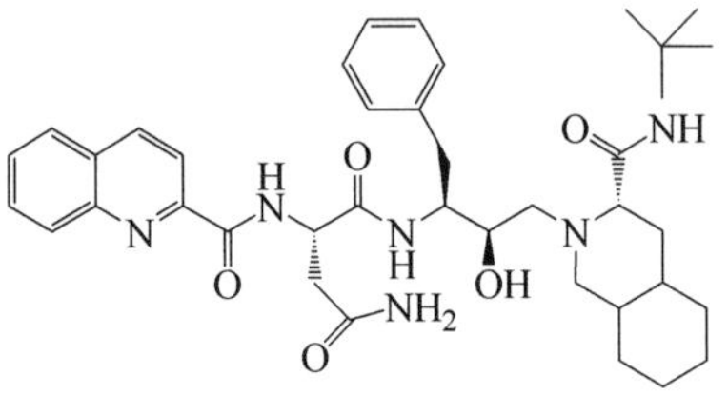　　　　Ro31-8959

2.2.5.2 间接药物设计

在三维空间结构未知的情况下，利用计算机技术对同一靶点具有活性的各种类型的生物活性分子进行计算分析，得到三维构效关系模型，通过计算机显示其构象推测受体的空间构型，并以此虚拟受体的三维空间结构进行药物设计。这种方法称为基于配体结构的药物设计（或间接药物设计法）。此种方法的基本原理在于作用于同一受体的配基具有相类似的结构特征的假设。用于间接药物设计的基本方法包括 3D-QSAR 方法、药效团模型法以及在此基础上的三维结构搜寻方法等。

定量构效关系（quantitative structure-activity relationship，QSAR）是借助于化合物的理化或结构参数，用数学的模式描述有机小分子化合物（底物、抑制剂、激动剂、拮抗剂等）与生物大分子或组织（如酶、受体、核酸、细胞、组织、动物等）之间相互作用的变化规律。也就是用数学方程来表示化合物结构特征与生物活性的关系。这些结构特征以其理化参数、分子拓扑学参数、量子化学参数或结构碎片指数来表示，用数理统计学的方法进行数据回归分析，并以数学模型表达或概括出量变关系。通过这个数学模型，可以预见化合物结构发生改变时，其生物活性随之定量改变。

通过研究药物定量构效关系可以预测化合物的生物活性，减少合成化合物的工作量，进行合理药物设计；研究药物的结构与选择性作用之间的定量关系，针对性地提高药物作用的选择性；研究化合物结构与药物动力学性质之间的关系，与体内代谢之间的关系以及与毒性之间的关系；帮助了解药物的作用机制以至于推测受体的结构图形。然而，预测活性并不是 QSAR 的唯一目的，通过 QSAR 分析，还可以得出最适亲脂或某取代基的最适体积等数据，使药物化学家可以从结构的物理化学性质去分析药物，而不仅仅是注意药效团。QSAR 的研究不仅可以提供亲脂性对于吸收、分布等的影响以及最佳的亲脂性，同时也可提供其他的理化性质对药物的影响，为合理药物设计提供更多的依据。

C. Hansch 等人在前人工作的基础上提出了研究药物的结构与生物活性定量关系的方法。Hansch 方法就是用疏水性、电性、立体性等物化参数把化合物的结构参数化以研究定量构效关系的一种方法（表 2-4）。在使用的参数中，有的需要化合物测定，有些可根据已有数据进行计算。现在已积累了很多用于定量构效关系研究的数据，可在文献中查到。利用这些数据可以推算未合成的化合物的数据，使之可进行活性预测。

表 2-4 常用化学结构参数

类型	参数名称	定义及测定或计算方法	物理意义
电性参数	Hammett 常数(σ)	$\sigma=\lg(K_X/K_H)/P$ K_X 和 K_H 分别为取代苯甲酸和苯甲酸的解离常数；P 为常数，在标准条件(25℃，丙酮水溶液)下，定义 $P=1$	表示芳香族化合物上的取代基的诱导效应和共轭效应
	Taft 常数(σ^*)	$\sigma^*=2.48^{-1}[\lg(K_X/K_H)_B-\lg(K_X/K_H)_A]$ K_X 和 K_H 分别为取代乙酸乙酯和乙酸乙酯的水解常数；下标 A、B 分别表示在酸性和碱性条件下水解	表示脂肪族化合物上的取代基的诱导效应和共轭效应
	解离常数(pK_a)		表示整个分子的电性效应
疏水性参数	分配系数(P)	$P=c_o/c_w$ c_o 和 c_w 分别表示处于平衡状态下，化合物在有机相和水中的浓度	表示化合物向作用部位的转运和与受体的疏水结合情况
	疏水性常数(π)	$\rho\pi_X=\lg(P_X/P_H)$ P_X 和 P_H 分别为同源的取代化合物和无取代化合物的分配系数。不同源的化合物的 π 值不同。当用正辛醇/水系统测定时 $\rho=1$	表示取代基的相对疏水性，可用加合性计算同源化合物的疏水性
	高效液相色谱、薄层色谱或纸色谱的保留值或 R_f 值		表示化合物的疏水特性，可代替 $\lg P$ 使用
立体参数	Verloop 多维立体参数	L 为沿着与母体相连的第一个取代基总长度。使 L 垂直于纸面，然后自 L 点向两边作两上垂直线将两边分为四份(四个宽度参数，从小到大依次为 $B_1\sim B_4$)；Verloop 多维立体参数 L、$B_1\sim B_4$ 可以从原子的范德华半径及键长、键角计算	表示基团大小
	分子折射率(MR)	$MR=[(n^2-1)/(n^2+2)]\times(M_W/d)$ n 为化合物的折射率；M_W 为分子量；d 为密度	作为分子的近似立体参数使用
	Taft 立体参数(E_s)	$E_s=\lg(K_X/K_H)_A$ K_X 和 K_H 分别表示取代乙酸乙酯和乙酸乙酯的水解常数；下标 A 表示在酸性条件下水解	表示取代基的立体因素对分子内或分子间的反应性的影响

上面所述的 QSAR 研究所使用的参数，如物化参数、结构参数、拓扑学参数等多数都是来自于化合物的二维结构，因此将其称为 2D-QSAR。由于药物和受体的结构是三维的，药物和受体的键的互补也应该是三维的，用 2D-QSAR 研究药物与受体的作用，显然有一定的不足，如 Hansch 方法所应用的疏水性参数、电性参数、立体参数等均是取代基的总体数值，不能给出取代基形状的概念，难以说明何

种形状的取代基能够与受体达到紧密的结合。3D-QSAR 是 QSAR 与计算机化学和计算机分子图形学相结合的研究方法，是研究药物与受体间的相互作用、推测模拟受体图像、建立药物结构-活性关系表达式、进行药物设计的有力工具，从分子水平上揭示药物分子与受体相互作用的空间结构特征和在空间结合的理化本质。要进行 3D-QSAR 研究，首先需要得到化合物的三维结构，即具有一定构象的结构，并且要利用量子化学或分子力学的计算求出最低能量构象。

3D-QSAR 方法很多，较为重要的包括距离几何法、分子形状分析法、比较分子力场分析法等。①距离几何法是指药物与受体的作用是通过药物的活性基团与受体受点上相应的结合点直接作用产生的，药物的活性与药物和受体结合的结合能有关，通过选择合理的受体结合点分布模型和药物分子的结合模式，建立与药物活性基团和受体结合点类型有关的能量参数，以此定量预测其结合能，推测药物的作用强度。其方法是先构建配基的大致三维模型，选择最低能量构象，求出表示一个分子内两个原子（基团）间距离的矩阵，定出上下限，以此类推，受体受点间设置为一系列空间点，并分为空点（配基点可以进入并与受体作用）和满点（空间已被相应的原子占领，配基点不能进入），然后进行搜索，寻找出药物的活性基团与受体结合点结合的模型。②分子形状分析法的目的在于找出药物分子空间形状的相似性和差异与生物活性之间的关系。其方法主要是首先对药物分子进行构象分析，确定活性构象，选择一个分子的活性构象作为参考构象，将其他分子的活性构象与选定的参考构象叠合，求出各分子的分子形状参数，确定公共重叠体积及其他的分子特征，最终建立 3D-QSAR 方程。③比较分子力场分析法（comparative molecular field analysis，CoMFA）的基本原理是如果一组相似化合物以同样的方式作用于同一靶点，那么它们的生物活性就取决于每个化合物周围分子场的差别，这种分子场可以反映药物分子和靶点之间的非键相互作用特性。CoMFA 将分子的势场图示到网格点上，表示周围环境，再在势场的基础上比较分子，分析其与活性的关系。此法简单直观，方程具有较强的生物活性预报能力，因此，CoMFA 分析将成为模建药效基团模型的常用方法之一。

QSAR 研究成功的例子很多，如治疗老年痴呆症的药物 E-2020 的开发是通过对一系列二氢茚酮和苄基哌啶类化合物进行了构象分析、分子形状比较和 QSAR 研究，获得了一系列对乙酰胆碱酯酶有较高活性的二氢茚酮苄基哌啶类化合物，经过进一步的药理和临床前研究，选定化合物 E-2020 进入临床研究获得成功。3D-QSAR 研究也有很多报道，如美国 Abbott 实验室的 Martin 研究小组运用药效基团模建、三维数据库搜寻和比较分子力场分析，建立了可靠的 CoMFA 预测模型。该模型从 170 个化合物中“筛选”出有活性的化合物，从而验证了理论模型的可靠性。然后用上述 CoMFA 模型预测了 201 个化合物与多巴胺 D_1 受体结合的亲和性，最后挑选了 19 个化合物进行合成和生物活性测定，最终化合物 A-86929 进入临床试验。

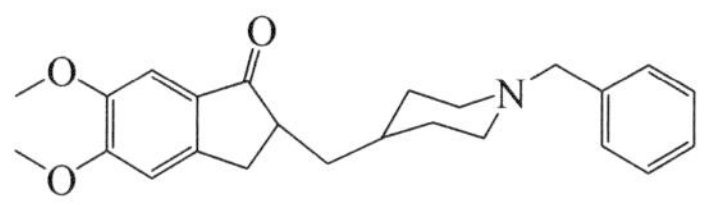

E-2020

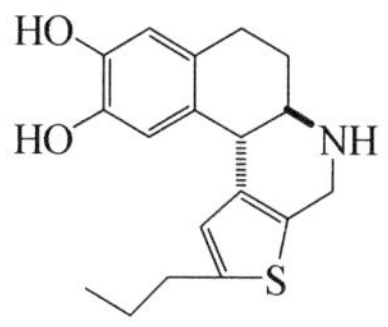

A-86929

药效团模型法（pharmacophore modeling）是对一系列活性化合物做 3D-QSAR 分析研究，并结合构象分析总结出一些对活性至关重要的原子和基团以及空间关系，反推出与之结合的受体的立体形状、结构和性质，推测出靶点的信息，得到虚拟受体模型，再依此来设计新的配基分子。药效团是由一些药效特征元素组成的，早期的药效特征元素只包含一些原子或原子团，如氮原子、羧基、苯环等，现在已经对其有所扩展，除了特定的原子或原子团外，还包括一般化的化学功能基团，如氢键给体、氢键受体、疏水中心、芳环中心、正电荷中心以及负电荷中心等。

氢键给体（HB donor）主要包括氧原子和氮原子，在特定条件下，某些非酸性羟基、氨基、次氨基等，以及一些作用相对较弱的基团也可以作为氢键给体。氢键受体（HB acceptor）一般为含有孤对电子的 N 原子、O 原子、F 原子、S 原子等。疏水中心（hydrophobic ceter）是由如甲基、乙基、苯环等一些不与带电原子或电负性中心相连的一组连续的碳原子组成的。由于具有较多的部分电荷，电荷中心可以分为正电荷中心和负电荷中心，配基上的电荷中心可与受体形成盐桥或较强的静电相互作用。正电荷中心（positive charge ceter）包括带正电荷的原子如脂肪氨基的氮原子、*N*,*N*-双取代脒基的亚胺氮原子以及四氮取代的胍基的亚氨基，至少含一个氢原子的脒基中的氮原子中心或胍基氮原子中心等；负电荷中心（negative charge ceter）包括带负电荷的原子如三氟甲基磺酰胺中的氮原子，硫酸、磺酸、羧酸、亚磺酸或磷酸中的羟基氧和非羟基氧，磷酸二酯与磷酸酯中的羟基氧和相应的非羟基氧以及四氮唑中的氨基氮原子等。芳环中心（ring aromatic ceter）包括五元环或六元环，如噻吩、苯环等。芳环主要是参与配基与受体中的 π-π 相互作用。药效团模型中的药效特征元素可抽象为点（如疏水中心、电荷中心）、线（如氢键）和面（如芳香中心）。这些特征元素或它们之间可利用多种形式进行空间约束，包括特征元素之间的距离、角度、二面角等，有时还包括位置限制。

药效团模型建立的方法包括：①在受体结构未知或者作用机制不明确的情况下，对一系列化合物进行结构-活性研究，并结合构象分析、分子叠合等手段建立相应的药效团模型；②在受体结构已知的情况下，分析受体的作用位点以及药物与受体之间的相互作用模式，根据预测的复合物结构或相互作用信息来推知可能的药效团模型。药效团模型建立的基本步骤包括：①活性化合物的选择及药效特征元素的定义，即收集一系列结构多样化、旋转自由度低、与靶点受体具有高亲和性的配体，选定药效团特征元素；②对该系列的每个化合物进行构象分析，得到某一能量范围内的构象；③将系列化合物构象进行叠合以得到共同的药效团模型，确定所有高亲和性化合物的三维药效团，叠合时以药效特征元素作为分子间叠合的叠合点；④经分子叠合得到的药效团模型不一定是最优的，需要根据试验或计算结果对药效团模型加以修正。

得到药效团模型后，就可以利用其进行数据库搜索，从数据库中选择含有该药效团的候选分子，进而找到相应的先导化合物。基于药效团模型的数据库搜索一般包括初筛、二维子结构匹配和三维结构搜寻三个步骤。初筛的目的就是预先除去那些根本不可能与所提问结构相匹配的分子，减少进入下一阶段的分子数目，节约搜索时间。经过初筛过程去掉了大部分不合适的分子，后来确定待测分子的连接方式是否和药效团模型中的结构相同，这一步过程被称为二维子结构匹配。当分子经过二维子结构匹配证明其包含药效团后，就要验证其构象和药效团特征元素是否满足空间限制条件，即进行三维结构搜寻，若满足条件则这个分子就是一个命中结构。

利用药效团构象分析成功的例子很多，如 SmithKline Beecham 公司的一个研究小组发现，含有 Arg-Gly-Asp（RGD）的多肽能拮抗血纤维蛋白原与血小板 GPIIb/IIIa 受体，从而抑制血小板的聚合。该研究小组首先测定了一系列含有 RGD 片段环肽的 NMR 溶液构象和 X 射线衍射晶体结构，其中环肽化合物 W-2356 的^{1}H-NMR 结构作为模板分子被应用于非肽化合物母核的设计。在设计化合物时保留了化合物 W-2356 结构上的精氨酸和天冬氨酸残基的主要作用位点，在天冬氨酸相邻的位置上放置疏水性的基团。根据化合物 W-2356 的三维结构，发现 1,4-苯并二氮杂䓬的结构满足上述天冬氨酸的结构要求。比较 1,4-苯并二氮杂䓬和 W-2356 的 NMR 结构发现 1,4-苯并二氮杂䓬的 C2 原子对应于天冬氨酸的 C_a 原子，羧基甲基可以连接在 C2 原子上，并且需采用平伏键取向。根据 W-2356 中精氨酸与天冬氨酸间的距离要求，可在 1,4-苯并二氮杂䓬的 C8 原子上加一羰基，以模拟精氨酸主链羰基的功能，同时选取脒基苯乙基模拟精氨酸侧链的功能，在 N4 位上加一苯乙基模拟 W-2356 上疏水性的苯环的功能，如此得到了化合物 Q-9807，生物活性测试达到较高水平并进入临床试验。

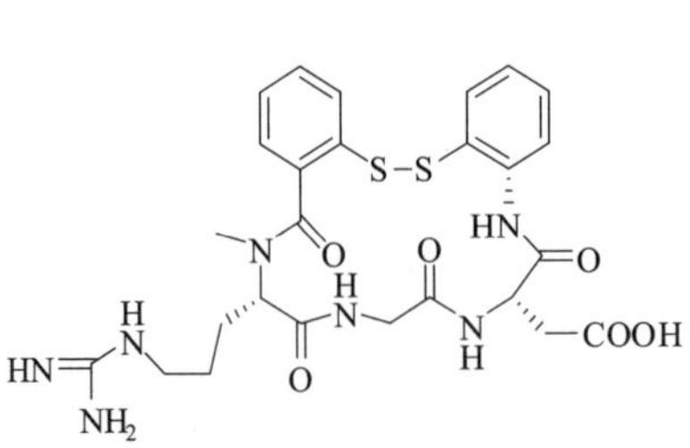

W-2356 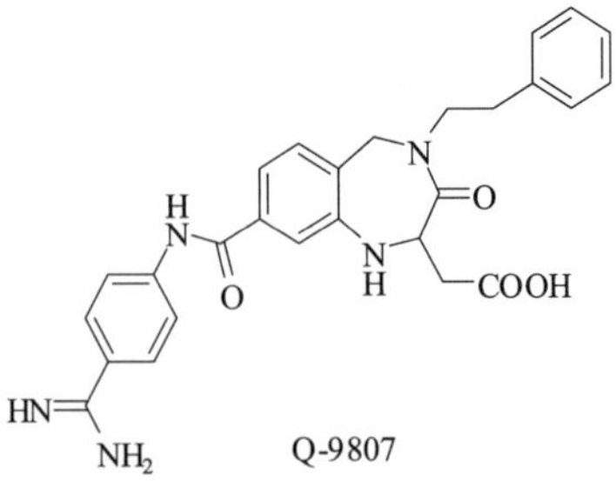　　Q-9807

Merck 公司的 Lam 等根据 HIV 蛋白酶抑制剂复合物的晶体结构及其作用方式，得到了 HIV 抑制剂的药效团模型，以此模型为提问结构搜寻了剑桥晶体结构库，获得了活性较高的化合物 A-0980，并进入临床试验。Smiith Kline Beecham 的研究人员用数据库搜寻的方法得到了内皮素受体的拮抗剂 U-5623，进入临床试验有望发展成为治疗肺动脉高血压的药物。

A-0980　　　　U-5623

2006 年日本学者报道合成了一系列喹啉酮类化合物，其中发现化合物 GS-9137 具有很好的抑制 HIV-1 整合酶活性，现已进入临床研究。比利时的研究者受此启发，他们以 GS-9137 化合物以及相关结构的类似物为研究对象构建药效团模型，并以此模型作为设计新型整合酶抑制剂的设计平台。该模型包括四个特征假设，即氢键受体（H-bond acceptor，HBA）、负离子特性（negatively ionizable feature，NI）、芳香疏水特性（hydrophobic aromatic features，HRA1 和 HRA2）和各区域中心间的距离。而化合物 GS-9137 则能够很好地与该模型匹配（图 2-20）。

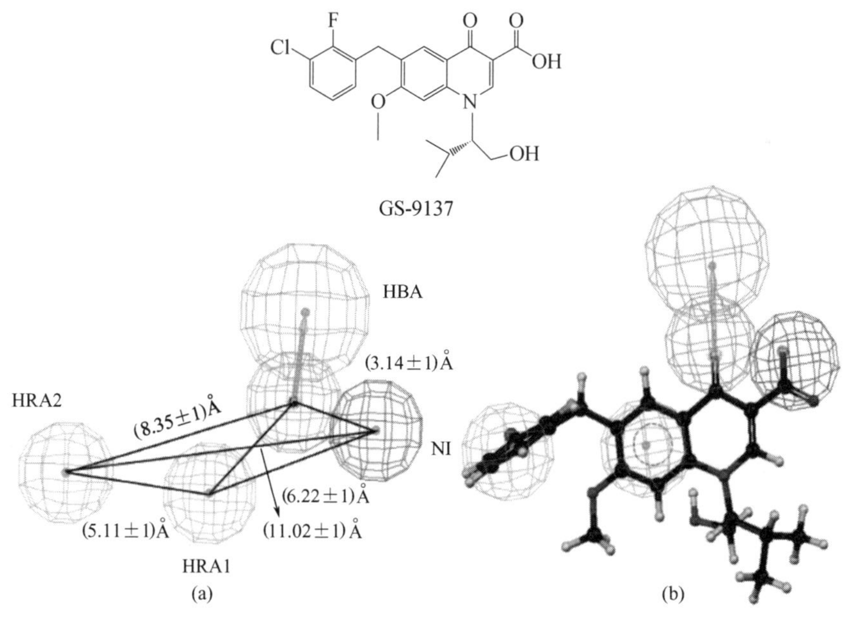

图 2-20 （a）3D-模型的四个特性和（b）GS-9137 与模型匹配

1Å＝0.1nm

2.2.5.3 基于组合化学的计算机辅助药物设计

组合化学的建立与发展，也推动了计算机辅助药物设计方法的发展，随之也产生了计算机模拟组合化学方法。用分子模拟和计算机技术设计合成组合样品库的构造块（building block），根据分子多样性（molecular diversity）评价样品库的质量，或者建立虚拟组合样品库。同时，高通量筛选所产生的大量信息也必须用计算机来处理。

2.2.6 其他筛选途径

在众多的化合物中挑选出具有生物活性先导化合物的过程称为筛选。利用特定的药理学模型评价大量化合物的方法，称为随机筛选（random screening，也称普选、广泛筛选）。

随机筛选用于确定要筛选的药物的治疗方向，或者利用有限的模型测定大量化合物的活性。到目前为止，新抗生素的发现就是利用这种方法，对从世界各地收集的土壤标本进行选择性抗细菌或抗真菌活性筛选。现在，抗感染药物的种类非常丰富，已达到了临床医生可以自由选择的程度。在第二次世界大战期间，为了解决植物来源抗疟药奎宁的不足，以疟原虫感染的鸡为动物模型，对数千种合成化合物进行了抗疟活性筛选，但由于运气不佳最终没能得到满意的抗疟药。为了寻找新的抗癌药和抗癫痫药，欧美国家的研究人员都在进行大规模筛选，这种方法最重要的是要选择便宜的细胞或动物模型。随机筛选由于缺乏合理的先导化合物，在寻找新的抗疟药和抗肿瘤药方面没有什么效果，但在发现抗生素方面却表现出优势。这种方法比较成功的例子是洛伐他汀（lovastatin）的发现，它是新一代具有抑制 HMG-CoA 还原酶作用的降胆固醇药。

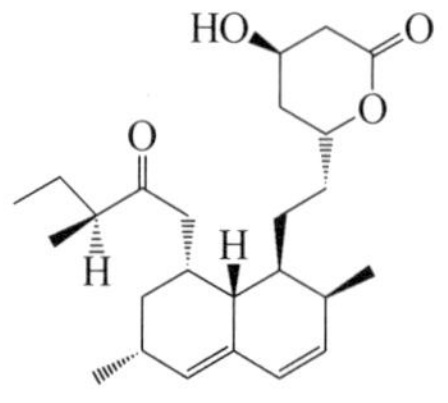

洛伐他汀 (lovastatin)

随机筛选是系统筛选的一部分，系统筛选还包括彻底筛选（extensive screening）。彻底筛选是对于少数结构复杂的独特化合物进行彻底的药理学评价，通常是用于设计合成或者由天然物提取得到的全新化合物，通过广泛的药理学研究（中枢神经系统、心血管系统、肺和消化系统抗病毒、抗菌及化学疗法等）确定是否有令人感兴趣的药理活性。

一般来说，进行彻底筛选的化合物应该具备以下条件：①化学方面研究得较少；②容易得到；③可以进行大量的结构变换；④具备多个具有挑战性的化学问题；⑤预见能够得到活性化合物。进行彻底筛选较为成功的例子包括中枢系统苯并二氮䓬受体配基的发现、紫杉醇的发现等。

2.3 先导化合物的优化方法

在新药研究过程中，先导化合物产生后，进一步的工作就是对先导化合物进行优化，以得到与先导化合物结构类似的较佳候选药物，其活性更强、选择性更好、毒副作用更小以及具有符合临床使用的药代动力学性质。通常优化先导化合物的策略及方法包括生物电子等排、前药修饰、软药设计、立体异构及外消旋转换，以及其他方法如活性亚结构拼接、局部修饰、Me-too 药物等。

2.3.1 生物电子等排

Langmuir 在 1919 年首先提出电子等排体（isosterism）的概念，认为具有相同数目的原子数和电子，并且电子的排列状况也相同的分子、原子或基团具有相似的性质。后来 Hinsberg 等从苯、吡啶和噻吩性质的类似性，补充提出了环等价（ring equivalents）的概念。Grimm 等在上述概念的基础上进一步扩展了电子等排概念，总结出氢化物置换规律：从第四主族开始，任意元素与一个或几个氢原子结合，同一元素与不同数目的氢原子结合形成的分子或原子团（pscudoatom，又称假原子）具有不同的性质，但是与一个氢原子结合形成的假原子的性质与比它高一族的元素相似。如 CH 与 N 相似，CH_2 与 NH、O 相似。1932 年，Erlenmeyer 等进一步扩展了电子等排体的概念，同时也加进了一些条件，他把外层电子数相等的原子、离子或分子都称为电子等排体（表 2-5），并认为电子等排体外周电子层结构必须在形状、大小、极化等方面近似，并且化合物应是同晶形的或可共晶的。

表 2-5 外层电子数相同的原子或原子团

4	5	6	7	8
N^+	P	S	Cl	HCl
P^+	As	Se	Br	HBr
S^{2+}	Sb	Te	I	HI
As^+		PH	SH	H_2S
Sb^+			PH_2	PH_3

Friedman 等考虑到电子等排体的性质及广泛应用，将电子等排体与生物活性联系起来，提出了生物电子等排（bio-isosterism）的概念，就是分子或基团的外层电子相似、或电子密度有相似的分布，分子的大小或形状相似者。Friedman 还认为具有相反性质的基团（拮抗剂）也是生物电子等排体，因为它们与相同的识别部位发生相同的作用。广义上来说，凡是具有相似的物理和化学特征，并能产生广泛相似性生物活性的基团或分子均可称为“生物电子等排体”。生物电子等排体按照电子等排体的经典定义来分类，可将它们分为经典生物电子等排体和非经典生物电子等排体两种类型。

经典生物电子等排体是指基团的形状、大小、外层电子构型大致相同，组成基团的原子数、价键、不饱和程度以及芳香性等方面极其相似。主要包括一价的、二价的、三价的、四价的和环内等价的五种类型。一价基团的电子等排体中同一主族元素的相互等排置换，生物活性不会发生质地变化，如 F、Cl、Br、I 相互置换活性往往相似。在化合物中引入 Cl、Br、I 等代替氢原子均可增加其脂溶性，而 F 原子在芳香族化合物中可增加脂溶性。非同一主族元素的相互等排置换，如—F、—Cl、—OH、—NH_2、—CH_3 是经典的一价电子等排体，它们之间可以互换。如从磺胺类药物发现的口服降血糖药氨磺丁脲（carbutamide）的芳氨基用甲基取代得到甲苯磺丁脲（tolbutamide），降血糖活性明显增加，以后用卤素（Cl）取代其中的甲基，并将丁基改为丙基，得到的氯磺丙脲（chlorpropamide），半衰期延长，毒副作用大为减小。二价基团的电子等排体最常见的代表是—O—、—S—、—NH—、—CH_2—，由于它们键角的相似性导致立体相似性，但疏水性相差较大，因此在化合物结构中相互替代时，生物活性将会发生变化。如组胺 H_1 受体拮抗剂苯海拉明，先用—NH—代替—O—，后来又将一个苯基取代氨基中的氢原子，得到有效的抗组胺药苯苄胺。另外用—CH_2CH_2—取代氯丙嗪杂环中的—S—，得到有价值的抗抑郁药物丙咪嗪和阿米替林，环中的—CH_2—再分别用—O—、—S—、—NH—代替，得到系列抗精神病药物，其中多塞平（doxepin）已用于临床。三价基团的电子等排体在开链结构中应用得最多的是—N ═与—CH ═的互换，如乙二胺类的抗过敏药用电子等排体—CH ═代替—N ═得到丙胺类化合物，其抗过敏作用比前者有所增强。四价电子等排体主要有═C ═、═N ═和═P ═。环等排体（ringequivalent）如含有胍基的吲哚衍生物对 5-HT_3 受体有很强的亲和结合力，能抑制 5-HT_3 诱导的心动过缓作用，但对 5-HT_3 的拮抗作用不专一，同时由于胍基极性较大，降低了穿透血-脑屏障的能力。利用电子等排原理，将胍基环合成咪唑，并以取代苯基代替吲哚基，所得的化合物拮抗 5-HT_3 受体作用专一，并提高了脂溶性（图 2-21）。

非经典生物电子等排体是指基团的原子数可以不同，也不一定遵循经典的生物电子等排体的主体和典型的规则，形状和大小变化亦较大，但是保留了原基团 pK_a 值、静电势能、最高占据分子轨道和最低空轨道等性能，因而显示出相应的生物活性。常用的非经典生物电子等排体的相互取代包括基团反转、环的改变以及相似极性基团的替换等。非经典的电子等排体与经典的电子等排体一样，疏水性、电性效应和空间效应的相似是产生相似生理作用的基础，如—COOR 与—OCOR 有相似的疏水性，其空间效应和电性效应也相近，这种酯基倒置（基团反转，reversal of functional group）常可作为电子等排体。哌替啶（pethidine）与其反转物具有相似的溶解度，药效学相同，但是酯基倒置后，其镇痛活性增加了 5 倍，对其进一步修饰得到的 2-甲基衍生物安那度尔（anadol），镇痛作用比哌替啶增强了 15 倍。酰胺键的反转在拟肽类衍生物设计时经常用到，除了酯和酰胺的基团反转之外，其他基团的反转也同样有效，如肺甾体抗炎药吲哚美辛（indomethacin）的

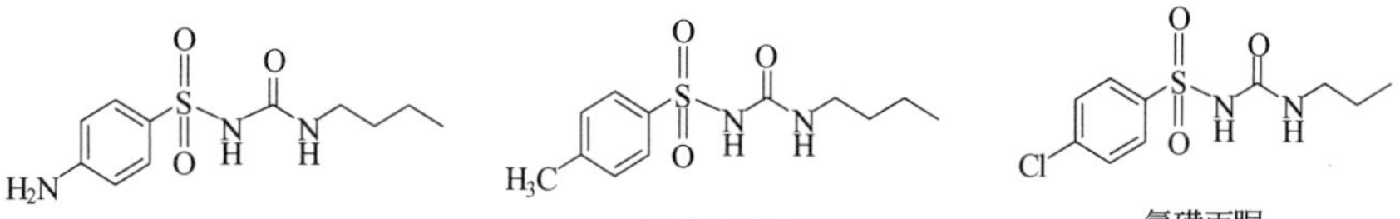

氨磺丁脲　甲苯磺丁脲　氯磺丙脲

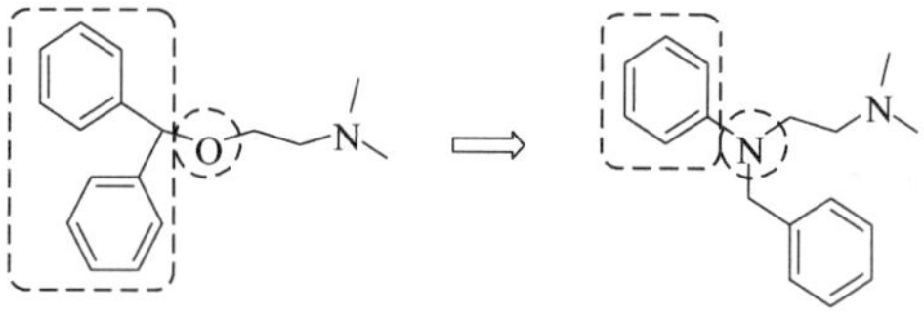

苯海拉明　苯苄胺

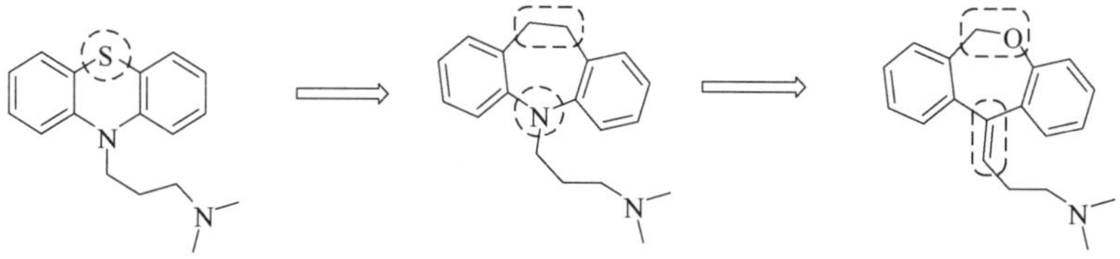

氯丙嗪　丙咪嗪　多塞平

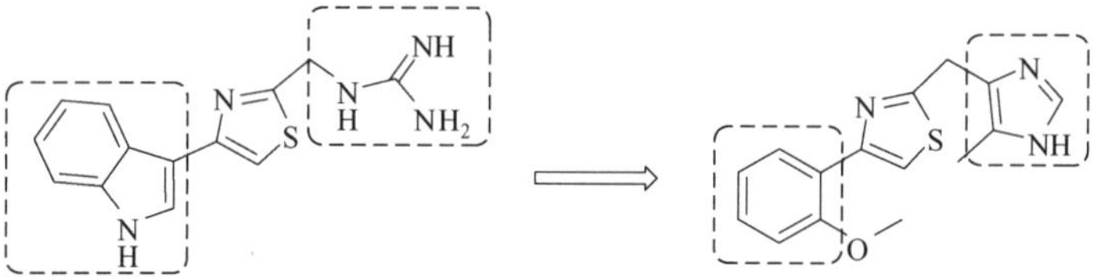

图 2-21　胍基的等排取代

反转物氯美辛（clometacin），前者主要作为非甾体抗炎药，也可作为镇痛药，后者的抗炎作用较弱，主要作为镇痛药使用。

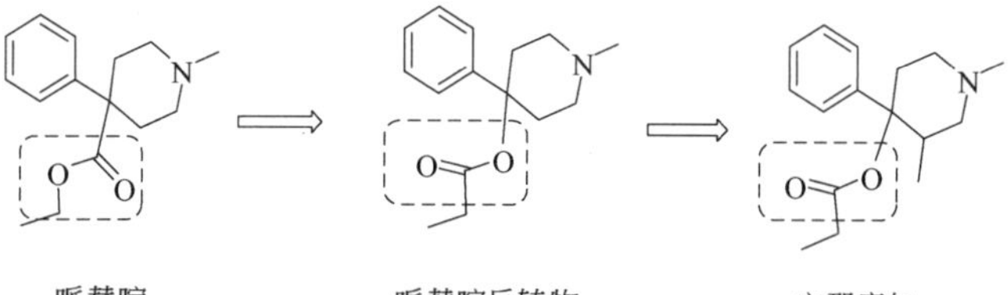

哌替啶　哌替啶反转物　安那度尔

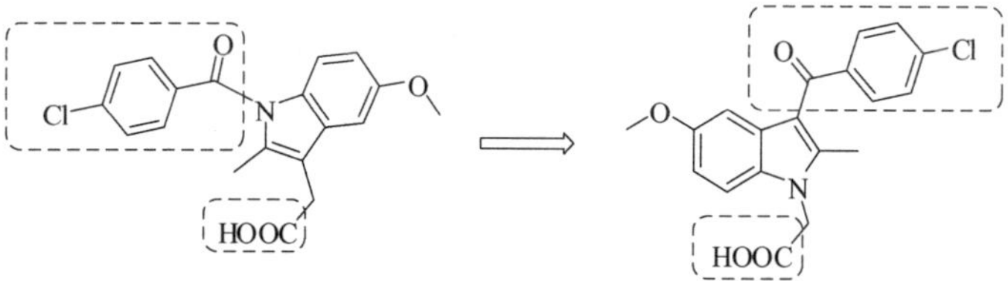

吲哚美辛　氯美辛

环的结构改变包括环的扩大与缩小、开环与闭环、环的消除以及非环化合物的环化，新环的引入，非环化合物和环状化合物与环的结合等。常用的方法是不影响原化合物环体系部分整体复杂性的条件下的类似物转换法即链环之间的转换、环的扩大与缩小等环转换修饰。潜在的环状化合物如抗疟药氯胍（proguanil）在体外无活性，在体内生成环状代谢物环氯胍（cycloguanil）而具有活性，且半衰期延长。具有神经阻断作用和止吐作用的多巴胺受体拮抗剂舒必利（sulpiride）是从泰必利（tiapride）经引进一个五元环得到的，但分子中引进了一个不对称中心，虽然临床上应用的是其外消旋体，但活性较高的是（S）-（—）-舒必利，制约舒必利构象的因素是酰胺氮原子上的氢与甲氧基的氧形成的氢键，利用共价键代替氢键形成的闭环衍生物活性类似。

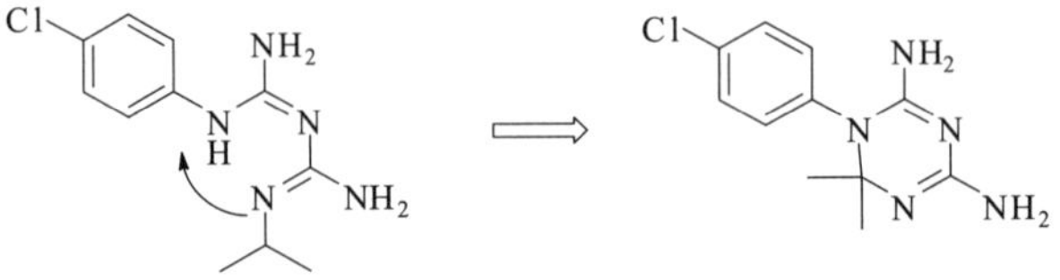

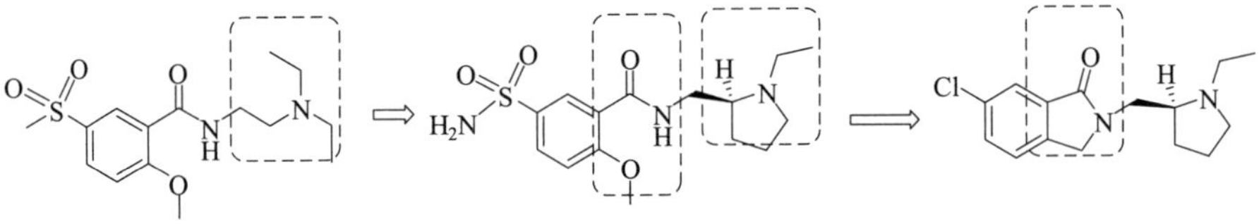

氯胍　　环氯胍

舒必利　　(S)-(−)-舒必利　　闭环衍生物

人们在对氨基苯甲酸被磺酸胺拮抗的研究中，具有类似极性基团如—COOH和—SO_2NHR逐渐引起人们的兴趣，通过这些基团的相互交换，寻求拮抗或类似生物活性的新化合物。极性相似的基团很多，可以分为羧基的等排体、酯基的替代体、酰胺以及肽类的类似体、脲以及硫脲的类似体、酚羟基的替代体等。如羧基与四氮唑的互换，由于环上氮原子的负电荷的离域化使四氮唑具有酸性（$pK_a=4.9$），四氮唑的取代可使活性增加，提高生物利用度或选择性。如烟酸（nicotinic Acid）的四氮唑衍生物的降低血液中胆固醇含量的作用是烟酸的3倍。在半合成青霉素的设计中发现，在苄酰胺基侧链上引入亲水基团，对革兰氏阴性菌的抗菌活性增加，羧苄西林（carbenicilin）对革兰氏阴性菌有活性，其在立体空间上掩蔽了内酰胺基的α碳，具有耐受β-内酰胺酶降解的特点，但是其不能口服给药，因为β-羰基酸在胃酸条件下容易脱羧生成对酸敏感的苄青霉素，但其四氮唑衍生物可克服这种缺点，使活性大为提高。在研究多巴胺激动剂时，发现羟基对于活性有较大的贡献，利用吡咯环代替羟基，得到活性更强且作用时间更长的多巴胺激动剂。因为吡咯环不仅保留了形成氢键的能力，水溶性相对于羟基也大大下降，有利于进入中枢神经系统。

烟酸　烟酸的四氮唑衍生物　羧苄西林　羧苄西林的四氮唑衍生物

多巴胺激动剂　吡咯取代的多巴胺激动剂

除了按照经典定义分为经典和非经典生物电子等排体之外，按照电性和立体结构的相似性可分为疏水性等排体、等电性等排体、等立体性等排体、等构象性电子等排体等。按照化学基团来分又可分为如表 2-6 所示的等排体。

表 2-6　生物电子等排分类（按化学基团分类）

基团	电子等排现象
羰基	>C=O、>C=C(CN)₂、>S=O、>SO₂、—C(=O)—N<、—C(CN)—
羧基	—COOH、—SO_2NHR、—SO_3H、—PO(OH)NH_2、—PO(OH)OEt、—CONHCN
羟基	—OH、—NHCOR、—$NHSO_2$R、—CH_2OH、—$NHCONH_2$、—NHCN、—CH$(CN)_2$
邻苯二酚	
卤素	—F、—Cl、—Br、—I、—CF_3、—CN、—N$(CN)_2$、—N$(CN)_3$
硫醚	>N—CN、—S—、—O—、NC—C—CN
硫脲	—NH—C(=NCN)—NH_2、—NH—C(=S)—NH_2、—NH—C(=CHNO_2)—NH_2
吡啶	吡啶、硝基苯（NO_2）、N-R 吡啶盐（+）、苯-NR_2

2.3.2 前药修饰

在新药设计研究过程中的先导化合物，很少有能直接作为临床药物使用，必须进行结构优化，以提高药效、降低毒性。通过体外筛选得到的化合物，其生物利用度可能较低，由于化合物本身官能团的极性，会使它们吸收差或体内分布不当。也可能存在首过效应或其他降解作用，导致在体内被过早代谢降解，生物半衰期较短，临床应用受到限制。需要通过对活性化合物的结构进行修饰来改善它们的药代动力学性质，也即是通过改善药物的药学和药代动力学性质，将活性化合物转变为临床上可接受的药物。通常包括所谓的前药（prodrug）修饰，利用前药原理（principle of prodrug）设计前体药物，是药物设计中重要的修饰手段之一。

前体药物的概念最初是由 Albert 提出来的，用于描述经过生物转化后才显示出药理作用的任何化合物，包括偶然发现的前体药物（阿司匹林和水杨酸）、活性代谢产物（丙咪嗪和去甲丙咪嗪）和为改进活性化合物的药代动力学性质而精心制备的化合物。Harper 提出的“药物潜伏化”（drug latentiation）是通过对生物活性化合物进行化学修饰得到新的化合物，新化合物在体内酶的作用下释放出母体化合物而发挥作用。在大量专业文献的基础上，前体药物可分为载体前体药物和生物前体。载体前体药物（carrier-linked prodrug）是活性化合物与通常是亲脂性的起运输作用的结构部分（载体）暂时性结合，在适当的时候，通过简单水解作用裂解掉起运输作用的载体。这种载体前药与母体化合物相比，活性微弱或没有活性，载体部分应该是无毒的，并且有足够的释放活性化合物的能力（图 2-22）。生物前体（bioprecursor）不是活性化合物和载体暂时性结合，而是活性成分本身分子结构改变的结果。通过结构修饰可以产生作为代谢酶底物的新化合物，其代谢产物就是所期待的活性化合物。

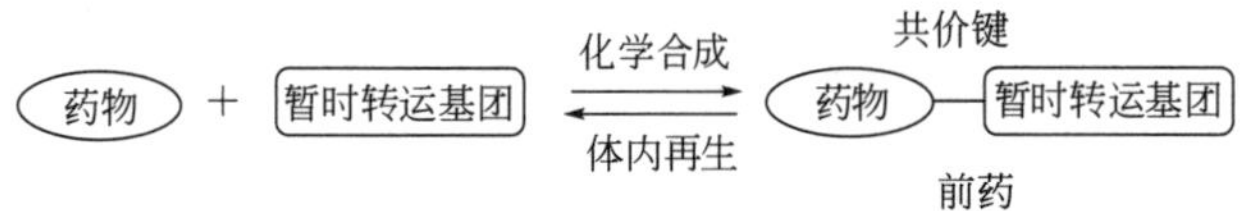

图 2-22 前药生成和作用的模式

前药是一类体外活性较小或无活性，在体内经酶或非酶作用，释放出生物活性物质而发挥药理作用的化合物。其设计目的是改善药物在体内的吸收、分布、转运与代谢等药物动力学过程，增加药物溶解度、代谢稳定性，提高生物利用度，提高药物对靶部位作用的选择性，降低毒副作用，改善药物的副作用如不良气味等。为达到上述要求，对药物结构进行修饰，使母体药物（parent drug）在生理条件下，根据机体组织中酶、受体、pH 值等条件的差异，按照需要逐步、分别释放出来。前药的作用模式也即是最常见的前药是载体前药，其在体内释放母药的方法很多，可以通过被动水解作用产生，也可以通过特异性的方式如酶促释放或者 pH 值控制等方法释放。酯、碳酸盐、酰胺以及氨基甲酸乙酯等易于水解，通过这些键连接的药物，可能在体液条件下水解释放。以内酯作载体形成前药，首先将药物酰化，羟基被另一个羧酸或者母药中的羧基酯化，当前药在体内经酶催化释放出羟基后，由于内酯分子内具有较高的亲和力，迅速释放出母药。如 4,4-二烷基-丁-2-烯酸内酯是个良好的载体（图 2-23）。前药在体内也可经酶促释放，如酯键可被水解酶（羧酸酯酶、芳香酯酶、胆碱酯酶、葡萄糖苷酸酶、环氧水解酶、芳基硫酸酶等）水解释放，酰胺键易被氨基酸内切酶、羧肽酶等催化释放，磷酰酯键易被磷酸酯酶催化释放出母药等。

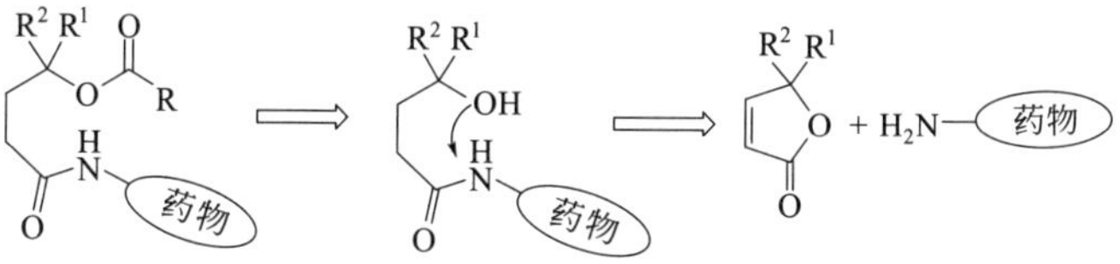

图 2-23 内酯类作为载体的前药的作用机制

在进行前药设计以前，应该首先进行充分的文献查阅，根据设计目的确定前体药物的结构及其物化性质，了解希望释放母药的靶点性质和结构。故设计时需遵循一定的原则，如前药应当易于合成和纯化，载体价廉易得；在原药最适宜的结构处键合载体分子，原药与暂时转运载体以共价键连接且在体内易于断裂得到原药；前药在体内的活化机理应当明确；前药应当无活性或活性很低，同时前药及暂时转运基团无毒性；在体内前药转化为原药的速度快，以确保原药在作用部位有足够的药物浓度，并尽可能降低原药的直接代谢。在具体设计时，若原药的连接基团为羧酸、醇或酚时，最好形成酯；为胺时可形成酰胺、亚胺、磷酰胺或 Mannich 碱；为醛、酮时以形成半缩醛、半缩酮或者缩酮为佳（如前列腺素 E_2 不稳定，生成缩酮后稳定性大增），如图 2-24 所示。此外，也可在分子中引入偶氮基、糖苷基、肽键或醚键等。经典的前药有时是无效的，需要设计双前药（double prodrug），即前药的前药。将在特异性部位裂解的前药，进一步“潜伏化”，改善其转运功能，制成体内具有良好转运性能，能有效地到达作用靶点的药物，活性化合物经过两步以上的反应才能从前体药物中释放出来。

利用前药可以改善药物在体内的动力学特性，如增加药物的溶解性、膜的通透性，延长作用时间等。降低药物的毒副作用，提高药物的选择性，使药物在指定的靶点释放，改善药物的质量，提高患者的可接受度等。

① 溶解度小的药物，难以被吸收从而影响其临床应用，传统的方法是利用加入增溶剂或成盐等来处理，但存在一定的毒副作用的问题。如增加抗生素氯霉素的溶解性，加入约 6 倍的 1,3-丙二醇增溶，大量的 1,3-丙二醇的加入增加了心脏毒性，如将其改造成前药琥珀氯霉素，即在药物的适当位置利用共价结合的方法引进一个增溶侧链，不仅可以肌内注射也可以静脉注射，增加了药物的吸收也避免了副作用。

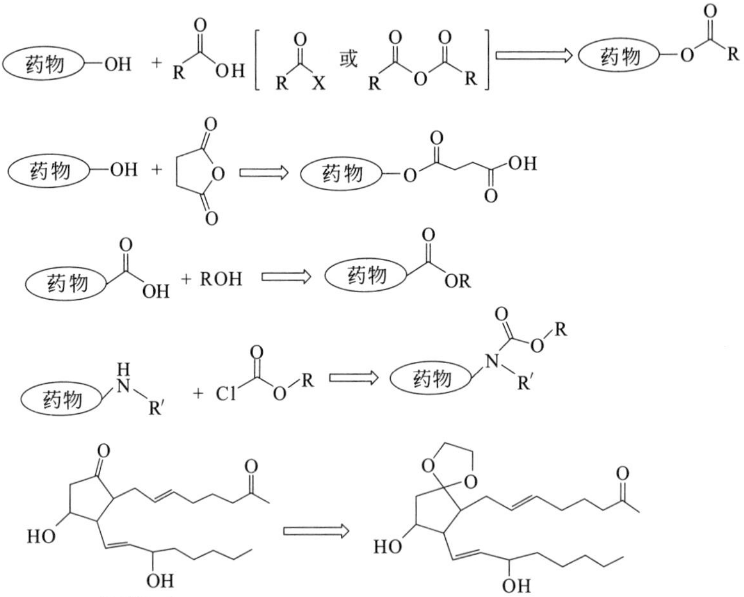

前列腺素E_2　　　　前列腺素E_2缩酮前药

图 2-24　某些前药的生成方法

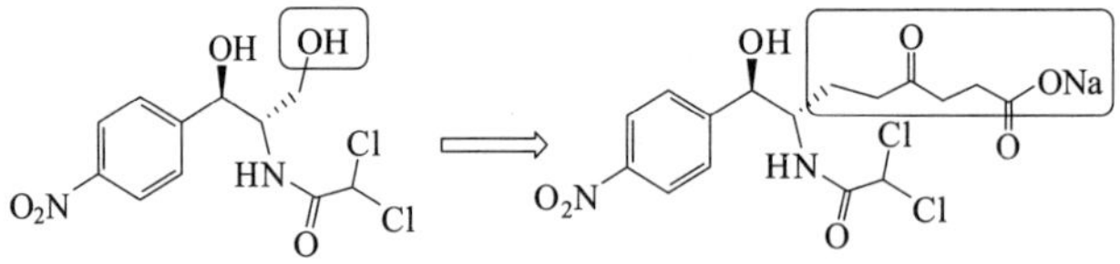

氯霉素　　　　氯霉素衍生物

② 由于药物只有通过细胞膜到达靶点后才能起作用，而通过细胞膜的能力与药物的水溶性和脂溶性有关，即与药物本身的脂水分配系数密切相关。通过改变药物的脂水分配系数，可明显增加药物的膜通透率，从而提高药物的生物利用度。如ACE抑制剂依那普利拉（enalaprilat）的离体活性较强，但消化道吸收较差，口服无降压活性，制成的前药依那普利（enalapril）在人体胃肠道吸收良好，吸收后在肝脏被酯酶水解，以原药形式发挥作用。

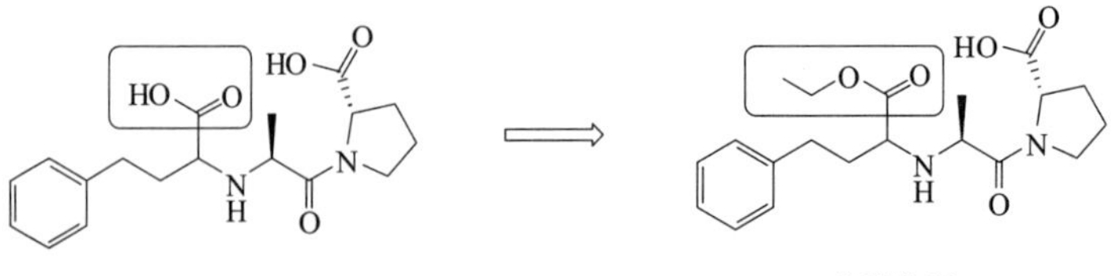

依那普利拉　　　　依那普利

③ 应用前药原理可以增加活性化合物的体内代谢稳定性，减少首过效应的不良影响。如羧苄青霉素口服时对胃酸不稳定，易被分解失效，将其侧链上的羧基酯化为茚满酯则对酸稳定，可供口服，吸收得以改善。

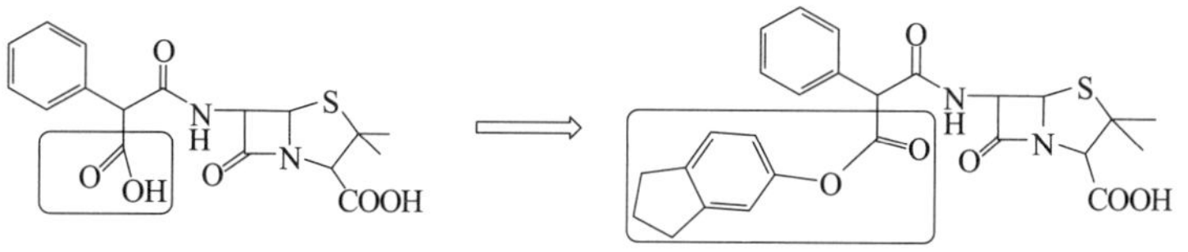

羧苄青霉素 茚满酯

④ 同样利用前药原理，可以延长药物的作用时间。如雌二醇等天然雌激素在体内迅速代谢，作用时间短暂。与长链脂肪酸形成的酯类，因不溶于水而储存于体内脂肪组织中成为延效制剂，如雌二醇的二丙酸酯、庚酸酯、戊酸酯以及苯甲酸酯等都可以在体内缓慢水解释放母体药物，作用时间可持续数周。

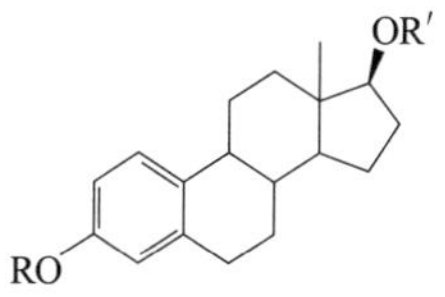

雌二醇 $R = R' = H$
雌二醇二丙酸酯 $R = R' = COCH_2CH_3$
雌二醇庚酸酯 $R = H, R' = CO(CH_2)_5CH_3$
雌二醇戊酸酯 $R = H, R' = CO(CH_2)_3CH_3$
雌二醇苯甲酸酯 $R = H, R' = COC_6H_5$

⑤ 利用作用部位的某些特异的物理及化学或生物学特性，应用前药原理设计前体药物，可使药物在某些特定的靶组织中定位，这样可以提高药物作用的选择性及疗效，降低毒性。如果化合物具有较高的毒性，但对病理组织细胞有良好的治疗作用，则可以在药物分子上引入一个载体，使药物能转运到靶组织细胞部位，而后，通过酶的作用或化学环境的差异使前药在该组织部位分解，释放出母体药物来。许多有效的抗癌药物就是根据这种设想而设计的，例如从氮芥到环磷酰胺。氮芥是一个有效的抗癌药，但其选择性差，毒性大。由于发现肿瘤组织中酰胺酶的含量和活性高于正常组织，于是设想合成酰胺类氮芥，期望它进入人体后转运到肿瘤组织时被酰胺酶水解，释放出氮芥发挥抗癌作用，于是合成了一系列酰胺类化合物，其中环磷酰胺已证明是临床上最常用的毒性较低的细胞毒类抗癌药。它本身不具备细胞毒活性，而是通过在体内的代谢转化，经肝微粒体混合功能氧化酶活化才有烷基化活性。

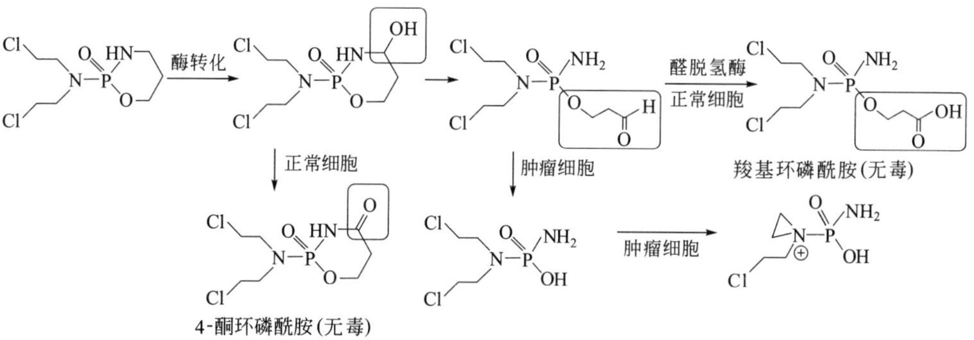

酶转化　醛脱氢酶　正常细胞　正常细胞　肿瘤细胞　羧基环磷酰胺(无毒)　肿瘤细胞

4-酮环磷酰胺(无毒)

⑥ 许多药物由于味觉不良而限制其应用，可利用前药的方法来解决。如抗疟药奎宁具有强烈的苦味，小儿用药受到限制，后利用奎宁分子中的羟基使其成为碳酸乙酯基，由于水溶性下降而成无味奎宁，适合小儿服用。

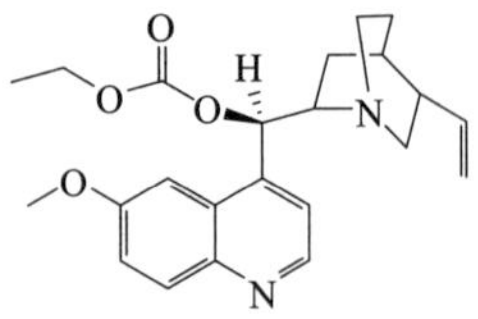

奎宁碳酸乙酯

⑦ 药物进入人体后，应选择性转运和浓集于作用靶点部位，即提高药物的特异性分布是增加药效、降低毒副作用的重要方法之一。利用前药，如改变分子的体积、溶解度或脂水分配系数；引入或除去离子基团；改变化合物的 pK_a；引入适当的稳定性和易变性基团；引入可向特定组织或器官中转运的载体等，都可以提高药物部位特异性。所以设计的前药要么能增加或选择性转运母体药物到达作用部位，在该作用部位专一性释放（部位指向性药物输送）；要么只有在靶器官才产生作用的前体药物（部位特异性药物释放）。绝大多数成功的前体药物的部位指向性药物输送都是局部给药（如眼、皮肤给药），即是通过选择性转运将药物输送到特定部位或器官。如青光眼治疗药物肾上腺素的极性大、代谢快、角膜吸收差，酚羟基酯化后得地匹福林（dipiverin），亲脂性增加，代谢缓慢，增强了角膜渗透性，降低了原药在不需要部位的浓度，减少了剂量和副作用，活性比母药增加 20 倍，对心脏的副作用也明显降低。部位特异性药物释放是指药物靶向特定器官或组织，如靶向脑和中枢系统的药物、靶向胃肠道系统的药物以及靶向肝脏的药物。如在生理条件下，胺类药物易发生质子化，脂溶性小，难以透过血-脑屏障，为了能获得进入脑内并产生药效的药物，将其与脂溶性的二氢吡啶载体通过酰胺键连接，很快分布到脑内及全身，脑外的转化为季铵盐而分解，脑内的缓慢分解为母体药物而起作用。抗溃疡药奥美拉唑（omeprazole）也是一个前药，通过抑制胃酸细胞膜上的 H^+-K^+-ATP 酶，有效抑制胃酸的分泌。奥美拉唑具有很高的选择性，由于其具有弱碱性，可集中于低 pH 值的泌酸细胞，并被转化为有活性的酶抑制剂，活性物带有阳离子不易穿透细胞膜，因而停留在作用部位。

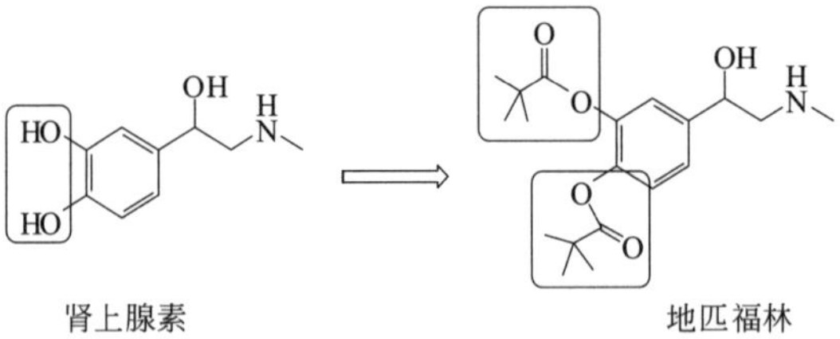

肾上腺素　　地匹福林

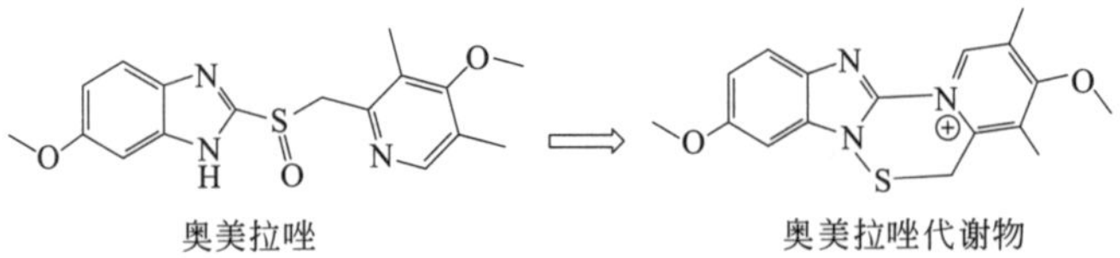

奥美拉唑　　奥美拉唑代谢物

2.3.3 软药设计

20 世纪 70 年代末期，有人提出了为避免有害代谢物的产生而设计出不受任何酶攻击的有效药物，这类药物称为硬药（hard drug）。硬药主要通过肾脏排泄，不但可排除中间产物和活性代谢物带来的毒性，而且由于不被代谢，其体内药物动力学行为大为简化。但实际上硬药是不可能存在的，任何一个具有药理活性的药物，都不可能在体内不受酶的进攻。另外，设计出容易代谢失活的药物，使药物在完成治疗作用后，按预先规定的代谢途径和可以控制的速率分解、失活并迅速排出体外，从而避免药物的蓄积毒性，这类药物被称为软药（soft drug）。简单地说，软药是一类本身具有治疗作用或生物活性的化学实体，但在体内起作用后，经预料的和可控制的代谢作用，经一步简单反应转变为无活性的或无毒性的化合物。软药和前药的区别在于一是各自先导化合物不同，前药是以原药为先导物的，而软药的先导物既可以是原药也可以是原药的代谢物；二是它们的作用方式不同，前药在体外无活性，只有到达靶点释放出原药才显示活性，而软药在体外是有活性的，它们到达靶点发挥作用后一步代谢失活。

软药的设计目的在于药物起效后，即可经简单代谢转变为无活性的和无毒性的物质，减少药物的毒副作用，增加安全性和治疗指数。导致软药失活的过程一般是酶促反应，其中水解酶最常用。酯酶在人体组织和器官内广泛分布，它能有效地催化各种含酯基、酰胺基的化学药物水解，因此它是软药设计中经常考虑的酶系统。所设计的软药常常含有酯基、酰胺基，它们经羧酸酯酶代谢一步失活，这是软药设计的逆代谢原理。根据设计来源的不同，软药可分为软性类似物、活化的软性类似物、用控释内源物设计天然软药、活性代谢物、无活性代谢物等。

软性类似物是一类重要的软药，是指结构上与已知的有效药物相似，但存在有特定的代谢敏感点，这类软性类似物一旦呈现作用后，迅速经一步反应代谢成无活性的化合物，避免了不良反应。如胆碱酯酶抑制剂溴吡斯的明（pyridostigmine）的软性类似物可选择性地降低低密度脂蛋白而不影响高密度脂蛋白，这是因为抑制了胆碱酯酶。溴吡斯的明不能降低低密度脂蛋白是因为作为硬药在所需的剂量下毒性太大，而其软性类似物在体内经酶促迅速转化成无毒的产物。即使在这短时间内的抑制胆碱酯酶也足以抑制了低密度脂蛋白的生成。

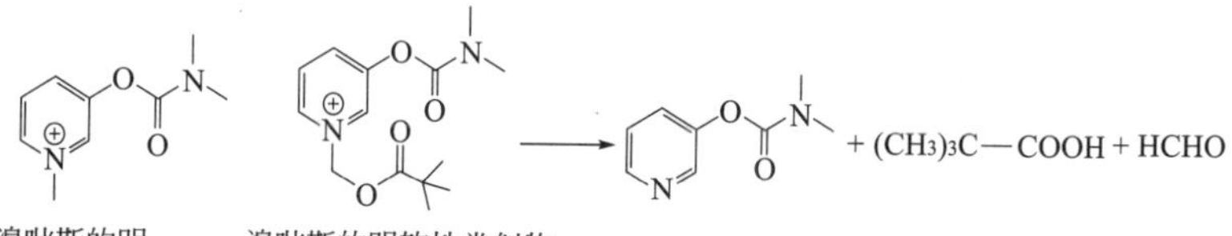

$\longrightarrow$ + $(CH_3)_3C-COOH$ + HCHO

溴吡斯的明　　溴吡斯的明软性类似物

基于无活性的化合物（或者代谢物）的设计指的是以已知的无毒、无活性的化合物（包括现有药物的无活性代谢物）为先导物，引进必要的活性基团将其活化为有活性的化合物，在体内发挥药理作用后，活性基团离去，回复到无毒性的化合物或进一步分解为无毒产物。当药物发生氧化代谢时经过有毒的、高活性的中间体或经过具有药理活性的中间体时，在活性和药物动力学允许的情况下，应选用最高氧化态的活性代谢物作为先导物，产生药效后一步代谢失活。

如图 2-25 所示，强效非选择性 β 受体拮抗剂丁呋心安（bufuralol）在降低血压、减慢心率方面非常有效，它的氧化代谢物有相应的醇、酮和酸，其中醇型和酮型是活性代谢物，它们的消除半衰期较长，且选择性和药物动力学性质也不同；酸型是无活性的代谢物，酮型是最高氧化态的活性代谢物。基于活性代谢物的软药设计应该以酮型作为先导物，设计所得的软药保留了最高的活性，产生药效后经一步代谢失活成为酸型；若基于无活性的代谢物的软药设计应以酸型作为先导物，其羧基部分可以改造成相应的酯类。

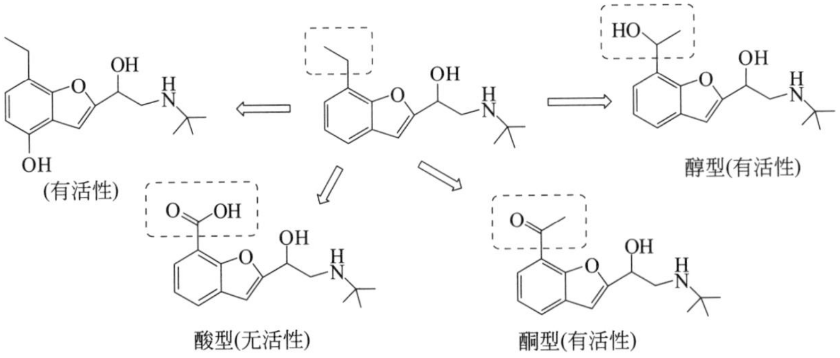

(有活性)

醇型(有活性)

酸型(无活性)

酮型(有活性)

图 2-25　丁呋心安的代谢物

像甾体激素类或神经递质类多巴胺、氨基丁酸（GABA）等内源性物质，当其在履行了它们的生理和生化功能后，机体就会迅速而高效地将其代谢，预计不会产生意外毒性，可以认为内源性物质是天然的软药，以它们作为前体制成软药，在使用剂量接近于体内正常水平的前提下，在呈现药效的同时不会引发不良反应。这类软药的设计实际上是将内源性活性物质与化学转释系统相结合，使药物有控释放到特异性部位或局部作用，以达到较高的治疗指数。如内源性糖皮质激素局部使用时，会导致局部高浓度，引起胸腺衰退，使肾上腺、下丘脑和垂体功能受到抑制，产生副作用。将其转化为无活性物质，在皮肤蓄积，然后以接近周身代谢的速率水解释放原药，可使毒性与活性分开，R 基团的差异使活性不同（图 2-26）。

2.3.4　立体异构及外消旋转换

立体异构体包括对映体、几何异构体、非对映体三种，分子中一般含有一个以上的不对称中心（手性中心）。立体异构药物（stereomeric drug）中非对应异构体和几何异构体一般化学性质差异较大，无需进行手性分离，除了少数药物在体内发生相互转化的特例外，大多数药物都是作为单独化学实体进行处理和开发。而对映体的拆分则是一项复杂的工作，相当长的时间内人们虽然认识到外消旋药物会引起一些问题，但由于技术的原因难以拆分而带来不良后果。20 世纪 60 年代一种镇静药沙利度胺，它不但是良好的镇静药物，而且孕妇服用它之后可以减轻孕吐反应而被她们乐意使用。但很快发现（特别是欧洲）其中一部分出生的婴儿是缺乏上肢、

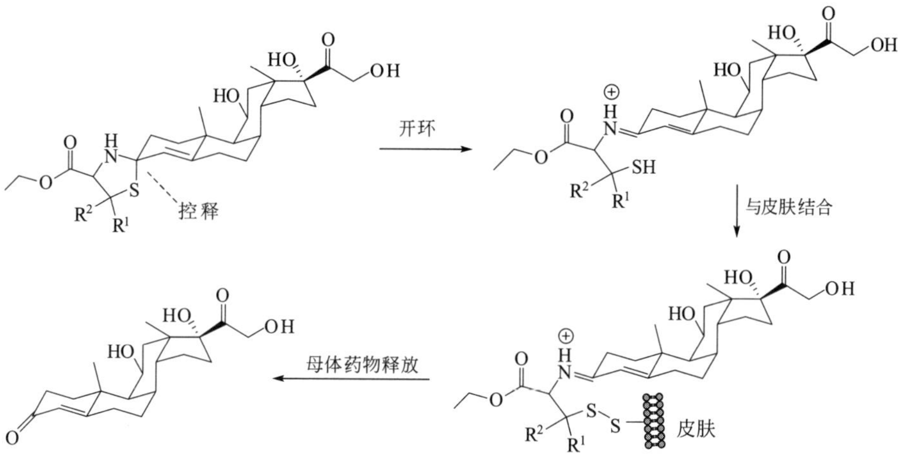

图 2-26 控释内源性活性物质用于软药设计的原理

手掌直接连在肩上的畸胎（亦称作为海豹儿）。这一现象震动了医学界。后来发现造成畸胎是由于当时使用的药物是消旋化合物，原因出自代谢转化产物。*S*-(－)-沙利度胺的二酰亚胺进行酶促水解，生成邻苯二甲酰谷氨酸，后者可渗入胎盘，干扰胎儿的谷氨酸类物质转变为叶酸的生化反应，从而干扰胎儿的发育，造成畸胎；而 *R*-(＋)-异构体不易与代谢水解的酶结合，不会产生相同的代谢产物，因而并不致畸。两个对映体都有镇静作用，若当时生产该药时将旋光异构体分开，去除 *S*-(－)-异构体，单用 *R*-(＋)-异构体治疗孕吐，就可以避免产生畸胎的惨祸。美国FDA 于 1992 年就公布一系列的准则，要求如开发的药物是外消旋体时，必须对两种异构体进行研究并证明它们无任何有害的毒副作用。

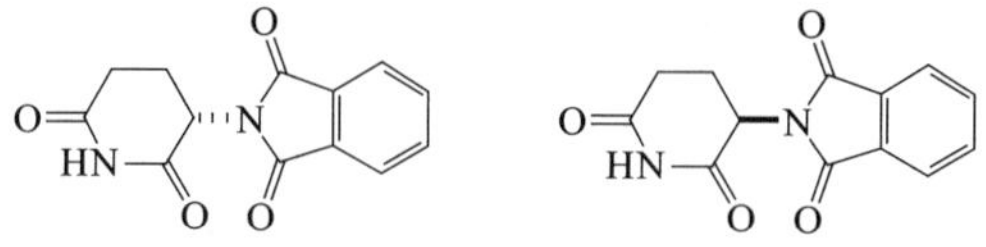

当存在一个以上的不对称中心，可能存在非对映异构体。如麻黄碱（ephedrine）共有 4 种异构体，但其 β-碳的 *R* 构型，并非必然与其高的 β 受体激动活性密切相关。(－)-麻黄碱与（－)-伪麻黄碱（pseudo-ephedrine），两者的 β-碳均为 *R* 构型，但只有（－)-麻黄碱为激动剂。通过对这两个构象进行计算比较发现，造成这种结果是因为（－)-麻黄碱分子中，氨基的 α-碳原子上的甲基处于由苯基-乙基-氨基组成的平面上方，而伪麻黄碱中相应的甲基却处于平面的下方，阻碍了药物与受体的充分作用（图 2-27)。

按照药物立体选择性的不同，药物对映体的生物活性较为多样。如不同对映体的作用相同，这类药物的活性中心不是手性中心，属于静态手性药物，典型的像多数的Ⅰ类抗心律失常药的两个对映体作用类似，与外消旋体的临床效果一致。同样

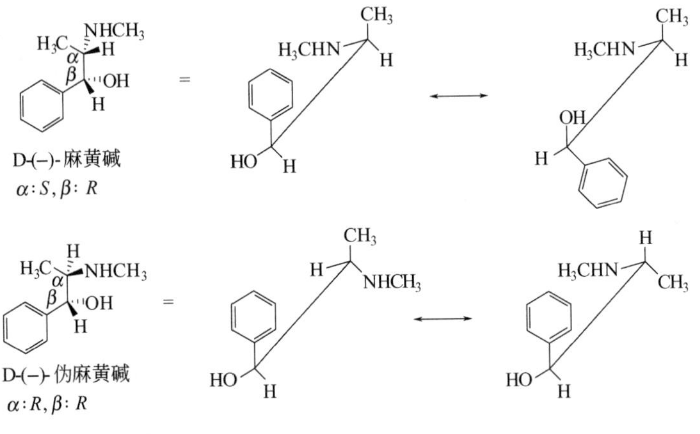

D-(−)-麻黄碱
α: S, β: R

D-(−)-伪麻黄碱
α: R, β: R

图 2-27 D-(－)-麻黄碱与 D-(－)-伪麻黄碱的优势构象

如只有一种对映体有活性，与受体有较强的亲和力，另一种无活性或活性很弱。像(S)-氨己烯酸（vigabatrin）是 GABA 转氨酶抑制剂，其对映体无活性。还有两种对映体作用相反，这类对映体均对受体有亲和力，但其中一种具有活性，另一种异构体具有拮抗作用，如(*R*)-(－)-异丙肾上腺素（isoprenaline）是 β_1 受体激动剂，而其（S）-(＋)-对映体则呈拮抗作用。

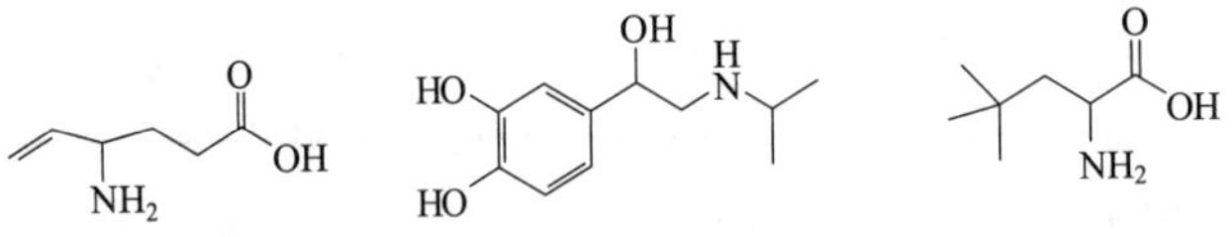

氨己烯酸　　异丙肾上腺素　　青霉胺

一种异构体具有药理活性，另一种对映体却具有毒性，如 D-青霉胺（peninicillamine）具有抗风湿活性，且毒性较低，而 L-青霉胺却具有较强的毒性以及潜在的致癌性。一个药物的不同对映体作用于不同的靶点，如果这些靶点所产生的生理效应具有互补性，就有可能导致活性增加或毒副作用降低，如普萘洛尔的（S）-(－)-对映体具有 β 受体阻断作用，虽然其(*R*)-(＋)-对映体对 β 受体的抑制作用较低，但对钠离子通道具有阻断作用，二者在治疗心律失常时具有协同作用，应用外消旋体比任何一种对映体的效果都好。

对一个生物靶点，两种对映体的作用有时相似，有时却又显著不同。往往是一种对映体在起作用，当出现这种高度选择性时，在分子水平上，配基（手性分子）与识别位点（即手性环境）间存有高度特异性作用。从亲和力大小来看，常常认为最高活性的异构体与受体间有较好的互补性，而作用较弱的则相反。进行体内活性研究时，所观察到的两种对映体作用的不同，不一定就是配基与受体间结合好坏的直接反映。还可能是体内药代动力学过程（ADME）所导致活性的差异。也即是药物进入人体以后，在到达作用部位之前，药物要经过一系列的生理过程：吸收、分布、代谢、储存部位的摄取和排泄，这些过程多数是立体选择性的过程。

异构体对吸收和分布的影响如海索巴比妥（hexobarbital）的 *S*-(＋)-异构体在

体内有较强的麻醉作用，这是由于它更易透过血-脑屏障，在中枢神经系统的浓度比 *R*-(－) 型高。由于自然界中所有酶都是手性的，在反应中心处，很可能存在某种程度的不对称性，因此，不同异构体的多数代谢反应都会引起代谢产物的不同。如烯丙位的羟基化反应速度，*S*-(＋)-海索巴比妥几乎为 *R*-(－)-体的两倍。异构体对摄取的影响如大鼠体内，*S*-(－)-与 *R*-(＋)-苯并香豆素（phenprocoumon）在肝脏或血浆中的浓度比不同（分别为 6.9 和 5.2），这说明优先摄取的是活性较高的异构体。异构体对排泄的影响如镇静剂海索巴比妥，活性较高的（＋）-异构体的人体内消除半衰期比活性较差的（－)-异构体长 3 倍，这是由于肝脏代谢清除率的不同，而非异构体间分布率或血浆结合率不同所致。

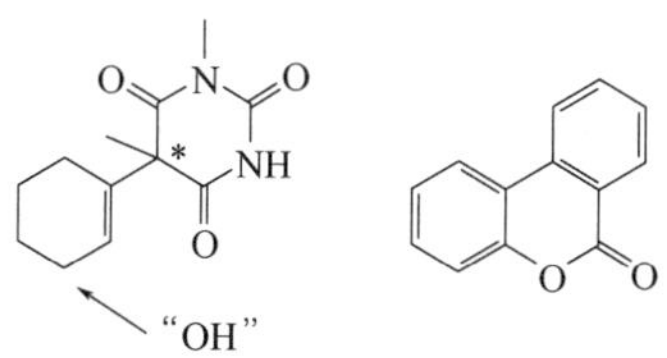

"OH"

海索巴比妥　　苯并香豆素

Rauws 将立体选择性定义为：立体选择性是酶或其他生物大分子结构（抗体或受体）对一种异构体的亲和力与另一种的亲和力的差异。这种差异可以用优劣亲和比（eudismie affinity quotient）表示，即结合较好的异构体（eutomer，优异构体）与结合较差的异构体（distomer，劣异构体）的活性比，又叫优劣比。有时候也用优劣指数（eudismic index，EI）即优劣比的对数值来表示。当比较优异构体与外消旋体的活性时，常考虑以下几种情况：①当活性比（优异构体与外消旋体之比）等于 2 时，手性化合物呈现立体选择性，优异构体起作用而劣异构体不发挥作用；②当活性比大于 2 时，劣异构体为优异构体的竞争性拮抗剂，这种情况较少见；③当活性比小于 2 时，劣异构体增强优异构体的作用，受体的选择性较低，两种异构体都有效；④当优异构体与外消旋体的活性比等于 1 时，无立体选择性，两种异构体等效。这种情况的产生是由于该化合物属于非特异性作用机制，要么是化合物与受体的活性中心采取两点结合或者不对称中心不参与结合。如表 2-7 所示为不同对映体作用的比较。

表 2-7　不同对映体的作用

化合物	优异构体	劣异构体	外消旋体
N-异丙去甲肾上腺素	(－)α-肾上腺素激动剂	(＋)低活性的竞争抑制剂	(±)部分激动剂
甲丙哌芬	(＋)吗啡样作用	(－)麻醉拮抗剂	(±)部分激动剂
6-乙基-9-氯麦角灵	(－)多巴胺激动剂	(＋)多巴胺拮抗剂	(±)多巴胺激动剂
5-乙基-5-(1,3-二甲丁基)巴比妥酸	(＋)惊厥剂	(－)抑郁剂	(±)惊厥剂

普遍认为，药物的手性中心与受体相互作用位点越接近，两种对映体的作用差别就越大。因此，1956 年 Pfeiffer 认为活性高的一对对映体常常比活性差的一对对映体的活性比大。换言之，就是 *R* 和 *S* 对映体的药理活性差异越大，高活性异构

体的药效就越强。但也有一些不符合 Pfeiffer 规则的情况如配基的构象柔性等情形。

对于开发单一对映体药物，通常可以从如下几个方面着手：①外消旋转换（racemic switch）。该法是将外消旋药物再开发成单一对映体药物的方法，具有开发费用低、节约时间、药物剂量减半、毒性减低等优势，如 *R*-(－)-维拉帕米、*S*-氟西汀、*R*-沙丁醇胺等。②去除手性中心。外消旋体和其中两种单一对映体往往是药理作用不同的 3 种实体，对其进行深入药理、毒理和临床研究之后，才能决定究竟是外消旋体或哪一单一异构体更好，可以认为如果有亲和力类似或更高、又不存在对称中心的分子最理想，如吗啡有 5 个不对称中心，而活性超过吗啡的、毒性和成瘾性又较小的芬太尼连一个不对称中心都没有；去掉不对称中心的方法很多，其中通过产生对称性是较为常用的方法之一。如 3-氨基哒嗪类毒蕈碱样胆碱受体激动剂的侧链修饰是其中一个例证，经过修饰后对 M_1 受体的亲和力的浓度与相应的对映体类似（图 2-28）。③手性药物合成。手性药物的合成包括药物的拆分和不对称合成等方法，不对称合成方法与对映体拆分技术在当今已愈来愈成熟，如新的拆分试剂的不断发现、空心膜技术、模拟移动床色谱技术、不对称合成酶催化技术等。

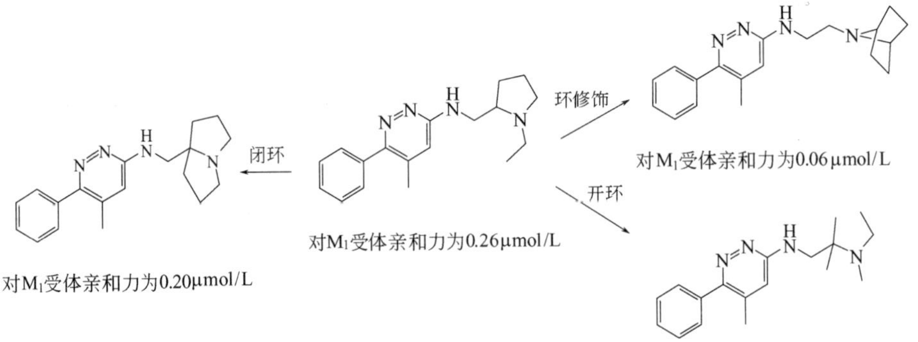

闭环

环修饰

开环

对M_1受体亲和力为0.20μmol/L

对M_1受体亲和力为0.26μmol/L

对M_1受体亲和力为0.06μmol/L

图 2-28　消除不对称中心对 M_1 受体亲和力的影响

实际上，如果两种光学异构体有相似的药效和药代动力学过程，那么继续拆分外消旋体可能就是无用的。如抗血栓化合物 Q-0098 和 W-8902 相应的单一异构体与其外消旋体有几乎相同的血栓素受体拮抗作用和血栓素合成酶抑制作用。有些情况下，外消旋体的活性比单独使用任一对映体的活性更强，如抗组胺药异西喷地（isothipendyl）就是如此。

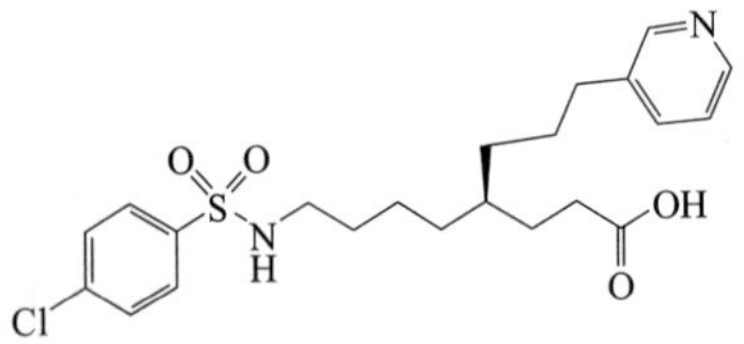

Q-0098

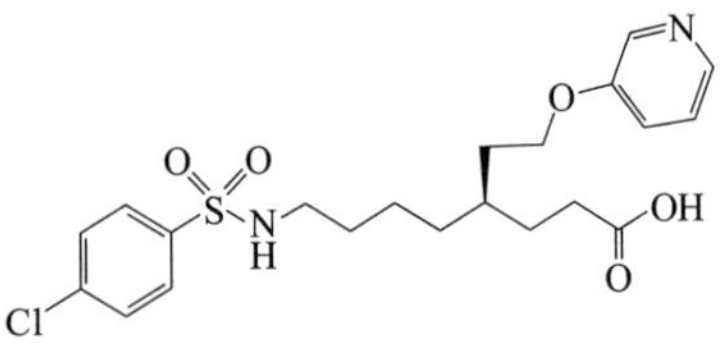

W-8902

2.3.5 其他优化方法

先导化合物的优化方法除了文中列举的以外，还有很多，如利用活性亚结构拼接法、局部修饰法、定量构效关系法、“Me-too”药物等。

活性亚结构拼接法是指将两种药物的药效结构单元拼合在一个分子中，或将两者的药效基团通过共价键兼容于一个分子中，使形成的药物或兼具两者的性质，强化药理作用，减少各自相应的毒副作用，或是两者取长补短，发挥各自的药理活性，协同完成治疗作用。因为多数情况下是将两个药物结合在一起，所以有时将其称为孪药（twin drug）。如钙通道拮抗剂尼群地平（nitrendipine）经间隔基丁二醇连接得到的孪药 BDHP，活性大约是尼群地平的 10 倍。两个不同的药物缀合成新化合物，希望产生双重作用的药物，即作用于两个不同的受体，或同一受体的两个不同位点。两种药物缀合在一起与同时服用该两种药物相比较，往往因改变了原有各自的药代动力学性质，改善了药效。组成孪药的两个药物的药效要适当，即在化学计量下的两个药物与各自受体作用的浓度相匹配，否则，双重的孪药会失去意义。如将安定与乙酰水杨酸以一比一缀合的孪药是没有意义的。然而将氯磺酰胺类利尿药与β-肾上腺能受体阻断剂缀合，兼有利尿和β-阻断剂作用。同样将具有扩张血管作用的肼基哒嗪与β-阻断剂拼合成兼具β-阻断和扩张血管作用的药物普齐地洛（prizidilol）。

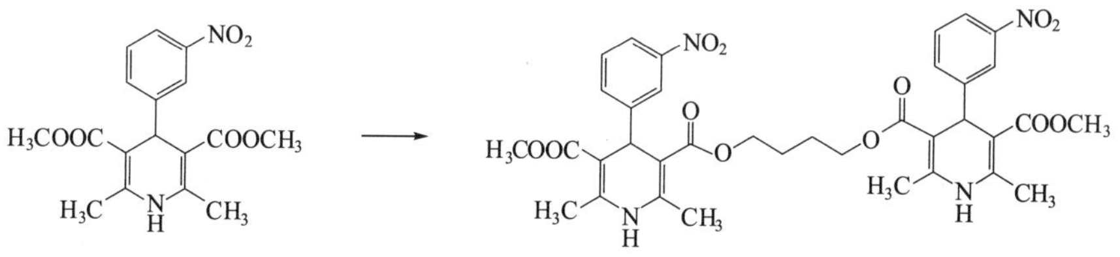

尼群地平 BDHP

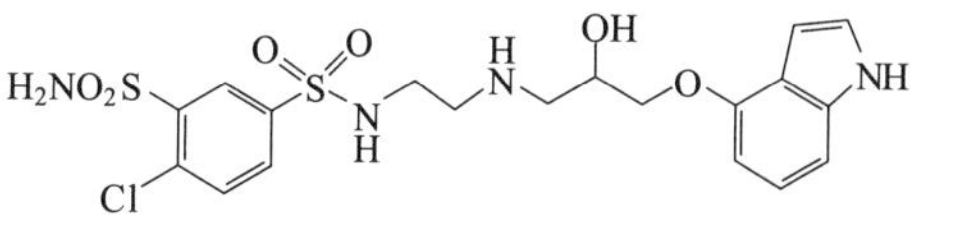

(利尿作用) 间隔基 (β-阻断作用) 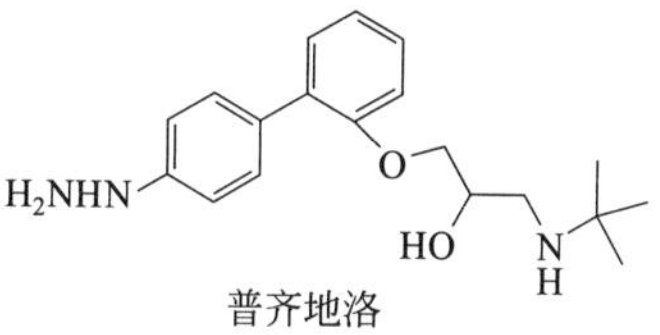 普齐地洛

局部修饰（local manipulation）是先导化合物结构改造使用最多的方法之一，修饰的方法很多，如将复杂结构化合物简化、链状化合物的闭环以及环的开裂、双键的引入、大基团的移入或置换、改变基团的电性等。

将结构复杂的化合物简化，以获得具有生物活性、结构简单的化合物的方法称为结构简化（simplification of structure），对于结构复杂的天然产物的优化尤其适用。结构简化的目的在于发现易于合成并保持所需药效的简单结构，具体方法是移去不属于药效团的功能基团，使合成容易，减少副反应。如将吗啡（morphine）结构简化为多种镇痛片段和最简结构哌替啶，得出镇痛药的基本结构。从吗啡到芬太尼，结构大大简化，适于工业化生产。

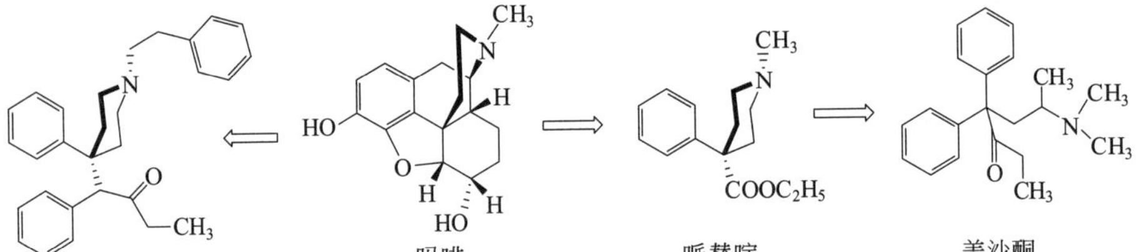

芬太尼　吗啡　哌替啶　美沙酮

饱和链状化合物环合成环状化合物，或环状化合物开环成链状物，是分子设计中常见的方法。由于合环或开环，分子的形状、构象和表面积发生了变化，会影响与受体的结合，也会改变药代动力学性质。如平喘药麻黄素（ephedrine）的相应环状化合物芬美曲秦（phenmetrazine）无平喘作用，为食欲抑制剂。开环的分子有时会降低活性，如钾离子通道开放剂色满卡林（cromacalin）开环后活性降低60%。

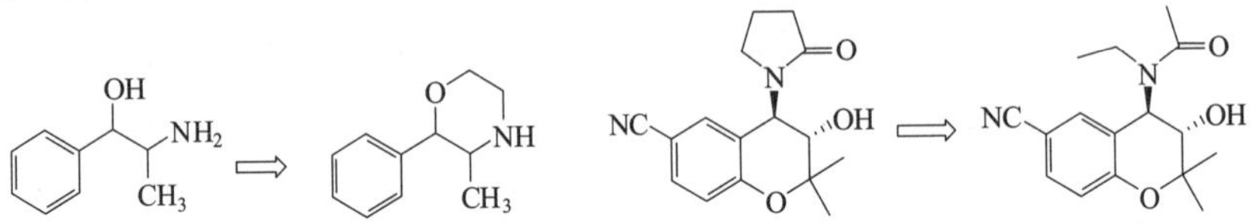

麻黄素　芬美曲秦　色满卡林　开环物

生物活性分子中引入不饱和键可以改变分子的电性、立体化学性质、分子构型和构象等，从而影响药物的生物活性、代谢以及毒性。与相应的饱和化合物相比，不饱和键具有拉电子效应，有时π键也可以输送电子，因而导致化合物的化学环境发生改变。如儿茶酚-*O*-甲基转移酶抑制剂，可避免多巴胺和左旋多巴的甲基化，延长它们的治疗效果，其中儿茶酚-*O*-甲基转移酶抑制剂托卡朋有助于抑制左旋多巴的脱羧，但副作用（肝损伤作用）较严重，而它的插乙烯衍生物无此副作用。

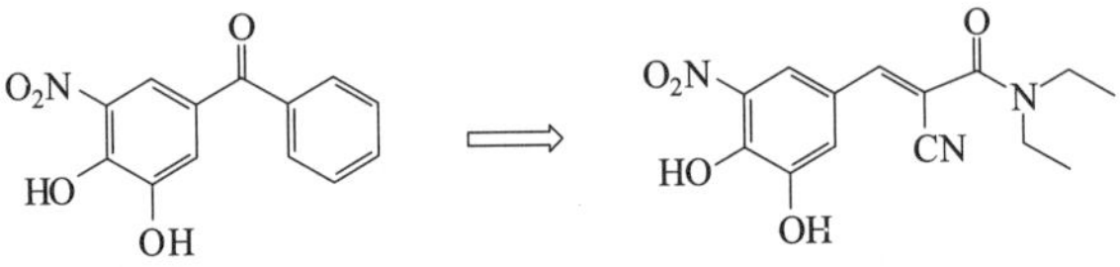

托卡朋　托卡朋插烯物

药物分子中引入体积较大的基团，会阻碍与酶或受体的相互作用，导致生物活性改变。如青霉素和头孢菌素类抗生素分子中引入大体积基团，会阻断β-内酰胺酶对β-内酰胺环的水解破坏，提高耐受β-内酰胺酶的能力。在药物设计中，向内源活性物质分子中引入大体积基团，可造成分子与受体作用的强烈变化，甚至反转活性。如α-肾上腺能激动剂去甲肾上腺素分子中引入大体积基团，可转变成拮抗剂。乙酰胆碱的甲基被三环代替，成为抗胆碱药溴丙胺太林（propantheline bromide）。

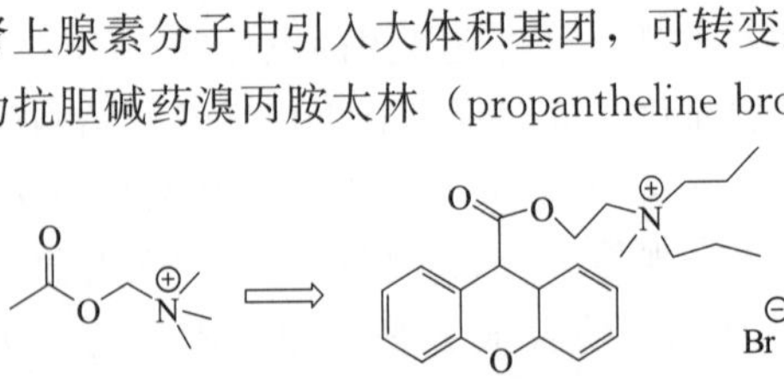

乙酰胆碱　溴丙胺太林

基团的变换引起分子电荷分布变化，主要通过诱导效应（inductive effect）和共轭效应（conjugative effect）产生作用，会引起分子整体电性的改变，导致药物的物化性质发生深刻的变化，从而影响化合物的生物活性。如分子设计中常常把卤素（尤其是氟和氯）原子引入芳香环上，从而改变了药代动力学和药效学性质。芳香环上引入卤原子可产生立体效应、电性效应和阻断效应，氟和氯占据了苯环的对位，可以阻止因生物氧化而形成的环氧化合物或羟基，从而可能降低毒性及延长作用时间。

利用定量构效关系方法进行先导化合物的优化是目前比较流行的方法之一，近30年来，发表的定量构效关系式已超过千个，在预测同类化合物的生物活性、药物选择性、药物代谢动力学的研究以及了解药物作用机制等方面均取得了一定的成果。其一般过程如图2-29所示。

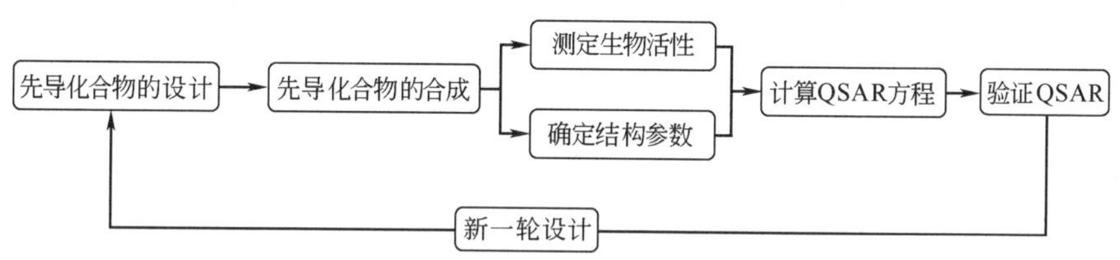

图2-29 利用定量构效关系优化先导物流程

例如，1962年发现了*S*-萘啶酸（nalidixic acid）具有抑菌作用，古贺等用喹啉酮酸为母体，考察6位、7位、8位引入取代基对活性的影响，建立QSAR方程，最终发现在喹啉酮酸母核1位上引入乙基，7位为哌嗪基取代，6位为氟原子取代，得到活性很好的化合物AM_{715}并成功上市。该例子表明经定量构效关系研究具有一定的预见性与合理性。

萘啶酸　　　　AM_{715}

结构类似的药物尤其是带有相仿药效构象的化合物理论上可与同一酶或受体相互作用，产生类似的药效。每一个结构新颖的药物问世以后，其他人便将其结构做局部改变，探索类似作用的药物，这是一种节约资金和时间的快捷之道，也是开发新药的一种途径。因此，这种“模仿”有别于完全照抄别人的化学结构的仿制，在仿制这类新药的同时，对原形化合物结构在专利保护范围以外加以改造，合成类似化合物进行筛选，以期得到疗效更好、毒副作用更小的新药，称为“Me-too”药物。实际上，“Me-too”药物的主要技术手段就是正确地应用生物电子等排原理。如1971年上市的抗菌药咪康唑（miconazele），在上市后数年内一系列的药物随之上市，如酮康唑（ketoconazole，1981年）、硫康唑（sulconazole，1985年）、氟康唑（fluconazole，1988年）、伊曲康唑（itraconazole，1988年）、舍他康唑（sertaconazole，1992年）等，不仅相应的研究经费远远低于咪康唑，而且药效强于咪康唑，副作用也大为降低。

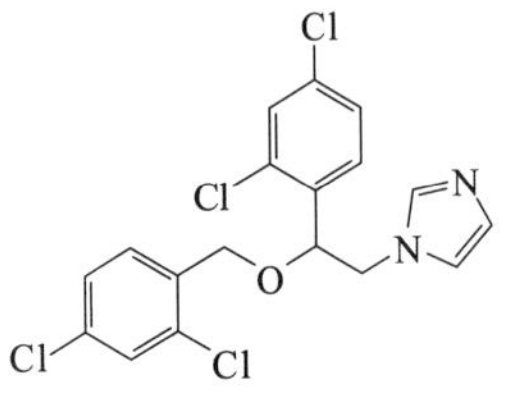

咪康唑 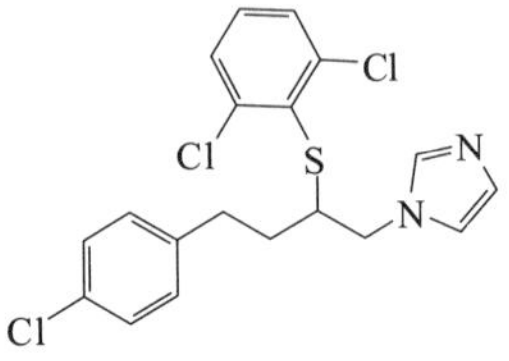　　酮康唑 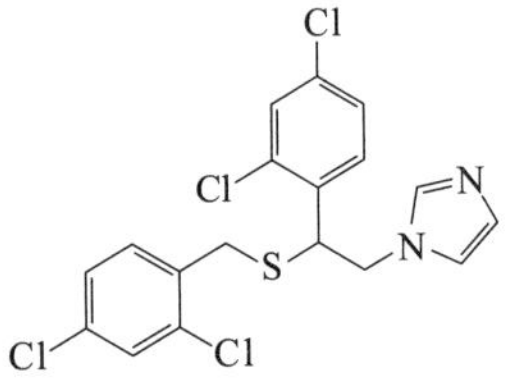　　硫康唑

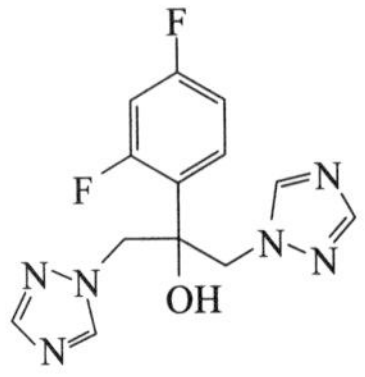

氟康唑 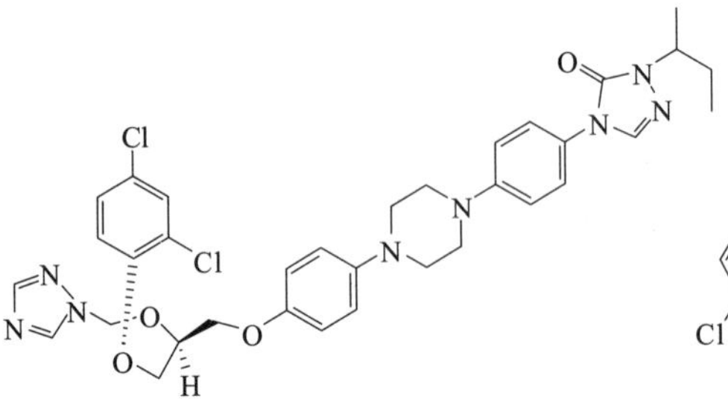　　伊曲康唑 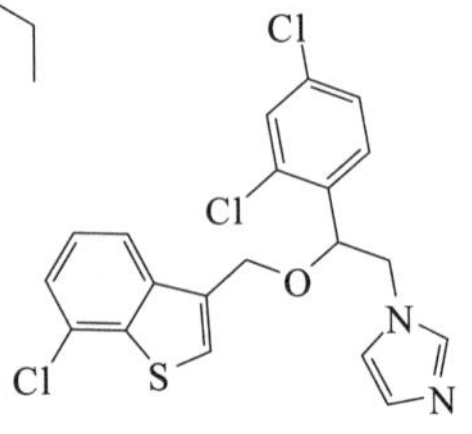　　舍他康唑

2.4 先导化合物发现的新策略

分子杂合是一种经典的药物设计方法。它是根据现有的构效关系和先导物的结构特征，将不同类生物活性分子的基本药效团片段进行“移花接木”式组合得到新化学实体的过程。分子杂合策略有望提高化合物的活性、药代性质，以及规避原专利的保护。随着结构生物学的迅速发展，基于蛋白/配体复合物晶体结构叠合的分子杂合策略得到广泛应用。相比传统的基于配体的分子杂合，该策略更加依赖分子与靶点的精确作用模式，与全新药物设计技术及基于配体的分子杂合相比，这种基于结构方法的成功率更高，具有非常广阔的应用前景。

基于晶体结构叠合的片段杂合策略，首先要有高分辨的晶体结构作为药物设计的基础，由于某些靶点与配体复合物的晶体结构尚未解析，限制了该策略的广泛应用。但是随着精确对接及分子动力学模拟等技术的发展，通过活性化合物与靶点的分子模拟，也能为分子杂合策略提供合理的指导。该策略的优势是研发思路清晰、药物设计的作用靶标和作用机制明确，已经有上市或进入临床的药物可供借鉴。但在实际操作过程中仍然面临着一些困难与挑战，比如过度依赖靶点与配体复合物的结构生物学及精确分子模拟技术。另外，在分子杂合的过程中，不可避免会导致目标化合物的分子量过大、理化性质显著改变等，成药性是需要考量的因素。

“药物再定位”即“老药新用”，是指开发已上市药物或活性分子在新适应证上的应用，省略了先导化合物的发现与优化早期阶段中药物吸收、分布、代谢、排泄和毒性方面的研究，并可能缩短临床研究的时间及药物开发周期，具有低成本、低风险和高收益的优势。由于所研究的分子大部分已超出了专利保护期，引起新适应证疾病的治疗费用也会大大降低，相比新化学实体的研发及仿制药的开发等传统的药物研发模式，药物再定位的回报率仅次于新化学实体的研发，同时风险最低。最典型的例子包括西地那非、吉西他滨的发现及沙利度胺、两性霉素 B、阿司匹林的新适应证等。近年来，化学药物的研发速度趋于缓慢，每年获准上市的新药数量总体上趋于减少，且在研发成本不断增加的背景下，“药物再定位”的研发策略日益受到各大制药企业的青睐。

与“药物再定位”概念类似，“优势结构再定位”策略是指利用靶点的生物信息学信息、结构多样性导向合成策略开发已有的优势分子骨架，重新发现具有新药理学功能的药物先导物。许多国内外课题组及研发机构纷纷将目光投向“优势分子结构再定位”，而且大多取得了事半功倍的效果。在先导物发现研究中，可以从基于靶点相似性的“结构再利用”、基于优势结构片段的“活性再开发”及基于靶点杂泛性的“功能再评估”三个方面来开展研究工作，“优势结构再定位”是大数据时代一种典型的以数据驱动的药物研发模式。在生物信息学领域，该策略更加依赖于网络药理学、系统生物学及靶点的生物学信息；在药物化学及化学信息学领域，它需要充分利用结构多样性的合成方式，如反向虚拟筛选、高品质化合物库的构建及快速筛选技术的发展，从而提高药物研发成功率并缩短药物研发周期。

参考文献

[1] 彭司勋．药物化学——回顾与发展．北京：人民卫生出版社，2002.

[2] 李其翔，张红．新药药物靶标开发技术．北京：高等教育出版社，2006.

[3] Wermuth C G. 创新药物化学．第 2 版．迟玉明主译．广州：世界图书出版公司，2005.

[4] 吕宝璋，卢建，等．受体学概论．合肥：安徽科技出版社，2000.

[5] 徐文方．药物设计学．北京：人民卫生出版社，2007.

[6] 张礼和，张亮仁，闵吉梅，等．以核酸为作用靶的内源性活性物质的研究．有机化学，2001，21（11）：798-804.

[7] Rick Ng. Drugs-from discovery to approval. United States of America，2003，2.

[8] 郑虎．药物化学．北京：人民卫生出版社，2010.

[9] 仇缀百．药物设计学．北京：高等教育出版社，2008.

[10] 郭涛．药物研究与开发．北京：人民卫生出版社，2007.

[11] 仉文升，李安良．药物化学．北京：高等教育出版社，2002.

[12] 姜凤超．药物设计学．北京：化学工业出版社，2007.

[13] 李元．基因工程药物．北京：化学工业出版社，2002.

[14] 毛建平，毛秉智．基因药物研究现状和对策．中国生物化学和分子生物学学报，2004，2（2）：143-148.

[15] 杜冠华．高通量药物筛选．北京：化学工业出版社，2002.

[16] 陈凯先，蒋华良，嵇汝运．计算机辅助药物设计：原理、方法及应用．上海：上海科学技术出版社，2000.

[17] Motohide Sato，Takahisa Motomura，Hisateru Aramaki，et al. Novel HIV-1 Integrase Inhibitors

Derived from Quinolone Antibiotics. J Med Chem，2006，49：1506-1508.

[18] Raveendra Dayam，Laith Q Al-Mawsawi，Zahrah Zawahir，et al. Quinolone 3-Carboxylic Acid Pharmacophore：Design of Second Generation HIV-1 Integrase Inhibitors. J Med Chem，2008，51：1136-1144.

[19] 徐筱杰，侯廷军，乔学斌，等．计算机辅助药物分子设计．北京：化学工业出版社，2004.

[20] 尤启东，林国强．手性药物——研究及应用．北京：化学工业出版社，2004.

3

新药的开发研究

先导物确立为候选药物（drug candidate）以后，即可开展候选药物制备工艺、质量控制以及药理、毒理学验证的新药开发研究。这一不可或缺的研究过程居于发现研究和上市应用之间，包括临床前研究和临床试验两个阶段的规范、系统性评价，从而最大限度地保障上市新药的安全、有效及质量稳定可控性，需要获得足够的研究资料和支撑数据。本章主要阐述候选药物的药理、毒理学研究内容，制备工艺与质量控制的药学研究则在第 4 章中详述。

3.1 概述

目前已形成共识，候选药物的体外或动物活性（包括疗效和毒性）并非等同于人体效应，甚至可能因体内过程差别而迥异。因此，新药的开发研究必然是一个逐步选择与淘汰、不断循环优化的复杂过程，这样的转化研究漫长、艰难而又昂贵。以化学新药为例，从候选药物的临床前研究到新药上市平均需要 8～10 年的时间，5000 种候选药物只有 5 种可能进入到临床试验阶段，而最终仅有 1 种获准上市；平均每个新药耗费高达 8 亿～10 亿美元。

3.1.1 开发研究的基本程序

新药的开发研究是一项特殊的科学研究，研究试验及其程序必须合法、规范并遵守伦理道德要求。临床前研究也称非临床或实验室研究，目的是确定候选药物能否成为临床候选药物，且为临床试验不可逾越的前期工作。完成临床前研究后提出新药研究申请（investigational new drug，IND），经批准后进入临床试验阶段。各期临床试验也要循序渐进地开展，临床候选药物完成Ⅲ期临床试验、提出新药上市申请（new drug application，NDA）并获得新药证书，新药才能生产上市，同时进入Ⅳ期临床研究阶段（上市监测期）。

新药开发研究的基本流程如图 3-1 所示。其实质构成了候选药物由体外或动物试验向各期临床试验逐步推进、研究质量逐步提高的新药转化研究链（translational research chain）。转化研究将基础药理学与临床医学紧密结合，核心内容是预测及阐释候选或临床候选药物的人体药效学、药代学、毒理学性质和机制等，以实现新药安全、有效的临床应用目标。

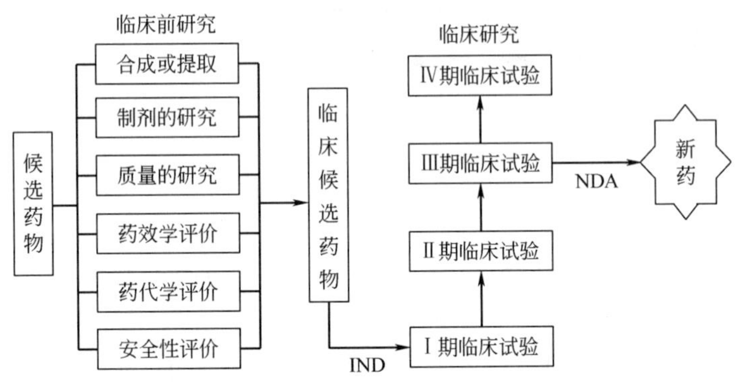

图 3-1　新药开发研究的基本流程

3.1.2　开发研究的主要内容

围绕候选药物是否具备应有的有效性、安全性和质量稳定可控性，新药开发研究主要包括以下五个方面的内容。

（1）药效学　即药物效应动力学（pharmacodynamics，PD）。研究药物对机体的生化生理效应、作用机理及临床应用，如构-效、量-效、时-效关系等。新药的药效学研究任务主要是有效性评价，但由此也可能发现意外的药理活性，应加以关注和利用。

（2）药代学或药动学　即药物代谢动力学（pharmacokinetics，PK）。根据数学原理和动力学模型研究药物在机体作用下所发生的变化，包括吸收（absorption）、分布（distribution）、代谢（metabolism）和排泄（excretion）四个方面的内容，简称为药物的 ADME 过程，特别是血药浓度随时间的量变规律，以及药物效应的影响因素等。

（3）药物毒理学　药物毒理学（drug toxicology）研究药物在一定条件下，对靶器官或机体可能造成的毒性作用及其机理、程度、可逆性等，为定性、定量进行药物安全性评价及安全用药提供科学依据。

(4) 制备工艺　研究原料药及其制剂的生产工艺。如原料药制备所采用的合成、提取或生物技术方法的工艺流程、工艺参数、工艺设备,以及制剂工艺中的剂型选择、处方设计、制备方法等。中药制剂还包括原药材的来源、加工及炮制等的研究;生物制品还包括菌毒种、细胞株、生物组织等起始原材料的来源、质量标准、保存条件、生物学特征、遗传稳定性及免疫学的研究等。

(5) 质量控制　研究原料药及其制剂的质量控制方法,包括质量标准研究、标准物质研究和质量稳定性研究。

新药开发研究按照从临床前研究到临床试验的程序分阶段逐步进行。为保证提供药理、毒理学评价所需的合格药品,制备工艺与质量控制的药学研究工作应起始于临床前研究初期。如图 3-2 所示,临床前研究与临床试验虽相互独立,但研究内容却紧密相关;临床前研究为临床试验奠定必备的基础,但临床试验结果决定最终结论。

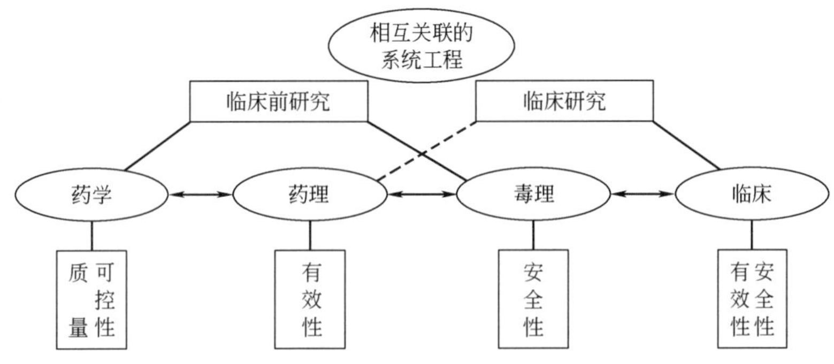

图 3-2　临床前研究与临床研究内容相互关联

3.1.3 开发研究的技术要求

新药的开发研究必须按照《药品生产质量管理规范》(good manufacture practice,GMP)、《药物非临床研究质量管理规范》(good laboratory practice,GLP)、《药物临床试验质量管理规范》(good clinical practice,GCP)的要求合法地进行,并且由具备相应资质认证的机构承担相关工作。

开发研究还应该参照国家食品药品监督管理总局(china food and drug administration,CFDA)发布的、具有较高指导意义和权威性的一系列技术指导原则进行,若采用其他评价方法和技术则需要证明其科学性。截至 2015 年 4 月,CFDA 正式颁布的技术指导原则共计 134 项,包括化学药物 53 项、中药及天然药物 17 项、生物制品 28 项、综合学科 9 项、审评一般原则 6 项、技术标准/技术要求 13 项、非临床研究 8 项。基于所涉及领域及其深度的不足,难以适应新药研究和评价工作需求的紧迫性,CFDA 药品审评中心(center for drug evaluation,CDE)在 2009 年初启动了系统翻译和转化美国食品药品管理局(food and drug administration,FDA)、欧洲药品管理局(european medicines agency,EMA)等国外技术指导原则的工作,并于 2009 年 9 月、2010 年 1 月和 11 月发布了三批“国外参考指导原则”，包括与原料及其制备工艺相关的指导原则、与制剂相关的指导原则、临床药理学方面的指导原则、临床研究进程中相关的指导原则、不同治疗领域的指导原则等，用于新药研究和审评的参考。通过这种借鉴的方法，以期逐步将其吸收、转化为“自己的”技术指导原则，加速我国技术指导原则体系的建设。

此外，候选药物在进行各项评价时，数据统计应由专门机构同步进行，质量保证（quality assurance，QA）部门也要经常抽查检验研究结果，使整个研究纳入系统化管理。

3.2 新药的临床前研究

新药的临床前研究用以确定临床候选药物，是对候选药物进行的人体外或动物体内安全、有效性评价以及工艺质量研究。未经临床前评价的候选药物不能直接进行临床试验，这不仅仅是研究方法和程序问题，它涉及是否违背法律、伦理道德与人权的基本原则。

临床前研究虽不能替代临床试验作出结论，但它是新药开发研究必不可少的前期工作。进入临床试验的临床候选药物，也不等于各项临床前的研究就此停止，仍需要随着临床试验中出现的疗效、毒性、质量等问题不断调整、补充，使之趋于完善。本节介绍新药的临床前药理、毒理研究，亦即临床前药效学、药代学及安全性评价。

3.2.1 临床前药效学评价

药效学研究分为临床前药效学与临床药效学两个评价阶段。临床前药效学又称基础药效学，采取人体外或动物试验（animal trial）方法，研究候选药物的主要治疗作用和一般药理作用，为后期的临床试验提供可靠依据；临床药效学的试验对象则为适应证患者，属临床研究（clinical trial）的范畴。

3.2.1.1 研究内容及指标

基础药效学评价候选药物预期作用的有效性或优效性，以及构效、量效、时效关系；基础药效学还包括安全性药理学（safety pharmacology）和次要药效学（secondary pharmacodynamic）的一般药理学（general pharmacology）研究，以明确主要药效以外的广泛药理作用，有助于认识关系到药物安全性或不良反应的信息，甚至发现新的药理作用。这里的一般药理学研究贯穿在开发研究全过程之中，但临床前应完成候选药物对中枢神经系统、心血管系统和呼吸系统影响的所谓核心组合实验的研究。基础药效学通过观察或检测药物产生的试验对象组织形态学、生理机能和生化指标等变化而得出研究结论。

(1) 观测生理机能的改变　如新药对中枢神经系统的兴奋或抑制，对心肌收缩力或胃肠道运动的加强或减弱，对血管或支气管的扩张或收缩等。

（2）观测组织形态学变化 如血细胞大小、甲状腺大小、肾上腺皮质萎缩等。

（3）观测生化指标的改变 如血糖、电解质、生理活性物质（如血管紧张素、前列腺素、环磷腺苷浓度）改变等。

3.2.1.2 研究步骤及方法

基础药效学研究从预期用于临床预防、诊断和治疗的主要药效学开始，研究候选药物作用的强度和特点，并尽可能阐明其作用机理和作用部位，同时开展一般药理学即预期以外的广泛药理作用研究。具体研究步骤如下：①理解疾病的发病机理与治疗措施；②选择合适的体外和体内动物模型；③合理设计试验方案；④实施药效学试验；⑤试验数据处理；⑥结果判定与总结。

基础药效学研究一般按照相关技术指导原则要求，完成必需的项目，通过各项指标的观测予以判定。但每种药物作用于不同系统，有其自身特点及适应证范围，这就要求研究者具备多学科的知识，掌握多种试验方法，以正确认识和分析候选药物的有效性及其作用机理。

（1）整体动物试验 根据不同情况选用正常动物、麻醉动物、病理模型动物。

① 正常动物最常用于观察药物对动物行为的影响，是研究中枢神经系统药物作用的基本方法之一。例如，将动物的行为进行分级，进行显著性测试，细心观察用药组和对照组动物，按分级法打分并求出平均数，从而判定药物的中枢抑制或中枢兴奋作用；测定药物对中枢神经系统的抑制作用和对骨骼肌的松弛作用，采取转棒法观察动物的协调运动是最简单而经典的方法；正常动物还用于观察药物对记忆力的影响，以及测定药物的依赖性试验等。

② 病理模型动物则用于观测药物对疾病的疗效。例如，研究抗精神病药常用去水吗啡造成大白鼠舔、嗅、咬等定向行为，以观测药物的安定作用；采用线结扎犬或家兔肾动脉造成肾性高血压，或使大白鼠长期处在噪声刺激中诱发神经源性高血压等方法，以观察抗高血压药物的疗效；给兔、大白鼠、犬、猫、猴、羊静脉注射四氧嘧啶，选择性地损伤胰腺β-细胞引起实验动物糖尿病，是经典的研究抗糖尿病药物的方法；而给动物移植肿瘤，目前常被用来评价抗肿瘤药物。

③ 整体动物试验需要麻醉时，应注意麻醉深度的控制和麻醉药物的选择。例如，在研究镇咳药物时，麻醉过深则明显抑制咳嗽反射，从而影响试验结果。在研究药物对子宫的影响时，最好不用乙醚和氯仿，可选用戊巴比妥钠；因前者对子宫有明显抑制，而后者只要剂量适当，不影响子宫活动。

（2）不同的动物离体器官试验 用于测定不同类型的药物作用。例如，离体蛙心和兔心是观测药物对心率、输出量、收缩力等心脏活动影响的最常用的标本；猫、兔、豚鼠和犬的乳头肌标本制备比较简单，在适宜条件下可较长时间保持良好的实验状态，为观测药物对心肌收缩性、兴奋性、自律性等基本生理特性影响的较好实验标本；蛙坐骨神经腓肠肌、白鼠膈神经标本常用来评价作用于骨骼肌的药物等。需要注意，不同动物的不同器官都要求最适宜的营养环境（渗透压、各种离子、pH值等)，因此，各种动物的人工生理溶液的成分和配制均有区别。

(3) 细胞培养试验　在细胞或亚细胞水平研究药物作用及其机理的试验方法。例如，根据癌细胞含有代谢底物脱氢酶而还原美蓝变为无色这一原理，将肿瘤细胞悬液与受试药物混合，加入美蓝孵育；如美蓝不退色，即初步判定该药具有抗癌作用。小白鼠腹腔巨噬细胞吞噬鸡红细胞试验及玫瑰花结试验，可用于初步评价免疫增强剂或免疫抑制剂。在抗生素作用机理研究中，利用透射式电子显微镜对超薄片进行观察，可以看到青霉素类抗生素使金葡菌细胞形态改变，还可看到氨基糖苷类抗生素使肺炎杆菌核糖体数目减少，这些都是在细胞或亚细胞水平对药物作用机理的探索。

(4) 生化试验　以生化或酶学手段为主，实质上进入了分子药理学的研究范畴。例如：①利用存在β受体的离体脂肪组织研究作用于β受体的药物，如果药物对β受体有兴奋作用，则引起游离脂肪酸释放增加；如果加入β受体阻断剂，则可使游离脂肪酸释放量明显减少，甚至完全阻断。因此，通过测定游离脂肪酸含量，可评价作用于β受体的药物。②抗过敏药物研究，先腹腔注射抗原致敏，24h后注射受试药物，再次注射抗原攻击，然后处死动物，收集腹腔液并离心，用荧光分光光度法测定组织胺含量，从而评价受试药物抗变态反应的作用。③利用蛋白激酶与一定量氚标记的cAMP结合，而内源性cAMP可竞争置换出氚标记的cAMP；通过微孔滤膜把结合的和游离的氚标记的cAMP分开，再用液体闪烁计数器测定放射性，从而换算成体内cAMP含量，可分析鉴定作用于β受体药物的作用机理。④将配基(如药物)用放射性同位素标记，应用放射自显影技术，可研究受体的分布和数量。

3.2.1.3 研究要点及要求

(1) 动物模型的选择　根据药物作用的特点、技术指导原则和实践经验，选择与人同源性强、某一功能高度发达或敏感性较高的动物，一般选用小鼠、大鼠、兔、猫、猴、犬，还有转基因动物模型等。比如C57BL小鼠对肾上腺皮质激素的敏感性比DBA和BALB/C小鼠高12倍；鸽、犬、猫的呕吐反应敏感，常用来评价引起催吐和镇吐的药物的作用等。还应注意动物的性别、年龄、健康状况和等级(表3-1)对试验动物及结果有明显的影响。此外，动物纯种亦很重要，有报告6个实验室测定同一药物的LD_{50}结果很不一致，后来发现动物种系是一个重要因素，改为一农场繁殖的纯种动物后，结果变为一致。

表3-1　普通动物、SPF动物和无菌动物的特点比较

项　目	普通动物	SPF动物	无菌动物
微生物、寄生虫	有或可能有	无	无
长期试验存活率	40%	90%	100%
应用动物数	多	少	少
试验准确设计	不可能	可能	可能
试验结果	有疑问	明确	明确

注：SPF(specific pathogen free)动物即无特定病原体动物。

（2）观测指标的设立　药物的疗效评价靠客观指标反映，如生理生化的化验指标、病理切片、X 射线检查等。许多药物的评价已非单指标所能满足，应根据具体情况，在技术指导原则的基础上增加必要指标的综合评价。为使指标更加准确客观，还应保证仪器先进、灵敏度高，控制适宜的温度和湿度等。

（3）动物试验的实施　为不受试验者主观因素的影响，随机分组是动物试验设计的一个重要原则，常用随机数目表法对实验动物进行分组。以生理盐水代替受试药物称为阴性对照或空白对照，用已知药或工具药代替受试药物称为阳性对照或标准对照；对照组与试验组的动物数应相等并同时在同样条件下进行，否则便失去统计学意义。

（4）试验结果的评价　由于人类与动物间的机体和精神因素等种属差异，造成临床疾病与动物模型存在差异，必然使动物试验结果有一定的局限性。如巴豆对人泻下，在小鼠不引起泻下，反倒引起肥胖；丹皮酚可降低大鼠血压，对人的降血压作用不明显；葛根黄酮是小鼠避孕剂，对人则无作用等。因此，任何一种动物模型都不能替代临床药理研究。为稳妥可靠，应尽量采用多种动物和药理指标进行评价。

3.2.2 临床前药代学评价

临床前药代学是应用动力学原理与数学模型处理方法，通过动物体内外和人体外的实验研究，获得候选药物的基本药代动力学参数，揭示其在体内的动态变化规律，阐明 ADME 过程的动态变化规律和特点，从而为药效学、毒理学、临床试验和药学研究等提供参考资料。

在新药开发研究过程中，临床前药代学与临床前药效学、毒理学一起，构成完整的新药筛选和评价体系。需要指出的是，药代动力学和下文所述的毒代动力学的研究目的不同，但两者存在相互沟通、相互借鉴的关系，其分析方法相同，技术可以共享，药代学已获取的参数对毒代及毒性试验的给药方案设计具有直接的参考价值。

3.2.2.1 研究意义与目的

良好的药代学性质支撑药物的有效性和安全性，为成功的新药所必需。研究证实，缺乏体内活性多由于药代学性质不理想，如生物利用度低、首关消除较强，或半衰期太短、代谢太快，或不易通过生物膜而进入靶器官等；产生体内毒性则多由于毒性代产谢产物所致。临床前药代学研究的重要意义在于：①在药效学研究中，临床前药代学研究可提供药物浓度、药物分布、不同给药途径与药效的关系，说明药效反应的种属差异；②在毒理学研究中，临床前药代学研究可提供药物浓度与毒性反应的关系，提示可能的毒性靶器官，代谢产物可提示毒性作用的机制；③在临床研究中，临床前药代学研究得到的药代学参数、代谢途径、代谢产物、代谢酶等可为临床给药方案设计和优化提供参考；④在制剂研究中，临床前药代学研究结果是评价药物制剂特点和质量的重要依据，可通过药代学比较研究来考察制剂处方和工艺的合理性。

据文献报道，约有40%的候选药物经临床试验后因药代学方面的原因而被淘汰；原因在于动物与人类在药效学、药代学、毒理学方面均存在着质与量的反应差异，而表现在药代学方面又较为突出。因此，新药研究发展的重要理念之一是在发现研究阶段就应建立有效的ADME/T或PK/PD综合性筛选模型，及早介入成药性的评价和预测，这对于完善候选药物结构、提高新药研发成功率，或将前期结论不支持的后续研究及早终止、尽可能地降低技术和经济风险至关重要。

3.2.2.2 试验设计方法

在进行临床前药代学研究时，要善于从综合评价的角度，目的明确地进行试验设计，找出与立题依据、药学、药效学、毒理学和临床研究的关系，为新药的开发研究提供更多有价值的信息。

(1) 试验设计的基本要求

① 受试药物应与药效学和毒理学研究使用的药品一致；给药方式和途径应尽可能与临床用药一致。

② 试验动物常用小鼠、大鼠、兔、豚鼠、犬、小型猪和猴等，首选与药效学和毒理学研究一致的健康和成年动物，尽量在清醒状态下试验；新药研究一般采用两种或两种以上的动物，其中一种为啮齿类动物，另一种为非啮齿类动物，其主要目的是要了解药物的体内过程是否存在明显的种属差异，其他类型的药物可选用一种动物（首选非啮齿类动物，如犬等）；试验中应注意雌雄动物兼用，以便了解药物的体内过程是否存在明显的性别差异，如发现存在明显的性别差异，应分别研究药物在雌雄动物体内的动力学过程；口服药物不宜选用兔等吸收不规则的食草类动物。

③ 应至少设置三个剂量组，剂量的选择可参考药效学和毒理学研究所使用的剂量，其中高剂量最好接近最小中毒剂量，中、小剂量根据动物有效剂量的上下限范围选取；设置三个剂量的主要目的是考察药物在体内的动力学过程是否属于线性，以利于分析药效学和毒理学研究中的现象，为进一步的开发研究提供信息。

(2) 药-时曲线与药代学参数　根据测得的血药浓度-时间的数据（包括单次给药和多次给药），采用房室模型或非房室模型估算出其药代学参数。随着药代学研究的不断深入，人们逐渐认识到有些采用房室模型估算的药代学参数常与实测值存在较大的差异，故目前一般主张采用非房室模型的方法来估算。对于静脉注射给药的药物，应取得消除半衰期（$t_{1/2}$）、表观分布容积（V_d）、平均驻留时间（MRT）、血药浓度-时间曲线下面积（AUC）和清除率（CL）等参数值；对于血管外给药的药物，除上述参数外，还应取得峰浓度（c_{max}）、达峰时间（T_{max}）等参数值。

① 动物数确定。以药-时曲线的每个时间点不少于5个数据为限，计算所需试

验动物数，尽量从同一动物多次取样。性别上最好采用雌雄各半，如发现药动学存在明显的性别差异，应增加受试动物数以便了解药物药动学的性别差异。对于单一性别用药的药物，可选择与临床用药一致性别的动物。

② 采样点选择。给药前需采血作为空白样品。采样点的选择对药代学研究结果有直接的影响，采样点选择不当或过少，得到的药-时曲线可能与药物在体内的实际情况存在较大差异，由此计算的药动学参数也就失去了意义。采样点的设计应兼顾药物的吸收相、平衡相和消除相，以得到给药后完整的药-时曲线。一般吸收相至少需要 2～3 个采样点，平衡相至少需要 3 个采样点，消除相至少需要 4～6 个采样点。整个采样时间至少应持续到 3～5 个半衰期或持续到血药峰浓度 c_{max} 的 1/20～1/10。

③ 给药途径。若口服给药，为排除食物对药物吸收的影响，一般在给药前禁食 12h 以上；还应注意统一给药后的禁食时间，以避免食物影响及由此带来的数据波动。

(3) 样品分析方法　药代学研究结果均依赖于生物样品的检测分析。由于样品一般来自全血、血清、血浆、尿液等生物样品，其取样量少、药物浓度低、内源性物质（如无机盐、脂质、蛋白质、代谢物）干扰及个体差异等多种因素往往影响测定，所以必须根据待测物的结构、生物介质和预期的浓度范围，选择灵敏度高、专属性强、精确的定量分析方法，才能保证测定结果的准确性和可靠性。

常用的分析方法有色谱法、免疫学法、微生物法和放射性核素标记法。色谱法包括气相色谱法（GC）、高效液相色谱法（HPLC）、色谱-质谱联用法（LC-MS、LC-MS/MS、GC-MS、GC-MS/MS）等，可用于大多数药物的检测，应用最广。免疫学法包括放射免疫分析法（RIA）、酶免疫分析法（EIA）、荧光免疫分析法（FIA）等，多用于蛋白质、多肽类物质的检测。微生物法常用于抗生素类药物的检测。放射性核素标记法常用的标记核素有 ^{3}H、^{14}C、^{125}I，主要用于药物在体内的分布和排泄研究。

生物样品测定的关键是分析方法的验证或确证，包括特异性（specificity）、标准曲线与定量范围（standard curve and quantification range）、定量下限（lower limit of quantitation，LLOQ）、精密度与准确度（precision and accuracy）、样品稳定性（stability）、提取回收率（extraction recovery）等项目。在分析检测过程中应进行方法学质控，制备随行标准曲线并对质控样品进行测定，以确保检测方法的可靠性。各类分析方法的具体操作可查阅相关技术指导原则等资料。

3.2.2.3 评价内容及要求

(1) 药物的吸收（absorption）　药物的吸收研究针对血管外给药，内容包括吸收机理、吸收速度和吸收程度。对于失眠、疼痛等急性病，需要单剂量给药后能迅速到达体循环发挥疗效，研究侧重于药物的吸收速度；对于高血压、糖尿病和癫痫等慢性病，需要重复多次给药治疗，研究则侧重于药物的吸收程度。

① 吸收速度。药物的吸收速度可通过药-时曲线来反映，吸收速度快的药物达峰时间短、峰浓度高，吸收速度慢的药物达峰时间长、峰浓度低。因此，T_{max}和c_{max}是反映药物吸收速度的两个最直观的参数，常用于评价药物的吸收速度。

② 吸收程度。AUC是评价药物吸收程度的一个重要参数，AUC越大表明药物的吸收越好。对于血管外给药的药物，通过比较静脉注射给药和血管外给药的AUC，研究血管外给药的相对生物利用度，以确定临床的最佳给药途径和剂型。

③ 吸收机理。对于经口服给药的药物，除应进行整体动物实验，以便通过药-时曲线了解药物在体内的吸收情况，还可采用体外吸收模型及在体或离体组织吸收模型研究药物的吸收特性和吸收机理。例如，人结肠癌上皮细胞（Caco-2）结构和生理生化作用类似人体小肠上皮细胞，具有各种体内代谢酶及主动转运的载体，因此，药物在Caco-2细胞的渗透性与药物在小肠上皮细胞的吸收具有很好的相关性；Caco-2细胞模型现已成为一种预测药物在人体小肠吸收及药物转运机制研究的标准筛选工具，有人利用该细胞模型快速测定了一系列用于减肥的1,5-苯二氮草类化合物的表观渗透系数（P_{app}），发现其透膜吸收是被动扩散过程，并且得到了相关参数的方程；Caco-2细胞模型在药物代谢方面也有应用。

（2）药物的分布（distribution） 药物的组织分布试验主要是要了解药物在全身各组织的分布情况。一般选用大鼠或小鼠，选择一个剂量（一般为有效剂量）给药后，以药-时曲线为参考，选择至少3个时间点（每个时间点至少应有5个动物的数据）分别于吸收相、平衡相和消除相取样，测定药物在心、肝、脾、肺、肾、胃、肠道、生殖腺、脑、体脂、骨骼肌等组织的浓度，以了解药物在全身各组织的分布情况和主要分布组织，特别注意药物浓度高、蓄积时间长的组织和器官，以及药效或毒性靶器官的分布。

由于转运体的存在决定了某些药物向靶向部位和非靶向部位的分布程度，故了解参与体内动态过程（如胆汁的排泄，肾小管的分泌和重吸收，小肠的吸收和分泌，血-脑屏障的透过等）的药物转运体，对于药物的安全性和有效性具有非常重要的意义。①利用药物转运体的功能增加药物向靶组织的转运；②利用药物转运体的功能避免药物的毒性；③血脑屏障上有多种转运体，能促进一些本来难以通过血脑屏障的极性分子的转运，参与多种药物的外排或内排，利用研究认识的转运体可以让药物跨血脑屏障进入脑细胞；④胎盘的合胞体滋养层膜上同样有很多种类的药物转运体，进一步的深入研究将有助于解析药物体内的动态和调控药物体内行为，从而设计出更加安全有效的药物。

药物进入血浆或组织后，部分可与血浆蛋白结合形成结合型药物，另一部分则以游离状态存在即游离型药物。药物与血浆蛋白的结合对药物的转运和药理活性会产生直接或间接的影响，结合型药物无法通过生物膜，不能进行转运并暂时失去药理活性，可看成是药物的一种储存形式。由于药物与血浆蛋白的结合是疏松和可逆的，结合型和游离型药物之间处于暂时的动态平衡。

药物与血浆蛋白的结合率也会受到多种因素的影响而发生变化，进而引起毒性反应。①药物与血浆蛋白的结合具有饱和性，当药物的浓度大于血浆蛋白的结合能力时，会导致血浆中的游离型药物急剧增加；②高蛋白结合率的药物合用时出现置换现象，使一种药物在血浆中的游离型浓度急剧增加；③某些病理状态下，如慢性肾炎、肝硬化等可以导致血浆蛋白含量降低，使药物的血浆蛋白结合率降低，游离药物浓度增加；④有些药物在老年人中呈现出较强的药理效应，部分与老年人的血浆蛋白减少有关。因此，药物的血浆蛋白结合率是药物重要的药动学参数之一，对于结合率大于90%的药物应考虑研究影响结合的各种因素，包括配伍用药物。血浆蛋白结合率可按下式计算：

$$蛋白结合率=[(c_t-c_f)/c_t]\times100\%$$

式中，c_t 为游离型和结合型药物的总浓度；c_f 为游离型药物的浓度。

目前常用的血浆蛋白结合试验的方法有平衡透析法、超过滤法、分配平衡法、凝胶过滤法和光谱法等。根据药物的理化性质和实验室条件，选择一种方法进行至少3个浓度（包括有效浓度）的血浆蛋白结合试验，每个浓度至少重复试验3次，以了解药物的血浆蛋白结合率及其是否具有浓度依赖性。

（3）药物的代谢（metabolism） 也称药物的生物转化（biotransformation）。药物进入体内后，在各种代谢酶的作用下进行生物转化，再以原型或代谢物的形式随粪便和尿液排出体外。

药物在机体内的代谢作用主要由肝细胞内滑面内质网上的肝药酶催化。研究药物与代谢酶系的关系，不但用来推知药物的体内代谢过程，而且有助于了解药物间的相互作用、变化规律及与药效学之间的内在关系等，可以为临床合理配伍用药直接提供依据。细胞色素P450同工酶是催化药物进行氧化、还原、水解等生物转化的重要酶系，是肝微粒体混合功能氧化酶中最重要的一族，可以催化多种类型的反应，在外源性物质和内源性物质的代谢中起着极其重要的作用；同时，CYP450酶的活性也能被许多化合物诱导或抑制，从而引起药物间的相互作用。在临床前研究阶段，可采用底物法观察药物对肝微粒体P450酶的抑制作用，比较种属差异；可通过整体动物多次给药后或药物反复作用后，观察肝细胞P450酶活性的变化，了解药物对酶的诱导作用，以及该药物是否存在潜在的代谢性相互作用。

新药的体内代谢研究一般应选用两种或两种以上的动物，其中一种为啮齿类动物，一般选用大鼠；另一种为非啮齿类动物，一般选用犬。选择一定的剂量给药后分别采集血样、尿样和粪便，采用色谱方法分离和分析血样、尿样和粪便中可能存在的代谢产物，如发现代谢物可应用色谱-质谱联用及色谱-核磁联用等技术确定主要代谢物的结构，并研究药物在体内的转化类型、主要转化途径和可能涉及的代谢酶；若血药浓度与毒性、疗效缺乏相关性，则应进一步探究药物代谢物是否存在活性，必要时对代谢物的活性和毒性开展研究。对于前体药物，除对其代谢途径和主要活性代谢物结构进行研究外，还应对原型药和活性代谢物进行系统的药代学研究。

此外，也可采用体外的方法研究药物的生物转化，目前常用的体外代谢模型有肝微粒体P450酶、肝切片模型、肝灌流模型和肝细胞培养模型等，这些方法尤其适合于候选药物早期的药代学研究和大批量的药代学筛选。但采用该法与体内代谢研究的结果一致性存在不足，故一般仅用于预测体内代谢情况，尚需体内代谢研究的进一步证实。

(4) 药物的排泄（excretion） 药物从体内消除，可以原形或其代谢产物的方式经排泄器官排出体外。肾排泄和肝胆排泄是机体排泄药物的两条最重要的途径，其他组织器官如肺、皮肤、乳腺等也参与某些药物的排泄。应注意药物转运体在排泄器官有着广泛的表达，并对药物在排泄器官的分布、代谢、分泌和排泄起着重要的作用。

药物的排泄研究一般采用小鼠或大鼠，给药后按一定的时间间隔分段收集尿、粪或胆汁的全部样品，直至收集的样品测定不到药物为止。测定收集样品中的药物浓度，记录药物排出的速度及总排出量（占总给药量的百分比），从而提供物质平衡的数据，以清楚药物在体内的转归。

3.2.3 临床前安全性评价

安全性评价（safety evaluation）系通过体外或动物试验，以及对人群的观察，阐明新药的毒性及潜在的危害，决定其能否进入临床或确定安全使用的条件，以达到最大限度地减小临床危害的目的。临床前安全性评价即毒理学试验研究，是指在实验室（人体外或动物）条件下进行的各种毒性试验，包括急性毒性试验、长期毒性试验、生殖毒性试验、遗传毒性试验、致癌试验、局部毒性试验、免疫原性试验、依赖性试验、毒代动力学试验及与评价药物安全性有关的其他试验。通过各项毒理学试验，根据给药的剂量/暴露的程度、给药途径、给药周期、病理学检查发现的毒性靶器官、毒性反应的症状及性质、毒性损伤是否可逆等，对毒性反应进行定性和定量暴露，从而推算临床试验的安全参考剂量和安全范围，预测临床用药时可能出现的人体毒性，特别是从法律和伦理学角度不能或难以经人体试验获得的安全用药信息，如遗传毒性、生殖毒性、致癌性等。

新药毒理学的研究目标：①发现毒性和潜在毒性反应的性质、机理、靶器官以及危害程度等，判断毒性的可逆性，寻找解救措施；②确定临床试验安全性监测参数，如起始剂量、中毒剂量以及安全剂量范围，确保临床用药安全。毒理学研究的主要研究内容及流程如图3-3所示。

在临床前安全性评价中，应明确各项毒理学试验的目的和意义，结合具体情况如适应证、用药人群、疗程、给药途径、同类药物毒性特点，以及技术、经济可行性等因素，在常规项目的基础上，对试验项目进行必要的增减；对试验方案、试验阶段安排等也要进行合理设计。临床前安全性评价是一个有机的整体，不能把某一项毒理研究与其他毒理学研究、药效学研究、药代学研究割裂开来，应力求相互验证、互为补充。一种新药是否带来不必要、不合理或不能接受的损害，是否能带给

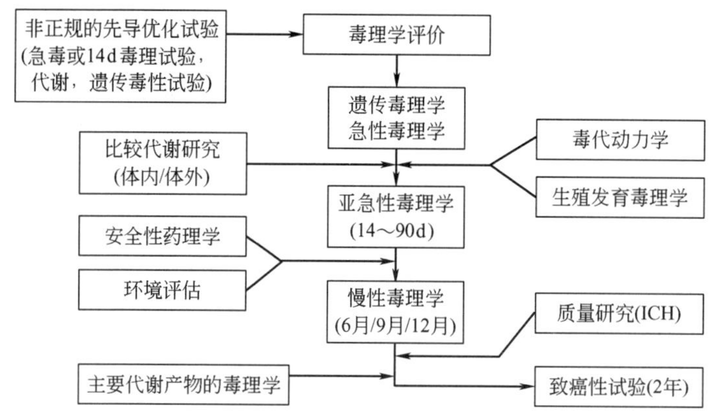

图 3-3 毒理学研究的主要内容及流程

患者更大的益处，是利弊权衡的综合性评价过程，必须注重科学性与全面性。

需要指出的是，安全性评价贯穿新药发现与开发的全过程，如表 3-2 所示。统计数据表明，绝大多数候选药物因安全性问题在开发研究过程中被淘汰，故必须进行充分的临床前安全性评价，权衡利弊后向临床研究推进。

表 3-2 新药各研究阶段的安全性评价

研究阶段	主要评价内容	评价目的
早期发现	确定候选药物	毒性筛选
临床前	安全性与主要靶器官	完成为人群临床提供安全性的管理要求
临床试验	毒性作用谱	蓄积效应及作用机制
上市	完成全部试验	管理要求
上市后	确定特殊危险性/使用条件	提高安全性

3.2.3.1 急性毒性试验

急性毒性试验即单次给药毒性试验，系研究动物单次或 24h 内多次给药后，一定时间内产生的毒性反应。由于单次给药往往不能产生明显的毒性反应，通常把 24h 内多次给药观察药物毒性的试验也称为急性毒性试验。急性毒性试验通常在药物毒理研究的早期阶段进行，对了解药物的毒性作用和毒性靶器官有重要意义，也可为长期毒性试验、生殖毒性试验、致突变等试验设计和Ⅰ期临床试验初始剂量的选择提供参考，并能提供后续毒性研究需重点观察的指标与人体用药过量时急性中毒相关的信息。现以化学药物的急性毒性试验方案为例，说明如下。

(1) 试验设计

① 受试药物。采用制备工艺稳定、符合临床试验用质量标准的样品，并注明名称、来源、批号、含量（规格）、保存条件和配制方法等，附有研制单位的自检报告。所用辅料、溶剂等也应符合试验要求，并注明批号、规格和生产厂家。

② 试验动物 根据试验目的和受试药物的特点，考虑试验动物的性别、年龄、体重、健康状态、遗传因素等的影响。从充分暴露受试药物毒性的角度，至少采用

两种哺乳动物，一般选用一种啮齿类动物和一种非啮齿类动物，若未采用非啮齿类动物，应阐明其合理性；性别通常采用雌雄各半，若采用单性别动物，也应阐明其合理性。年龄通常采用健康成年的动物，如果受试药物拟用于儿童或可能用于儿童，必要时采用幼年动物进行试验。动物初始体重不应超过或低于平均体重的20％。动物数应根据动物的种属和研究目的来确定，符合试验方法和结果分析评价的需要。试验动物应符合国家有关规定的等级要求，来源、品系、遗传背景清楚，并有质量合格证。

③ 给药途径。给药途径不同，药物的吸收速度、吸收率和暴露量有所不同，因此需要采用不同的给药途径。给药途径应至少包括临床拟用途径和一种能使原型药物较完全进入循环的途径（如静脉注射）。如果临床拟用途径为静脉给药，则仅需此一种给药途径。因为胃内容物会影响受试药物的给药容量，经口服给药前动物一般应进行一段时间（通常一夜）的禁食、不禁水；但啮齿类动物禁食时间的长短会影响到药物代谢酶的活性和受试药物肠道内吸收，从而影响毒性的暴露。

④ 给药剂量。急性毒性试验重点在于观察动物出现的毒性反应。给药剂量应包括从未见毒性反应到出现严重毒性反应的剂量，同时设空白或溶剂（辅料）对照组。对于非啮齿类动物给予出现明显毒性的剂量即可，无需达到致死水平。不同动物和给药途径下的最大给药量可参考相关文献资料和实际情况确定。

⑤ 观察时间和指标。给药后一般连续观察至少 14 天，观察的间隔和频率应适当，以便观察毒性反应的出现时间和恢复时间、动物死亡时间等。观察的指标包括一般指标（如动物外观、行为、对刺激的反应、分泌物、排泄物等）、动物死亡情况（死亡时间、濒死前反应等）、动物体重变化（给药前、试验结束处死动物前各称重一次，观察期间可多次称重）等。

⑥ 病理学检查。所有的试验动物均应进行大体解剖，包括试验过程中因濒死而处死的动物、死亡的动物及试验结束时仍存活的动物。任何组织器官出现的体积、颜色、质地等的改变均应记录并进行组织病理学检查。

（2）结果分析和评价　根据各种反应的出现时间、持续时间和严重程度等，分析在不同剂量时的发生率和严重程度，判断每种反应的剂量-反应和时间-反应关系、可能涉及的组织、器官或系统等；根据大体解剖中肉眼可见的病变和组织病理学检查结果，初步判断可能的毒性靶器官；根据不同剂量组的各种毒性反应及发生率、动物死亡情况，确定受试物的无毒性反应剂量和严重毒性反应剂量，采用适当的试验方法（近似致死剂量法、最大给药量法、固定剂量法、上下法、累积剂量设计法和半数致死量法等）测定最大无毒性反应剂量（no observed adverse effect level，NOAEL）、最大耐受剂量（maximal tolerance dose，MTD）、最小致死剂量（minimal lethal dose，MLD）等，以初步判断受试药物的安全剂量范围；对于需要测定半数致死量（LD_{50}）的药物，应采用合理的统计学方法进行求算。

3.2.3.2　长期毒性试验

长期毒性试验即重复给药毒性试验，系通过重复给药的动物试验，阐明药物的毒性作用，目的是为临床试验和临床用药服务，降低临床试验受试者和上市后使用人群的用药风险。长期毒性试验可预测药物可能引起的不良反应的性质、程度、剂量-反应关系、时间-反应关系和可逆性，判断受试药物重复给药的毒性靶器官或靶组织，推测临床试验的初始剂量、重复用药的安全剂量范围和临床试验中需重点监测的指标，还可为临床试验解毒或解救措施提供参考。

长期毒性试验与药效学、药代学和其他毒理学研究有着密切的联系，例如长期毒性试验中性器官的相关检查可在一定程度上反映受试物对动物生殖功能的影响，一般药理试验中观察到的不良反应也可与急性毒性试验和长期毒性试验相互印证。因此，为了使长期毒性试验获得成功，需要参考急性毒性试验、一般药理试验、药代学研究和短期重复给药毒性试验等结果对其进行合理设计。现以化学药物的急性毒性试验方案为例，说明如下。

（1）试验设计

① 受试药物。对受试药物的要求同急性毒性试验。

② 试验动物。化学药物的长期毒性试验亦采用一种啮齿类动物和一种非啮齿类动物。基于我国目前的研究现状，在大多数长期毒性试验开始时，尚无法判断不同种属或品系试验动物和人体对受试物生物转化的一致性，通常选用大鼠和Beagle犬或猴，亦可在长期毒性试验前采用体外试验体系对试验动物的种属或品系进行筛选。一般选择正常、健康和未孕的动物，体重差异在平均体重的20%之内。年龄应尽量一致，根据研究周期的长短和受试物临床应用的患者群确定，一般大鼠为6～9周龄，Beagle犬为6～12月龄。性别上每个试验组使用相等数量的雌、雄动物，每组动物的数量应能满足试验结果分析和评价的需要，一般大鼠为雌雄各10～30只，Beagle犬或猴为雌雄各3～6只。

③ 给药方案。一般至少设高、中、低三个剂量给药组和一个溶剂（或辅料）对照组，必要时设立空白对照组或阳性对照组，其中高剂量应使动物产生明显的毒性反应甚至出现个别动物死亡，低剂量应高于动物药效学试验的等效剂量并不使动物出现毒性反应，为考察毒性反应的剂量-反应关系在高剂量和低剂量之间设立中剂量。给药途径应与临床用药途径一致。原则上试验动物应每天给药，给药期限长（3个月或以上）的药物每周应至少给药6天。给药期限通常与拟定的临床疗程、临床适应证和用药人群有关。

④ 检测指标。长期毒性试验必须检测的指标有血液学指标（红细胞计数、血红蛋白等）、血液生化学指标（天冬氨酸氨基转换酶、丙氨酸氨基转换酶等）、尿液分析指标（外观、密度、pH值等）、脏器组织的组织病理学检查。此外，还应根据受试药物的特点，有针对性地增加相应的检测指标。

⑤ 毒代动力学。毒代动力学（toxicokinetics，TK）是指结合长期毒性试验进行的考察药物系统暴露的代谢动力学研究。《药品注册管理办法》附件中明确提出“属注册分类1的，一般应在重复给药毒性试验过程中进行毒代动力学研究”。

（2）结果分析和评价　长期毒性试验是药物非临床安全性研究的重要组成部

分，是药物非临床毒理学研究中获得信息最多、对临床指导意义最大的一项毒理学研究。在对长期毒性试验研究结果进行分析时，要正确理解均值数据和单个数据的意义，综合考虑数据的统计学意义和生物学意义，正确判断药物的毒性反应。对其结果进行评价时，应结合受试药物的药学、药效学、药代学和其他毒理学研究的结果以及已取得的临床研究结果，进行综合评价。

3.2.3.3 生殖毒性试验

生殖毒性试验是通过动物试验反映药物对哺乳动物生殖功能和发育过程的影响，预测其可能产生的对生殖细胞、受孕、妊娠、分娩和哺乳等亲代生殖机能以及对子代胚胎-胎儿发育、出生后发育的不良影响。

从国内外指导原则的内容和生殖毒性研究的现状来看，最常用的试验方案为三段法试验，分别是一般生殖毒性试验、致畸胎试验和围产期毒性试验，按照生育周期称为Ⅰ段、Ⅱ段和Ⅲ段生殖毒性试验，ICH（人用药品注册技术要求的国际协调会议）指导原则中又分别称为生育力与早期胚胎发育毒性试验、胚胎-胚仔发育毒性试验和围产期毒性试验。一般生殖毒性试验主要研究药物对生殖过程第一阶段的影响，反映妊娠前和妊娠初期的情况；致畸胎试验主要研究药物对生殖过程第二阶段的影响，确定药物是否具有胚胎毒性或致畸性；围产期毒性试验主要研究药物对生殖过程第三阶段的影响，反映药物对胚胎发育后期、母代分娩过程、哺乳期的影响。

3.2.3.4 遗传毒性试验

遗传毒性试验是指用于检测通过不同机制直接或间接诱导遗传学损伤的受试药物的体外和体内试验，可检出 DNA 损伤及其损伤的固定，预测受试药物潜在的遗传毒性或致癌性。在对遗传毒性试验结果进行分析和评价时，也应结合受试药物的药学特点、药效学、药代动力学和其他毒理学研究的结果等信息进行综合分析和评价。

从试验系统来分，遗传毒性试验分为体外试验和体内试验，可利用原核细胞到真核细胞直至高等哺乳动物细胞在体外进行添加或不添加代谢活化物质的试验，也可在整体动物上进行体内试验。从试验检测的遗传终点来分，可将检测方法分为基因突变、染色体畸变、DNA 损伤与修复。

3.2.3.5 致癌试验

致癌试验是考察药物在动物体内的潜在致癌作用，以预测和评价可能对人体造成的危害。任何体外试验、动物毒性试验和人体应用中出现的潜在致癌性因素均可提示是否需要进行致癌试验。《药品注册管理办法》附件中规定“对于临床预期连续用药 6 个月以上（含 6 个月）或治疗慢性复发性疾病而需经常间歇使用的药物，均应提供致癌性试验或文献资料”。

3.2.3.6 依赖性试验

依赖性试验一般分为神经药理学试验、躯体依赖性试验和精神依赖性试验。可通过神经药理学试验，对行为学效应和神经递质进行测定，初步判断受试药物有无依赖性倾向。躯体依赖性试验方法有自然戒断试验、催促戒断试验和替代试验三种。具有精神依赖性的药物能促使用药者周期性或连续性地出现感受欣快效应的用药渴求，但这是一种主观体验，只能间接用动物行为的改变来反映，常用的方法有自身给药试验、药物辨别试验、条件性位置偏爱试验和行为敏化试验。

需要进行依赖性试验的情况：①与已知具有潜在依赖性的化合物结构相似的新化合物；②作用于中枢神经系统，可产生明显的镇痛、镇静、催眠及兴奋作用的药物；③复方中含有已知较强依赖性成分的药物；④直接或间接作用于中枢阿片受体、大麻受体、多巴胺受体、去甲肾上腺素受体、5-羟色胺受体、*N*-胆碱受体、γ-氨基丁酸受体、苯二氮䓬受体的药物；⑤已知代谢物中有依赖性成分的药物；⑥拟用于戒毒的药物，在临床研究或临床应用中发现有依赖性倾向的药物。

3.2.3.7 毒代学试验

毒代动力学（toxicokinetics，TK）试验是运用药代动力学的原理和方法，定量地研究毒性剂量下的药物在动物体内的ADME过程及特点，进而探讨药物毒性发生和发展的规律，了解药物在动物体内的分布及其靶器官，为进一步进行其他毒性试验提供依据，并为今后临床用药以及药物过量的诊断、治疗提供依据。毒代动力学通常结合药代动力学研究结果进行，将得到的药代学资料作为毒理学研究的组成部分，对临床安全性研究具有重要价值，已成为国际上毒理学研究尤其是长期毒性试验的常规要求。

新药的毒代动力学研究包括以下几方面内容：①评价药物在不同种属、性别、年龄、身体状态下的毒性反应，为临床前毒理学研究动物种属和给药方案的选择提供参考；②描述毒理学试验中药物的全身暴露和剂量与时间的关系；③描述重复给药的暴露延长对代谢过程的影响，包括对代谢酶如药物代谢酶的诱导或抑制的影响；④解释毒理学试验中的毒理学发现或改变；⑤分析动物毒性表现对临床安全性评价的价值，如药物蓄积引起的肝毒性或肾脏损害，为后续安全性评价提供信息。

3.2.3.8 刺激性、过敏性和溶血性试验

刺激性、过敏性和溶血性是指药物制剂经眼、耳、鼻、口腔、呼吸道、关节腔、皮肤、直肠、阴道、静脉、动脉、肌肉、皮下、静脉旁和鞘内等非口服途径给药，对用药局部产生的毒性（如刺激性和过敏性等）及对全身产生的毒性（如过敏性和溶血性等）。药物的活性成分及其代谢物、理化性质及有关物质、辅料等均有可能引起刺激性、过敏性和溶血性的发生，因此，在临床应用前应研究制剂在给药部位使用后引起的局部和全身毒性，以提示临床应用时可能出现的毒性反应、毒性靶器官、安全范围、临床研究监测指标并为临床解毒或解救措施提供参考，保障临床用药的安全、有效。

刺激性试验是观察动物的血管、肌肉、皮肤、黏膜等部位接触受试药物后是否引起红肿、充血、渗出、变性或坏死等局部反应，包括皮肤刺激性试验、注射给药

部位刺激性试验、眼刺激性试验和其他途径给药部位刺激性试验等。过敏性试验是观察动物接触受试药物后是否产生全身或局部过敏反应，包括经皮给药过敏性试验、注射给药过敏性试验和其他途径给药过敏性试验等。溶血性试验是观察受试药物是否引起溶血和红细胞凝聚等反应，凡是注射剂和可能引起免疫性溶血或非免疫性溶血反应的其他药物制剂均应进行溶血性试验。

3.2.4 新药研究申请

当一个候选药物经过充分的临床前研究，在动物或体外试验中证明了安全性和有效性，可按照《药品注册管理办法》的规定要求如实报送研制方法、质量指标、药理及毒理试验结果等有关资料和样品，经 CFDA 批准后，即可开始进行临床试验。药物临床试验应该在批准后 3 年内实施开展，否则按自动放弃处理。

美国的新药临床研究申请（investigational new drug，IND）的流程如图 3-4 所示，可以实行备案制度。FDA 在 30 个工作日内如果没有发出不同意通知，研制企业就可按照提交的方案开始启动临床试验，提交的 IND 内容包括先期的试验结果，后续研究的方式、地点及研究对象，化合物的化学结构，体内的作用机制，动物研究中发现的毒副作用及化合物的生产工艺。当 FDA 对该申请有异议时，则有临床试验暂缓进行之判定，此时应及时补充所要求的试验或资料。后续的临床研究至少每年需向 FDA 提交一份进展报告并得到准许。

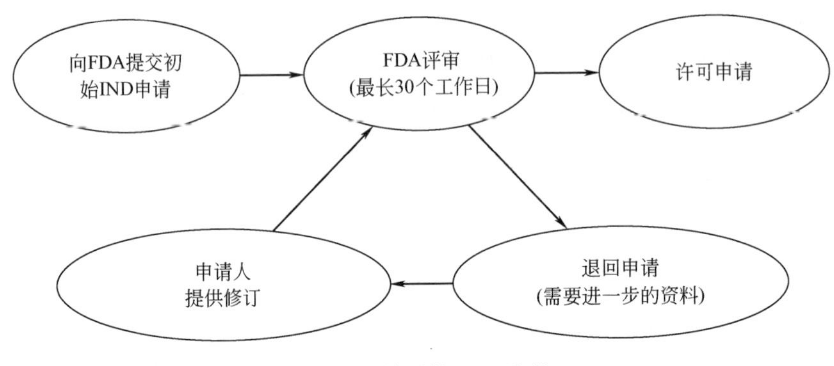

图 3-4 美国的 IND 流程

3.3 新药的临床试验

新药的临床试验（clinical trial）是指任何在人体（患者或健康志愿者）进行的药物系统性研究，以阐明临床候选药物的作用、不良反应及 ADME 过程，确定其疗效与安全性。临床试验包括生物等效性试验必须遵循 GCP 和赫尔辛基宣言，并且应由具备药物临床试验资格的机构承担。《药品注册管理办法》附件中，对中药和天然药物、化学药品、生物制品的临床试验，分别作出了一些具体规定（相关内容参阅第7章）。

表 3-3 新药临床试验的分期

试验分期	试验人群	试验例数	试验内容	试验目的	试验时间
Ⅰ期	健康志愿者	≥20	耐受性试验 药代动力学	安全性为主 提供给药方案依据	数月
Ⅱ期	患者	≥100(300)	多中心试验	有效性探索期	数月～2年
Ⅲ期	患者	≥300(500)	扩大的多中心试验	有效性确证期 评价利益与风险	1～4年
Ⅳ期	患者	≥2000	应用研究阶段	上市后监测期	3～5年

注：括号内为预防用生物制品试验例数。

按照循序渐进的原则，新药的临床试验分为Ⅰ期、Ⅱ期、Ⅲ期、Ⅳ期，各期的试验内容、目的及要求等简要归纳于表3-3。临床研究的基本步骤：①前期工作，如研究方案及用品（药品、文件、研究人员和设备、培训）的准备、发放、确认，受试者的筛选和入选，药品的导入期，模拟首批受试者，知情同意和知情同意书等。②临床试验启动及监察，应根据研究周期的长短，确定随访（布药）时间点，及时收集、记录和报告受试者的信息和数据，同时回收、清点试验研究用品和临床试验产生的新的试验文件、资料，确保试验数据和信息的及时、一致、完整、可靠和准确；对不良事件尤其是严重不良事件应妥善安置受试者，及时跟踪、随访、记录和报告，并保存好原始记录。③临床试验完成及总结，应及时完整地回收试验研究用品，回收完整的病例报告表（case report form，CRF）、知情同意书（informed consent form）等资料，对数据进行统计分析，对尚未缓解的不良事件继续给予跟踪、随访、记录和报告。

3.3.1 Ⅰ期临床试验

Ⅰ期临床试验（phaseⅠclinical trial）系初步的临床药理学及人体安全性评价试验。通过观察人体对于新药的耐受程度和药代学试验结果，为制订安全有效的给药方案提供依据。Ⅰ期临床试验为新药人体试验的起始期，也称为早期人体试验，必须获得CFDA的临床研究批件后才可开始，一般在健康受试者（特殊情况下为患者）中进行。

3.3.1.1 人体耐受性试验

人体耐受性试验（clinical tolerance test）是在临床前动物试验研究的基础上，观察人体对药物的耐受程度，也就是要找出人体对新药的最大耐受剂量及其产生的不良反应，是人体的安全性试验，为确定Ⅱ期临床试验用药剂量提供重要的科学依据。首先进行单剂量递增耐受性试验，在此基础上视临床给药方案决定是否进行多剂量耐受性试验。

（1）试验对象　一般为健康志愿者，年龄18～50岁，男女各半。试验前需进行全面的体检，确认受试者的健康状态。但某些情况下，如毒性较大或耐受性在健康人和患者之间存在较大差异的药物（抗癌药、降血压药等），则不宜选用健康志愿者，而应选择心肝肾血功能基本正常的轻型患者。

不应入选的受试者包括以下几种情况：①健康检查不符合受试者标准；②经常用药、嗜烟酒，4周内参加过其他临床试验；③3个月内使用过已知对某脏器有损害的药物或目前正在使用药物者；④有药物过敏史；⑤试验前患过重病；⑥有胃肠、肝、肾病史或现有上述疾病；⑦有其他影响药物吸收、分布、代谢和排泄等因素。

（2）剂量设计与试验分组　剂量设计与试验分组是Ⅰ期临床试验的关键，必须由负责临床试验的医师和有经验的临床药理研究人员，在认真阅读分析药物的临床前药理毒理的研究结果、了解同类或结构接近的药物的临床用药方案的基础上，共同研究制定。给药途径应与Ⅱ期临床试验一致。

初始剂量的确定常用以下几种方法：①Blach well法，初始剂量不超过敏感动物LD_{50}的1/600或最小有效剂量的1/60；②改良的Blach well法是目前常用的一种方法，考虑了临床前研究4种试验的安全因素，即两种动物急性毒性试验LD_{50}的1/600、两种动物长期毒性试验中出现毒性剂量的1/60，以其中的最小剂量作为初始剂量；③Dollery法，主要考虑药效因素，适用于毒性很小的药物，以最敏感动物的最小有效量的1%～2%或同类药物临床治疗量的1/10作为初始剂量；④改良Fibonacci法简单易行，以小鼠急性毒性LD_{50}的1/100或大动物最低毒性剂量的1/40～1/30作为初始剂量，曾较为常用，但只凭一两种动物进行估算，LD_{50}和最低毒性剂量的变动幅度较大；⑤体表面积法，按体表面积换算动物和人的有效剂量，以此剂量的1/10作为初始剂量。需要指出的是，由于药物的不同，初始剂量的选择方法应视具体问题具体分析。对具有明显药理活性的新药，初始剂量还应更小，切不可机械地按动物剂量折算为人用剂量。

例如，某新药在临床前的急性毒性试验中，该药的小鼠LD_{50}为3000mg/kg，大鼠LD_{50}为900mg/kg；在长期毒性试验中，狗出现毒性的剂量为180mg/kg。按LD_{50}的1/600及长期毒性试验的1/60计算，其剂量分别为5mg/kg、1.5mg/kg及3mg/kg，取其中最低剂量，人体耐受性试验初始剂量确定为1.5mg/kg（约100mg/人），经研究证明该剂量是恰当的，它既不引起受试者任何不良反应，同时与最大剂量组又不会相距太大，使受试剂量组过多，增加不必要的受试者、时间及经济负担。

最大剂量的确定常用以下几种方法：①临床应用同类或结构接近药物的单次最大剂量；②动物长期毒性试验中引起中毒症状或脏器出现可逆性变化剂量的1/10；③动物长期毒性试验中最大耐受量的1/5～1/2。试验达到最大剂量仍未出现不良反应时，一般即可终止试验并以此剂量作为最大耐受剂量；剂量递增到出现终止指标或其他较严重的不良反应时，虽未达到规定的最大剂量，也应终止试验，并以此前的剂量作为最大耐受剂量。

试验分组：把受试对象分成若干组，组间剂量距离视药物毒性大小和试验者的经验而定。一般早期剂量递增较快，组间剂量距离较大，逐步缩小组间剂量距离；药物毒性较小且试验者有丰富经验时组间距离可稍大，而毒性较大的药物组间距离应缩小，以避免出现严重不良反应。初始剂量与最大剂量之间一般设 4～6 个剂量组，由最小剂量组开始逐组进行试验，各组受试人数在低剂量时每组可仅试验 2～3 人，接近治疗量时每组 6～8 人。应当注意：①每个剂量采用一组受试者，采用剂量递增的方式进行，在一个剂量组试验结束后才能进行下一个剂量组的试验，不宜将高低剂量分组同时进行试验，因为不能保证较大剂量的安全性；②每位受试者只能接受一个剂量的试验，不得对同一受试者进行剂量递增和累积耐受性试验，以确保受试者的安全。

（3）观察指标与终止指标　一般包括神经、呼吸、泌尿、消化等系统的症状和体征，肝、肾功能，血、尿常规，血小板计数，心电图以及各类药物的特殊检查项目。一般观察 24h，有些药物可适当延长观察时间，出现不良反应时应追踪随访直至恢复。还需根据临床前动物毒性研究资料以及同类或结构接近的药物的临床不良反应情况，对某些方面的不良反应进行重点观察。通常以受试者出现轻度不良反应为试验终止指标，对于抗癌药等以出现较严重的毒性反应为试验终止指标。

（4）耐受性试验评价中需注意的问题

① 耐受性试验中观察到的症状体征和实验室检查数据，常受试验环境、试验时间等而产生波动，试验数据在统计学呈现“差异显著”时，统计学分析应与临床实际相结合，如果检测数据仍在正常范围内，进行组间比较亦未见该变异有剂量依赖关系，则可认为这些变化无临床意义。

② 人体耐受性试验中选用的剂量是预测治疗量或治疗量以下，群体产生同样的有试验指标改变的不良反应机会比较少，个例异常更有价值，故试验中发现异常数值时应立即将样本进行重复试验，以判断该结果的可靠性，并且在对剂量的相关性进行充分地分析后，确定该检测结果的变化是否属该药的不良反应。

3.3.1.2 临床药代动力学试验

临床药代动力学（clinical pharmacokinetics）旨在研究药物在人体内 ADME 过程的动态变化规律，从而充分认识人体与药物间的相互作用，为临床合理用药提供科学依据。虽然Ⅰ期临床试验中健康志愿者的药代学研究结果对于指导临床合理用药有重要作用，但如果试验药物的安全性较小，试验过程中可能会对受试者造成损害，伦理上不允许在健康志愿者中进行试验，宜选用目标适应证的患者作为受试对象。例如，抗癌药、降血压药等药物毒性较大或耐受性在健康人和患者之间存在较大差异，可选择心肝肾血功能基本正常的轻型患者。

新药的临床药代学涉及健康志愿者、目标适应证患者、特殊人群等不同层面的研究对象，需要结合各期临床试验分阶段逐步实施，尽可能关注到临床应用的各项药代学问题，以阐明药代学基本特征、提供全面的人体药代学信息。①在Ⅰ期临床试验中进行的健康志愿者药代学研究，目的是探讨药物在人体内 ADME 过程的动态变化规律，包括单次与多次给药的药代学研究、进食对口服药物制剂药代学影响的研究、药物代谢产物的药代学研究、药物-药物之间相互作用的药代学研究；②一般在Ⅱ期和Ⅲ期临床试验期间进行目标适应证患者的药代学研究，用以明确疾病状态药代学特点及其可能对药代学产生的重要影响，包括单次给药或多次给药的药代学研究，也可采用群体药代学研究方法；③特殊人群、不同种族和个体差异（遗传因素影响）的药代学研究，如肝、肾功能损害患者的药代学研究可在Ⅲ～Ⅳ期临床试验期间进行，老年（多选择老年健康志愿者或目标适应证受试者）、儿童（多选择目标适应证受试者）等患者的药代学研究则酌情在Ⅰ～Ⅳ期临床试验期间进行。

临床药代学试验的基本流程如图 3-5 所示。鉴于不同类型药物的药代学特征各

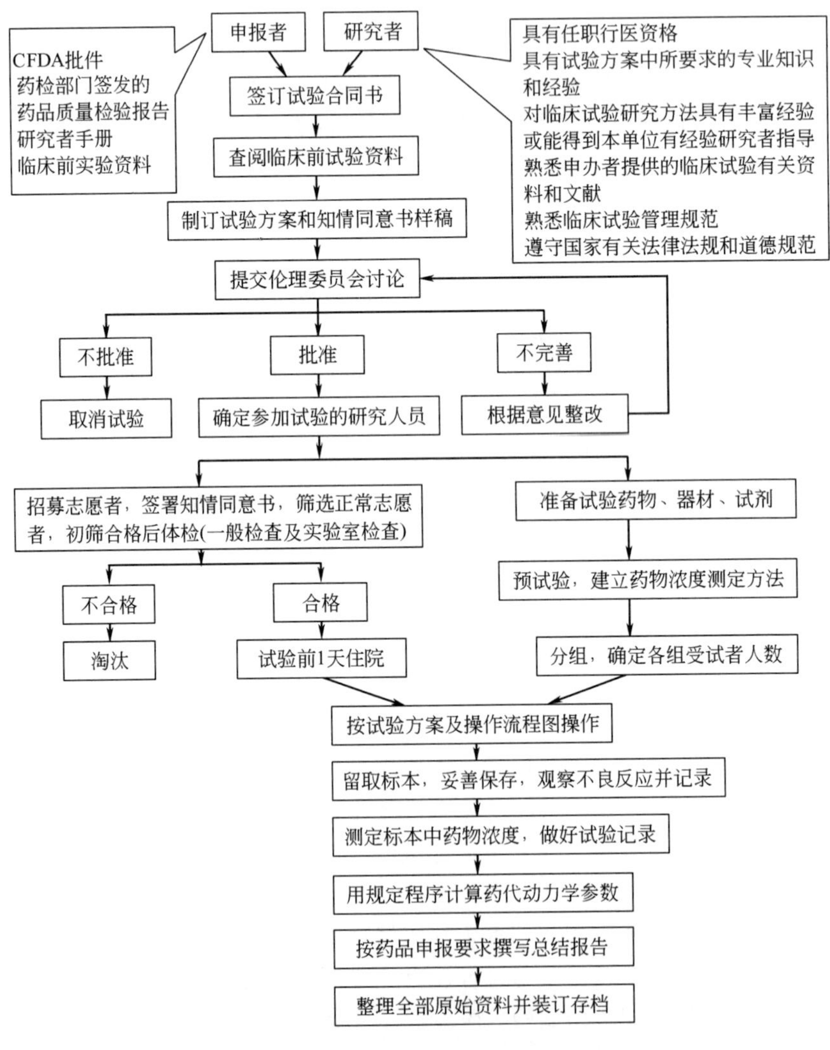

图 3-5　临床药代动力学试验基本流程

不相同，各种生理和病理状态也会在不同程度上对药代学产生影响，为了客观反映药物在人体的药代学性质，应根据临床候选药物的实际情况合理设计试验方案及实施相关研究，并作出综合性评价。这里简要介绍临床药代学主要的试验项目与研究要点。

(1) 单次给药的药代动力学研究

① 试验用药品。试验用药品（investigational product）应当在符合 GMP 的条件下制备，并经检验符合质量标准，具有药品检验报告书。应由专人保管，记录药品使用情况。

② 受试者选择标准。

(a) 健康状况。试验前应仔细询问既往病史，进行全面的体格检查和实验室检查，并根据试验药物的药理作用特点增加相应的特殊检查项目；应无心血管、肝脏、肾脏、消化道、精神神经等疾病病史，无药物过敏史。

(b) 遗传多态性。如果已知受试药物代谢的主要药物代谢酶具有遗传多态性，则应查明受试者该药物代谢酶的基因型或表型，以保证试验设计的合理性和结果分析的准确性。

(c) 性别。一般男女各半，可同时观察药物的药代动力学是否存在性别差异；应注意女性作为受试者往往会受到生理周期或避孕药物的影响，某些避孕药物具有药酶诱导作用或抑制作用，可能影响其他药物的代谢消除过程，因而改变试验药物的药代动力学特征，所以选择女性受试者时必须对此进行详细的询问和了解；此外，一些有性别针对性的药物如性激素类药物、治疗前列腺肥大药物、治疗男性性功能障碍药物和妇产科专用药等则应选择相应性别的受试者。

(d) 年龄和体重。年龄一般为 18～45 岁，体重一般不低于 50kg；按体重指数＝体重（kg）/身高^2（m^2）计算，体重指数一般在 19～24 范围内，由于临床上大多数药物的给药剂量不按体重计算，所以同批受试者的体重应比较接近。

受试者在试验前入住Ⅰ期临床试验病房，晚上统一进清淡饮食，然后禁食 10h，不禁水过夜。次日清晨空腹（注射给药时不需空腹）口服药物，200～250mL 水送服。如要收集尿样，需在服药前排空膀胱。按试验方案在服药前后不同时间点采集血样或尿样。原则上试验期间受试者均应在Ⅰ期临床试验病房内，避免剧烈运动，禁服茶、咖啡及其他含咖啡和醇类的饮料，并禁止吸烟。

③ 受试者例数与给药剂量。每个剂量组 8～12 例。剂量的确定主要依据人体耐受性试验的结果，并参考动物药效学、药动学和毒理学试验的结果，以及拟在Ⅱ期临床试验中采用的治疗剂量推算。一般选用低、中、高三个剂量。高剂量组剂量必须接近或等于人体最大耐受剂量。

④ 采样点。采样点的确定可参考临床前动物药动学试验中药物排泄过程的特点，给药前采血作为空白样品，一般吸收相至少需要 2～3 个采样点，平衡相至少需要 3 个采样点，消除相至少需要 3～5 个采样点，整个过程不少于 11～12 个采样点。如果同时收集尿样，则应收集服药前尿样和服药后不同时间点的尿样。为了保

证最佳的采样点，可在正式试验前进行预试验，根据预试验的结果审核并修正原设计的采样点。

⑤ 药动学参数的估算和评价。根据试验中测得的各受试者的血药浓度-时间数据绘制各受试者的药-时曲线和平均药-时曲线，求出药物的主要药动学参数，以全面反映药物在人体内的吸收、分布和消除特点。主要药动学参数包括 T_{max}（实测值）、c_{max}（实测值）、$AUC_{0\to t}$、$AUC_{0\to\infty}$、V_d、$t_{1/2}$、MRT、CL 或 CL/F。当 AUC 的个体差异较大时，提示必要时需做剂量调整或进行血药浓度监测，AUC 集中于高低两极时提示可能有快代谢型和慢代谢型的遗传性代谢差异。应有效整合各项试验数据，选择科学合理的数据处理统计方法，如用计算机处理数据，应注明所用程序的名称、版本和来源，并对其可靠性进行确认。

（2）多次给药的药代动力学研究　当药物在临床上连续多次使用时，需进行多次给药的药代动力学研究，考察药物多次给药后的稳态浓度（c_{ss}），药物谷、峰浓度的波动系数（DF）以及是否存在药物蓄积作用和药酶的诱导作用。

① 试验用药品、受试者的选择标准、受试者例数同单次给药药代动力学研究。

② 给药剂量与方法。根据Ⅱ期临床试验拟定的给药剂量范围，选择一个或多个剂量进行试验，服药间隔和给药天数可根据单次给药消除半衰期确定。试验期间，受试者服药、采样和活动均在Ⅰ期临床试验病房内进行，早、中、晚三餐均统一进食，口服药物均用 200～250mL 水送服。

③ 采样点。根据单次给药药代动力学研究得到的药物消除半衰期，估算出药物到达稳态浓度的时间，应连续测定 3 次（一般为连续 3 天）谷浓度确定已达到稳态浓度。采样点一般安排在早上空腹给药前，以排除食物、时辰和其他因素的干扰。当确定已到达稳态浓度，最后一次给药后采集各时相（同单次给药药代动力学）一系列血样，测定稳态血药浓度-时间数据。

④ 药动学参数的估算和评价。根据试验中测得的 3 次谷浓度和稳态血药浓度-时间数据绘制多次给药后药-时曲线，求得相应的药代动力学参数，包括达峰时间（T_{max}）、稳态谷浓度（$c_{ss\text{-}min}$）、稳态峰浓度（$c_{ss\text{-}max}$）、平均稳态血药浓度（$c_{ss\text{-}av}$）、消除半衰期（$t_{1/2}$）、清除率（CL 或 CL/F）、稳态血药浓度-时间曲线下面积（AUC_{ss}）和波动系数（DF）等。将得到的药动学参数与单次给药相应的药动学参数进行比较，观察是否存在明显的差异，特别是在吸收和消除方面是否有显著改变，对药物的蓄积作用进行评价，提出用药建议。

（3）进食对口服药物制剂药代动力学影响的研究　口服药物制剂的消化道吸收速率和程度往往会受到食物的影响，通过观察口服药物在进食前后服药对药物药动学特别是药物吸收过程的影响，为后续临床研究制订科学合理的用药方案提供依据。因此，在进行该项研究时所进食的试验餐应是高脂、高热量的配方，以使食物对胃肠道生理状态和药代动力学的影响达到最大程度。本试验通常采用随机双周期交叉设计，也可根据药物的代谢性质与单剂量交叉试验结合在一起进行。

① 试验用药品与受试者的选择。试验用药品的要求、受试者的选择标准同单

次给药、多次给药的药代动力学研究，每组 10～12 例。

② 给药剂量与进食方法。与Ⅱ期临床试验的拟定给药剂量相同。应从开始进食试验餐起计时，以排除进餐速度对服药时间的影响。试验餐应在 30min 内吃完，餐后服药组应在进餐开始 30min 后给药，用 200～250mL 水送服。

③采样点。可参考单次给药药代动力学研究的采样方法，同时考虑食物影响的程度，采样点分布可做适当的调整。

(4) *药物代谢产物的药代动力学研究* 根据临床前药代学的研究结果，如果药物主要以代谢方式消除，其代谢产物可能具有明显的药理活性或毒性，或作为酶抑制剂使药物的作用时间延长或作用增强，或通过竞争血浆和组织的结合部位而影响药物的处置过程，则代谢产物的药代动力学特征可能影响到药物的疗效和毒性。对于这类药物，在进行原型药物单次给药、多次给药的药代动力学研究时，应考虑同时进行代谢产物的药代动力学研究。

(5) *药物-药物之间相互作用的药代动力学研究* 当所研究药物在临床上可能与其他药物同时或先后使用时，由于药物与药物之间在吸收、与血浆蛋白结合、诱导/抑制药酶、竞争排泌或重吸收等方面可能存在相互作用，特别是药物与血浆蛋白的竞争性结合、对药物代谢酶的诱导或抑制等均可能导致药物血浆浓度发生明显变化，进而使药物疗效和毒性发生改变，此时应进行药物-药物的药代动力学相互作用研究，尽可能明确引起相互作用的机制或因素，为制订科学合理的联合用药方案提供依据。

(6) *目标适应证患者的药代动力学研究* 患者的疾病状态可能会改变药物的药代动力学特性。在目标适应证患者，如其疾病状态可能对药物的药代动力学产生重要影响，应进行目标适应证患者的药代动力学研究，以明确其药代动力学特点，指导临床合理用药。此类研究包括单次给药或多次给药的药代动力学研究，也可采用群体药代动力学研究方法。许多药物的血药浓度与其临床药效、毒性反应密切相关。通过临床药代动力学与药效动力学的相关性研究，可探讨药物的药效学和药代动力学的相互关系、治疗血药浓度范围和中毒浓度，为临床用药的有效性和安全性提供依据。

(7) *肝、肾功能损害患者的药代动力学研究* 主要经肝脏代谢/排泄的药物或其活性代谢物，以及肝脏虽不是主要消除途径的药物或其活性代谢物但治疗范围窄等情况，需考虑进行肝功能损害患者的药代学研究，并与健康志愿者的药代动力学结果进行比较，为临床合理用药提供依据。肾功能损害可明显降低药物或其代谢物经肾脏的分泌或降低肾排泄，也可引起药物吸收、肝代谢、血浆蛋白结合及药物分布的变化，故对可能用于肾功能损害患者的药物，需考虑进行肾功能损害患者的药代学研究，以此通过调整剂量等方法来保证这类患者的用药安全和有效。

(8) *老年与儿科人群的药代动力学研究* 与正常成年人不同，老年人的生理功能存在降低与减退的状况，当拟治疗疾病是一种典型的老年病或拟治疗人群中包含相当数量的老年患者时，需要进行老年人药代动力学研究，从而可根据其特点选择恰当的药物，并调整给药剂量或给药间隔。同样，处于不同年龄阶段的小儿其生长、发育有其各自的特点，与成人的药代动力学特性可能存在较大的差异，当拟治疗疾病是一种典型的儿科疾病或拟治疗人群中包含儿科人群时，应在儿科人群中进行药代动力学研究；由于在儿科人群多次取血比较困难，因此可考虑使用群体药代动力学研究方法。

3.3.1.3 试验报告

临床试验报告是对药物临床试验过程和结果的总结，是评价拟上市药物有效性和安全性的重要依据，是药品注册所需的重要文件之一。在撰写Ⅰ期临床试验报告时，可参考以下格式进行，以满足药品注册申请的要求。

(1) 耐受性的试验报告　首篇；引言；试验目的；试验管理；试验总体设计及方案的描述；对试验设计的考虑；受试者选择（入选标准、年龄、性别、民族、体重、体格检查、排除标准、例数）；受试药物（名称、剂型、来源、批号、规格、有效期、保存条件）；给药途径（包括给药途径的确定依据）；剂量设置（初试剂量、最大试验剂量、剂量分组）及确定依据；试验过程/试验步骤；观察指标（症状与体征、实验室检查、特殊检查）观察表；数据质量保证；统计处理方案；试验进行中的修改；试验结果及分析（受试者一般状况及分析，各剂量组间可比性分析、各项观察指标的结果、数据处理与分析、发生的不良事件的观察及分析）；结论；有关试验中特别情况的说明；主要参考文献目录；附件。

(2) 药代动力学的试验报告　首篇；引言；试验目的；试验管理；试验总体设计及方案的描述；对试验设计的考虑；受试者选择（入选标准、年龄、性别、民族、体重、体格检查、实验室检查、排除标准、例数）；受试药物（名称、剂型、来源、批号、规格、有效期、保存条件）；给药途径及确定依据；剂量设置及确定依据；生物样本采集（样本名称、采集时间、处置方法）及试验过程；生物样本的药物测定包括分析方法的详细描述及选择依据（仪器设备、分析条件、所用对照品如被测药物、代谢物、内标物的纯度）及确证（最低定量限、特异性、精密度、准确度、提取回收率、标准曲线等）、样本稳定性考察及测定方法的质量控制、数据质量保证；统计处理方案；试验进行中的修改；研究结果数据（20%受试者的样品色谱图及随行质控样品色谱图、各种生物样本实测数据、数据处理、统计方法及结果、药代动力学参数、药-时曲线）；发生的不良事件的观察及分析（包括实验室检查结果）；结果分析与评价（应包括不良反应观察）；结论；有关试验中特别情况的说明；主要参考文献；附件。

3.3.2 Ⅱ期临床试验

Ⅱ期临床试验（phase Ⅱ clinicaltrial）系治疗作用初步评价阶段，其目的是初步评价药物对目标适应证患者的治疗作用和安全性，也包括为Ⅲ期临床试验研究设计和给药剂量方案的确定提供依据。此阶段的研究设计可以根据具体的研究目的，采用多种形式，包括随机盲法对照临床试验。

3.3.2.1 试验流程与内容

根据试验研究的流程和内容不同，可将Ⅱ期临床试验划分为临床试验前的准备、启动临床试验、临床试验过程、中期协调会和结束临床试验五个步骤。临床试验前的准备工作内容有试验研究用品（药品、文件、研究人员和设备、培训）的准备、发放和确认；受试者的筛选和入选；药品的导入期；模拟首批受试者；知情同意和知情同意书的签署等。临床试验研究过程中根据研究周期的长短，确定随访（布药）时间点，及时收集、记录和报告受试者的信息和数据，同时回收、清点试验研究用品和产生的新的文件、资料，确保试验研究数据和信息的及时、完整、准确和一致。对不良事件尤其是严重不良事件应妥善安置受试者，及时跟踪、随访、记录和报告，并妥善保存原始记录。临床试验后及时、完整地回收试验研究用品、文件和记录，回收完整的病例报告表（case report form，CRF）、知情同意书等资料，对数据进行统计分析，妥善安置受试者，对尚未缓解的不良反应继续跟踪、随访、记录和报告。

3.3.2.2 试验方法与设计

（1）试验设计的基本原则　为真实、客观、准确、全面地获得临床试验结果，试验设计必须遵循“对照、随机、重复”的三项基本原则。

① 对照（control）。临床试验中设置对照组作对比研究，以判断受试者治疗前后的变化（如体征、症状、检测指标的改变及复发、不良反应等）是由试验药物还是由其他因素（如病情的自然发展或受试者机体内环境的变化）引起的。试验组和对照组来自相同的受试者总体，在临床试验开始前两组受试者的基本情况应该是相同或者相似的，试验中试验组接受新药治疗，而对照组接受对照药品治疗，除试验药物不相同外，其他条件均保持一致。

② 随机（random）。随机是指参加临床试验的每一个受试者进入试验组或对照组的机会是相同的。随机化有利于避免试验组和对照组之间的系统差异，使各种已知或未知的影响因素在两组中的分布趋于近似，为统计分析提供必要的基础。

③ 重复（replication）。重复是指临床试验中各组受试者必须达到一定的数量（样本含量），从而能够得到在同样条件具有重现性的试验结果，真实地反映出试验药物的疗效和安全性。样本含量过少，反映出的疗效和安全性的信息量较少，稳定性较差，结论缺乏依据；样本含量过多，会增加实际工作中的困难以及造成不必要的浪费。因此，在研究方案实施前需根据统计学要求对样本含量作出估计，以保证在可靠性的前提下，以较少的受试者得出试验结论。

还要注意对偏倚（bias）的控制。偏倚又称偏性，是指在设计临床试验方案、执行临床试验、分析评价临床试验结果时，有关影响因素引起的系统误差，导致对疗效或安全性评价偏离真值。随机化和盲法是控制偏倚的重要措施，一般能最大限度地减少偏倚情况的出现。

① 随机化（randomization）。可分为分组随机和试验顺序随机，常采用分层、分段随机化方法。分层因素应根据试验目的和试验结果的影响因素来确定，如试验中心、疾病亚型等都可作为分层因素考虑。除考虑分层因素外，还应考虑分段随机地安排受试者，有利于增加每一段的可比性。当样本大小、分层因素和分段长度确定后，由生物统计学专业人员用统计软件产生随机数字表，就是用文件形式列出的对受试者的处理安排的序列表。申办者根据随机数字表对试验药品进行编码，经过编码后的药品不得随意变动，否则会破坏随机化效果。随机化的方法和过程应在试验方案中阐明，但使人容易预测的随机化细节（如分段长度等）不应包含在试验方案中。

② 盲法（blind method）。可在最大程度上减少研究者和受试者了解治疗分配后引起的管理、治疗或对病人的评价以及结果解释时出现的偏倚。根据设盲的程度可分为单盲法试验（single blind technique）和双盲法试验（double blind technique），不设盲的试验称为开放试验。

双盲试验是盲法中的最优方法，如条件允许应尽可能采用双盲试验，通过双模拟、胶囊技术等保证研究者和受试者无法从外观、味道等对药物进行识别。但某些情况下双盲试验在实际操作中并不可行或不符合伦理学要求，此时可采用单盲或开放试验的方法，采用中心化的随机方法，主要观察指标尽可能客观，对观察指标进行盲态评价，使单盲或开放试验的偏倚达到最小。双盲试验的双盲原则应自始至终地贯彻于整个试验之中。从方案制订、产生随机数字表编制盲底、根据盲底分配药物、受试者入组用药、研究者记录试验结果作出评价、监查员的检查、数据管理直至统计分析，都必须保持盲态。

（2）试验设计的基本要求

① 试验药品。试验药品（investigational product）应是在中试条件下制备的制剂性质相对稳定、质量标准相对固定、与药理毒理学试验用药质量和稳定性相同的药品，应有药品检验部门的药品检验报告。试验用对照药品的选择应依据同类、有效、可比、择优的原则，且应提供相应的药品说明书供研究者参考。

② 药品的包装。包括药品的小包装材料、每个包装中所含药品的数量及中包装和大（外）包装的规格，并根据试验疗程的长短、随访（布药）时间窗的设计将试验药品进行适当分装，每一个包装上均应贴有标签，标签的内容包括药品的名称、规格、用法、储存条件、试验批准文号、生产厂家等，还应有药品编号栏供编制处理编码时填写。

③ 药品的编码。采用随机化法根据随机数字表对试验药品进行编码，药品按处理编码进行分配包装后，处理编码又称为盲底。全部处理编码形成的盲底连同分层因素（随机的初值）、分段（区组）长度等密封后一式两份分别交临床试验的主要研究单位和申办单位妥善保存，试验期间不得拆阅。

④ 药品的分装和标识。由与本次临床试验无关的人员，根据处理编码将药物分装入每个受试者所使用的药盒中，并写上相应的处理编码。

⑤ 药品的分配。将分装好的试验用药盒按随机分层的中心编号，与相应药品编号的应急信件一起送往各个试验中心。

⑥ 应急信件。从伦理学方面考虑，每一编号的试验药品均应有对应的应急信件，应急信件内装有该编号药物为何种类别药品的信签，以便在紧急情况下破盲使用。应急信件应密封，随相应编号的试验药品发往各临床试验中心，由该中心负责保存，非必要时不得拆阅。信封上印有×××药物临床试验应急信件、药品编号和紧急情况揭盲的规定。如果拆阅，需注明拆阅者、拆阅日期和拆阅原因等，并在病例报告表中记录。信纸上印有×××药物临床研究、药品编号和分组，信纸装入相应的信封后密封，随药物发往各临床试验中心，在试验结束后无论拆阅与否均统一收回。信纸上写明该药盒所放置的具体药物名称、不良反应处理方法及应立即汇报的单位、地址和联系电话等。

⑦ 紧急揭盲。在发生紧急情况如严重不良事件时，需立即查明受试者所用药品的种类，由研究人员按试验方案规定的程序拆阅应急信件。一旦揭盲，该受试者将退出试验并做脱落病例处理，研究者应将退出原因记录在病例报告表中。所有应急信件在试验结束后随病例报告表一起收回，以便试验结束后盲态审核。

⑧ 盲态审核与揭盲规定。盲态审核是指最后一份病历报告表录入数据库后，直到第一次揭盲前，对数据库数据进行的核对和评价。所有病例报告表经双份录入并核对无误后，由数据管理员写出数据库检查报告，包括试验完成情况、入选/排除标准检查、完整性检查、逻辑一致性检查、离群数据检查、时间窗检查、合并用药检查和不良事件检查等。在盲态审核会议上，由主要研究者、申办者、监查员、数据管理员和生物统计专业人员对受试者签署的知情同意书、试验过程盲态保持情况和紧急揭盲情况等作出审核，并对数据库检查报告中提出的问题做出决议，写出盲态审核报告，数据库同时将被锁定。揭盲程序分为两级，数据库锁定后由保存盲底的工作人员进行第一次揭盲，第一次揭盲只列出每个受试者用药编号的所属组别（如A组或B组）而不标明哪一组为试验组或对照组，然后由生物统计学专业人员进行统计，同时将标明A或B所属组别的资料作为盲底再次封存。完成统计分析并写出统计分析报告后进行第二次揭盲，宣布A、B对应的组别。如果试验方案的试验组和对照组例数采用不等比例设计时，则只有一次揭盲。

（3）试验设计的基本类型

① 平行组设计（parallel group design）。将受试者随机地分配到临床试验的各组中同时进行试验。平行对照不一定只有试验组与对照组两个组别，可为试验药设置多个对照组，也可按若干剂量分组。本法的优点是贯彻随机化的原则，有利于避免非处理因素的影响，增强了试验组和对照组的均衡可比性，有利于控制试验误差和偏倚，更重要的是可满足统计学假设检验的要求。

② 交叉设计（crossover design）。是一种特殊的自身对照设计，将每个受试者随机地在两个或多个不同试验阶段分别接受指定的处理。交叉设计有利于减少个体间的差异和受试者人数。最简单的交叉设计是2×2形式，每个受试者安排两个试

验阶段分别接受两种药物处理，第一阶段接受的处理方式是随机确定的，第二阶段接受与第一阶段不同的另一种处理。每个受试者经历准备阶段、第一试验阶段、洗脱期和第二试验阶段。交叉设计数据分析时需检测延滞效应即每个试验阶段处理因素对后一阶段试验的影响。每个试验阶段后需安排足够长的洗脱期，以消除该阶段延滞效应对后一阶段试验的影响。

③ 析因设计（factorial design）。析因设计是通过试验用药品剂量的不同组合对两个或多个试验用药品同时进行评价，可检验出每个试验用药品剂量间的差异及是否存在交互作用，或探索两种药物不同剂量的最佳组合。当交互作用存在时，表明各因素不是相互独立的，而是一个因素的水平改变时，另一个或几个因素的效应也相应有所变化；反之，如果不存在交互作用，表明各因素具有独立性。在评价联合用药效应的临床试验中，可考虑采用析因设计。

④ 成组序贯设计（group sequential design）。将整个临床试验分成若干个连贯的分析段，每个分析段的受试者人数相等且试验组与对照组的受试者人数比例与总样本中的比例相同。每一个分析段试验完成后对主要变量（包括有效性和安全性）进行统计学分析，一旦作出结论（差异有统计学意义）即可停止试验，否则继续进行下一个分析段的试验；如果进行到最后一个分析段差异仍无统计学意义，则以差异无统计学意义结束试验。这样，当各处理组之间确实存在差异时可较早地得出结论；对于试验药物病例稀少且临床观察时间较长的情况，同样可减少样本量、缩短试验周期；若怀疑试验药物有较高的不良反应发生率，还可尽早地使受试者停止接受较差的处理，符合伦理学的要求。

由于成组序贯设计需要分批揭盲，对于双盲试验就必须将盲底组成一个文件输入计算机后由计算机揭盲统计分析。此外，多次重复进行假设检验会使Ⅰ型误差增加，故应该对每次检验的名义水准进行调整，以控制总的Ⅰ型误差不超过预先设定的水准。

(4) 试验对照组的设置　为了证明新药的有效性和安全性，对比研究是临床试验的重要方法，必须重视对照组的选择。临床试验中的对照组设置的方法有阳性药物对照、安慰剂对照和剂量-反应对照。

① 阳性药物对照。即采用已知的有效药物作为试验药物的对照。阳性对照药物必须是公认的安全有效的法定药物，且应提供相应的背景资料如质量标准、说明书等。试验药物和阳性药物对照之间的对比研究需在相同条件下进行，且阳性对照药物的使用剂量和给药方案应是其最优剂量和最优方案，否则易导致错误的结论。根据试验目的的不同可将阳性药物对照试验分为优效性试验、等效性试验和非劣效性试验。优效性试验的目的是显示试验药物的治疗效果优于阳性对照药物；等效性试验的目的是确认两种或多种治疗效果的差别在临床上无显著意义，即试验药物和阳性对照药物在疗效上相当；非劣效性试验的目的是显示试验药物的治疗效果在临床上不劣于阳性对照药物。为了提高试验设计的灵敏度，当出现两种药物等效时，可增加安慰剂对照以更好地判断试验药物的有效性。

② 安慰剂对照。安慰剂（placebo）指没有药理活性的物质制成的与试验药外观、气味相同的制剂，作为临床对照试验中的阴性对照物；可减少研究者、受试者、参与评价疗效和安全性的人员等由于心理因素而造成的偏倚，还可以消除疾病自然进展、转归等的影响。但并不是所有的临床试验都适宜选择安慰剂对照，试验设计时应充分了解安慰剂使用的前提是否符合伦理学要求，不应对受试者的健康造成损害或加重病情。在急、危、重症的临床试验中，使用安慰剂的受试者往往病情未得到改善，易中途退出试验而造成病例的脱落，因此不适宜单纯使用安慰剂。当试验组的不良反应比较特殊，临床试验无法处于盲态时，也不适宜采用安慰剂对照。且使用安慰剂的临床试验不一定都属于安慰剂对照试验，例如在阳性药物对照试验中，常常应用双模拟技术以保证双盲试验的顺利进行，该临床试验就是阳性药物对照试验而不是安慰剂对照试验。

③ 剂量-反应对照。将试验药物设计为多个剂量组，受试者随机地分入一个剂量组中，可以设置安慰剂对照即零剂量组，也可以不设置安慰剂对照。剂量-反应对照主要用于研究剂量和疗效、不良反应的关系，通过不同剂量之间以及同安慰剂组的比较得出不同剂量的疗效变化情况，从而为选择最优剂量或范围提供参考。

3.3.2.3 给药方案的制订

（1）给药剂量和途径　参考Ⅰ期临床试验的结果，根据药理试验量效研究的结果、药物的有效血药浓度以及既往临床经验和文献资料，推算出临床有效剂量范围。在有效剂量范围内确定几个剂量组进行临床研究，找出适宜的临床给药剂量。给药途径应与临床试验批文的给药途径相同，不得随意变更。

（2）导入期　对于某些药物的临床研究，在进入临床试验前需设置一个导入（清洗、洗脱）期，以消除已经服用的同类药物的延迟作用和稳定基线水平。对于要求控制某些检测指标或受试者具备良好的饮食生活习惯的临床试验，也应设置导入期。导入期的长短可根据试验的目的、试验药物、观察的疾病类型和药动学研究结果来确定。完成导入期观察并符合试验方案制订的入选标准的受试者可按顺序号进入临床试验研究。若病情不允许停用原相关药物，可在使用相对固定的药物和剂量的条件下，待病情相对稳定后，方可开始临床试验。根据试验研究入选病例的条件和随访时间窗的设计，可选择剂型相同、大小一致、口感相似、色泽相同的安慰剂作为导入期安慰剂。

（3）合并用药　为了协同增效、降低毒副作用或治疗合并症、并发症及医学伦理的需要，在临床上某些情况下需要合并用药。比如单纯使用受试药物疗效不佳，为了证实如与现有的某些治疗药物或方案合用，可以提高现有治疗的治疗效果；预期受试药物只是在疾病的某一环节上发挥疗效，只能在该疾病的综合治疗中考察受试药的作用；试验药物只是一种辅助药物；试验药物在应用时需要一些辅助治疗等。某些合并用药并不影响试验研究所要观察的药物效应，而一些合并用药则会对观察药物效应产生一定的影响。临床试验方案中应明确规定研究过程中的禁用药品和慎用药品。在严格控制禁用药品的同时，还应对试验研究过程中允许使用的药品作出相应的规定，尤其是在试验研究过程中出现相应的急性症状和体征，如泌尿结石症治疗中出现的疼痛、尿道阻塞等的处理，高血压治疗过程中出现冠心病、心绞痛等。对于临床试验过程中的合并用药，应给予相应的分析和记录，尤其对出现不良事件时的合并用药情况，应及时记录和报告。

(4) 依从性 指研究者和受试者的行为（如服药、控制饮食、改变不良生活习惯等）与临床研究计划相符合的程度。依从性问题是临床试验研究工作中的一个关键环节，一个设计良好的临床研究方案，如果研究者和受试者不予依从，就有可能导致整个临床研究的失败。临床研究中应采取适当的措施提高研究者和受试者的依从性。通常采用记数法监控受试者的依从性，其公式为：受试者用药依从性=（实际用药量/应该用药量）×100%；实际用药量=发药量-（剩余归还量+丢失量）；应该用药量=试验疗程（天）×每天服药量。一般用药依从性应在80%～120%的范围内。研究者对试验方案的依从性主要体现在合格受试者的选择、施加因素的控制和效应指标的测量及评价三个主要环节。

3.3.2.4 指标的观察范围和时点

(1) 观察指标

① 人口学指标包括性别、年龄、种族、身高、体重、健康史、病史、用药史等，人口学指标反映的是受试者的人口学特征，并非试验的效应指标，通常不需做试验后观察。

② 一般体格检查如呼吸、脉搏、心率、血压等。

③ 安全性指标包括试验中出现的不良反应，与安全性评价相关的实验室数据和理化检查，与预期不良反应相关的检测指标。

④ 疗效指标如相关的症状与体征，相关的理化检查，特殊检查项目如病理、病原学检查等。

(2) 观察时点 包括基线点、试验终点、访视点和随访终点，应严格按照试验方案规定的不同观察时点的时间窗完成各项指标的观察、检测和记录。时间窗是指临床试验指标实际观察时点与试验方案规定的观察时点之间的允许的时间变化范围，应根据试验研究的周期、指标的性质和访视时间间隔进行合理设计，使时间窗既能反映药物的作用特点和性质，又不浪费有限的医药卫生资源。

(3) 随访 随访是指试验疗程结束后，继续对受试者进行追踪直至终点或观察结束。随访是临床试验的一个重要过程，对于观察和评价药物的疗效及安全性起着重要的作用。根据药物的作用特点和试验目的的不同，选择相应的随访指标，可分别随访远期疗效、疗效的稳定性、控制疾病复发作用、生存率和生存时间、迟发或蓄积的不良反应和其他安全性指标等。随访的间隔时间与次数、期限，应根据疾病的自然史和随访终点的要求并参考有关文献资料制定。随访期间受试者的病情、药物使用情况发生变化时，应客观报告和评价随访结果，并作出统计学分析。

3.3.2.5 受试者的选择与退出

（1）受试者例数（样本含量） 样本含量的大小应根据试验的主要目的、试验设计类型、比较类型和统计学原理等来确定。样本含量的确定与以下因素有关，即主要指标的性质（定量指标和定性指标）、临床上认为有意义的差值、检验统计量、检验假设、Ⅰ型和Ⅱ型错误等。样本含量的具体计算方法及计算过程中所需的统计量的估计值应根据预试验或文献资料的结果估算，当根据统计公式估计的样本量低于《药品注册管理办法》中所要求的样本含量时，应以《药品注册管理办法》为准。

（2）受试者的选择

① 诊断标准。包括西医诊断标准，中医辨证标准，症状、体征分级量化标准，西医病情程度分级标准和西医单一体征量化分级标准等。

② 入选标准。临床试验方案中应明确制定受试者的入选标准，包括疾病诊断标准、证候诊断标准，入选前受试者相关的病史、病程和治疗情况要求；其他相关的标准，如年龄、性别等。为了保障受试者的合法权益，签署知情同意书应作为入选的标准之一。

③ 排除标准。根据试验目的可考虑以下因素，如年龄、合并症、妇女特殊生理期、病因、病型、病期、病情程度、病程、既往病史、过敏史、生活史、治疗史、家族史和鉴别诊断等方面的要求。

（3）受试者的退出 如果研究者从医学角度考虑受试者有必要中止试验或受试者自己要求停止试验，受试者均可以中途退出临床试验，所以制定退出标准应从研究者和受试者两方面考虑。

① 研究者决定的退出。已经入选的受试者在试验过程中出现了不宜继续进行试验的情况，研究者可决定该病例退出试验。制定退出标准在一些危重病、可能带来不良后果的疾病的临床试验中对于受试者及时获得有效治疗是非常有必要的。在制定退出标准时可考虑病情控制程度，如在某些临床试验中，使用受试药物的受试者在一定时间内病情未达到某种程度的改善，虽然尚未完成规定的疗程，让该受试者退出试验接受其他已知的有效治疗；合并症、并发症及特殊生理变化情况，如在临床试验中，受试者发生了某些合并症、并发症或特殊生理变化，可能不适宜继续接受试验；受试者的依从性情况，如受试者在药物的使用、接受随诊等方面违背临床试验方案；双盲的试验中破盲或紧急揭盲的情况；发生不良事件及严重不良事件不适宜继续接受试验。

② 受试者自行退出。根据知情同意书的规定，受试者有权中途退出试验，或受试者虽未明确提出退出试验，但不再接受用药及检测而失访，也属退出（或称脱落）。此时应尽可能了解其退出的原因，并加以记录，如自觉疗效不佳或无疗效、对某些不良反应感到难以耐受、因工作生活环境变动或因意外事故不能继续接受试验、经济因素或者未说明原因而失访等。

（4）病例的脱落与处理 所有填写知情同意书并筛选合格进入随机化试验的受

试者，无论何时何因退出试验研究，只要未完成试验方案所规定的观察周期，均为脱落病例。未满1个疗程症状自行消失而停药者，不作为脱落病例。当病例脱落后，研究者应采取多种形式如登门、预约随访、电话、信件等，尽可能与受试者取得联系，询问理由，记录最后一次服药时间，完成所有评价项目。因过敏反应、不良事件、治疗无效而退出试验者，研究者应根据实际情况妥善安排受试者，以保障受试者的权益。对于脱落病例，必须在病历报告表中填写脱落的原因，如因不良事件而脱落者，经随访最终判定与试验药品存在因果关系，必须记录在病历报告表中，并通知申办者。

3.3.2.6 病例报告表

病例报告表（case report form，CRF）是按照试验方案规定所设计的一种文件，用以记录每一名受试者在试验过程中的数据。一个完整的CRF一般包括以下内容。

（1）*题目页* 研究题目、研究方法、研究目的、用药编号、随机号、临床试验单位或编号、药品申报单位、试验的开始时间等。

（2）*填表要求* 对使用笔的要求、如何填写、填错时的更正方法和填写时点等。

（3）*临床试验流程表* 列出临床试验的研究流程并列表表示。

（4）*治疗第0天记录* 列出受试者的基本数据如姓名、汉语拼音名、性别、出生年月、年龄、民族、职业、住址、邮政编码、联系电话、吸烟、饮酒、疾病史、家族史、入选前服药记录及治疗情况，入选时间和接受试验药物的时间，试验需要导入期的导入期记录，入组前的临床表现、体征和实验室检查结果等。

（5）*用药后记录*

① 随访记录。用药后每次随访均需逐项记录试验方案中规定的访视项目。

② 用药记录。按日期记录受试者所使用的药物，需合并使用试验方案中未禁止使用的伴随药物时应记录药物的名称、使用时间和剂量，从第二次访视起应有药品的回收记录。

③ 不良事件记录。临床表现、出现时间、频率、严重程度、与试验药品的因果关系判断、对试验的影响、处理措施、转归、处理结果和报告方法等，如发生严重不良事件应填写专门的严重不良事件报告表，及时向药品监督管理部门、申办者和伦理委员会报告，并签名、注明日期。

④ 依从性记录。受试者是否按时、按量服药，有无遗漏，是否遵医嘱等。

⑤ 试验中途退出记录。退出原因和日期等。

（6）*知情同意书记录* 知情记录采用知情同意书的方式，受试者入组前必须取得知情同意书，有导入期的应在导入期前取得知情同意书。

（7）*结束页记录* 注明结束日期、受试者是否完成整个临床试验，如未完成，应说明原因并注明最后一次和受试者联系的时间，尽量取得安全性评价数据。

（8）实验室检查报告单、化验单粘贴栏。

（9）签名页 临床试验单位、监查员、数据管理员、研究者、中心试验负责人的签名和日期。

3.3.2.7 数据管理与统计分析

在临床试验研究中，应及时、准确和完整地收集数据并进行科学合理的数据管理，这是临床试验结论真实性和可靠性的重要保证。临床试验的每个阶段均需有生物统计专业人员的参与，包括试验方案的制订和修订、病例报告表的设计和数据管理；制订统计分析计划；完成临床试验资料的统计分析；提供试验结果的统计学分析报告和解释；协助主要研究者完成临床试验的总结报告等。

3.3.2.8 质量控制与质量保证

（1）质量控制（quality control，QC）

① 实验室的质控措施。建立实验室检测项目指标的标准操作规程（standard operating procedure，SOP）和质量控制程序，各项实验室检测项目必须填写齐全，保证各试验中心实验室正常值的一致性，采用国家法定的计量单位。

② 研究单位和研究者的资质和资格。试验研究单位必须是CFDA临床药理研究基地或在CFDA注册登记的医院，研究项目所在科室应具备相应的人员、设备和急救设施，试验研究过程中研究者应相对固定。

③ 研究者的培训。临床试验开始前，应对参加临床试验的研究人员进行GCP和临床试验方案的培训，保证研究人员对临床试验方案理解的一致性。

④ 保证研究者和受试者的依从性。研究者对试验方案的依从性主要体现在严格遵守临床试验法规、试验方案（protocol）和标准操作规程（standard operating procedure，SOP）；遵循随机化和盲法原则减少试验研究过程中的偏倚；选择合格的受试者并签署知情同意书；严格按随机化顺序入组受试者；进行合理的治疗，施加因素和其他措施等产生的效应均可测量、评估和判断；对不良事件尤其是严重不良事件及时地处理、记录和报告；进行科学合理的数据管理和统计分析。为了保证受试者的依从性，研究者应向受试者做知情同意说明，使受试者充分了解试验研究过程及其义务，从而配合试验研究工作，比如遵从医嘱按时服药、按时就诊、及时归还剩余药品和合并用药等。

⑤ 不良事件的跟踪、随访、记录与报告。研究者应对发生的不良事件给予跟踪处理、随访和记录，并对产生不良事件的原因和与试验药物的因果关系进行评估分析，对于严重不良事件还应在24h内报告CFDA、申办者和各研究中心。

（2）质量保证（quality assurance，QA）

① GCP和《世界医学大会赫尔辛基宣言》。参与临床试验的任何人员（尤其是申办者或申办者派出的监查、稽查人员）发现任何与GCP和《世界医学大会赫尔辛基宣言》相违背的行为及临床处理均有权指正，当受试者的权益得不到保护时有权中止试验。

② 临床试验方案。临床试验方案是临床试验的指导性文件，是指导研究者如何启动和实施临床试验的研究计划书，也是试验结束后资料收集、记录、报告和统计分析的重要依据。科学、周密的临床试验方案是临床试验能否取得成功的重要基础。

③ 临床试验统计分析计划书。在合格受试者的选择、施加因素的控制及效应指标的观察和评定三个主要环节，保障临床试验质量管理数据。

④ 伦理委员会和知情同意书。伦理委员会（ethics committee，EC）是受试者权益的重要保障，知情同意书（informed consent）是临床试验过程中保障受试者权益、安全和健康的试验文件之一。

⑤ 多中心试验研究协调委员会。由各中心临床专家组成多中心试验研究协调委员会，负责多中心试验研究的协调和组织工作，建立组织、定期沟通、协调关系、发现问题、协商一致、组织实施、记录报告。同时加强与监查员的沟通，协调与申办者的关系。

⑥ 监查员。监查不仅可以提高研究者对试验方案的依从性和受试者用药的依从性，保证受试者的权益受到保障，而且可加强研究者和申办者的交流和沟通，监查员是申办者与研究者之间的主要联系人。

⑦ 试验机构和试验研究管理制度。国家药品临床研究基地应建立健全试验机构和试验研究的各种管理制度，同时加强对试验机构研究人员 GCP 和相关政策的培训，以保障试验研究工作的顺利进行。

⑧ 标准操作规程。制定试验研究过程每一项研究工作的标准操作规程（standard operating procedure，SOP），并在实际试验研究工作中实施和完善，使整个试验研究工作制度化、程序化和标准化。

3.3.2.9 伦理学要求

基于受试者的合法权益，临床试验应遵循《世界医学大会赫尔辛基宣言》，对受试者的权益给予充分的保障，受试者的权益、安全和健康必须高于对科学和社会利益的考虑。伦理委员会和知情同意书是保障受试者权益的主要措施。试验方案需经伦理委员会审议同意并签署批准意见后方可实施。在试验进行期间，试验方案的任何修改均应经伦理委员会批准；试验中发生严重不良事件，应及时向伦理委员会报告。研究者或其指定的代表必须向受试者说明有关临床试验的详细情况，经充分和详细解释试验的情况后获得知情同意书。

3.3.3 Ⅲ期临床试验

Ⅲ期临床试验（phase Ⅲ clinical trial）系治疗作用确证阶段。Ⅲ期临床试验是Ⅱ期临床试验的延续，一般为扩大的多中心试验。其目的是进一步验证临床候选药物对目标适应证患者的治疗作用和安全性，评价利益与风险关系，最终为新药注册申请的审查提供充分的依据。

3.3.3.1 多中心试验

多中心试验（multicenter trial）是由多位研究者按同一试验方案在不同地点和单位同时进行的临床试验。各中心同时开始与结束试验。多中心试验由一位主要研究者总负责，并作为临床试验各中心间的协调研究者。主要研究者所在的单位称为组长单位或牵头单位。

多中心试验的计划和组织实施通常应考虑以下各点：①试验方案由各中心的主要研究者（principal investigator，PI）与申办者（sponsor）共同讨论认定，伦理委员会批准后执行；②在临床试验开始时及进行的中期应组织研究者会议；③各中心同期进行临床试验；④各中心临床试验样本大小及中心间的分配应符合统计分析的要求；⑤保证在不同中心以相同程序管理试验用药品，包括分发和储藏；⑥根据同一试验方案培训参加该试验的研究者；⑦建立标准化的评价方法，试验中所采用的实验室和临床评价方法均应有统一的质量控制，实验室检查也可由中心实验室进行；⑧数据资料应集中管理与分析，应建立数据传递、管理、核查与查询程序；⑨保证各试验中心研究者遵从试验方案，包括在违背方案时终止其参加试验。

多中心试验可在较短的时间内搜集到研究所需的受试者数，且受试者范围广、用药临床条件广泛，试验结果更具有代表性。多中心试验应当根据参加试验的中心数目和试验的要求以及对试验用药品的了解程度建立管理系统，协调研究者负责整个试验的实施。各中心应在统一的组织领导下，按共同制订的研究方案开展临床试验。若各中心实验室化验结果有较大差异或参考值范围不同时，需采取措施取得一致的数值，对于实验室指标作为主要指标的项目尤为重要。

3.3.3.2 试验报告格式

首篇；引言；试验目的；试验管理；试验设计和试验过程（试验总体设计及方案的描述、对试验设计及对照组选择的考虑、适应证范围及确定依据、受试者选择、分组方法、试验药物、给药方案及确定依据、试验步骤、观察指标与观察时间、疗效评定标准、数据质量保证、统计处理方案、试验进行中的修改和期中分析）；试验结果（受试者分配、脱落及剔除情况描述，试验方案的偏离、受试者人口学、基线情况及可比性分析，依从性分析，合并用药结果及分析，疗效分析，安全性分析和安全性小结）；试验的讨论和结论；有关试验中特别情况的说明；临床参加单位的各中心的小结；主要参考文献目录；附件。

3.3.4 生物等效性试验

口服或其他非脉管内给药的制剂，其活性成分吸收受多种因素的影响，包括制剂工艺、药物粒径、晶型或多晶型，处方中的赋形剂、黏合剂、崩解剂、润滑剂、包衣材料、溶剂、助悬剂等。生物利用度或生物等效性试验是评价这类药物制剂质量及其有效性的重要方法。

生物利用度（bioavailability，BA）是指制剂中的药物被吸收进入血液的速率和程度，强调反映药物活性成分到达体内循环的速度和相对量，可为新药研发过程中选择给药途径和确定用药方案提供参考。一般分为绝对生物利用度和相对生物利用度，绝对生物利用度是以静脉制剂（通常认为静脉制剂生物利用度为100%）为参比制剂获得的药物活性成分吸收进入体内循环的相对量；相对生物利用度是以其他非静脉途径给药的制剂为参比制剂获得的药物活性成分吸收进入体循环的相对量。

生物等效性（bioequivalence，BE）是指用生物利用度研究的方法，以药代动力学参数为指标，比较同一种药物的相同或者不同剂型的制剂，在相同的试验条件下，其活性成分吸收程度和速度有无统计学差异的人体试验。重点在于以预先确定的等效标准和限度进行的比较，是保证含同一药物活性成分的不同制剂体内行为的一致性、判断后研产品是否可替代已上市药品的依据。

生物利用度或生物等效性试验在不同期间的研究意义包括：①临床前研究阶段，为了确定处方、工艺的合理性，通常需要比较改变处方、工艺后制剂是否能达到预期的生物利用度；开发了新剂型，应对拟上市剂型进行生物利用度研究以确定剂型的合理性，通过与原剂型比较的生物利用度研究确定新剂型的给药剂量，也可通过生物等效性研究证实新剂型与原剂型是否等效；以提高生物利用度为目的开发的新制剂，需要进行生物利用度研究，以了解变更前后生物利用度的变化。②临床试验阶段，可通过生物等效性研究验证同一药物不同时期产品的一致性，如早期和晚期的临床试验用药品、临床试验用药品（尤其是用于确定剂量的试验药）和拟上市药品等。③药品批准上市后，如处方组成成分、比例和工艺等出现一定程度的变更时，需要根据产品变化的程度确定是否需要进行生物等效性研究，以考察变更后的产品和变更前的产品是否具有生物等效性。④在仿制生产已有国家标准的药品时，可通过生物等效性研究证明仿制药与原创药是否具有生物等效性，是否可与原创药替换使用。

生物利用度或生物等效性试验的研究方法可分为体内和体外方法，按优先考虑程度依次为药代动力学研究方法、药效动力学研究方法、临床比较试验方法和体外研究方法。①药代动力学研究即测量不同时间点生物样本（如全血、血浆、血清或尿液）中的药物浓度，得到药物浓度-时间曲线以反映药物从制剂中释放吸收到达体循环的动态过程，同时获得与吸收程度和速度有关的药动学参数，采用人体生物利用度比较研究的方法，通过统计学分析判断与参比制剂是否生物等效；②当无可行的药代动力学研究方法如无灵敏的血药浓度检测方法或浓度和效应之间不存在线性相关时，可考虑药效动力学研究方法，即采用明确的可分级定量的人体药效学指标，通过效应-时间曲线与参比制剂比较以确定生物等效性；③若既无适宜的药物浓度检测方法，也缺乏明确的药效学指标时，可通过以参比制剂为对照的临床比较试验，以综合的疗效终点指标验证两种制剂的等效性，但该法因为样本量不足或检测指标不灵敏缺乏足够的把握度去检验差异；④某些情况下如果能提供充分的依据，也可以采用体外方法，但由于体外结果并不完全等同于体内行为，一般不提倡采用体外法确定生物等效性。

3.3.4.1 普通制剂

(1) 受试对象 一般为男性健康受试者，特殊作用的药品根据具体情况选择合适的受试者；年龄一般为 18～40 周岁，同一批受试者的年龄不宜相差 10 岁以上；体重应在标准体重的±10%之内，同一批试验的受试者体重应相近；无心、肝、肾、消化道、神经系统疾病及代谢异常等病史，并进行健康体检（如心电图、血压、心率、肝功能、肾功能、肺功能和血常规等），某些特殊药物还需检查相应的其他指标如降血糖药物应检查血糖水平；无过敏史，无体位性低血压史；试验前 2 周内及试验期间禁服其他任何药物，试验期间禁烟、酒及含咖啡因的饮料或某些可能影响代谢的果汁等；签署知情同意书。受试者例数一般为 18～24 例，某些变异性大的药物可适当增加受试者人数。

(2) 参比制剂和受试制剂 生物利用度和生物等效性研究，必须有参比制剂作对照。参比制剂的质量直接影响着试验结果的可靠性，一般应选择国内已批准上市的相同剂型药物的原创药，在无法获得原创药时可考虑选用同类上市的主导产品，但需提供相关的质量证明如含量、溶出度等检查结果。受试制剂应是符合临床应用质量标准的放大试验产品，应提供受试制剂和参比制剂的体外溶出度比较（$n \geqslant 12$）数据以及稳定性、含量或效价等数据，个别药物还需提供多晶型和光学异构体资料。受试制剂和参比制剂含量差别应在 5%以内。参比制剂和受试制剂均应注明研制单位、批号、规格、保存条件和有效期等，试验结束后保留至产品批准上市以备查。

(3) 给药剂量 一般与临床单次用药剂量一致，不得超过临床推荐的单次最大剂量或已证明的安全剂量。受试制剂和参比制剂通常服用相等剂量，如需使用不等剂量时，应说明原因并提供药物在所用剂量范围内的线性药代动力学特征依据，计算生物利用度时以剂量校正。多数情况下普通制剂仅需进行单剂量给药研究，但某些特殊情况下需要考虑进行多次给药研究，如：①药物吸收程度相差不大，但吸收速度有较大差异；②生物利用度个体差异大；③缓释、控释制剂；④单次给药后原型药或活性代谢物浓度很低，难以用相应的分析方法精密测定血药浓度。多次给药研究应按临床推荐的给药方案进行，至少连续测定 3 次谷浓度确定血药浓度达稳态后选择一个给药间隔取样测定并计算生物利用度。

(4) 试验设计 药物的吸收和清除在个体间存在很大变异，个体间的变异系数远远大于个体内的变异系数，因此一般采用自身交叉对照方法设计。对于 2 个制剂即一个为受试制剂，另一个为参比制剂，通常采用双周期两制剂交叉试验设计，以减少不同试验周期和个体间差异对试验结果的影响。将受试者随机分成两组，一组受试者先服用受试制剂，后服用参比制剂；另一组受试者先服用参比制剂，后服用受试制剂。两个试验周期之间应有足够长的间隔时间为洗净期，洗净期应不少于药物的 10 个半衰期，通常为 1 周或 2 周。对于 3 个制剂，即两个受试制剂和一个参比制剂，宜采用3制剂、3周期的二重3×3拉丁方式试验设计，各周期之间也应有足够长的洗净期。

取样点的设计对保证试验结果的可靠性和药动学参数计算的合理性起着重要作用，通常参考国内外的相关药代文献或进行预试验。服药前取空白血样，兼顾到吸收相、分布相和消除相，总采样（不包括空白）不少于12个点。采样一般亦应持续到3～5个半衰期或血药浓度为c_{max}的1/20～1/10。当受试制剂无法采用血药浓度测定方法进行生物利用度测定时，若该药的原型或活性代谢物主要由尿排泄（大于给药剂量的70%），可考虑采用尿药法测定，以尿样中药物的累积排泄量来反映药物的摄入量。但该法不能反映出药物的吸收速度，误差因素较多，一般不提倡采用。某些药物在体内迅速代谢无法测定原型药物，也可选择采用测定其主要代谢物浓度的方法。

（5）研究过程　整个研究过程应该标准化，使制剂因素外的其他因素引起的体内药物释放吸收差异减至最小。试验研究应在临床试验观察室内进行，受试者应有医护人员的监护。首选在禁食状态下给药，但对于空腹给药生物利用度非常低或者易出现胃肠道功能紊乱等强烈副作用的药物，可改为餐后给药。受试者禁食过夜（10h以上），次日早晨空腹服用受试制剂或参比制剂，用250mL温开水送服。服药2h后方可饮水，4h后进统一标准餐。受试者服药后应避免剧烈活动。按要求在不同时间点取血样（全血、血浆或血清），并冷冻储存、备测。

（6）药代动力学分析　将所得的各受试者不同时间的血药浓度数据及平均值与标准差列表并作图，然后分别对各受试者进行相关药动学参数求算，并求出其平均值和标准差。主要的药动学参数有消除半衰期（$t_{1/2}$）、峰浓度（c_{max}）、峰时间（T_{max}）和血药浓度-时间曲线下面积（AUC），主要测量参数c_{max}和T_{max}应以实测值表示。$AUC_{0\to t_n}$（零到t时间的血药浓度-时间曲线下面积）用梯形法或对数梯形法计算，t_n为最后一次可测浓度的取样时间。$AUC_{0\to\infty}$（零到无限大时间的血药浓度-时间曲线下面积）可按下式计算：$AUC_{0\to\infty}=AUC_{0\to t_n}+c_{t_n}/\lambda_z$。其中$c_{t_n}$为最后一点的可测血药浓度，$\lambda_z$为末端消除速率常数。$\lambda_z$可由对数血药浓度-时间曲线末端直线部分的斜率求得。

（7）生物利用度（F）计算

① 单次给药。应根据每位受试者的$AUC_{0\to t_n}$和$AUC_{0\to\infty}$分别计算，并求出其平均值、标准差和相对标准偏差。生物利用度的计算以$AUC_{0\to t_n}$为主，同时参考$AUC_{0\to\infty}$。

当受试制剂（T）和参比制剂（R）剂量相同时，

$$F=AUC_{0\to t_n/T}/AUC_{0\to t_n/R}\times 100\%$$

$$F=AUC_{0\to\infty/T}/AUC_{0\to\infty/R}\times 100\%$$

当受试药物具有线性药代动力学特征时，受试制剂和参比制剂可采用不同剂量，并按下式进行剂量校正：

$$F=\mathrm{AUC}_{0\to t_n/\mathrm{T}}\times D_{\mathrm{R}}/(\mathrm{AUC}_{0\to t_n/\mathrm{R}}\times D_{\mathrm{T}})\times 100\%$$

$$F=\mathrm{AUC}_{0\to\infty/\mathrm{T}}\times D_{\mathrm{R}}/(\mathrm{AUC}_{0\to\infty/\mathrm{R}}\times D_{\mathrm{T}})\times 100\%$$

式中 D_{R}——参比制剂的给药剂量；

D_{T}——受试制剂的给药剂量。

② 多次给药。经等间隔（τ）给药至稳态后，在某一给药间隔内多次采集样品，测定药物浓度，计算稳态剂量间隔期间 $0\sim\tau$ 时间的血药浓度-时间曲线下的面积（AUC_{ss}）。

当受试制剂和参比制剂剂量相等时，可用下式求得相对生物利用度：

$$F=\mathrm{AUC}_{ss/\mathrm{T}}/\mathrm{AUC}_{ss/\mathrm{R}}\times 100\%$$

式中 $\mathrm{AUC}_{ss/\mathrm{T}}$——受试制剂稳态条件下的 AUC；

$\mathrm{AUC}_{ss/\mathrm{R}}$——参比制剂稳态条件下的 AUC。

（8）*生物等效性评价* 将 AUC 和 c_{max} 进行对数转换后以多因素方差分析进行显著性检验，然后用双单侧 t 检验处理计算 90%置信区间的统计分析方法评价和判断药物的生物等效性。若受试制剂和参比制剂 AUC 几何均值比的 90%置信区间在 80%～125%范围内，且 c_{max} 几何均值比的 90%置信区间在 75%～133%范围内，则认为受试制剂与参比制剂生物等效。T_{max} 可用非参数法进行检验。

3.3.4.2 缓控释制剂

该类制剂因为采用特殊技术改变了其体内释放吸收过程，因此必须进行生物利用度比较研究以证实其缓控释特征，一般应在单次给药和多次给药两种条件下进行，且前提是应进行至少 3 种溶出介质的两者体外溶出行为同等性研究。

（1）*单次给药双周期交叉试验* 目的是比较受试者于空腹状态下服用缓控释受试制剂和参比制剂的吸收速率和吸收程度，判断受试缓控释制剂与参比制剂是否生物等效，确认受试制剂的缓控释药代动力学特征。

① 受试对象。与普通制剂的要求相同。

② 参比制剂。若国内已有相同产品上市，应选用该缓控释制剂同类的国内上市的原创药或主导产品作为参比制剂；若系创新的缓控释制剂，则选用该药物国内外上市同类普通制剂的原研药或主导产品作为参比制剂。

③ 试验过程。与普通制剂单次给药相同。

④ 应提供的数据。各受试者的血药浓度-时间数据、血药浓度平均值和标准差，列表并作图；计算各受试者的药动学参数如 c_{max}、T_{max}、$\mathrm{AUC}_{0\to t_n}$、$\mathrm{AUC}_{0\to\infty}$ 和 F 等，并尽可能提供平均滞留时间（MRT）等体现缓控释特征的指标。

⑤ 生物等效性评价。若缓控释受试制剂与缓控释参比制剂比较，AUC、c_{max} 符合生物等效性要求，T_{max} 统计上无显著差异，则认为在两种制剂单次给药条件下生物等效。若缓控释受试制剂与普通制剂比较，AUC 符合生物等效性要求（同普通制剂 AUC 生物等效性评价），则认为吸收程度生物等效，若 c_{max} 有所降低，

T_{max}有所延长，其结果至少有一项指标不符合生物等效时，则表明受试制剂具有缓释或控释动力学特征。

（2）多次给药双周期交叉试验　目的是比较受试缓控释制剂与参比制剂多次连续用药达稳态时，药物的吸收速率和程度、稳态血药浓度和波动情况。

① 受试对象。同单次给药，可继续采用单次给药试验的受试者。

② 参比制剂。与单次给药的要求相同。

③ 试验设计及过程。采用随机交叉试验设计方法，多次服用受试制剂和参比制剂。对于受试制剂，采用拟定的给药剂量和方案。每日 1 次用药的制剂，受试者应在空腹 10h 后晨间服药，服药后继续禁食 2～4h；每日 2 次的制剂，首剂应空腹 10h 后服药，服药后继续禁食 2～4h，第二次服药应在餐前或餐后 2h，服药后继续禁食 2h。每次用 250mL 温开水送服，一般服药 1～2h 后方可饮水。以普通制剂为参比制剂时，采用常规用药剂量和方法，但应与缓控释受试制剂每日总剂量相等。

按照临床推荐的给药方案连续服药至少达 7 个消除半衰期后，连续测定至少 3 次谷浓度（c_{min}），谷浓度采样时间应安排在不同日的同一时间内，以确定受试者血药浓度是否已达稳态。取样点最好安排在不同天的同一时间（一般为清晨），以抵消时辰对药代动力学的影响。达稳态后，在最后一剂量间隔内参考单次给药采样时间点设计，采集足够的血样点，测定该间隔内稳态血药浓度-时间数据，计算有关的药动学参数如峰浓度、峰时间、稳态平均血药浓度（c_{av}）和 AUC_{ss}等。

④ 药代动力学数据处理。列出各受试者的血药浓度-时间数据、血药浓度平均值和标准差，列表并作图。求出各受试者的 c_{max}、c_{min}、T_{max}、c_{av}、AUC_{ss}及各参数的平均值和标准差。c_{max}、T_{max}用实测值，c_{min}一般按最后一剂量间隔服药前与 τ 时间实测谷浓度的平均值计算，AUC_{ss}按梯形法计算。

稳态平均血药浓度 c_{av}可用下式求出：

$$c_{av} = AUC_{ss}/\tau$$

式中　AUC_{ss}——稳态剂量间隔期间从 0～τ 时间的血药浓度-时间曲线下的面积；

τ——服药间隔时间。

计算稳态时的生物利用度：

$$F = AUC_{ss/T}/AUC_{ss/R} \times 100\%$$

$$F = AUC_{ss/T} \times D_R/(AUC_{ss/R} \times D_T) \times 100\%$$

血药浓度的波动度 DF（%）可用下式计算：

$$DF = (c_{max} - c_{min})/c_{av} \times 100\%$$

式中　c_{max}——稳态给药期间最后一个给药剂量的实测药物峰浓度值；

c_{min}——稳态给药期间最后一个给药剂量实测的谷浓度。

当参比制剂为相同剂型的缓控释制剂时，受试制剂的 DF/τ 值应不大于参比制剂的 143%；当参比制剂为普通制剂时，受试制剂的 DF/τ 值应显著小于普通制剂。

⑤ 统计学分析和生物等效性评价。与单次给药的方法和要求相同。

3.3.4.3 试验报告格式

首篇；引言；试验目的；试验管理；试验总体设计和方案描述；试验设计和参比制剂选择；受试者选择（入选标准、性别、年龄、体重、体格检查、实验室检查、排除标准、例数）；试验药物（受试制剂和参比制剂的名称、剂型、来源、批号、规格、有效期、保存条件）；给药途径和确定依据；剂量和确定依据；生物样本采集（样本名称、采集时间、处置方法）及试验过程；生物样本的测定（测定方法及确证、样本稳定性考察、测定方法的质量控制）；数据质量保证；试验进行中的修改和分析；研究结果数据（20%受试者的样品色谱图及随行质控样品色谱图，血药浓度-时间曲线，实测数据、数据处理、统计方法和结果，药动学参数）；生物等效性评价；不良事件的观察和分析；试验中特别情况的说明；主要参考文献；附件。

3.3.5 新药申请

Ⅰ期、Ⅱ期、Ⅲ期三个阶段的临床试验完成后，分析所有的试验数据，如果能确切证明药物的安全性和有效性，可提出新药申请（new drug application，NDA），经 CFDA 审查合格后以获准上市。

3.3.6 Ⅳ期临床试验

一个新药虽完成Ⅰ期、Ⅱ期和Ⅲ期临床试验，但由于上市前临床研究的病例数少、研究时间短等缺陷，与上市后药品在社会范围内广泛人群中临床应用的实际情况可能会有较大差异。因此，Ⅳ期临床试验是Ⅰ期、Ⅱ期和Ⅲ期临床试验的补充和延续，是新药临床研究的一个重要组成部分。

Ⅳ期临床试验是上市后进一步扩大的临床试验，也称为上市后监测。其目的在于考察新药上市后、临床广泛使用的最初一段时间内的疗效和不良反应，评价在普通或者特殊人群中使用的利益与风险关系，以及改进给药方案、指导临床合理用药等。

3.3.6.1 Ⅳ期临床试验内容

（1）*广泛的应用研究* 获得新药在临床应用范围人群中的疗效（包括药品长期效应、发现新的适应证）和不良反应（包括发病率较低的不良反应和一些迟发性的不良反应等），同时发现临床实践中药物的相互作用等问题。

（2）*补充的临床试验* 上市前临床试验考察不全的新药应按要求补充临床试验，有的重点为补充适应证的安全有效性观察，有的重点为不良反应考察。

（3）*特殊对象的临床试验* 新药上市后在其安全有效性基本肯定的条件下，应对小儿、孕妇、哺乳期妇女、老人及肝肾不全的患者等特殊对象的不同情况设计临床试验方案，进行已知有效药为阳性对照的随机对照试验。

3.3.6.2 Ⅳ期临床试验特点

Ⅳ期临床试验具有以下几方面特点：①要求的病例数较多，一般为上市前临床试验的5～8倍；②以观察药品的安全性和长期有效性为主要目的，注重对不良反应、禁忌、长期疗效和使用注意事项的考察，以便及时发现可能的远期副作用并对远期疗效加以评估；③注重对特殊人群（如老人、儿童、孕妇、肝肾功能不全者）及临床药物相互作用的研究；④临床评价方法除临床试验外还可采用流行病学法，根据不同要求采用不同的评价方式。

3.3.6.3 Ⅳ期临床试验方法

Ⅳ期临床试验为上市后开放试验，一般不要求设置对照组，但不排除根据需要对某些适应证或试验对象进行小样本随机对照试验。Ⅳ期临床试验的病例入选标准、排除标准、退出标准、疗效评价标准、不良反应评价标准、判定疗效和不良反应的各项观察指标等可参考Ⅱ期临床试验的设计要求。

3.3.6.4 不良反应监测

新药不良反应（adverse drug reaction，ADR）的监测是进行有组织、系统和规范的报告、记录和评价，其目的是有效地控制不良反应，防止药害事件发生，保障用药安全。合格药品在正常用法用量下出现的与用药目的无关的有害反应即药品不良反应。临床试验中，试验药品的不良反应是通过对临床试验过程中发生的不良事件与试验用药品因果关系的判断来确定的。严重药品不良反应，是指因使用药品引起以下损害情形：导致死亡；危及生命；致癌、致畸、致出生缺陷；导致显著的或者永久的人体伤残或者器官功能的损伤；导致住院或者住院时间延长；导致其他重要医学事件，如不进行治疗可能出现上述情况。

（1）临床表现和分类　药品不良反应的主要临床表现有副作用、毒性反应、后遗效应、变态反应、继发反应、特异质反应、过度反应、首剂效应、停药综合征、药物依赖性、致畸、致癌、致突变等。

按照药品不良反应的类型，可分为A型不良反应、B型不良反应和C型不良反应。A型不良反应是由药物的药理作用增强所致，与剂量有直接关系，停药或减量后症状很快减轻或消失，发生率高、死亡率低，通常包括副作用、毒性作用、后遗效应、继发反应等。B型不良反应是与正常药理作用无关的异常反应，一般很难预测，常规毒理学筛选难以发现，发生率低、死亡率高，B型不良反应又可分为药物异常性和受试者异常性两种；特异性遗传素质反应、药物过敏反应以及致癌、致畸、致突变作用等均属于B型不良反应，一般中药过敏反应多属于此类型。C型不良反应一般发生在长期用药后，潜伏期较长，没有明确的时间关系，难以预测。

按照药品不良反应的严重程度分，可分为轻度不良反应、中度不良反应和重度不良反应。轻度不良反应，受试者可以忍受，不影响治疗，无需特别处理，对受试者康复无影响；中度不良反应，受试者难以忍受、需要停药或特殊处理，对受试者康复有直接影响；重度不良反应危及受试者生命，致死或致残，需立即停药或做紧急处理。

（2）不良反应的评价　临床试验中，试验药品的不良反应是通过对临床试验过程中发生的不良事件与试验用药品因果关系的判断来确定的。判定不良事件与药物是否存在因果关系，可从以下几个方面进行分析：不良事件的发生与试验用药是否有合理的时间顺序；不良事件的表现是否符合该药已知的不良反应类型；停药或减量后反应是否减轻或消失；再次给药后反应是否再次出现；不良事件是否可用合并用药的作用、患者病情的进展、其他治疗的影响来解释。

关联性评价按照肯定、很可能、可能、可能无关、待评价及无法评价的 6 级评价标准进行评价。肯定：用药与反应发生时间顺序合理；停药后反应停止或迅速减轻或好转（根据机体免疫状态某些 ADR 可出现在停药数天以后）；再次使用，反应再现，并可能明显加重，即激发试验阳性；有文献资料佐证；已排除原患疾病等其他混杂因素的影响。很可能：无重复用药史，余同“肯定”，或虽然有合并用药，但基本可排除合并用药导致反应发生的可能性。可能：用药与反应发生时间关系密切，同时有文献资料佐证；但引发 ADR 的药品不止一种，或原患疾病病情进展因素无法排除。可能无关：ADR 与用药时间相关性不密切，反应表现与已知该药 ADR 不相吻合，原患疾病发展同样可能有类似的临床表现。待评价：报表内容填写不齐全，等待补充后再评价，或因果关系难以定论，缺乏文献资料佐证。无法评价：报表缺项太多，因果关系难以定论，资料又无法补充。药品不良反应关联性具体的评价结果如表 3-4 所示。

表 3-4　药品不良反应关联性具体的评价结果

类别	1	2	3	4	5
肯定	+	+	+	+	−
很可能	+	+	+	?	−
可能	+	−	(±)?	?	(±)?
可能无关	−	−	(±)?	?	(±)?
待评价			需要补充资料才能评价		
无法评价			评价的必需资料无法获得		

注：+表示肯定；−表示否定；±表示难以肯定或否定；? 表示不明。

（3）不良反应的监测　在“反应停事件”发生后，各国政府开始对药品安全性高度重视，现代意义上的 ADR 监测报告制度在各国相继建立。药品不良反应监测是药品再评价工作的一部分，主要是监测药品上市后的不良反应事件，并及时做出评价和制定控制措施，保障公众用药的安全合理。

药品不良反应监测的方式有：①自发呈报；②处方事件监测；③医院集中监测；④药物流行病学研究；⑤强制性报告系统。结合我国的国情，国内主要采用的是强制性报告系统。CFDA 主管全国药品不良反应报告和监测工作，地方各级药品监督管理部门主管本行政区域内的药品不良反应报告和监测工作；各级卫生行政部门负责本行政区域内医疗机构与实施药品不良反应报告制度有关的管理工作。

3.4 GLP、GCP与GMP

新药的开发研究过程应遵循GLP、GCP和GMP的基本准则，严格执行其规范要求。《药物非临床研究质量管理规范》英文全称为good laboratory practice，简称GLP。《药物临床试验质量管理规范》英文全称为good clinical practice，简称GCP。《药品生产质量管理规范》英文全称为good manufacture practice，简称GMP。

3.4.1 药物非临床研究质量管理规范

GLP是进行药效、毒性研究的动物试验准则，适用于为申请药品注册而进行的非临床研究。GLP的基本精神是尽可能避免和降低试验中的各种误差，提高生物试验数据的质量，提高国际间安全性试验数据的相互利用率。GLP的宗旨是降低系统误差，避免偶发误差，杜绝过失误差。实施GLP的目的是提高药物非临床研究的质量，确保试验资料的真实性、完整性和可靠性，保障人民用药安全。GLP已成为国际上药物安全性试验研究共同遵守的规范，世界各国的GLP虽然各有特点，但是基本原则是一致的。

3.4.1.1 我国GLP的发展

1991年3月，原国家科学技术委员会组织起草GLP。1993年，原国家科学技术委员会启动"九五"重点攻关项目，支持了国家药物安全评价监测中心等4个单位。1993年12月，原国家科学技术委员会发布了《药品非临床研究管理规定（试行）》，于1994年1月生效。1999年10月，原国家药品监督管理局根据国际上GLP的发展和我国的国情以第14号局长令发布了《药品非临床研究质量管理规范（试行）》，自1999年11月1日起施行。2002年，CFDA组织有关专家对中国食品药品检定研究院（食品药品安全评价研究所）、上海医药工业研究院（国家上海新药安全评价研究中心）、江苏省药物研究所（江苏省药物安全性评价中心）和沈阳化工研究院安全评价中心（国家沈阳新药安全评价研究中心）4家单位的药物非临床安全性评价研究机构实施GLP情况进行试点检查。2003年5月，公告了试点检查的结果，该4家机构相关试验项目基本符合GLP要求。2003年8月，CFDA发布了《药物非临床研究质量管理规范》和《药物非临床研究质量管理规范检查办法（试行）》，规定自2003年10月1日起，按照《药物非临床研究质量管理规范检查办法（试行）》的规定对药物非临床安全性评价研究机构实施GLP检查，并根据GLP检查工作进展，逐步要求为药品申报注册而进行的药物非临床安全性评价研究必须在符合GLP要求的机构中进行，开始对药物非临床安全性评价研究机构进行 GLP 认证。

为进一步推进药物非临床研究实施 GLP，从源头上提高药物研究水平，保证药物研究质量，2006 年 11 月，CFDA 发布关于推进实施《药物非临床研究质量管理规范》的通知，规定自 2007 年 1 月 1 日起，未在国内上市销售的化学原料药及其制剂、生物制品；未在国内上市销售的从植物、动物、矿物等物质中提取的有效成分、有效部位及其制剂和从中药、天然药物中提取的有效成分及其制剂；中药注射剂的新药非临床安全性评价研究必须在经过 GLP 认证、符合 GLP 要求的实验室进行。2007 年 4 月，CFDA 对《药物非临床研究质量管理规范检查办法（试行）》进行了修订，并更名为《药物非临床研究质量管理规范认证管理办法》予以发布，使 GLP 认证检查更加公平、公开、公正。

3.4.1.2 GLP 的适用范围

GLP 适用于为申请药品注册而进行的非临床研究，即为评价药物安全性，在实验室条件下应用实验系统进行的各种毒性试验，包括：①单次给药毒性试验（啮齿类、非啮齿类）；②多次给药毒性试验（啮齿类、非啮齿类）；③生殖毒性试验；④遗传毒性试验（Ames、微核、染色体畸变）；⑤致癌试验；⑥局部毒性试验；⑦免疫原性试验；⑧安全性药理试验；⑨毒代动力学试验。

3.4.1.3 GLP 的主要内容

我国现行的 GLP 共九章四十五条：第一章，总则；第二章，组织机构和人员；第三章，实验设施；第四章，仪器设备和实验材料；第五章，标准操作规程；第六章，研究工作的实施；第七章，资料档案；第八章，监督检查；第九章，附则。该规范于 2003 年 6 月 4 日经 CFDA 局务会审议通过，自 2003 年 9 月 1 日起施行。CFDA 负责组织实施对非临床安全性评价研究机构的检查。凡为在中华人民共和国申请药品注册而进行的非临床研究，都应接受药品监督管理部门的监督检查。

（1）*人员的要求与职责* 非临床安全性评价研究机构应建立完善的组织管理体系，配备机构负责人、质量保证部门负责人和相应的工作人员。

非临床安全性评价研究机构的人员，应符合下列要求：具备严谨的科学作风和良好的职业道德以及相应的学历，经过专业培训，具备所承担的研究工作需要的知识结构、工作经验和业务能力；熟悉 GLP 的基本内容，严格履行各自职责，熟练掌握并严格执行与所承担工作有关的标准操作规程；及时、准确和清楚地进行试验观察记录，对实验中发生的可能影响实验结果的任何情况应及时向专题负责人书面报告；根据工作岗位的需要着装，遵守健康检查制度，确保供试品、对照品和实验系统不受污染；定期进行体检，患有影响研究结果的疾病者，不得参加研究工作；经过培训、考核，并取得上岗资格。

机构负责人的职责为：全面负责非临床安全性评价研究机构的建设和组织管理；建立工作人员学历、专业培训及专业工作经历的档案材料；确保各种设施、设备和实验条件符合要求；确保有足够数量的工作人员，并按规定履行其职责；聘任质量保证部门的负责人，并确保其履行职责；制订主计划表，掌握各项研究工作的进展；组织制定和修改标准操作规程，并确保工作人员掌握相关的标准操作规程；每项研究工作开始前，聘任专题负责人，有必要更换时，应记录更换的原因和时间；审查批准实验方案和总结报告；及时处理质量保证部门的报告，详细记录采取的措施；确保供试品、对照品的质量和稳定性符合要求；与协作或委托单位签订书面合同。

质量保证部门（quality assurance unit，QAU）是非临床安全性评价研究机构内履行有关非临床研究工作质量保证职能的部门。为了能够保证各项试验工作的客观性、可靠性和质量，各国的GLP中都明确规定，必须建立独立的QAU对试验的全过程进行审察和检查，以确保试验设施、设备、人员、各种实验操作和业务管理等符合GLP的规定。质量保证部门负责人的职责为：保存非临床研究机构的主计划表、实验方案和总结报告的副本；审核实验方案、实验记录和总结报告；对每项研究实施检查，并根据其内容和持续时间制订审查和检查计划，详细记录检查的内容、发现的问题、采取的措施等，并在记录上签名，保存备查；定期检查动物饲养设施、实验仪器和档案管理；向机构负责人和/或专题负责人书面报告检查发现的问题及建议；参与标准操作规程的制定，保存标准操作规程的副本。

专题负责人是指负责组织实施某项研究工作的人员，其职责为：全面负责该项研究工作的运行管理；制订实验方案，严格执行实验方案，分析研究结果，撰写总结报告；执行标准操作规程的规定，及时提出修订或补充相应的标准操作规程的建议；确保参与研究的工作人员明确所承担的工作，并掌握相应的标准操作规程；掌握研究工作的进展，检查各种实验记录，确保其及时、直接、准确和清楚；详细记录实验中出现的意外情况和采取的措施；实验结束后，将实验方案、原始资料、应保存的标本、各种有关记录文件和总结报告等归档保存；及时处理质量保证部门提出的问题，确保研究工作各环节符合要求。

（2）实验设施、仪器设备和实验材料　根据所从事的非临床研究的需要建立相应的实验设施，配备相应的环境调控设施。各种实验设施应保持清洁卫生，运转正常；各类设施布局应合理，防止交叉污染；环境条件及其调控应符合不同设施的要求。

动物饲养设施主要包括：不同种属动物或不同实验系统的饲养和管理设施；动物的检疫和患病动物的隔离治疗设施；收集和处置试验废弃物的设施；清洗消毒设施；供试品和对照品含有挥发性、放射性或生物危害性等物质时，应设置相应的饲养设施。动物饲养设施应设计合理、配置适当，并能根据需要调控温度、湿度、空气洁净度、通风和照明等环境条件，试验动物设施条件应与所使用的试验动物级别相符。饲料、垫料、笼具及其他动物用品的存放设施应配置合理，防止与实验系统相互污染，易腐败变质的动物用品应有适当的保管措施。具有供试品和对照品的处置设施包括供试品和对照品的接收和储藏设施、配制和储存设施。根据工作需要设立相应的实验室，使用有生物危害性的动物、微生物、放射性等材料应设立专门实验室并应符合国家有关管理规定。具备保管实验方案、各类标本、原始记录、总结报告及有关文件档案的设施。

根据研究工作的需要配备相应的仪器设备。仪器设备应放置合理并有专人负责保管，定期进行检查、清洁保养、测试和校正，确保仪器设备的性能稳定可靠。实验室内应备有相应仪器设备保养、校正及使用方法的标准操作规程，对仪器设备的使用、检查、测试、校正及故障修理应详细记录日期、有关情况及操作人员的姓名等。

供试品和对照品的管理应符合以下要求：实验用的供试品和对照品，应有专人保管，有完善的接收、登记和分发的手续，供试品和对照品的批号、稳定性、含量或浓度、纯度及其他理化性质应有记录，对照品为市售商品时，可用其标签或其他标示内容；供试品和对照品的储存保管条件应符合要求，储存的容器应贴有标签，标明品名、缩写名、代号、批号、有效期和储存条件；供试品和对照品在分发过程中应避免污染或变质，分发的供试品和对照品应及时贴上准确的标签，并按批号记录分发、归还的日期和数量；需要将供试品和对照品与介质混合时，应在给药前测定其混合的均匀性，必要时还应定期测定混合物中供试品和对照品的浓度和稳定性，混合物中任一组分有失效期的，应在容器标签上标明，两种以上组分均有失效日期的，以最早的失效日期为准。

实验室的试剂和溶液等均应贴有标签，标明品名、浓度、储存条件、配制日期及有效期等，试验中不得使用变质或过期的试剂和溶液。动物的饲料和饮水应定期检验，确保其符合营养和卫生标准。影响实验结果的污染因素应低于规定的限度，检验结果应作为原始资料保存。动物饲养室内使用的清洁剂、消毒剂及杀虫剂等，不得影响实验结果，并应详细记录其名称、浓度、使用方法及使用的时间等。

(3) 标准操作规程　为有效地实施和完成非临床研究，需要针对每一工作环节或操作，制定与实验工作相适应和详细的标准操作规程（standard operating procedure，SOP)。其制定、管理和实施是 GLP 实验室建设的重要软件内容，具有内部法规性质，必须严格遵守。

SOP 主要包括：标准操作规程的编辑和管理；质量保证程序；供试品和对照品的接收、标识、保存、处理、配制、领用及取样分析；动物房和实验室的准备及环境因素的调控；实验设施和仪器设备的维护、保养、校正、使用和管理；计算机系统的操作和管理；实验动物的运输、检疫、编号及饲养管理；实验动物的观察记录及实验操作；各种实验样品的采集、各种指标的检查和测定等操作技术；濒死或已死亡动物的检查处理；动物的尸检、组织病理学检查；实验标本的采集、编号和检验；各种实验数据的管理和处理；工作人员的健康检查制度；动物尸体及其他废弃物的处理；需要制定标准操作规程的其他工作。

标准操作规程经质量保证部门签字确认和机构负责人批准后生效。失效的标准操作规程除一份存档之外应及时销毁。标准操作规程的制定、修改、生效日期及分发、销毁情况应记录并归档。标准操作规程的存放应方便使用。研究过程中任何偏离标准操作规程的操作，都应经专题负责人批准，并加以记录。标准操作规程的改动，应经质量保证部门负责人确认，机构负责人书面批准。

（4）实验方案和总结报告　专题负责人应制订实验方案，经质量保证部门审查，机构负责人批准后方可执行，批准日期作为实验的起始日期。接受委托的研究，实验方案应经委托单位认可。研究过程中需要修改实验方案时，应经质量保证部门审查，机构负责人批准。变更的内容、理由及日期，应记入档案，并与原实验方案一起保存。实验方案的主要内容包括：研究专题的名称或代号及研究目的；非临床安全性评价研究机构和委托单位的名称及地址；专题负责人和参加实验的工作人员姓名；供试品和对照品的名称、缩写名、代号、批号、有关理化性质及生物特性；实验系统及选择理由；实验动物的种、系、数量、年龄、性别、体重范围、来源和等级；实验动物的识别方法；实验动物饲养管理的环境条件；饲料名称或代号；实验用的溶剂、乳化剂及其他介质；供试品和对照品的给药途径、方法、剂量、频率和用药期限及选择的理由；所用毒性研究指导原则的文件及文献；各种指标的检测方法和频率；数据统计处理方法；实验资料的保存地点。

研究工作结束后，专题负责人应及时写出总结报告，签名或盖章后交质量保证部门负责人审查和签署意见，机构负责人批准。批准日期作为实验结束日期。总结报告经机构负责人签字后，需要修改或补充时，有关人员应详细说明修改或补充的内容、理由和日期，经专题负责人认可，并经质量保证部门负责人审查和机构负责人批准。总结报告的主要内容如下：研究专题的名称或代号及研究目的；非临床安全性评价研究机构和委托单位的名称和地址；研究起止日期；供试品和对照品的名称、缩写名、代号、批号、稳定性、含量、浓度、纯度、组分及其他特性；实验动物的种、系、数量、年龄、性别、体重范围、来源、动物合格证号及签发单位、接收日期和饲养条件；供试品和对照品的给药途径、剂量、方法、频率和给药期限；供试品和对照品的剂量设计依据；影响研究可靠性和造成研究工作偏离实验方案的异常情况；各种指标检测方法和频率；专题负责人与所有参加工作的人员姓名和承担的工作内容；分析数据所采用的统计方法；实验结果和结论；原始资料和标本的保存地点。

（5）资料档案　研究工作结束后，专题负责人应将实验方案、标本、原始资料、文字记录和总结报告的原件、与实验有关的各种书面文件、质量保证部门的检查报告等按标准操作规程的要求整理交资料档案室，并按标准操作规程的要求编号归档。研究项目被取消或中止时，专题负责人应书面说明取消或中止原因，并将上述实验资料整理归档。资料档案室应有专人负责，按标准操作规程的要求进行管理。实验方案、标本、原始资料、文字记录、总结报告以及其他资料的保存期，应在药物上市后至少五年。

3.4.1.4　GLP 认证

指 CFDA 对药物非临床安全性评价研究机构的组织管理体系、人员、实验设施、仪器设备、试验项目的运行与管理等进行检查，并对其是否符合 GLP 作出评定。GLP 认证的申办流程如图 3-6 所示。

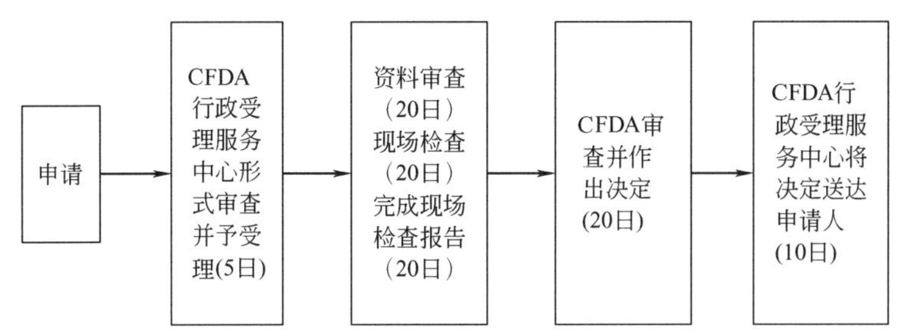

图 3-6 GLP 认证的申办流程

《药物非临床研究质量管理规范认证管理办法》共七章三十七条：第一章，总则；第二章，申请与受理；第三章，资料审查与现场检查；第四章，审核与公告；第五章，监督管理；第六章，检查人员的管理；第七章，附则。

《药物非临床研究质量管理规范认证管理办法》明确规定了 GLP 认证申请机构的基本条件，要求申请机构应在申请前按照 GLP 的要求运行 12 个月以上，并按照 GLP 的要求完成申请试验项目的药物安全性评价研究。同时明确规定了药物非临床安全性评价研究机构对人员和设施的重大变更或可能影响 GLP 实施的严重事件的报告制度，对已通过 GLP 认证的机构将实施随机检查、有因检查和 3 年一次的定期检查并规定了定期检查的程序要求。此外，进一步规范了认证检查、审核、公告的程序和要求，并细化和完善了检查项目，提高了认证检查标准。《GLP 认证检查评定标准》共 6 大项、46 次项、280 小项，其中关键项目（标有“＊＊”项目）6 项、重点项目（标有“＊”项目）3 项、一般项目 244 项，6 大项内容分别是组织机构和人员、试验设施、仪器设备、标准操作规程、研究工作的实施和资料档案。

截至 2014 年 1 月 3 日 CFDA 颁布的 GLP 认证公告统计，共有国家药物安全评价监测中心、国家上海新药安全评价研究中心、江苏省药物安全性评价中心和国家沈阳新药安全评价研究中心等 66 家机构通过 GLP 认证。国家药物安全评价监测中心（NCSED）创建于 1998 年，2003 年首批通过 CFDA 的 GLP 认证验收；2007 年 11 月，NCSED 全面通过国际实验动物管理评估和认可委员会（AAALAC）认证，为我国 GLP 的发展起到了良好的示范和带动作用；2009 年 7 月，NCSED 率先接受了美国 FDA 的 GLP 检查，获得检查员的高度好评，这标志着我国 GLP 建设在国际化方面迈出了重要一步。

3.4.2 药品临床试验质量管理规范

根据《中华人民共和国药品管理法》、《中华人民共和国药品管理法实施条例》，参照国际公认原则制定 GCP。为保证药物临床试验过程规范、结果准确可靠、保护受试者的权益并保障其安全，凡进行各期临床试验、人体生物利用度或生物等效性试验，必须执行 GCP。所有以人为对象的研究还必须符合《世界医学大会赫尔辛基宣言》，即公正、尊重人格、力求使受试者最大程度受益和尽可能避免伤害。

3.4.2.1 我国 GCP 的发展

1999 年 9 月，原国家药品监督管理局颁布了《药品临床试验管理规范》。2003 年 8 月，CFDA 发布了《药物临床试验质量管理规范》，自 2003 年 9 月 1 日起施行。2004 年 2 月，CFDA 发布了《药物临床试验机构资格认定办法（试行）》，自 2004 年 3 月 1 日起施行。

3.4.2.2 GCP 的适用范围

GCP 是临床试验全过程的标准规定，包括方案设计、组织实施、监查、稽查、记录、分析总结和报告等。凡进行各期临床试验、人体生物利用度或生物等效性试验，均须符合 GCP 的要求。

3.4.2.3 GCP 的主要内容

我国现行的 GCP 共十三章七十条：第一章，总则；第二章，临床试验前的准备与必要条件；第三章，受试者的权益保障；第四章，试验方案；第五章，研究者的职责；第六章，申办者的职责；第七章，监查员的职责；第八章，记录与报告；第九章，数据管理与统计分析；第十章，试验用药品的管理；第十一章，质量保证；第十二章，多中心试验；第十三章，附则。

(1) *受试者的权益保障*　在药物临床试验的过程中，必须对受试者的个人权益给予充分的保障，并确保试验的科学性和可靠性。受试者的权益、安全和健康必须高于对科学和社会利益的考虑。伦理委员会与知情同意书是保障受试者权益的主要措施。

为确保临床试验中受试者的权益，须成立独立的伦理委员会，并向 CFDA 备案。伦理委员会应有从事医药相关专业人员、非医药专业人员、法律专家及来自其他单位的人员，至少五人组成，并有不同性别的委员。伦理委员会的组成和工作不应受任何参与试验者的影响。试验方案需经伦理委员会审议同意并签署批准意见后方可实施。在试验进行期间，试验方案的任何修改均应经伦理委员会批准；试验中发生严重不良事件，应及时向伦理委员会报告。伦理委员会对临床试验方案的审查意见应在讨论后以投票方式作出决定，参与该临床试验的委员应当回避。因工作需要可邀请非委员的专家出席会议，但不投票。伦理委员会应建立工作程序，所有会议及其决议均应有书面记录，记录保存至临床试验结束后五年。伦理委员会应从保障受试者权益的角度严格审议试验方案。伦理委员会接到申请后应及时召开会议，审阅讨论，签发书面意见，并附出席会议的委员名单、专业情况及本人签名。伦理委员会的意见可以是：同意；作必要的修正后同意；不同意；终止或暂停已批准的试验。研究者或其指定的代表必须向受试者说明有关临床试验的详细情况，经充分和详细解释试验的情况后获得知情同意书。

（2）试验方案　临床试验开始前应制订试验方案，由研究者与申办者共同商定并签字，报伦理委员会审批后实施。临床试验中，若确有需要，可以按规定程序对试验方案作修正。

临床试验方案应包括以下内容：试验题目；试验目的，试验背景，临床前研究中有临床意义的发现和与该试验有关的临床试验结果、已知对人体的可能危险与受益，以及试验药物存在人种差异的可能；申办者的名称和地址，进行试验的场所，研究者的姓名、资格和地址；试验设计的类型，随机化分组方法及设盲的水平；受试者的入选标准，排除标准和剔除标准，选择受试者的步骤，受试者分配的方法；根据统计学原理计算要达到试验预期目的所需的病例数；试验用药品的剂型、剂量、给药途径、给药方法、给药次数、疗程和有关合并用药的规定，以及对包装和标签的说明；拟进行临床和实验室检查的项目、测定的次数和药代动力学分析等；试验用药品的登记与使用记录、递送、分发方式及储藏条件；临床观察、随访和保证受试者依从性的措施；中止临床试验的标准，结束临床试验的规定；疗效评定标准，包括评定参数的方法、观察时间、记录与分析；受试者的编码、随机数字表及病例报告表的保存手续；不良事件的记录要求和严重不良事件的报告方法、处理措施、随访的方式、时间和转归；试验用药品编码的建立和保存，揭盲方法和紧急情况下破盲的规定；统计分析计划，统计分析数据集的定义和选择；数据管理和数据可溯源性的规定；临床试验的质量控制与质量保证；试验相关的伦理学；临床试验预期的进度和完成日期；试验结束后的随访和医疗措施；各方承担的职责及其他有关规定；参考文献。

（3）人员的职责

① 研究者（investigator）的职责。研究者是实施临床试验并对临床试验的质量及受试者安全和权益的负责者。负责临床试验的研究者应具备下列条件：在医疗机构中具有相应专业技术职务任职和行医资格；具有试验方案中所要求的专业知识和经验；对临床试验方法具有丰富经验或者能得到本单位有经验的研究者在学术上的指导；熟悉申办者所提供的与临床试验有关的资料与文献；有权支配参与该项试验的人员和使用该项试验所需的设备。

研究者的主要职责如下：详细阅读和了解试验方案的内容，并严格按照方案执行；了解并熟悉试验药物的性质、作用、疗效及安全性（包括该药物临床前研究的有关资料），同时也应掌握临床试验进行期间发现的所有与该药物有关的新信息；在有良好医疗设施、实验室设备、人员配备的医疗机构进行临床试验，该机构应具备处理紧急情况的一切设施，以确保受试者的安全，实验室检查结果应准确可靠；获得所在医疗机构或主管单位的同意，保证有充分的时间在方案规定的期限内负责和完成临床试验，须向参加临床试验的所有工作人员说明有关试验的资料、规定和职责，确保有足够数量并符合试验方案的受试者进入临床试验；向受试者说明经伦理委员会同意的有关试验的详细情况，并取得知情同意书；负责作出与临床试验相关的医疗决定，保证受试者在试验期间出现不良事件时得到适当的治疗；采取必要的措施以保障受试者的安全，并记录在案，在临床试验过程中如发生严重不良事件，应立即对受试者采取适当的治疗措施，同时报告药品监督管理部门、卫生行政部门、申办者和伦理委员会，并在报告上签名及注明日期；保证将数据真实、准确、完整、及时、合法地载入病历和病例报告表；接受申办者派遣的监查员或稽查员的监查和稽查及药品监督管理部门的稽查和视察，确保临床试验的质量；与申办者商定有关临床试验的费用，并在合同中写明，在临床试验过程中，不得向受试者收取试验用药所需的费用；临床试验完成后，写出总结报告，签名并注明日期后送申办者；中止一项临床试验必须通知受试者、申办者、伦理委员会和药品监督管理部门，并阐明理由。

② 申办者（sponsor）的职责。申办者是发起一项临床试验，并对该试验的启动、管理、财务和监查负责的公司、机构或组织。申办者的主要职责如下：负责发起、申请、组织、监查和稽查一项临床试验，并提供试验经费，按国家法律、法规等有关规定，向CFDA递交临床试验的申请，也可委托合同研究组织执行临床试验中的某些工作和任务；选择临床试验的机构和研究者，认可其资格及条件以保证试验的完成；提供研究者手册，其内容包括试验药物的化学、药学、毒理学、药理学和临床的（包括以前的和正在进行的试验）资料和数据；在获得CFDA批准并取得伦理委员会批准件后方可按方案组织临床试验；与研究者共同设计临床试验方案，述明在方案实施、数据管理、统计分析、结果报告、发表论文方式等方面的职责及分工，签署双方同意的试验方案及合同；向研究者提供具有易于识别、正确编码并贴有特殊标签的试验药物、标准品、对照药品或安慰剂，并保证质量合格，试验用药品应按试验方案的需要进行适当包装、保存，建立试验用药品的管理制度和记录系统；任命合格的监查员，并为研究者所接受；建立对临床试验的质量控制和质量保证系统，可组织对临床试验的稽查以保证质量；与研究者迅速研究所发生的严重不良事件，采取必要的措施以保证受试者的安全和权益，并及时向药品监督管理部门和卫生行政部门报告，同时向涉及同一药物的临床试验的其他研究者通报；中止一项临床试验前，须通知研究者、伦理委员会和CFDA，并述明理由；负责向CFDA递交试验的总结报告；对参加临床试验的受试者提供保险，对于发生与试验相关的损害或死亡的受试者承担治疗的费用及相应的经济补偿，向研究者提供法律上与经济上的担保，但由医疗事故所致者除外；研究者不遵从已批准的方案或有关法规进行临床试验时，申办者应指出以求纠正，如情况严重或坚持不改，则应终止研究者参加临床试验并向药品监督管理部门报告。

③ 监查员（monitor）的职责。监查员是由申办者任命并对申办者负责的具备相关知识的人员，其任务是监查和报告试验的进行情况和核实数据。监查的目的是为了保证临床试验中受试者的权益受到保障，试验记录与报告的数据准确、完整无误，保证试验遵循已批准的方案和有关法规。监查员是申办者与研究者之间的主要联系人。其人数及访视的次数取决于临床试验的复杂程度和参与试验的医疗机构的数目。监查员应有适当的医学、药学或相关专业学历，并经过必要的训练，熟悉药

品管理有关法规，熟悉有关试验药物的临床前和临床方面的信息以及临床试验方案及其相关的文件。

监查员应遵循标准操作规程，督促临床试验的进行，以保证临床试验按方案执行。具体内容包括：在试验前确认试验承担单位已具有适当的条件，包括人员配备与培训情况，实验室设备齐全、运转良好，具备各种与试验有关的检查条件，估计有足够数量的受试者，参与研究人员熟悉试验方案中的要求；在试验过程中监查研究者对试验方案的执行情况，确认在试验前取得所有受试者的知情同意书，了解受试者的入选率及试验的进展状况，确认入选的受试者合格；确认所有数据的记录与报告正确完整，所有病例报告表填写正确，并与原始资料一致，所有错误或遗漏均已改正或注明，经研究者签名并注明日期，每一受试者的剂量改变、治疗变更、合并用药、间发疾病、失访、检查遗漏等均应确认并记录，核实入选受试者的退出与失访已在病例报告表中予以说明；确认所有不良事件均记录在案，严重不良事件在规定时间内作出报告并记录在案；核实试验用药品按照有关法规进行供应、储藏、分发、收回，并做相应的记录；协助研究者进行必要的通知及申请事宜，向申办者报告试验数据和结果；应清楚如实记录研究者未能做到的随访、未进行的试验、未做的检查，以及是否对错误、遗漏作出纠正；每次访视后作一书面报告递送申办者，报告应述明监查日期、时间、监查员姓名、监查的发现等。

(4) 临床试验总结报告　临床试验总结报告内容应与试验方案要求一致，包括：随机进入各组的实际病例数，脱落和剔除的病例及其理由；不同组间的基线特征比较，以确定可比性；对所有疗效评价指标进行统计分析和临床意义分析；安全性评价应有临床不良事件和实验室指标合理的统计分析，对严重不良事件应详细描述和评价；多中心试验评价疗效，应考虑中心间存在的差异及其影响；对试验药物的疗效和安全性以及风险和受益之间的关系作出简要概述和讨论。临床试验中的资料均须按规定保存及管理，研究者应保存临床试验资料至临床试验终止后五年；申办者应保存临床试验资料至试验药物被批准上市后五年。

(5) 数据管理与统计分析　数据管理的目的在于把试验数据迅速、完整、无误地纳入报告，所有涉及数据管理的各种步骤均需记录在案，以便对数据质量及试验实施进行检查。用适当的程序保证数据库的保密性，应具有计算机数据库的维护和支持程序。临床试验资料的统计分析过程及其结果的表达必须采用规范的统计学方法。临床试验各阶段均需有生物统计学专业人员参与。临床试验方案中需有统计分析计划，并在正式统计分析前加以确认和细化。若需作中期分析，应说明理由及操作规程。对治疗作用的评价应将可信区间与假设检验的结果一并考虑。所选用统计分析数据集需加以说明。对于遗漏、未用或多余的资料须加以说明，临床试验的统计报告必须与临床试验总结报告相符。

(6) 试验用药品的管理　试验用药品（investigational product）包括用于临床试验中的试验药物、对照药品或安慰剂（placebo）。临床试验用药品不得销售。申办者负责对临床试验用药品作适当的包装与标签，并标明为临床试验专用。在双盲临床试验中，试验药物与对照药品或安慰剂在外形、气味、包装、标签和其他特征上均应一致。试验用药品的使用记录应包括数量、装运、递送、接受、分配、应用后剩余药物的回收与销毁等方面的信息。试验用药品的使用由研究者负责，研究者必须保证所有试验用药品仅用于该临床试验的受试者，其剂量与用法应遵照试验方案，剩余的试验用药品退回申办者，上述过程需由专人负责并记录在案，试验用药品须有专人管理。研究者不得把试验用药品转交任何非临床试验参加者。试验用药品的供给、使用、储藏及剩余药物的处理过程应接受相关人员的检查。

(7) 质量保证　申办者及研究者均应履行各自的职责，并严格遵循临床试验方案，采用标准操作规程，以保证临床试验的质量控制和质量保证系统的实施。临床试验中有关所有观察结果和发现都应加以核实，在数据处理的每一阶段必须进行质量控制，以保证数据完整、准确、真实、可靠。药品监督管理部门、申办者可委托稽查人员对临床试验相关活动和文件进行系统性检查，以评价试验是否按照试验方案、标准操作规程以及相关法规要求进行，试验数据是否及时、真实、准确、完整地记录。稽查应由不直接涉及该临床试验的人员执行。药品监督管理部门应对研究者与申办者在实施试验中各自的任务与执行状况进行视察。参加临床试验的医疗机构和实验室的有关资料及文件（包括病历）均应接受药品监督管理部门的视察。

3.4.2.4 GCP 认证

《药物临床试验机构资格认定办法（试行）》共八章四十四条：第一章，总则；第二章，资格认定的申请；第三章，资格认定的受理；第四章，资格认定的现场检查；第五章，资格认定的审核与公告；第六章，监督管理；第七章，资格认定检查人员管理；第八章，附则。

3.4.3 药品生产质量管理规范

为规范药品生产质量管理，根据《中华人民共和国药品管理法》《中华人民共和国药品管理法实施条例》制定 GMP。该规范作为质量管理体系的一部分，是药品生产管理和质量控制的基本要求，旨在最大限度地降低药品生产过程中污染、交叉污染以及混淆、差错等风险，确保持续稳定地生产出符合预定用途和注册要求的药品。临床试验用药物应在符合 GMP 的车间制备，制备过程必须严格执行 GMP 的要求。

3.4.3.1 我国 GMP 的发展

1982 年，中国医药工业协会制定了《药品生产管理规范（试行本）》，1985 年修改后颁布《药品生产管理规范（推行本）》。1988 年，国家卫生部首次正式颁发《药品生产质量管理规范》，而后经 1992 年、1998 年两次修订，1999 年 6 月由刚成立的国家药品监督管理局颁发《药品生产质量管理规范（1998 年修订）》；截至 2004 年 6 月 30 日，基本实现了所有原料药和制剂均在符合 GMP 条件下生产的目标。然而，在此后的发展过程中逐渐暴露出一些不足，如：强调药企的硬件建设而对软件管理特别是人员的要求涉及很少，处罚力度较轻而难以起到真正的规范制约作用；此外，缺乏完整的质量管理体系要求，对质量风险管理、变更控制、偏差处理、纠正和预防措施、超标结果调查都缺乏明确的要求等。为此，CFDA 从 2006 年 9 月起正式启动了 GMP 的修订工作，历经 5 年修订、两次公开征求意见的《药品生产质量管理规范（2010 年修订）》由国家卫生部颁发并于 2011 年 3 月 1 日起施行。

3.4.3.2 GMP 的适用范围

GMP 是国际通行的药品生产和质量管理必须遵循的基本准则，旨在最大限度地降低药品生产过程中污染、交叉污染以及混淆、差错等风险，确保持续稳定地生产出符合预定用途和注册要求的药品。

CFDA 规定，自 2011 年 3 月 1 日起，新建药品生产企业、药品生产企业新建（改、扩建）车间均应符合 2010 版 GMP 的要求；现有药品生产企业依据产品风险程度，按类别分阶段达到 2010 版 GMP 的要求；所有药品的生产均应在 2015 年 12 月 31 日前达到 2010 版 GMP 的要求。未达到要求的企业（车间）在规定期限后不得从事药品的生产、销售。

3.4.3.3 GMP 的主要内容

2010 版 GMP 包括基本要求和附录两部分。基本要求共有 14 章 313 条、约 3.5 万字。第一章，总则；第二章，质量管理；第三章，机构与人员；第四章，厂房与设施；第五章，设备；第六章，物料与产品；第七章，确认与验证；第八章，文件管理；第九章，生产管理；第十章，质量控制与质量保证；第十一章，委托生产与委托检验；第十二章，产品发运与召回；第十三章，自检；第十四章，附则。14 章的内容详细描述了药品生产质量管理的基本要求，条款所涉及的内容基本涵盖了欧盟 GMP 的基本要求和 WHO 的 GMP 主要原则中的内容，适用于所有药品的生产；总体可以概括为湿件、硬件、软件三个方面：湿件指人员；硬件指厂房、设施与设备；软件指组织、制度、工艺、操作、卫生标准、记录、教育等管理规定。

附录共有 8 个：无菌药品、生物制品、血液制品、中药制剂、原料药、中药饮片、放射性药品、医用气体。其中，无菌药品附录采用了欧盟和 WHO 最新的 A、B、C、D 分级标准，并对洁净度级别提出了具体的要求；后 3 个附录暂未修订、沿用了 1998 版 GMP，不相适应的内容则应依从 2010 版 GMP。

3.4.3.4 GMP 认证

CFDA 于 2011 年 8 月 2 日发布的《药品生产质量管理规范认证管理办法》共七章四十条：第一章，总则；第二章，申请、受理与审查；第三章，现场检查；第四章，审批与发证；第五章，跟踪检查；第六章，《药品 GMP 证书》管理；第七章，附则。

药品GMP认证是药品监督管理部门依法对药品生产企业的药品生产质量管理进行监督检查的一种手段，是对药品生产企业实施药品GMP情况的检查、评价并决定是否发给认证证书的监督管理过程。药品认证检查机构完成申报资料技术审查后，组织实施现场检查的重要作用在于：①启发和促进药品生产企业执行药品GMP的意识而确保药品质量的安全、有效；②现场发现的未按规定、违反操作规程等事项及时得到解决或处理；③引导和指导药品生产企业建立和完善自查的内容，以及解决或处理问题的程序和方法。

在《药品GMP证书》有效期内，药品监督管理部门应对药品生产企业至少进行一次跟踪检查，不符合GMP要求的由药品监督管理部门监督企业进行整改，整改期间收回《药品GMP证书》。此外，在《药品GMP证书》有效期届满前6个月，药品生产企业应重新申请药品GMP认证。

参考文献

[1] 张若明. 对于新药临床前药动学研究的思考和建议. 中国处方药，2009（4）：42-43.

[2] 王广基. 药物代谢动力学. 北京：化学工业出版社，2005.

[3] Baek IH，Yun MH，Yun HY，et al. Pharmacokinetic/pharmacodynamic modeling of the cardiovascular effects of beta blockers in humans. Arch Pharm Res，2008，31（6）：814-821.

[4] Check HE. Human genome at ten：life is complicated. Nature，2010，464（7289）：664-667.

[5] 邓世明，刘强. 新药研究思路与方法. 北京：人民卫生出版社，2008.

[6] 乔海灵. 临床药理学. 北京：高等教育出版社，2010.

[7] 杨志敏，冯毅. 创新性药物研发失败原因的探讨. 中国新药杂志，2010，19（1）：18-19.

[8] 江力宣，闰海英，阳盛洪，等. 药代动力学研究在新药研发中的应用. 药学实践杂志，2006，24（5）：260-263.

[9] 国家食品药品监督管理总局. 药品注册管理办法（局令第28号），2007.

[10] 国家药典委员会. 中华人民共和国药典（2010年版）二部附录ⅪⅩB. 北京：中国医药科技出版社，2010.

[11] 化学药物非临床药代动力学研究技术指导原则. 国家食品药品监督管理总局，2007.

[12] 化学药物急性毒性试验技术指导原则. 国家食品药品监督管理总局，2007.

[13] 化学药物长期毒性试验技术指导原则. 国家食品药品监督管理总局，2007.

[14] 化学药物临床药代动力学研究技术指导原则. 国家食品药品监督管理总局，2007.

[15] 化学药物制剂人体生物利用度和生物等效性研究技术指导原则. 国家食品药品监督管理总局，2007.

[16] 化学药物临床试验报告的结构与内容技术指导原则. 国家食品药品监督管理总局，2007.

[17] 药物遗传毒性研究技术指导原则. 国家食品药品监督管理总局，2007.

[18] 药物生殖毒性研究技术指导原则. 国家食品药品监督管理总局，2012.

[19] 药品不良反应报告和监测管理办法. 中华人民共和国卫生部令第81号，2011.

4

新药的工艺与质量研究

新药的临床前研究除了第 3 章中已详细介绍的药理、毒理学评价之外，新药制备工艺与产品质量控制研究，同样是新药上市应用的必要条件，为临床前研究的重要课题和新药注册资料中不可或缺的组成部分，它涉及广泛的药学知识体系，也称为药学研究。本章将重点阐述这一方面的内容，包括提取、合成、生物技术等原料药及其制剂的制备工艺与质量控制研究。

新药的工艺与质量研究应在充分的文献检索基础上，从样品的小量试制开始，对新药制备工艺、关键参数进行试验设计、优化，进而通过中试样品的制备确定工艺耐用性，并经工艺的验证体现不同批次产品质量的重现性，最终建立生产工艺操作和过程控制规程，制定质量项目控制标准，以使制备工艺科学、合理、先进、可行，使生产的新药安全、有效，质量可控和稳定。

4.1 新药的工艺研究

在新药的发现研究阶段，主要目标是通过各种途径寻找先导化合物，以及对先导化合物结构进行修饰或改造，并利用各种手段确证化合物的化学结构。为了尽快制备少量的样品供药理筛选，常采用一切分离纯化手段，如反复分馏，多次重结晶，各种色谱技术等，而对化合物的合成等制备方法通常不作过多研究。显然，这样的样品制备方法与工业生产差距很大。因此，当新药研究进入开发阶段后，便需要详尽细致地开展工艺研究工作。

进入正式生产以后，工艺研究仍有必要继续进行：①生产工艺可能发现以前没有发现的问题；②随着原料供应和新工艺、新技术的发展，常导致车间采用新原料、新工艺或新设备，需要重新研究工艺过程和工艺参数；③中间体和成品的收率和质量要求不断提高；④副反应产品和“三废”的回收、综合利用及处理问题难以完全解决。

4.1.1 工艺研究的基本程序

对原材料或半成品制备成产品的工作、方法、技术等进行实验研究的过程称为工艺研究，其目的是保证在产品的制备条件和参数的控制下，生产出质量符合要求的药品。新药工艺研究过程包括小量试制、中试放大和工艺验证三个阶段，各个阶段前后衔接、逐步推进，制备规模由小而大，研究重点有所差异。

4.1.1.1 小量试制

新药苗头确定后，即可进行小量试制（简称小试）研究，对实验室原有的合成路线或制备方法进行全面的、系统的改进，并提供足够数量的药物供临床前评价。

小试主要是探索、开发性的工作，通过仔细研究每一步骤单元的工艺技术和参数，试制出达到预期要求的样品，同时选择和确定对产品质量影响最大的关键性因素，作为制备过程中必须监控的工艺参数，才可以使产品质量得到保证。例如，对于小剂量规格的制剂工艺，其粉碎时间、粉碎粒度以及与辅料的混合时间等，对于产品的含量均匀性影响较大，均可视为工艺的关键参数。又如，在片剂包衣工艺中，片芯的预热温度、预热时间、泵的型号、喷枪数量、喷枪的分布、喷射速度、喷枪孔径、喷枪与包衣锅的角度、喷枪与片芯的距离等均影响片剂的包衣，需要研究和确定这些关键工艺参数。在此基础上经过实验室批量合成或制备，积累数据，提出一条基本适合于中试生产的合成或制备工艺路线。

小试应该完成下列目标：①收率稳定，产品质量可靠；②制备或合成以及分析检验方法、条件和设备的确定；③某些设备，管道材质的耐腐蚀实验；④提出原材料的规格和单耗数量；⑤初步处理物料衡算，“三废”问题；⑥提出安全生产的要求。

4.1.1.2 中试放大

中试是指在完成小试工艺研究后，采用与生产基本相符的条件进行工艺放大研究的过程。由于实验室设备、操作条件等与工业化生产有许多不同之处，实验室工艺在工业化生产中常常会遇到问题。如胶囊剂工业化生产采用的高速填装设备与实验室设备不一致，实验室确定的处方颗粒的流动性并不完全适合生产的需要，可能导致重量差异变大；对于缓释、控释等新剂型，工艺放大研究更为必要。故不经过中试放大的结果，不可能成功用于工业化生产。工艺放大是实验室制备技术向工业化生产转移的重要研究内容，同时也是工艺进一步完善和优化的过程。

中试规模一般为生产规模的 1/5～1/3，研究设备与生产设备的技术参数应基本相符。中试放大的工艺研究应在 GMP 车间内，结合小试样品的工艺研究数据，主要确定生产工艺的基本流程、工艺的耐用性、足够的过程控制点以及建立工艺参数操作范围等，为产品的生产奠定基础。工艺耐用性，就是在关键参数控制范围内，均能较好地重复生产，有效保证批间产品质量的稳定性和工艺的可行性。

化学原料药制备中试放大是对已确定的工艺路线进行实践性审查，而且要考察工人的劳动强度和环境保护；中试放大阶段对车间布置、车间面积、安全生产、设备投资、生产成本等也必须进行审慎的分析比较，最后确定工艺操作方法，划分和安排工序等。

中药新药的放大试验应注意以下问题：①规模与批次，投料量、半成品率、成品率是衡量中试研究可行性、稳定性的重要指标。一般情况下，中试研究的投料量为制剂处方量（以制成1000个制剂单位计算）的10倍以上。装量大于或等于100mL的液体制剂应适当扩大中试规模；以有效成分、有效部位为原料或以全生药粉入药的制剂，可适当降低中试研究的投料量，但均要达到中试研究的目的。半成品率、成品率应相对稳定。中试研究一般需经过多批次试验，以达到工艺稳定的目的。申报临床研究时，应提供至少1批稳定的中试研究数据，包括批号、投料量、半成品量、辅料量、成品量、成品率等。变更药品规格的补充申请一般不需提供中试研究资料，但改变辅料的除外。②质量控制，中试研究过程中应考察各关键工序的工艺参数及相关的检测数据，注意建立中间体的内控质量标准。与样品含量测定相关的药材，应提供所有药材及中试样品含量测定数据，并计算转移率。

中试是工业化生产的雏形。采用金属或玻璃制造的小型工业器械、工业级原料等，按照实验室研究获得的最佳工艺条件进行操作，可以核对、校正和补充小试研究获得的数据。实验室中应用小型玻璃仪器和小量原料，操作简便，热量的取得和散失都比较容易，不存在物料输送、设备腐蚀、搅拌器效率等问题，而这些问题在中试时必须加以妥善解决。比如，加热和冷却必须根据需要有效控制，否则，将直接影响到中间体或成品的收率和纯度。中试放大的目的就是要设法解决“小样放大”时遇到的各种工艺问题，为工程设计提供必要的工程数据或技术经济资料，同时培养一批符合要求的技术人员。目前，工艺放大试验主要有以下几种方法。

（1）逐级经验放大　是指当放大过程缺乏依据时，只能依靠小规模试验成功的方法和实测数据，加上开发者的经验，不断适当加大实验的规模修正前一次试验的参数的方法。欲达到一定的生产规模，按保险的低放大系数逐级经验放大，开发周期长、人力物力耗费大；提高放大系数，虽然理论上可省去若干中间环节，缩短开发周期，但相应的风险也增大，难达到预期目的。逐级经验放大是经典的放大方法，至今仍常采用。优点是每次放大均建立在试验基础之上，至少经历了一次中试试验过程，可靠程度高。缺点是缺乏理论指导，对放大过程中存在的问题很难提出解决方法。因放大系数不可能太高，开发周期较长。对同一过程，每次放大都要建立装置，开发成本高。

（2）相似模拟放大　是指运用相似理论和相似准数概念，依据放大后体系与原体系之间的相似性进行放大的方法。应当指出，两体系之间实际上连最基本的几何相似也不能完全实现。如圆柱形设备将其直径和高度都放大10倍，两体系径高比相等，而表面积与体积比相差10倍，严格来说并没有做到完全相似。对更复杂的实际化工过程，往往涉及若干个相似准数，放大中无法做到使它们都对应相等，而只能满足最主要的相似准数相等，因此，相似模拟放大仍带有强烈的经验色彩。数量放大法是仅增添过程设备单元的放大方法，可视为相似模拟的特例，新增体系与原体系完全相同，各项操作参数不变，形成双系列或多系列，扩大生产能力。

(3) 数学模拟放大　是指通过建立数学模型来实现放大的方法。随着化学反应工程学和计算机技术的发展，数学模拟放大法取得了很大发展，模拟或仿真成为热门话题。但数学模型本身并不能揭示放大规律，模型的建立、检验、完善都只有在大量严密的试验工作基础上才能完成。数学模拟放大虽具有先进性，但建模十分艰难，故至今成功的例子并不多。

化学反应工程学认为，在化学反应器的放大工程中，化学反应动力学规律并没有改变，只是反应器的尺寸变化导致物料的流动状况发生改变，产生放大效应。在连续反应器中存在各物料团停留时间不一致的现象，化学反应工程学把这种具有不同停留时间物料的混合称为返混，若干反应物料可能尚未来得及变化就已经离开了反应器，导致转化率降低。若干产物不能从反应器及时移出，一方面可能进入串联副反应，降低了选择性；另一方面还对主反应起到稀释作用，减缓反应。是否存在返混以及返混程度大小，是工业反应器性能存在差异的原因，也是反应器放大要解决的关键问题。返混现象可通过多个连续搅拌釜串联操作来改善，串联愈多，返混愈得到改善。

4.1.1.3 工艺验证

工艺验证是对生产工艺及其各项参数有效性的确定过程，一般通过样品的生产过程控制和质量检验，全面评价工艺是否具有良好的重现性以及产品质量的稳定性。按照中试放大研究结果，在符合GMP要求的车间内，对工艺的关键参数、工艺的耐用性以及过程控制点进行验证；按照中试规模或生产规模，至少需要连续生产三批质量符合要求的产品。

4.1.2 工艺研究的技术要求

制药生产工艺类型包括提取、化学合成、生物工程、制剂4种，工艺研究的内容应紧密围绕工业化生产的关键性问题。比如，缩短合成路线，提高产率，简化操作，降低成本和安全生产等；一条较佳的合成工艺路线应考虑以下几个方面：①选择相对成熟的工艺路线；②用工业级原料代替化学试剂；③原料和溶剂的回收套用；④安全生产和环境保护。

4.1.2.1 化学合成药物

化学药物的合成要求原料易得、操作简便、反应时间短、收率高、产品纯度好、“三废”污染少，研究的重点是优化各步反应的合成工艺参数，以加速反应和提高收率，从而确定较为合理的合成路线。

为了使单元反应能加速进行并获得较高的收率，必须掌握反应原理，研究有关反应条件对反应速率和收率的影响，保证反应在适宜的条件下进行，以及反应终点的控制和产物的后处理。研究反应条件的影响时，通常采用单因素平行实验优选法、多因素正交设计优选法和均匀设计优选法。各单元反应在实际生产中的一些共同点，包括配料比、反应物的浓度与纯度、加料次序、反应时间、反应温度与压力、溶剂、催化剂、酸碱度、搅拌状况及设备情况等，在各化学单元反应中千差万别，变化很多，又相辅相成或相互制约。

(1) 配料比与反应物浓度　参与反应的各物料相互的物质量的比例称为配料比(也称投料比)。通常物料以摩尔为单位，又称为投料的摩尔比。

有机化学反应很少按理论值定量完成，也很少按理论配料比进行反应。这是由于许多反应可逆，有些反应平行竞争，除了主反应还有平行或串联的副反应存在，此外还有其他因素，因此需要采取各种措施来摸索最合适的配料比。合适的配料比，既可以提高收率、降低成本，又可以减少后处理负担。选择合适的配料比首先要分析化学反应的类型和可能存在的副反应，然后根据不同的化学反应类型的特征进行考虑。

① 凡属可逆反应，可采用增加反应物之一的浓度，通常是将价格较低或易得的原料的投料量较理论值多加5%～20%不等，个别甚至达几倍以上，或从反应系统中不断除去生成物之一以提高反应速率和增加产物的收率。

② 当反应生成物的产量取决于反应液中某一反应物的浓度时，则增加其配料比。最合适的配料比应符合收率较高和单耗较低的要求。

③ 若反应中有一反应物不稳定，则可增加其用量，以保证有足够的量参与主反应。

④ 当参与主、副反应的反应物不尽相同时，可利用这一差异，通过增加某一反应物的用量，增加主反应的竞争能力。

⑤ 为了防止连续反应（副反应），有些反应的配料比宜小于理论量，使反应进行到一定程度停止。

⑥ 从反应机理和反应物的特性角度考虑调整配料比。如傅克酰化反应，在无水三氯化铝的作用下，先形成羰基碳正离子，然后生成分子内鎓盐，再水解生成相应的产物。反应中无水三氯化铝的用量要略多于1∶1的摩尔比，有时甚至用1∶2，这是因为反应中生成的鎓盐需消耗无水三氯化铝。

(2) 溶剂　在药物合成中，绝大部分化学反应都是在溶剂中进行的。溶剂是稀释剂，它可以帮助反应散热或传热，并使反应分子能够均匀分布，增加分子间碰撞的机会，从而加速反应进程。采用重结晶法精制反应产物，也需要溶剂。

无论是反应溶剂，还是重结晶溶剂，都要求溶剂性质不活泼，即在化学反应或在重结晶条件下，溶剂应是稳定而惰性的。尽管溶剂分子可能是过渡状态的一个重要组成部分，并在化学反应过程中发挥一定的作用，但是总的来说，尽量不要让溶剂干扰反应。

按介电常数（ε）大小来分，ε 在 15 以上的溶剂为极性溶剂，ε 在 15 以下的溶剂为非极性溶剂；按溶剂发挥氢键给体作用的能力来分，含有易取代的氢原子的为质子性溶剂，不含易取代的氢原子的为非质子性溶剂。质子性溶剂可与含负离子的反应物发生氢键结合，发生溶剂化作用，可用于正离子的孤对电子进行配位结合，或与中性分子中的氧原子或氮原子形成氢键，或由于偶极矩的相互作用而产生溶剂化作用；非质子性溶剂主要靠偶极矩或范德华力的相互作用而产生较弱的溶剂化作用。

① 反应溶剂的作用和选择。为什么有机化学反应多在溶液状态下进行呢？一个重要的原因是在溶液中分子间的作用力比在气相条件下更强些，更容易变化，并可以多种方式影响反应物的性质。溶剂不仅为化学反应提供了反应进行的场所，也直接影响化学反应的反应速率、反应方向、转化率和产物构型等。在选用溶剂时还要考虑如何将产物从反应液中分离。为了使反应能成功地按预定方向进行，必须选择适当的溶剂。在依靠直观经验外，还要探索一般规律，为合理地选择反应溶剂提供客观标准。

（a）溶剂对反应速率的影响。有机化学反应按其反应机理来说，大体可分成两大类：一类是自由基反应，另一类是离子型反应。在自由基反应中，溶剂对反应无显著影响，但在离子型反应中，溶剂对反应的影响很大。化学反应速率取决于反应物和过渡态之间的能量差即活化能，一般来说，如果反应物比过渡态更容易发生溶剂化，则反应物位能降低，反应活化能增加，反应速率降低；当过渡态更容易发生溶剂化，则过渡态位能降低，反应活化能降低，故反应加速，溶剂溶剂化效应越强，对反应越有利。

（b）溶剂对反应方向的影响。相同反应物，不同溶剂，得到的产物可能不同。例如甲苯与溴反应时，以硝基苯为溶剂，取代反应发生在苯环上；以二硫化碳为溶剂，取代反应发生在甲基侧链上。

（c）溶剂对产物构型的影响。溶剂极性不同，有的反应顺反异构体产物的比例也不同。例如 Wittig 反应，DMF 为溶剂时，顺式双键产物为主；苯为溶剂时，反式双键产物为主。

（d）溶剂极性对化学平衡反应的影响。溶剂对酸碱平衡、互变异构平衡等化学平衡均有影响。例如不同极性的溶剂，直接影响 1,3-二羰基化合物酮型-烯醇型互变异构体系中两种异构体的含量，从而影响以 1,3-二羰基化合物作为反应物的反应收率。

② 重结晶溶剂的选择。应用重结晶法精制最终产物，即原料药时，一方面要除去由原辅材料和副反应带来的杂质；另一方面要注意重结晶过程对精制品结晶大小、晶型和溶剂化等的影响。理想的重结晶溶剂：（a）不与被提纯物质起化学反应；（b）在较高的温度时能溶解多量的被提纯物质，而在室温或更低温度时只能溶解很少量；（c）对杂质的溶解度非常大或非常小；（d）容易挥发，易与结晶分离；（e）能给出较好的结晶。

（3）催化剂　催化剂是化学工业的支柱，也是化学研究的前沿领域。现代化学工业生产，80%以上涉及催化过程。化学制药生产工艺研究上也常应用催化反应，如酸碱催化、金属催化、相转移、酶催化等加速化学反应，缩短生产周期，提高产品的纯度和收率。

某一种物质在化学反应系统中能改变化学反应速率，而其本身在反应前后化学性质并无变化，这种物质称为催化剂。工业上对催化剂的评价主要有催化剂的活性、选择性和稳定性。催化剂的活性就是催化剂的催化能力，是评价催化剂好坏的重要指标。影响催化剂活性的主要因素如下。

① 温度。温度对催化剂的活性影响较大，温度太低时，催化剂的活性小，反应速率很慢；随着温度的升高，反应速率逐渐增大；但达到最大速度后，又开始降低。绝大多数催化剂都有活性温度范围，最适宜的温度要通过试验确定。

② 助催化剂。在制备催化剂时，往往加入某种少量物质（一般少于催化剂量的10%），这种物质对反应的影响很小，但能显著地提高催化剂的活性、稳定性和选择性。例如，在合成氨的铁催化剂中，加入45%氧化铝、1%～2%氧化钾和1%氧化铜等作助催化剂，虽然氧化铝等本身对合成氨无催化作用，但是可显著提高铁催化剂的活性。

③ 载体。在大多数情况下，常常把催化剂负载于某种惰性物质上，这种惰性物质称为载体。常用的载体有石棉、活性炭、硅藻土、氧化铝、硅胶等。例如对硝基乙苯用空气氧化制备对硝基苯乙酮，所用催化剂为硬脂酸钴，载体为碳酸钙。使用载体可以使催化剂分散，增大有效面积，既可提高催化剂的活性，又可节约其用量，还可增加催化剂的机械强度，防止其活性组分在高温下发生熔结现象，延长其使用寿命。

④ 催化毒物。对于催化剂的活性有抑制作用的物质，称作“催化毒物”或“催化抑制剂”。有些催化剂对于毒物非常敏感，微量的催化毒物即可使催化剂的活性减小甚至消失。

毒化现象，有的是由于反应物中含有杂物如硫、磷、砷、硫化氢、砷化氢、磷化氢以及一些含氧化合物如一氧化碳、二氧化碳、水等造成的；有的是由于反应中的生成物或分解物所造成的。毒化现象有时表现为催化剂部分活性的消失，呈现出选择性催化作用。如噻吩对镍催化剂的影响，可使其对芳核的催化氢化能力消失，但保留其对侧链及烯烃的氢化作用。这种选择性毒化作用在很多药物的合成中加以利用，例如，被硫毒化后活性降低的钯，可用来还原酰卤基，使之停留在醛基阶段，即Rosenmund反应；又如在维生素A的合成中，用乙酸铅处理的钯-碳催化剂，选择性地将羟基去氢维生素A醇分子中的炔键还原成烯键，生成羟基维生素A醇，而不影响烯键。

（4）能量的供给　化学反应需要热、光、搅拌等能量的传输和转换等。药物合成工艺研究需要考察反应时的温度变化、搅拌速度等。

① 反应温度。反应温度的选择和控制是合成工艺研究的一个重要的内容。常根据文献报道的类似反应的反应温度初步确定反应温度，然后根据反应物的性质做

适当的改变，如与文献中的反应实例相比，立体位阻是否大了，或其亲电性是否小了等，综合各种影响因素，进行设计和试验。如果是全新反应，不妨从室温开始，用薄层色谱法追踪发生的变化，若无反应发生，可逐步升温或延长时间；若反应温度过快或激烈，可以降温或控温。

温度升高，一般可以使反应速率加快。根据大量的实验数据归纳总结得到 Van't Hoff 经验规则，即反应温度每升高 10℃，反应速率提高 1～2 倍。温度对反应速率的影响是复杂的，有 4 种类型。

(a) 对于一般反应，反应速率随温度的升高而逐渐加快，它们之间呈指数关系，这类化学反应最为常见。

(b) 对于有爆炸极限的化学反应，开始的温度影响很小，当达到一定温度时，反应即以爆炸速度进行。

(c) 酶催化反应及催化加氢反应，在温度不高的条件下，反应速率随温度的升高而加速，但到达某一温度后，再升高温度，反应速率反而下降。这是由于酶在高温时会受到破坏，而催化剂的吸附数量在高温时随着温度的升高而下降。

(d) 反应随着温度的升高，反应速率反而下降。温度对化学平衡的关系式为：

$$\lg K=\frac{-\Delta H}{2.303RT}+C \tag{4-1}$$

式中 R——气体常数；

T——热力学温度；

K——平衡常数；

ΔH——热效应；

C——常数。

从式(4-1) 可以看出，若 ΔH 为负值时，为放热反应，温度升高，K 值减小。对于这类反应，一般是降低反应温度有利于反应的进行。反之，若 ΔH 为正值时，即吸热反应，温度升高，K 值增大，也就是升高温度对反应有利。即使是放热反应，也需要一定的活化能，即需要先加热到一定温度后才开始反应。因此，应该结合该化学反应的热效应（反应热、稀释热和溶解热等）和反应速率常数等数据，找出最适宜的反应温度。

② 搅拌。搅拌是使两个或两个以上反应物发生反应的重要措施。通过搅拌，在一定程度上加速了传热和传质，这样不仅可以达到加快反应速率、缩短反应时间的目的，还可以避免或减少由于局部浓度过大或局部温度过高引起的某些副反应，因此，搅拌是影响反应结果的主要因素之一。搅拌对于互不相溶的液-液相反应、液-固相反应、固-固相反应以及固-液-气三相反应等特别重要。在结晶、萃取等物理过程中，搅拌也很重要。

不同的反应要求不同的搅拌器形式和搅拌速度，正确选择搅拌器的形式和速度，不仅能使反应顺利进行、提高收率，而且还有利于安全生产；反之，不仅产生副反应、降低收率，还可能发生安全事故和生产事故。例如，在抗生素发酵中以采用转速 140r/min 左右的涡轮式搅拌器为宜。由于菌种发酵需要氧气，所以必须有较高的转速，才能使氧气在发酵罐内均匀分布。搅拌器形式选定后，搅拌速度对产品生产的影响要通过实验研究才能选择最佳搅拌速度，有时会采用变速搅拌。常见的搅拌器有以下 4 种。

(a) 桨式搅拌器。桨式搅拌器是最简单的搅拌器。制造简便，转速一般在 20～80r/min。比较适合用于液-液互溶系统的混合或可溶性固体的溶解。

(b) 框式或锚式搅拌器。框式或锚式搅拌器仍属于桨式搅拌器。主要用于不需要剧烈搅拌及含有相当多的固体悬浮物或有沉淀析出的场合。需注意，固体和液体的密度差不能太大。此类搅拌器在重氮化等反应中较为常用，转速一般控制在 15～60r/min。

(c) 推进式搅拌器。推进式搅拌器一般有三片桨叶，呈螺旋推进器形式，犹如轮船上的推进器。此类搅拌器用于需要剧烈搅拌的反应，例如，使互不相溶的液体呈乳浊状态，使少量固体物质保持悬浮状态，以利于反应的进行。此类搅拌器的转速较高，一般在 300～600r/min，最高可达 1000r/min。

(d) 涡轮式搅拌器。涡轮式搅拌器能够最剧烈地搅拌液体，它特别适用于混合黏度相差较大的两种液体，含有较高浓度固体微粒的悬浮液，密度相差较大的两种液体或气体在液体中需要充分分散等场合，转速一般可达 200～1000 r/min。

(5) *反应时间及反应终点的监控* 每个化学反应都有一个最佳反应时间，它是影响收率和产品质量的重要因素之一。反应时间常常与浓度、温度等其他反应条件有交互作用，在进行工艺优化时，可应用正交试验设计法对有交互作用的因素进行考察。反应时间不够，反应当然不会完全，转化率不高，影响收率及产品质量；反应时间过长不一定增加收率，有时还会使收率急剧下降。因此，控制反应终点十分重要。在规定条件下，达到反应时间后就必须停止反应，进行后处理，使反应生成物尽快从反应系统中分离出来，否则，可能会使反应产物发生分解、破坏、副反应增多或产生其他复杂变化使收率下降、产品质量劣化等。此外，反应时间与生产周期和劳动生产率也息息相关。

反应时间主要取决于反应过程化学变化的完成情况，最佳反应时间是通过对反应终点的控制摸索得到的。控制反应终点主要是控制主反应终点，测定反应系统中是否有未反应的原料，或其残存量是否达到了一定的限度。一般可用简易快捷的化学或物理方法测定反应终点，如显色、沉淀、酸碱度、薄层色谱、气相色谱等。确定一个反应的时间时，首先可根据相关文献，设定一个反应时间值，然后对反应过程跟踪检测，判断反应终点。

实验室中常用薄层色谱（TLC）跟踪检测：①有紫外吸收的药物用硅胶 GF254 制成的薄板在 254nm 紫外线灯下可观察到荧光斑点，先将原料用适当的溶剂溶解，用毛细管或微量点样器取少量原料溶液点于薄层板上并做相应的记号，再取反应一定时间的反应液点于板上，然后将板放于展开槽中用合适的展开剂展开，当溶剂前沿比较合适时，取出吹干，置紫外线灯下观察荧光斑点，判断原料点是否消失或原料点几乎不再变化，除了产物和原料外是否有新的杂质斑点生成；②无紫外吸收的原料、产品可用碘缸等显色观察原料和产品的位置，并根据斑点颜色的深浅初步判断反应液中各斑点的浓度。原料点消失说明原料反应完全；原料点几乎不再变化，说明反应达到平衡；有新的杂质斑点，说明有新的副反应发生或产物发生分解。

在工业生产中通常用气相色谱、液相色谱、化学或物理方法来监测化学反应。例如在维生素 E 的合成中，用气相色谱来检测其中一步的相转移催化反应转化率，反应式见图 4-1。在 0.5h 时，副产物 β 体已占总产物的 10%，随着时间的延长 β 体的比例继续增多，因为 β 体是热力学稳定体，生成的 α 体双键会发生移位转化成 β 体。因此该步反应时间选择 0.5h 比较合适。

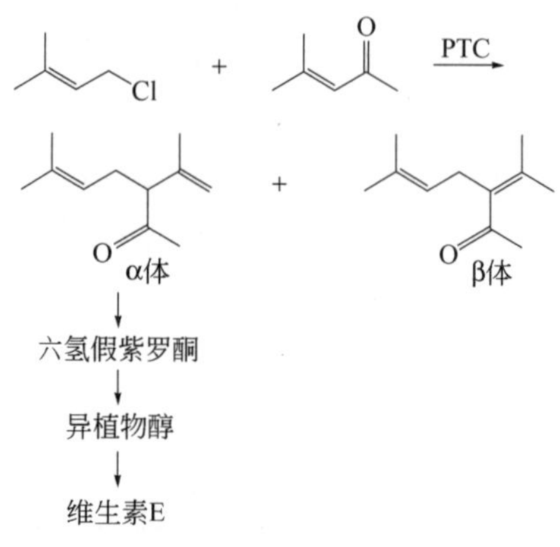

图 4-1 维生素 E 的合成反应

(6) *后处理* 药物合成反应常伴有副反应，反应结束后常需要从反应液中分离出主产物。分离所用的技术基本上与实验室的蒸馏、萃取、重结晶、柱分离、过滤、膜分离等分离技术类似。药物合成反应产生的“三废”必须制订相应的处理措施加以处理，经环保部门评估后，方可进行大工业生产。

(7) *产品的纯化和检验* 为了保证产品质量，所有的原料和中间体都必须制定一定的质量控制标准，最终产品必须符合国家规定的药品标准。化学原料药的最后工序（精制、干燥和包装）必须在符合 GMP 规定的精、烘、包车间进行。

4.1.2.2 中药及天然药物

中药及天然药物工艺研究，即运用现代工业化生产将中药材饮片或天然药物提取制成一定规格制剂的研究。根据 CFDA 工艺设计原则，一般工艺设计按中医药理论和临床治疗作用的要求，分析处方内容和复方各药味之间的关系，参考各药味所含成分的理化性质及药理作用的研究结果，根据与治疗作用相关的有效成分或有效部位的理化性质，结合剂型制备上的要求，进行提取和制剂工艺路线的设计和筛选。新药的制备工艺研究应尽可能采用新技术、新工艺、新设备，以提高新药的研制水平。

中药及天然药物的制备过程所涉及的内容繁杂、工艺路线长。为保证新药的安全性、有效性和质量可控性，需对原材料（包括药材、中药饮片、提取物和有效成分）进行前处理。这里主要介绍中药及天然药物的制剂前处理工艺的研究方法，包括鉴定与检验、炮制与加工、粉碎、提纯工艺研究等内容。

（1）鉴定与检验　药材品种繁多，来源复杂，即使是同一品种，由于产地、生态环境、栽培技术、加工方法等不同，其质量也会有差别。中药饮片、提取物、有效成分等原料也可能存在一定的质量问题。为了保证制剂质量，应对原料进行鉴定和检验。检验合格方可投料。

原料的鉴定与检验的依据应选择法定标准。无法定标准的原料，应按照自行制定的质量标准进行鉴定与检验。药材和中药饮片的法定标准为国家药品标准和地方标准或炮制规范；提取物和有效成分的法定标准仅为国家药品标准。标准如有修订，应执行修订后的标准。

多来源的药材除必须符合质量标准的要求外，一般应固定品种。对品种不同而质量差异较大的药材，必须固定品种，并提供品种选用的依据。药材质量随产地不同而有较大变化时，应固定产地；药材质量随采收期不同而明显变化时，应注意采收期。

原料质量标准若过于简单，难以满足新药研究的要求时，应自行完善标准。如药材标准未收载制剂中所测成分的含量测定项时，应建立含量测定方法，并制定含量限度，但要注意所定限度应尽量符合原料的实际情况。完善后的标准可作为企业的内控标准。

对于列入国务院颁布的《医疗用毒性药品管理办法》中的28种药材，应提供自检报告。涉及濒危物种的药材应符合国家的有关规定，并特别注意来源的合法性。提取物和有效成分应特别注意有机溶剂残留的检查。

（2）炮制与加工　炮制和制剂的关系密切，大部分药材需经过炮制才能用于制剂的生产。在完成药材的鉴定与检验之后，应根据处方对药材的要求以及药材质地、特性的不同和提取方法的需要，对药材进行必要的炮制与加工，即净制、切制、炮制、粉碎等。

净制即净选加工，是药材的初步加工过程。药材中有时会含有泥沙、灰屑、非药用部位等杂质，甚至会混有霉烂品、虫蛀品，必须通过净制除去，以符合药用要求。净制后的药材称为“净药材”。常用的方法有挑选、风选、水选、筛选、剪、切、刮、削、剔除、刷、擦、碾、撞、抽、压榨等。切制是指将净药材切成适用于生产的片、段、块等，其类型和规格应综合考虑药材质地、炮制加工方法、制剂提取工艺等。除少数药材鲜切、干切外，一般需经过软化处理，使药材利于切制。软化时，需控制时间、吸水量、温度等影响因素，以避免有效成分损失或破坏。炮制是指将净制、切制后的药材进行火制或水火共制等。常用的方法有炒、炙、煨、煅、蒸、煮、烫、炖、制、水飞等。炮制方法应符合国家标准或各省、直辖市、自治区制定的炮制规范。如炮制方法不为上述标准或规范所收载，应自行制定炮制方法和炮制品的规格标准。提供相应的研究资料。制定的炮制方法应具有科学性和可行性。

（3）粉碎 指将药材加工成一定粒度的粉粒，其粒度大小应根据制剂生产需求确定。对质地坚硬、不易切制的药材，一般应粉碎后提取；一些贵重药材常粉碎成细粉直接入药，以避免损失；另有一些药材粉碎成细粉后参与制剂成型，兼具赋形剂的作用。经粉碎的药材应说明粉碎粒度及依据，并注意出粉率。含挥发性成分的药材应注意粉碎温度；含糖或胶质较多且质地柔软的药材应注意粉碎方法；毒性药材应单独粉碎。

（4）提取纯化 指根据临床用药和制剂要求，用适宜的溶剂和方法从净药材中富集有效物质、除去杂质的过程。由于提取纯化工艺的方法与技术繁多，以及新方法与新技术的不断涌现，致使应用不同方法与技术所应考虑的重点、研究的难点和技术参数有可能不同。既要遵循药品研究的一般规律，注重对其个性特征的研究，又要根据用药理论与经验，在分析处方组成和复方中各药味之间的关系的基础上，参考各药味所含成分的理化性质和药理作用的研究资料。结合制剂工艺和大生产的实际、环境保护的要求，采用合理的试验设计和评价指标，确定工艺路线，优选工艺条件。

① 工艺路线。中药提取纯化的工艺路线是中药生产工艺科学性、合理性和可行性的基础和核心。工艺路线的设计应以保证其安全性和有效性为前提，一般应考虑处方的特点和药材的性质，制剂的类型和临床用药要求，大生产的可行性和生产成本，以及环境保护的要求。在此基础上，还要充分注意工艺的科学性和先进性。

中药的提取应尽可能多地提取出有效成分，或根据某一成分或某类成分的性质提取目的物。提取溶剂的选择应尽量避免使用 ICH 规定的一、二类有机溶剂。中药的纯化应依据中药传统用药经验或根据提取物中已确认的一些有效成分的存在状态、极性、溶解性等特性设计科学、合理、稳定、可行的工艺，采用一系列纯化技术尽可能多地富集有效成分，除去无效成分。不同的提取纯化方法均有其特点与使用范围，应根据与治疗作用相关的有效成分（或有效部位）的理化性质，或药效研究结果，通过试验对比，选择适宜的工艺路线与方法。浓缩与干燥工艺应主要依据物料的理化性质、制剂的要求，以及影响浓缩、干燥效果的因素，选择相应的工艺线路，使所得物达到所要求的相对密度或含水量，以便于制剂成型。对含有热不稳定成分、易熔化物料的浓缩与干燥，尤其需要注意方法的选择，以保障浓缩物或干燥物的质量。

② 工艺条件。工艺路线初步确定后，对采用的工艺方法，应进行科学、合理的试验设计，对工艺条件进行优化。鼓励新技术新方法的应用，但对于新建立的方法，应进行方法的可行性、安全性研究。应根据具体品种的情况选择适宜的工艺及设备。为了保证工艺的稳定、减少批间质量差异，应固定工艺流程及相应的设备。

影响工艺的因素通常是多方面的，工艺的优选应采用准确、简便、具有代表性可量化的综合性评价指标与合理的方法，对多因素、多水平同时进行考察。采用的提取方法不同，影响提取效果的因素有别，应根据所采用的提取方法与设备，考虑影响因素的选择和工艺参数的确定。一般需对溶剂、工艺条件进行选择、优化。中药的纯化工艺，应根据纯化的目的、可采用方法的原理和影响因素进行选择。一般应考虑拟制成的剂型与服用量、有效成分与去除成分的性质、后续制剂成型工艺的需要、生产的可行性、环保问题等。通过有针对性的试验，考察各步骤有关指标的情况，以评价各步骤工艺的合理性，选择可行的工艺条件，确定适宜的工艺参数，从而确保生产工艺和药品质量的稳定。浓缩与干燥的方法和程度、设备和工艺参数等因素都直接影响着物料中成分的稳定。在物料浓缩与干燥工艺过程中应结合制剂的要求对工艺条件进行研究和优化。

③ 评价指标。工艺研究过程中，对试验结果作出合理判断的评价指标应该是科学、客观、可量化的。在具体评价指标的选择上，应结合中药的特点，从化学成分、生物学指标以及环保、工艺成本等多方面综合考虑。

(a) 提取与纯化工艺评价指标。有效成分提取、纯化的评价指标主要是得率、纯度。有效部位提取、纯化的评价指标除得率、含量等外，还应关注有效部位主要成分组成的变化情况，确保其组成基本稳定。

单方或复方提取纯化的评价指标应考虑其多成分作用的特点，既要重视传统用药经验、组方理论，充分考虑药物作用的物质基础不清楚的现状，又要尽量改善制剂状况，以满足临床用药要求。在评价指标的选择上，应结合品种的具体情况，探讨能够对其安全、有效、质量可控作出合理判断的综合评价指标，必要时可采用生物学指标等。

在提取纯化研究过程中，有可能引起安全性隐患的成分应纳入评价指标。

(b) 浓缩与干燥工艺评价指标。应根据具体品种的情况，结合工艺、设备等特点，选择相应的评价指标。对含有有效成分为挥发性、热敏性成分的物料在浓缩、干燥时还应考察挥发性、热敏性成分的保留情况。

4.1.2.3 生物技术药物

生物技术就是利用生物有机体（包括从微生物至高等动、植物）或其组成部分（包括器官、组织、细胞或细胞器等）发展新产品或新工艺的一种技术体系。生物技术自问世以来就向世人展示它可以多方面应用并可发展成相应的产业，因而迅速引起农业、医药卫生、化学与食品工业以及环境保护等各行业的极大兴趣和高度重视。

生物技术具有以下的优越性。①生物技术完成一般常规技术所不能完成的任务，能生产出其他方法所无法生产或难以生产的产品，很多人体内的生长代谢必需的物质由于其含量极微，很难通过分离、提取或合成的方式生产。例如，治疗“肢端肥大症”的特效药——生长激素释放抑制因子，人类第一次分离得到它是1793年，经过了21次的努力，用了50万个羊脑，得到了5mg样品；后来用化学法合成，但5mg价格仍在300多美元；基因工程方法成功以后，7500mL大肠杆菌发酵就可得到5mg，成本仅几十美分。②用生物技术生产的试剂盒可以快速、精确地对人类和动、植物疾病进行有效的早期诊断，这对疾病的预防和及时治疗十分重要（尤其是遗传病、病毒引起的疾病和癌症等严重影响人类健康的疾病）。③用生物技术对化学工业和制药工业进行技术改造具有能耗低、效率高和不依赖特定原料等优点，例如用生物催化剂“酶”催化化学反应，不像用化学催化剂那样需要高温、高压和强酸碱等苛刻条件，这样就大大降低了能耗的成本；通过生物技术降低成本和能耗的例子，在有机酸和氨基酸的生产中已很明显：用生物技术生产L-苹果酸的成本要比化学合成降低几十倍。④ 制药（特别是化学合成药）工业是一种高污染产业，废气、废水和一些副产物多有毒性；又如疫苗生产的传统方法就是用血液，这不仅成本高，同时也有可能带来病毒感染的危险性；通过生物技术，用大肠杆菌来生产这些药物就大大提高了安全性。

化学药物、生物药物与草药是人类防病、治病的三大药源。生物药物是利用生物体、生物组织或其成分，综合应用生物学、生物化学、微生物学、免疫学、物理化学和药学的原理与方法进行加工、制造而成的一大类预防、诊断、治疗制品。广义的生物药物包括从动物、植物、微生物等生物体中制取的各种天然生物活性物质及其人工合成或半合成的天然物质类似物。生物药物发展到今天已经经历了三代变化。第一代生物药物就是我们上面所说的从远古到上世纪中叶的来自生物体某些天然活性物质加工制成的制剂；第二代生物药物是指利用近代生化技术从生物材料中分离、纯化获得的具有针对性治疗作用的生物活性物质；第三代生物药物就是利用生物技术生产的天然生化物质，以及经过生物工程手段改造的具有比天然物质更高药理活性的新物质。目前正利用现代生物技术大力发展生物药物，包括生理活性物质、干扰素、抗体、疫苗、抗生素、维生素、医疗诊断制品、其他药物等，从事研究的技术领域有基因重组DNA技术、蛋白质工程技术、细胞工程技术、酶工程技术、发酵工程技术等。

(1) 基因重组DNA技术　基因重组DNA技术作为现代生物技术的核心，其主要战略目标是外源目的基因的稳定高效表达。要达到目的，必须从一系列技术原理加以考虑：①利用载体DNA在受体细胞中独立于染色体DNA而自主复制的特征，将外源基因与载体分子重组，通过载体分子的扩增提高外源基因在受体细胞中的剂量，借此提高其宏观表达水平；②筛选、修饰和重组启动子、增强子、操作子、终止子等基因的转录调控元件，并将这些元件与外源基因精细拼接，通过强化外源基因的转录提高其表达水平；③选择、修饰和重组核糖体位点及密码子等mRNA的翻译调控元件，强化受体细胞中蛋白质的生物合成过程；④基因工程菌（细胞）是现代生物工程中的微型生物反应器，在强化并维持其最佳生产效能的基础上，从工程菌（细胞）大规模培养的工程和工艺角度切入，合理控制微型生物反应器的增值进度的最终数量，也是提高外源基因表达目的产物产量的主要环节。

基因重组DNA技术的基本过程就是将重组外源目的基因插入载体，拼接后转入新的受体宿主细胞，构建成工程菌（或细胞），实现遗传物质的重新组合，并使目的基因在工程菌内进行复制和表达，要实现基本过程至少要有四个主要条件：工具酶、基因、载体、受体细胞。

（2）蛋白质工程技术　蛋白质工程是第二代基因工程，是在DNA水平上位点专一性地改变结构基因编码的氨基酸序列，使之表达出比天然蛋白质性能更优的突变蛋白；或者通过基因化学合成，设计制造自然界不存在的崭新工程蛋白。蛋白质工程通过蛋白质化学、蛋白质晶体学的动力学的研究获取关于蛋白质物理、化学等各方面的信息，在此基础上对编码蛋白基因进行有目的的设计改造，并通过基因工程手段将其进行表达而分离纯化，最终将其投入实际应用。

蛋白质工程与DNA重组技术、常规DNA诱变技术以及蛋白质侧链修饰技术有着本质的区别。DNA重组技术使得分离任何存在的基因并在特殊受体细胞中表达成为可能，其所使用的基因是天然存在的，在目标蛋白的编码区中未做任何改动，因而表达产物仍为天然蛋白。常规的诱变及筛选技术能创造一个突变基因并产生相应的突变蛋白，但这种诱变方式是随机的，无法预先确知哪个核苷酸发生了变化，因此导致靶基因定点发生改变的频率极低，可能产生的突变蛋白数目很多。多肽链水平上的化学修饰也能在一定程度上改变天然蛋白的结构及性质，但其工艺十分繁杂，并且由于基因未发生突变，所以修饰的蛋白质不能再生。因此与上述基因工程、常规诱变以及多肽修饰技术相比，蛋白质工程的特征是在基因水平上特异定做一个非天然的优良工程蛋白，在蛋白质工程中最常用的技术是定点诱变技术，即专一改变基因中某个或某些特定氨基酸的技术，可以产生具有工业上和医药上所需性状的蛋白。

（3）细胞工程技术　细胞工程技术是以细胞作为研究对象，运用细胞生物学、分子生物学等学科的原理与方法，按照人们的意志设计改造细胞的某些遗传性状，从而培育出新的生物改良品种或通过细胞培养获得自然界中难以获得的珍贵产品的新兴生物技术。主要包括细胞培养、细胞融合、细胞重组和遗传物质转移等多个方面。

细胞培养是将生物体内的某一块组织取出，用酶消化法将组织块分散成单个的细胞，然后接种至特定的培养容器中并给予必要的生长条件，使它们在体外生长繁殖的技术。细胞融合又称体细胞杂交，是在离体条件下用人工的方法将两个或多个不同种的细胞通过无性方式融合成一个杂合细胞的过程；融合后的细胞含有两个或多个不同的细胞核，称为异核体，而在随后的细胞有丝分裂中，有些异核体的来自不同细胞核的染色体有可能合并到一个核中，成为单核的杂种细胞，而那些不能形成单核的融合细胞则在培养过程中逐步死亡。细胞重组是在体外条件下运用一定的实验技术从活细胞中分离出各种细胞的结构或组成“部件”，再把它们在不同的细胞之间重新进行装配，从而得到新的生物活性细胞。遗传物质转移主要指基因在细胞水平上的转移与导入。

（4）酶工程技术　酶是生物活细胞产生的具有催化功能的蛋白质，酶作为生物催化剂具有高效、立体选择性高、反应条件温和的特点。制药工业用酶反应来代替需要高温、高压、强酸、强碱的化学反应，在简化工艺、降低设备投资与生产成本、提高产品的质量与收率、节约原料与能源以及改善劳动力条件、减少环境污染等方面，已经受到了人们高度的重视。①利用酶的立体专一性可用于手性合成和拆分，用酶法拆分外消旋体或直接采用酶催化进行不对称合成；②用于药物的结构改造，如半合成青霉素、头孢菌素的制备；③用酶、酶系统、代谢体系或包含该体系的细胞来催化一些药物的合成反应可化繁为简，如可的松的生产如果用化学合成法需要经过多个步骤才能完成，而且立体选择性不高，借助酶法或部分借助酶法可大大简化化学合成的步骤。

酶反应多在水溶液中进行，属于均相反应系统，但酶不易回收、稳定性差限制了其工业应用，固定化酶技术克服了这些缺点，可将酶制剂制成既能保持其原有的催化活性、性能稳定、又不溶于水的固形物。固定化酶的制备方法大体可分为四种类型：载体结合法、交联法、包埋法和热处理（细胞）法，到目前为止，没有一种固定化技术能普遍适用于每一种酶，所以要根据每一种酶的应用目的和特性来选择其固定的方法。固定化细胞技术是固定化酶技术的发展，是将细胞限制或定位于特定的空间位置，既有细胞的特征也有生物催化剂的功能，其优点在于：①无需进行酶的分离纯化；②细胞保持酶的原始状态，酶回收率高；③细胞内酶比固定化酶稳定性更高；④细胞内酶的辅因子可以自动再生；⑤细胞本身含有酶体系，可催化一系列反应；⑥抗污染能力强，所以它的应用比固定化酶更为普遍。

(5) *发酵工程* 发酵工程又称为微生物工程，是利用微生物制造工业原料与工业产品并提供服务的技术，内容涉及菌种的培养和选育、菌的代谢与调节、培养基灭菌、通气搅拌、溶氧、发酵条件的优化、发酵过程各种参数与动力学、发酵反应器的设计和自动控制、产品的分离纯化和精制等。微生物细胞具有完善的代谢调节机制，使细胞内复杂的生化反应高度有序的进行，并对外界环境的改变迅速作出反应。因此，必须控制微生物的培养和生长环境条件，影响其代谢过程，以便获得高产量的产物。

为了使发酵生产能够得到最佳效果，可测定与发酵条件和内在代谢变化有关的各个参数，以了解产生菌对环境条件的要求和代谢变化规律，并根据各个参数的变化情况，结合代谢调控理论来有效地控制发酵。

4.1.2.4 药物制剂

制剂工艺研究在新药研发中占有十分重要的地位。药物必须制成适宜的剂型才能用于临床，而且药物发挥作用不仅与其化学结构有关，还受到剂型、生物学等因素的影响。若剂型选择不当、处方设计或制剂工艺不合理，就会影响药物制剂的理化和生物特性（如外观、稳定性、溶出度、生物利用度），降低临床应用的安全性与有效性。

药物剂型的种类很多，制剂工艺也各有特点，研究中会面临许多具体情况和特殊问题。制剂工艺研究包括选择适宜多样的剂型，合理设计与优化制剂处方，生产工艺的有效控制等一系列工作，从而保证药物制剂的安全有效、质量稳定可控以及良好的患者顺应性。

（1）处方前研究　在进行新药剂型设计和制剂工艺研究之前，需全面了解药物的理化、生物学、药理学等性质，即进行处方前研究工作，这是药物剂型研究必要的基础。处方前研究主要包括：①获取药物的理化参数（熔点、沸点、溶解度、分配系数、解离常数、多晶型）；②测定与处方有关的理化性质、测定药物与辅料之间的相互作用；③掌握药物的生物学性质（药物的膜通透性，药物在体内的吸收、分布、代谢、排泄等过程的动态变化规律）。

例如，药物的溶解性可能对制剂性能及分析方法产生影响，药物的粒度可能影响难溶性药物的溶解性、混悬性、制剂中含量的均匀性，有时还会对生物利用度及临床疗效产生显著影响。还有，辅料理化性质（包括分子量及其分布、取代度、黏度、性状、粒度及其分布、流动性、水分、pH 值等）及用量的变化可能影响制剂的质量；如稀释剂的粒度、密度变化可能对固体制剂的含量均匀性产生影响，缓释、控释制剂中使用的高分子材料的分子量或黏度变化可能对药物释放行为有较显著的影响；应制订或完善相应的质控指标，以保证辅料质量的稳定。再如，制剂中药物或辅料相互之间的作用，可以查阅文献资料了解或进行相容性研究；相容性研究通常将药物与药物、药物与辅料或辅料与辅料混合后，根据药物稳定性实验方法，选取反应灵敏的考察指标，重点考察混合物性状、含量、有关物质、溶出度或生物学或免疫学效价指标等。另外，在生物学性质方面，若药代动力学研究结果提示药物口服吸收差，可考虑改善药物的吸收或选择注射剂等剂型；缓释、控释制剂对药物的半衰期、治疗指数、吸收部位等均有一定的要求，研发中需要特别注意。

（2）剂型的选择　通常根据药物理化和生物学性质、临床治疗需要，并综合各方面因素来确定给药途径和剂型。

① 药物理化性质和生物学性质。药物的理化性质和生物学特性是剂型选择的重要依据。例如对于在胃液中不稳定的药物，一般不宜开发为胃溶制剂；对一些稳定性差，宜在固态下储藏的药物（如某些头孢类抗生素），在溶液状态下易降解或产生聚合物，临床使用会引发安全性方面的问题，不适宜开发注射液、输液等液体剂型；对存在明显肝脏首过效应的药物，可考虑制成非口服给药途径的制剂等。

② 临床治疗的需要。例如，用于出血、休克、中毒等急救治疗的药物，通常应选择注射剂型；心律失常抢救用药宜选择静脉推注的注射剂；控制哮喘急性发作宜选择吸入剂等。

③ 临床用药的顺应性。对于老年、儿童及吞咽困难的患者，选择口服溶液、泡腾片、分散片等剂型有一定的优势。开发缓释、控释制剂可以减少给药次数，减小波动系数，平稳血药浓度，降低毒副作用，提高患者的顺应性。

此外，一些抗菌药物在剂型选择时应考虑到尽量减少耐药菌的产生，延长药物临床应用周期。剂型选择还要考虑制剂工业化生产的可行性及生产成本。

（3）处方设计及评价　处方设计是在处方前研究和剂型选择的基础上，根据剂型的特点及临床应用的需要，制定几种基本合理的处方，以开展筛选和优化。处方设计与制剂质量研究、稳定性实验和安全性、有效性评价密切相关，它是制定制剂生产过程控制参数的依据，也是制定制剂质量标准的依据。

除各种剂型的基本处方组成外，有时还需要考虑药物、辅料的性质。如片剂处方组成通常为稀释剂、黏合剂、崩解剂、润滑剂等，对难溶性药物，可考虑使用适量的改善药物溶出度的辅料；对于某些稳定性差的药物，处方中可考虑使用适量的抗氧剂、金属离子络合剂等。制剂处方筛选和优化主要包括制剂基本性能评价、稳定性评价、临床前和临床评价。对研究过程中发现的对制剂质量、稳定性、药效有重要影响的因素，如原料药或辅料的某些指标应进行控制。经过制剂基本性能及稳定性评价确定的处方，为后续相关体内外研究奠定了基础，但制剂处方的合理性最终需要根据临床前和临床研究的结果进行判定。

① 制剂基本性能评价。根据剂型的特点，选择影响制剂质量的相关项目，比较不同处方对制剂质量的影响。例如，可以设计不同的 pH 值系列处方，考察评价 pH 值对处方质量及稳定性的影响，初步确定处方的 pH 值范围。也可选用正交设计、均匀设计或其他科学的方法进行处方筛选和优化。应尽可能阐明对药品处方有显著性影响的因素，如原料药的粒度、晶型、辅料的流动性、分子量及制剂的 pH 值等。对某些制剂还需要进行其他相关性能的研究，证明其合理性。如对带有刻痕的可分割片剂，需要对分割后片剂的含量均匀性进行检查，对分割后片剂的药物溶出度与完整片剂进行比较。

② 稳定性评价。根据外观、pH 值、药物溶出或释放行为、有关物质及含量等制剂关键项目考察筛选出相对满意的处方。例如，制剂给药时拟使用专用溶剂的，或使用前需要用其他溶剂溶解、稀释的（如静脉注射用粉针），需考察制剂与稀释溶剂配伍后，制剂的物理及化学稳定性（如药物吸附、沉淀、变色、含量下降、杂质增加等）；溶液剂若药物浓度很高或接近饱和，在温度改变时药物可能析出结晶，则需要进行低温或冻融实验。

③ 临床前及临床评价。需要根据临床前和临床研究（生物等效性、药代动力学研究等）结果，对处方作出最终评价，这也是制剂处方筛选和优化的重要环节。例如，对于难溶性药物的口服固体制剂，药物粒度对生物利用度可能有较大的影响，处方中药物粒度范围的确定主要依据有关临床前和临床研究的结果。而对于缓释、控释制剂，经皮给药制剂等，药代动力学研究结果是处方研究的重要依据。

通过制剂基本性能评价、稳定性评价和临床前评价，一般可以确定制剂处方。主要剂型及其评价项目见表 4-1。在完成主要稳定性试验和有关临床研究后，可根据结果对制剂处方进行调整，但要通过实验证明这种变化的合理性；其基本思路和方法可参考处方研究方法进行，如体外比较性研究（如溶出曲线比较）和稳定性考察等，必要时还需考虑进行有关临床研究，如生物等效性试验等。

表 4-1 主要剂型及其评价项目

剂型	质量评价项目
片剂	性状、硬度、脆碎度、崩解时限、水分、溶出度或释放度、含量均匀度(小规格)、有关物质、含量
胶囊	性状、内容物的流动性和堆密度、水分、溶出度或释放度、含量均匀度(小规格)、有关物质、含量
颗粒剂	性状、粒度、流动性、溶出度或释放度、溶化性、干燥失重、有关物质、含量
注射剂	性状、溶液的颜色与澄清度、澄明度、pH 值、不溶性微粒、渗透压、有关物质、含量、无菌、细菌内毒素或热原、刺激性等
滴眼剂	溶液型:性状、可见异物、pH 值、渗透压、有关物质、含量 混悬型:性状、沉降体积比、粒度、渗透压、再分散性(多剂量产品)、pH 值、有关物质、含量
半固体制剂	软膏剂、乳膏剂、糊剂:性状、粒度(混悬型)、稠度或黏度、有关物质、含量
液体制剂	溶液型:性状、溶液的颜色、澄清度、pH 值、有关物质、含量 混悬性:性状、沉降体积比、粒度、pH 值、再分散性、干燥失重(干混悬剂)、有关物质、含量 乳剂型:性状、物理稳定性、有关物质、含量
贴剂	性状、剥脱力、黏附强度、透皮速率、释放度、含量均匀性、有关物质、含量
凝胶剂	性状、pH 值、粒度(混悬型)、黏度、有关物质、含量
栓剂	性状、融变时限、溶出度或释放度、有关物质、含量

另外，制剂处方筛选、制剂成型均需在一定的制剂技术和设备条件下才能实现；特定的制剂技术和设备往往可能对成型工艺，以及所使用辅料的种类、用量产生很大的影响，应正确选用。固定所用设备及其工艺参数，以减少批间质量差异，保证药品的安全、有效，及其质量的稳定；先进的制剂技术以及相应的制剂设备，是提高制剂水平和产品质量的重要方面，也应予以关注。

(4) 制剂工艺研究　根据剂型的特点，结合药物理化性质和稳定性等情况，考虑生产条件和设备，进行工艺研究，初步确定实验室样品的制备工艺，并建立相应的过程控制指标。再进行工艺放大研究及验证，必要时对处方、工艺、设备等进行适当的调整。

① 工艺研究和过程控制。首先考察工艺过程各主要环节对产品质量的影响，可根据剂型及药物特点选择有代表性的检查项目作为考察指标，根据工艺过程各环节的考察结果，分析工艺过程中影响制剂质量的关键环节。如普通片剂，原料药和辅料粉碎、混合、湿颗粒的干燥以及压片过程均可能对片剂质量产生较大的影响；采用新方法、新技术、新设备的制剂，对其制剂工艺应进行更详细的研究。

在初步研究的基础上，应通过研究建立关键工艺环节的控制指标。可根据剂型与制剂工艺的特点，选择有代表性的检查项目作为考察指标，研究工艺条件、操作参数、设备型号等变化对制剂质量的影响。根据研究结果，对工艺过程中关键环节建立控制指标，这是保证制剂生产和药品质量稳定的重要方法，也是工艺放大及向工业化生产过渡的重要参考。指标的制订宜根据剂型及工艺的特点进行。指标的允许波动范围应由研究结果确定，并随着对制备工艺研究的深入和完善不断修订，最终根据工艺放大和工业化生产有关数据确定合理范围。

② 工艺重现性研究。工艺重现性研究的主要目的是保证制剂质量的一致性，一般至少需要对连续三批样品的制备过程进行考察，详细记录制备过程的工艺条

件、操作参数、生产设备型号等，以及各批样品的质量检验结果。

③ 研究数据的汇总和积累。制剂工艺研究过程提供了丰富的实验数据和信息。通过对这些数据的分析，对确定制剂工艺的关键环节，建立相应的控制指标，保证制剂生产和药品质量的重现性有重要意义。这些数据可为制剂工艺放大和工业化生产提供依据。

例如，片剂是一种常见的固体制剂，物理、化学稳定性好，生产制造成本较低，服用与携带方便。将药物与辅料均匀混合后经制粒或不经制粒压制成片状或异形片状即片剂，可供内服和外用。片剂一般是用压片机压制而成的制剂。根据制备、用法和作用的不同，主要可分为压制片、包衣片、多层片、泡腾片、口含片、咀嚼片、舌下片、溶液片、植入片、皮下注射用片、阴道片、缓释片、控释片和分散片。除个别品种另有特别要求外，优良的片剂一般要求：药物的含量准确，片剂的重量差异小，小剂量药物片剂的均匀度应符合规定，有足够的硬度，片剂外观的色泽应均匀，光洁美观，崩解时限或溶出度和生物利用度符合规定，在规定的贮藏期内不得变质，符合卫生学检查的要求。片剂试制工艺研究的程序和应考虑的主要问题如下：①根据主药的各项性质，结合医疗要求及各类片剂的特点，初步拟定片剂的种类和规格；②结合生产设备条件选择适当的辅料和制备方法，可同时设计几个处方，采取适宜的工艺过程，小量试制素片；③对素片进行一系列检查，视需要分别进行外观、稳定性、生物利用度、含量及安全性等试验；④将各种处方的成品质量进行分析比较，选出较好的处方和工艺（或在此基础上进一步试制），选用合适的包装材料，进行加速试验并留样观察；⑤在小试的基础上进行放大试验，鉴定质量，提供生产依据，并按新药审批办法中的有关规定准备材料，申报生产。

再如，注射剂生产在我国医药工业的生产中占据着重要的地位。生产品种的类型主要有水针剂、粉针剂和输液等。注射剂系指药物制成的供注入体内的灭菌溶液、乳状液和混悬液以及供临用前配成溶液或混悬液的无菌粉末。注射剂的给药途径主要有静脉注射、脊髓腔注射、肌内注射、皮下注射和皮内注射等五种。由于注射剂直接注入人体，所以必须确保注射剂的质量，要求无菌、无热原、澄明、安全、合适的渗透压、pH 值一般控制在 4～9 范围内、必要的稳定性。注射剂工艺研究包括：①药物物理、化学性质的测定；②药物的溶解性；③药物的化学稳定性和生物学稳定性；④注射剂的安全性和渗透压的调节。注射给药是不可替代的一种给药途径，因此，不断开发各种药物注射剂是制剂工艺的研究重点，水不溶性或难溶性药物的注射给药系统的研究及靶向给药成为现今研究的热点。脂质体、微球、微囊等制剂已有成功的商业化产品。处于后期研究的有毫微粒（纳米粒）、微粒及微滴技术（insoluble drug delivery，IDD）的制剂；给药装置及相应的制剂研究，如无针头注射液等。

(5) 直接接触药品包装材料的选择　在选择直接接触药品的包装材料时，应对同类药品及其包装材料进行相应的文献调研，证明选择的可行性，并结合药品稳定性研究进行相应的考察。在某些特殊情况或文献资料不充分的情况下，应加强药品与直接接触药品的包装材料的相容性考察。采用新的包装材料或特定剂型，在包装材料的选择研究中除应进行稳定性实验需要进行的项目外，还应增加相应的特殊考察项目。

4.1.3 制备工艺研究实例

4.1.3.1 苯磺酸阿曲库铵

苯磺酸阿曲库铵（tiopronin）化学名称为 *N*-(α-巯基丙酰基）甘氨酸，英文名称为 *N*-(2-mercaptopropionyl) glycine，临床用于治疗急慢性肝炎、肝硬化、过敏性皮炎、早期老年性白内障等疾病，作为化疗、放疗保护剂与重金属解毒剂等。

（1）合成工艺概况　国外报道苯磺酸阿曲库铵的合成路线主要有以下两种。

① 以 α-巯基丙酸为起始原料，经巯基保护，制成酰氯，与甘氨酸缩合，再脱除保护基制得。其中脱除苄基保护是在-50℃下与钠在液氨中进行，收率以 α-苄硫基丙酸计为 30%。反应路线如下。

$$C_6H_5-CH_2SCH(CH_3)-COOH \xrightarrow{SOCl_2} C_6H_5-CH_2SCH(CH_3)-COCl \xrightarrow{H_2NCH_2COOH}$$

$$C_6H_5-CH_2SCH(CH_3)CONHCH_2COOH \xrightarrow{Na,NH_3} HS-CH(CH_3)CONHCH_2COOH$$

② 以 α-溴代丙酰基甘氨酸与含潜在巯基的化合物（如硫代苯甲酸、黄原酸钾等）缩合，然后氨解得到苯磺酸阿曲库铵。收率可达到 52%。比前一方法收率高，但是硫代苯甲酸国内无化工产品供应，而且毒性较大，制备有一定的难度。反应路线如下。

$$BrCH(CH_3)CONHCH_2COOH \xrightarrow{PhCOSH} PhCOSCH(CH_3)CONHCH_2COOH \xrightarrow{NH_3} HSCH(CH_3)CONHCH_2COOH$$

③ 国内的医药学者在研究苯磺酸阿曲库铵国外合成路线的基础上，进行了提高、创新。改进的方法主要有以下两种。

(a) 以丙酸为原料，经氯化、溴化、与甘氨酸缩合、与二硫化钠反应、锌粉还原得到苯磺酸阿曲库铵。此合成方法所用的原料均为容易得到的化工产品，而且反应条件温和，操作简便，成本较国外方法低。总收率以丙酸计为 22.7%，总收率也较低，而且此合成路线反应步骤较多，还用到溴素，生产成本的下降有一定的局限性。反应路线如下。

$$CH_3CH_2COOH \xrightarrow{SOCl_2} CH_3CH_2COCl \xrightarrow{Br_2} CH_3CH(Br)COCl \xrightarrow{H_2NCH_2COOH}$$

$$CH_3CH(Br)CONHCH_2COOH \xrightarrow{Na_2S_2} [CH_3CH(CONHCH_2COOH)-S-]_2 \xrightarrow{Zn} CH_3CH(SH)CONHCH_2COOH$$

(b) 以丙酸为原料经氯化为 α-氯代丙酰氯，之后与甘氨酸缩合，与二硫化钠作用，用锌粉还原得到苯磺酸阿曲库铵。此合成工艺与溴化法的工艺相比相似，但不相同。主要优点在于不用价格较贵的溴素，每一步的收率均较高，总收率达到29%，生产成本大大降低，而且"三废"处理也比较简单。反应路线如下。

$$CH_3CH_2COOH \xrightarrow{SOCl_2} CH_3CH(Cl)COCl \xrightarrow{H_2NCH_2COOH} CH_3CH(Cl)CONHCH_2COOH$$

$$\xrightarrow{Na_2S_2} \begin{matrix} CH_3CHCONHCH_2COOH \\ | \\ S \\ | \\ S \\ | \\ CH_3CHCONHCH_2COOH \end{matrix} \xrightarrow{Zn} CH_3CH(SH)CONHCH_2COOH$$

(2) 合成路线的选择　综合考虑上述 4 种合成路线，最后选择生产原料易得、收率较好、生产成本较低、"三废"比较容易处理的国内 (b) 合成路线。合成工艺流程见图 4-2。

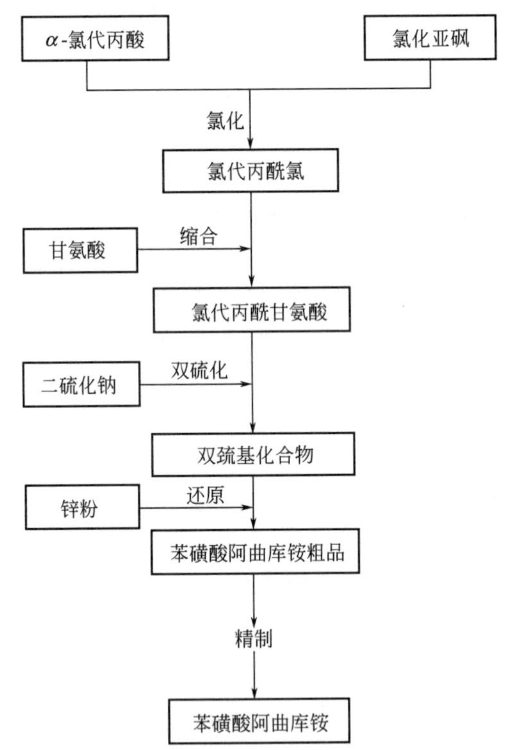

图 4-2　苯磺酸阿曲库铵的合成工艺流程

(3) 苯磺酸阿曲库铵的制备

① α-氯丙酰氯的制备。于反应瓶中加入 α-氯丙酸 32.6g (0.3mol)、氯化亚砜 53.5g (0.45mol)，反应瓶上安装干燥管，保障反应体系干燥，回流反应 3～4h，

停止反应；蒸馏出过量的氯化亚砜，再收集108～112℃的馏分（无色透明的液体）32.0g，收率为84.8%。

$$\underset{\text{Cl}}{\underset{|}{CH_3CHCOOH}} \xrightarrow{SOCl_2} \underset{\text{Cl}}{\underset{|}{CH_3CHCOCl}}$$

② α-氯代丙酰甘氨酸的制备。于反应瓶中加入甘氨酸16.5g（0.22mol）、无水碳酸钠11.7g（0.11mol）及适量的水，搅拌溶解，用冰盐浴冷却，在剧烈搅拌下同时滴加α-氯丙酰氯27.9g（0.22mol）、14g无水碳酸钠与适量水配成的溶液，使反应液保持弱碱性。加料完毕后，继续搅拌3h，之后用盐酸酸化至pH值约为1，再用乙酸乙酯萃取，无水硫酸钠干燥过夜，过滤，滤液浓缩至有结晶析出，放置适当时间，抽滤出结晶物质，干燥得到无色细小针状结晶物质22g，收率为59.5%，mp 104～106℃。

$$\underset{\text{Cl}}{\underset{|}{CH_3CHCOCl}} \xrightarrow{H_2NCH_2COOH} \underset{\text{Cl}}{\underset{|}{CH_3CHCONHCH_2COOH}}$$

③ 苯磺酸阿曲库铵的制备。于烧杯中加入硫化钠（$Na_2S \cdot 9H_2O$）14.6g（0.06mol）及适量水，加热搅拌至溶解得到棕红色的二硫化钠溶液备用。

于反应瓶中加入α-氯代丙酰甘氨酸9.2g（0.055mol）、无水硫酸钠4.2g（0.03mol）及适量水，搅拌溶解，然后滴加上述二硫化钠溶液，滴加完毕后，继续于40～45℃反应10h，将反应液加硫酸酸化至pH值为1，过滤，滤液在搅拌下分批加入锌粉9g（0.14mol），加完锌粉后继续搅拌反应2h，过滤，滤液用乙酸乙酯萃取、水洗、无水硫酸钠干燥过夜，过滤，滤液减压浓缩至有结晶析出，放置，抽滤出析出的结晶。

$$\underset{\text{Cl}}{\underset{|}{CH_3CHCONHCH_2COOH}} \xrightarrow{Na_2S_2} \begin{array}{c} CH_3CHCONHCH_2COOH \\ | \\ S \\ | \\ S \\ | \\ CH_3CHCONHCH_2COOH \end{array}$$

$$\xrightarrow{Zn} \underset{\text{SH}}{\underset{|}{CH_3CHCONHCH_2COOH}}$$

④ 苯磺酸阿曲库铵的精制。将上述固体再用乙酸乙酯重结晶，所得产物真空干燥得到苯磺酸阿曲库铵4.7g，收率为51.9%。

（4）“三废”处理

① 产生的氯化氢和二氧化硫废气，需用碱液吸收，得到亚硫酸盐和氯化物，再集中处理。

② 废液中主要为未反应的原料和无机盐，无机盐需集中处理。未反应的原料（甘氨酸、α-氯代丙酸）可回收利用，未反应的硫化物及硫酸酸性液，可用碱中和处理后集中处理。

③ 废渣主要为未反应的锌，可回收利用。另外，对乙酸乙酯等有机溶剂回收

利用。

4.1.3.2 复方银黄颗粒剂

本品属辛凉解表、清热解毒方药，主要用于感冒、气管炎等引起发热、鼻塞、流涕、咽红、苔黄、脉浮等症，故宜选择速效类制剂。根据目前工厂的设备条件，先制成口服液，但制品味苦、气臭难于掩盖，且稳定性差。因此，拟进行颗粒剂的工艺研究。

（1）处方　银花 2550g、黄芩 1660g、大青叶 1660g、射干 1660g、青蒿 840g、糊精 200g、乙醇（80%）400mL，共制颗粒 1000g。

（2）处方中药物的性质　黄芩药材含的黄芩苷、汉黄芩苷是其主要有效成分，易被根中所含酶分解，需先用热水将酶灭活；该类成分易溶于热水，几乎不溶于冷水，若与其他药混煎后，过滤时易进入滤饼被作为杂质除去，需单独提取。青蒿中含有的主要成分青蒿素无清热、发汗、镇痛等作用，而青蒿直接入本方汤剂时是有效的，不需要单独提取青蒿素。方中银花、青蒿含有挥发油，可采用水蒸气蒸馏法提取。方中其他各药的有效成分基本上能溶于水，故采用共煎的方法提取。

（3）工艺研究　参照颗粒剂的基本工艺路线，拟定复方银黄颗粒剂的具体制备工艺流程见图 4-3。

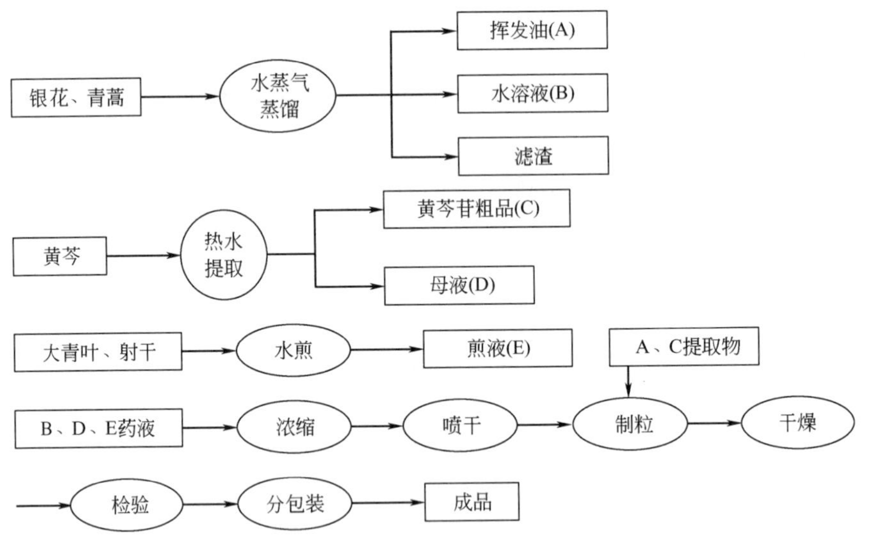

图 4-3　复方银黄颗粒剂的制备工艺流程

① 提取工艺优选

（a）挥发油的提取。由于银花和青蒿属花草类，组织中多为薄壁细胞构成，且排列疏松，不宜蒸馏时间过长。

（b）黄芩苷的提取。煎煮两次，可有效保证黄芩苷的提取率。

（c）大青叶、射干煎煮。煎煮效果的主要影响因素有加水量、浸泡时间、煎煮

时间、煎煮次数。因素水平表见表4-2，用 $L_9(3^4)$ 正交表进行正交试验，结果见表4-3和表4-4。

表4-2 因素水平

水平	加水量/倍	浸泡时间/h	煎煮时间/h	煎煮次数/次
1	8	0.5	0.5	1
2	10	1.0	1.0	2
3	12	1.5	1.5	3

表4-3 煎煮工艺条件正交试验

试验号	加水量	浸泡时间	煎煮时间	煎煮次数	得率/%
1	1	1	1	1	15.1
2	1	2	2	2	19.6
3	1	3	3	3	21.7
4	2	1	2	3	21.7
5	2	2	3	1	17.1
6	2	3	1	2	21.1
7	3	1	3	2	21.8
8	3	2	1	3	21.6
9	3	3	2	1	17.9
K_1	56.4	58.0	57.8	50.1	
K_2	59.3	58.3	58.6	62.5	
K_3	61.3	60.7	60.6	64.4	
R	1.6	0.90	0.90	4.8	
SS	4.05	1.46	1.39	40.21	

表4-4 方差分析

方差来源	离差平方和	自由度	方差	F 值	P 值范围
加水量	4.05	2	2.025	405	<0.005
浸泡时间	1.46	2	0.73	146	<0.01
煎煮时间	1.39	2	0.695	139	<0.01
煎煮次数	40.21	2	20.105	4021	<0.005
误差	0.01	2	0.005		

结果分析：各因素对固体物收率均有显著影响。综合考虑最佳方案为每次加水12倍量，浸泡1h，煎煮1.5h，煎煮2次。

② 分离除杂工艺优选。为了除去液体中的固体微粒，工厂多用过滤方法，如用板框压滤机。但由于药材在加热过程中易烂，难于过滤，故用板框压滤机进行粗滤后再精滤。

③ 浓缩及干燥工艺优选。本工艺采用喷雾干燥制备浸膏粉，再制粒。浸膏粉的含水量对制粒的影响很大，必须控制在2.5%以内。而浸膏粉的含水量与喷雾时

药液的相对密度、进液速度、喷嘴离心盘的转速、进风温度四个因素有较大关系，因素水平表见表4-5。用 $L_8(2^7)$ 正交表安排试验，结果见表4-6和表4-7。

表4-5 因素水平

水平	A 进液速度/(mL/min)	B 盘的转速/(r/min)	A×B	C 进风温度/℃	D 药液的相对密度
1	6000	8000	同水平	100	1.05
2	9000	14000	不同水平	120	1.10

表4-6 正交试验结果

试验号	A	B	A×B	C			D	含水量/%
	1	2	3	4	5	6	7	
1	1	1	1	1	1	1	1	1.372
2	1	1	1	2	2	2	2	2.182
3	1	2	2	1	1	2	2	1.254
4	1	2	2	2	2	1	1	2.424
5	2	1	2	1	2	1	2	2.476
6	2	1	2	2	1	2	1	3.346
7	2	2	1	1	2	2	1	3.070
8	2	2	1	2	1	1	2	4.982
K_1	7.23	9.38	11.61	8.17	10.95	11.25	10.21	
K_2	13.87	11.72	9.49	12.93	10.15	9.85	10.89	
R	1.66	0.59	0.53	1.19	0.20	0.35	0.17	

表4-7 方差分析

方差来源	离差平方和	自由度	方差	F 值	P 值范围
A	5.69	1	5.69	39.24	<0.05
B	0.763	1	0.763	5.262	
A×B	1.293	1	1.293	8.917	
C	1.685	1	1.685	11.62	<0.1
D	0.03	1	0.03	0.207	
误差	0.29	2	0.145		

方差分析结果，因素A具显著性。最佳工艺条件组合为 $A_1B_2C_1D_2$，即喷雾时，进液速度为6000mL/min，离心盘转速为14000r/min，进风口温度为100℃，药液的相对密度为1.10。

④ 制粒成型工艺优选。喷干浸膏粉制成颗粒需润湿剂，用乙醇适量即可成型。但制粒时黏性大，难过筛，且干燥时结块、花斑，颗粒硬度大，加适量糊精可克服此缺点。湿颗粒用沸腾床干燥。颗粒合格率与乙醇用量、糊精用量、混合时间、沸腾干燥的湿度有关，因素水平表见表4-8。选取四因素三水平正交表安排试验，结果见表4-9。

表 4-8 因素水平

水平	A 乙醇用量/mL	B 糊精用量/g	C 混合时间/min	D 干燥温度/℃
1	30000	1000	8	70
2	40000	1200	10	80
3	50000	1800	13	90

表 4-9 正交试验结果

试验号	乙醇用量	糊精用量	混合时间	干燥温度	颗粒收率/%
1	1	1	1	1	76.20
2	1	2	2	2	79.94
3	1	3	3	3	66.96
4	2	1	2	3	72.74
5	2	2	3	1	80.45
6	2	3	1	2	85.03
7	3	1	3	2	68.81
8	3	2	1	3	79.58
9	3	3	2	1	79.56
K_1	74.367	72.583	80.270	78.737	
K_2	79.407	79.990	77.413	77.927	
K_3	75.983	77.183	72.073	73.093	
R	5.040	7.407	8.197	5.644	

经正交设计优化的条件为 $A_2B_2C_1D_1$，即乙醇用量为 40000mL、糊精用量为 1200g、混合时间为 8min、干燥温度为 70℃。

（4）制法　将银花、青蒿加水 30 倍蒸馏 4h，留蒸煮上清液并收集挥发油。黄芩先用 12 倍量沸水煎煮 1h，再加 8 倍量水煎 30min，趁热过滤，用盐酸调 pH 值为 1～2，80℃保温 30min，留上清液，滤渣烘干研细。大青叶、射干加 15 倍水浸泡 1h 后煎煮 1.5h，取上清液，药渣再加 12 倍量水煎 1h，合并上清液，加银花、青蒿的蒸煮上清液、提取黄芩苷后的母液，混匀，用板框机进行过滤。滤液用三效节能浓缩器浓缩至相对密度为 1.10。浓缩液用喷雾干燥法制备浸膏粉。浸膏粉加入糊精、黄芩苷粗品粉末混匀，用 80%乙醇润湿制粒，湿颗粒用沸腾床干燥。整粒，喷入挥发油，密闭 24h。检验。分装于铝塑薄膜袋，每包 3g。

（5）结论　本方药物经提取改制颗粒剂，服用方便，吸收快，制品体积小、稳定。

4.2 新药的质量研究

新药的质量研究包括质量标准研究、标准物质研究、药品质量稳定性研究。质量评价与工艺评价应置于药学研究中同等重要的地位，以充分实现和保证生产全过程质量控制和现代药品管理理念。

4.2.1 质量标准的研究

国家药品标准是指 CFDA 颁布的《中华人民共和国药典》（简称《中国药典》）、药品注册标准和其他药品标准，其内容包括质量指标、检验方法以及生产工艺等技术要求，是药品生产、经营、使用、检验和监督管理部门共同遵循的法定依据。新药注册必须同时申报药品标准，且该标准应当符合中国药典的基本要求，符合 CFDA 发布的技术指导原则及国家药品标准编写原则，经 CFDA 批准后即成为药品注册标准。

药品质量标准应体现“安全有效、技术先进、经济合理”的总体方向，以便于药品质量在研究、生产、贮存和使用各个环节的全面控制和管理，确保临床用药的安全有效。新药在取得批准文号后，药效学、毒理学、临床研究等资料均已完成历史使命，可存档备用，唯有质量标准永远随产品存在，该药品只要生产、销售、使用，就要对其质量进行监测和保障。因此，质量标准的制定不仅对研制新药，而且对老药再评价，均具有相当重要的作用。

药品质量标准研究程序：查阅资料→设计方案→方法研究（鉴别、检查、含量测定)→制订草案→反复试验→修订草案→编制起草说明。研究新药质量标准时应注意：①同步进行，即原料研究与质量研究同步、制剂研究与质量研究同步、工艺研究与质量研究同步；②样品要有代表性；③试验项目应设阴性、阳性对照；④质量标准的研究要有良好的重复性。质量标准中的检测项目、检测方法、指标水平都应进行细致的考察试验，各项试验数据务必准确可靠。

进入临床试验的新药，应根据临床前研究中发现的问题和评价结果，制订出临床用药的质量标准草案，以保证临床用药质量的均衡性，也为今后中试以致投产的质量水平，以及修改制订正式质量标准提供依据。对质量标准草案的要求：①确保药品的安全性和有效性；②符合现行国家药典或其他法定标准；③结合实验研究和中试生产的实际；④把检测手段的先进性和可行性结合起来。

4.2.1.1 化学合成药物

对原料药质量标准和制剂质量标准分述如下。

(1) 原料药的质量标准项目

① 名称。包括中文名、汉语拼音名、英文名和化学名。

② 化学结构式、分子式、分子量。

③ 含量限度。新药按含量测定项下规定的方法测定，应含有效物质的限度。为了正确反映药品的含量，一般采用按干燥品计算含量，用百分数表示。

④ 性状。记载新药的外观、色泽、臭、味；遇酸、碱、氧化剂、光或在空气中变化的性质；不同溶剂中的溶解度；有关的物理常数，如熔点、沸点、比旋度、折射率、吸收系数等。

⑤ 鉴别。记载药物的鉴别方法。常用专属性强、重现性好的特征性化学反应，

如显色反应和沉淀反应等；或用光谱法，如紫外的最大和最小吸收波长、2～3个特定波长处的吸收比值、红外吸收光谱以显示新药的特征；也有用测定衍生物熔点的方法进行鉴别。

⑥ 检查。记载新药的检查项目、方法和限量。包括水溶液的酸碱性、澄清度、生产和贮存过程中可能含有并须控制的有关杂质，如起始原料、中间体、副产物、异构体、残留溶剂、降解产物等和水分、灰分、一般无机杂质、重金属、砷盐等。

⑦ 含量测定。记载新药中有效成分含量的测定方法，根据新药的结构和理化性质选用具一定专属性、准确度高的定量分析方法。

⑧ 类别。指新药作用的类别，阐明其与主要用途密切相关的药理作用。

⑨ 剂量。记载新药的给药途径和常用剂量，剧毒药应规定极限含量。

⑩ 注意。记载主要的禁忌证和副作用，一般的从简或列入使用说明书。

⑪ 贮藏。记载对新药贮存和保管的基本要求（易变质的应规定有效期）。

⑫ 制剂。记载该新药的制剂品种。

（2）制剂的质量标准项目

① 名称。包括制剂的中文名、汉语拼音名、英文名。

② 含量限度。记载制剂中主药的含量限度，以标示量百分数范围表示。

③ 处方。详细列出处方的成分及其定量组成，包括主药（复方制剂为所有活性成分）及辅料。

④ 性状。记载制剂的外观质量、物理性状和剂型的稳定性。

⑤ 鉴别。记载对制剂中主药的鉴别方法，采用专属性强的化学反应或色谱、光谱法。制剂中主药的鉴别不得受辅料的干扰；如为复方制剂，各主药间应互不干扰或不显示相同的反应。鉴别方法尽可能与原料药的一致。

⑥ 检查。除按药典制剂通则中规定的有关剂型的一般检查项目外，还应结合新药制剂的特点，有针对性地规定检查项目。如易分解的制剂制订降解产物检查，并规定其限度；小剂量的片剂、膜剂、胶囊剂及注射用无菌粉末等应增订单剂的含量均匀度检查；药物溶解性能较差、体内吸收不良、治疗量与中毒量相接近及控释（包括缓释、速释）的口服固体制剂应增订溶出度及释放度检查等。

⑦ 含量测定。记载对制剂中主药的含量测定方法，选用专属性强、灵敏度高的定量分析方法。方法不得受共存物（辅料、复方中其他有效成分、可能的降解产物）的干扰。

⑧ 类别、剂量、注意等一般同原料药。

⑨ 规格。指单位剂型中主药的含量。规格要与常用剂量相适应，方便临床应用。

⑩ 贮藏。一般同原料药。有些制剂须特别注明贮存要求和有效期等。

ICH的《质量的技术要求》中也制定了新药（化学药及其制剂）在投放和贮存期中用于保证其质量的技术规范，内容包括检测方法及验收标准。技术规范指出，除列性状、鉴别、杂质检查及含量分析等一般性检测项目外，要根据具体情况逐一考虑增加一些专一的检测项目，如原料药有物化性质、粒度大小（当显著影响其制剂的溶解速率、生物利用度和稳定性时）及固态形式（当影响制剂的质量、性能、生物利用度或稳定性时）等；制剂则随不同剂型有溶解度/释放度、硬度/易碎性、含量均匀度、抗微生物/抗氧化防腐剂含量、流变性及相对密度等。

4.2.1.2 中药及天然药物

中药质量标准的内容与化学药存在不同。化学药多为化学纯品，成分明确、结构清楚，其实验及临床用量准确、量效关系明确，便于进行质量分析、作用机制及体内外药理学研究；中药则成分复杂，常为多组分的混合物，甚至有效成分不明。因此，化学药质量标准研究宏观与微观并重，更侧重于深度与微观分析；而中药更侧重于广度与宏观综合性研究。

目前国内外中药或天然药物质量标准的内容，药材一般包括名称，基源（科、属、种拉丁学名），药用部位，采收加工，性状（外形、质地、嗅味），鉴别（传统经验、显微、理化），检查（杂质、水分、灰分、酸不溶性灰分等），浸出物，含量测定（挥发油、各种活性成分等），炮制，功能主治（效用），用法用量，注意，贮藏等。对于成药和制剂，除上述项目外，还须规定处方、制法，检查项中还包括重金属、砷盐并结合不同剂型在药典附录通则中的各项检查如重量差异、均匀度、崩解度、溶散时限等项。这里主要介绍中成药质量标准草案研究内容。

(1) *名称* 药品的命名是药品标准化中的一项基础工作。中药新药的命名应按《药品注册管理办法》（命名的技术要求）结合药物的功能主治，以及制剂剂型种类，加以综合考虑。命名要明确、简短、科学，不用容易误解和混同的名称，不应与已有的药品名称重复。另外，药品一般不另起商品名，以避免一方多名，即使是不同剂型同一处方，应用同名称并加不同剂型名。包括：药品名称、汉语拼音、拉丁名（药材）。

① 单味制剂（含提取物）。一般采用原料（药材）名与剂型名结合，如益母草膏、三七片等。

② 复方制剂。

(a) 采用方内主要药材名称的缩写并结合剂型命名，如银黄口服液。

(b) 采用方内主要药材名缩写、功效及剂型，如银翘解毒冲剂、龙胆泻肝丸。

(c) 采用方内药味数与主要名或功效加剂型，如十全大补口服液、六味地黄丸。

(d) 功效加剂型，如妇炎康复片、镇脑宁胶囊。

(e) 君药前加复方，后加剂型，如复方天仙胶囊、复方丹参注射液。

在传统中成药中还有采用方内药物剂量比例加剂型命名的，如六一散；以服用剂量加剂型命名的，如九分散；采用象形比喻结合剂型的，如玉屏风散；以药味采收季节加剂型命名的，如二至丸等。

(2) *处方*

① 成方制剂应列处方，单味制剂为单一药味时可不列，而在制法中说明药味

及其用量。

② 处方中的药材名称。凡中国药典、部标准收载的药材，一律采用最新版规定的名称。地方药品标准收载的品种与国家药品标准名称不同而来源相同的，应采用国家药品标准的名称；地方药品标准收载的品种与国家药品标准名称相同来源不同的，应另起名称；国家药品标准未收载的药材，可采用地方药品标准收载的名称，并注明出处。

③ 处方中各药味排列顺序应根据处方原则，按“君臣佐使”排列，或按药品作用主次排列。书写时从左到右，然后从上到下。

④ 处方中药材不注明炮制要求的，均指净药材（干品）；某些剧毒药材生用时，应冠以“生”字；需要炮制的药味，应加括号注明，如黄芪（蜜炙）。

⑤ 药引及辅料。处方中的药引（如生姜、大枣等），如为粉碎混合的列入处方中；煎汁或压榨取汁泛丸的，不列入选方，但应在制法项注明药引的名称、用量。原则上制剂使用的辅料应有正式的药用标准（中国药典、国外药典、部颁标准、地方标准），或被主管部门认可的执行标准。制剂中使用的辅料应有合法的来源，包括国内被有关部门批准作为药用辅料正式生产、或具合法的《进口药品注册证书》及口岸药检报告。口服制剂中已广泛使用的少了色素、食品添加剂等，可提供国家食用标准。

⑥ 处方中各药材的用量一律用法定计量单位，重量以 g、容量以 mL 表示；处方量多根据剂型不同而定，一般固体制剂、液体制剂等应以总药量一般按 1000 计算。

(3) 制法　可根据制备工艺写出简明的工艺全过程（包括辅料用量），对质量有影响的关键工艺，应列出控制的技术条件。

① 内容上只要写明制剂工艺的全过程，在保证质量的前提下，不宜规定得过细。

② 写明处方共有多少味药，各药味处理的简明工艺路线、工艺条件及中间体质量，使用药引、辅料的名称及用量，制成的剂型，制成品数量等。

③ 制备工艺中对质量有影响的关键工艺应列出控制的技术条件及关键半成品的质量标准。如粉碎的细度、浸膏的相对密度、乙醇浓度等。

④ 制法中药材粉末的粉碎度可用“最粗粉”“粗粉”“中粉”“细粉”“最细粉”“极细粉”等表示，亦可列出筛目。

⑤ 对蜜丸的用蜜量因各地气候、习惯不同，可规定一定的幅度，但幅度不宜过大，以免影响用药剂量。

(4) 性状　制剂的性状指除去包装后的直观情况，内容包括成品的色泽、形态、气味等，并依次描述。片剂、丸剂如有包衣的还应描述除去包衣后的片芯、丸芯的色泽及气味，硬胶囊剂应定明除去胶囊后内容物的性状。小量研制品与中试或大量生产制成品，其色泽等可能不完全一致，故制定制剂质量标准，应根据中试或大量生产的产品为依据，并至少观察 3 批样品，有的中药制剂在贮藏期间色泽会变深，可根据实际观察情况规定幅度。

一种制剂的性状往往与投料的原料质量及工艺有关，原料质量保证，工艺恒定则成品的性状应该是基本一致的，故质量标准中规定制剂的性状，能初步反映其质量状况。

（5）鉴别

① 鉴别药味的选择。复方用药为中医药的特点之一，处方药味从两三味、十余味至几十味，一般未要求逐个进行鉴别。根据中医药理论，依处方原则首选君药与臣药进行；贵重药虽量少，但有时起重要作用，加强质量监督也很有必要；含毒药物也须鉴别，更须规定含量或限度，选择鉴别药味也应结合药物本身的基础研究工作情况，如其成分不清楚，或通过试验摸索干扰成分难以排除，则可鉴别其他药味，但应在起草说明中写明理由。

② 鉴别方法。

（a）显微鉴别。主要通过动植物组织细胞或内含物的形态鉴别真伪，对含有原生药粉的成药或制剂仍然占有重要地位，具有快速、简便、覆盖面大的特点。对掺伪品的鉴别，显微鉴别和化学鉴别必须密切配合，起到相辅相成的作用。

（b）一般理化鉴别。对于某些显微特征不明显、药粉过细或成药中越来越多的原粉药材以浸膏代替，改变剂型以减少剂量的情况，均应以化学方法进行鉴别。采用一般理化鉴别试验应针对有文献报道的已知化学成分，而不能建立在化学预实验的基础上，方法应以专属、灵敏、简便、快速，并强调重现性好为原则。一般有荧光法、显色法、沉淀法、升华法、结晶法等。由于复方制剂常出现干扰，应反复验证，更应做阴性对照试验。

（c）色谱鉴别。指薄层色谱、气相色谱和液相色谱对中药进行真伪鉴别。在复方制剂中最常用的是薄层色谱。薄层鉴别试验必须注意专属性、重现性和准确性，并应符合规范化要求。

薄层色谱对供试品的纯化程度相对要求较低，但由于中药制剂成分复杂、干扰较大，有时不加处理就难以获得高质量的色谱。因此供试品的制备需根据各自所含成分的性质与剂型采用不同的化学方法提取纯化，以提高薄层色谱的清晰度和分离度。目前常用的提取纯化方法有：选择适宜的溶剂直接提取或萃取；使用微量升华法、亲脂性溶剂提取法与挥发油测定器蒸馏法来提取纯化挥发性成分；对苷元成分采用先酸水解再萃取的方法；含乙醇的制剂先将乙醇挥干，再以溶剂萃取有效成分；对油脂、蛋白质或色素类杂质，可用固液萃取除杂；有机酸碱类成分利用其特有的化学性质进行纯化。单靠一种提纯方法往往不能达到要求，常将多种方法综合应用。

选用对照品应注意，如单体对照品成分为数种药材所共有时，则专属性差，为提高专属性，将单体对照品和药材对照品同时应用；药材对照品的选用应注意品种确切、质优、均匀性和稳定性；供试品溶液已包括了工艺提取纯化的过程，所以对照药材溶液的制备应考察工艺的影响，以防止出现对照药材溶液的主斑点不同于供试品溶液；提取物对照品只能用于鉴别试验而不可用于定量，文字描述而不用实物对照品或相对比移值的方法，不可用于法定标准中；用化学试剂作对照品，应写明来源、生产厂家、纯度情况，如做含量测定，应重新标化，说明标定方法与结果。

色谱条件的选择和确定色谱的要求：新药经批准生产，质量标准试行两年后即转为局颁标准，因此在检验方法上应考察规范化问题；有些处方由于某些药味的干扰，难以与药材的色谱条件统一或在同一块薄层板上同时检出几味药而简化操作，可采用与《中国药典》不同的色谱条件；显色剂应注意其灵敏度和专属性；鉴别试验必要时尚需取同类品或同属其他药材做平行试验；色谱鉴别必须采用阴性对照；薄层色谱应以彩色照片记录其真实性，定量试验也可用扫描图记录。

建立薄层色谱首先要考察主药、毒药和贵重药：对于大复方制剂，一般要求检出1/3以上的处方组成药材；对于小的复方制剂（六味以下），要求能检出1/2以上的处方组分，以保证药品质量的控制。

（6）检查　主要指控制药材或制剂中可能引入的杂质或与药品质量有关的项目。

① 检查通则。中药新药的检查通则，是依照《中国药典》附录的有关规定，对该类剂型所规定的参数：如水分、pH值、相对密度、灰分、重量差异、崩解时限等，列出具体数据和测试结果，说明规定的理由。

② 灰分、炽灼残渣。除注射剂、滴眼剂外，目前在中药新制剂中列入该检查项目的还不多，仅在中药材的检查项下有列入，而在国外如日本药典中的汉方制剂中基本上都收载有灰分（总灰分、酸不溶性灰分）、炽灼残渣等的检查项，可很好地控制产品的内在质量。因为中药材及其制剂来源于天然植物、动物或矿物，将中药粉碎加热、高温炽灼至灰化后其细胞组织及其内容物灰烬残留下来，称“生理灰分”即总灰分，无外来掺杂物时一般都有一定的总灰分含量范围，如果总灰分超过限度范围则说明掺有外来杂质；但有些中药的生理灰分本身差异较大，特别是组织中含有草酸钙较多的中药，由于生产条件不同总灰分差异较大，因此必须测定其酸不溶性灰分，即在灰分中加10%盐酸来处理。炽灼残渣检查与灰分的残渣检查的不同之处是炽灼残渣检查需要在炭化后的残余物中加入硫酸湿润于700～800℃炽灼使完全灰化，而灰分测定检查时，逐渐升高温度至500～600℃使完全灰化并至恒重。

③ 有害元素检查。采用原子吸收分光光度法和电感耦合等离子体质谱法测定铅、镉、砷、汞、铜等有害元素。样品处理方法有微波消解、湿法消解（硝酸-高氯酸）、干法消解。

④ 农药残留量的检测。目前主要方法是气相色谱法，灵敏度高、快速，而且分离效率好，可一次同时测定几种甚至几十种残留农药。

⑤ 有毒物质的检查。

(a) 中药新药组分中原药材是寄生性植物，而寄主较为广泛时，应增设对寄主植物的毒素检查。如菟丝子的寄主常有马桑科植物马桑，应检查有无马桑内酯毒素存在；当组分中有桑（槲）寄生时，寄主常有夹竹桃科植物，应检查强心苷是否存在。

(b) 内服酒剂、酊剂是否含有甲醇，可用气相色谱法进行检测，提供检测的积累数据，必要时列入正文检测项目之中。

(c) 卫生学检查，国内外对非灭菌药物制剂的生物性污染都有一些考察。有些属严重污染，如染螨与虫霉的情况，在冲剂、蜜丸尤以糖浆剂及含生药粉和动物药者应加强检查，现行《中国药典》中对微生物限度检查按给药途径的要求不同分类检查，并增加了方法验证试验。

(d) 注射剂、滴眼剂对有毒物质的检查要求更为严格。

(e) 中药复方制剂中所用原料或半成品在提取分离、精制纯化过程中有可能引入有害的有机溶剂时，应进行有机溶剂残留量检查。

⑥ 增加检查项。中药新药，如外用药含有醋酸，由于醋酸易挥发而影响疗效，应做限量检查。规定限量指标检查项时，要有 1～3 个批次、多个数据指标。

⑦ 对有毒性的药材，需对其有毒成分制订限度检查。

(7) *浸出物* 当中药新药确实无法建立含量测定时，可暂按浸出物测定作为质量控制项目，但必须具有针对性和控制质量的意义，如含量测定项所测含量值甚微时，应建立浸出物项目。凡收载含量测定项的，可不规定此项。

含糖类等辅料比较多的中药制剂，如选择水、乙醇、甲醇为溶剂建立浸出物测定意义不大，难以反映内在质量，故选溶剂时，还要考虑中药制剂中辅料对溶剂的影响。如处方中含挥发性成分，可以用乙醚作溶剂，测定挥发性醚浸出物。

(8) *含量测定* 中药材含多种成分，制剂多为复方，按君臣佐使配伍，为中药的特色之一，故应择其重点建立含量测定项目。复方制剂的含量测定，每一制剂可根据不同的处方组成，建立一项至多项含量测定。

① 项目选定原则。

(a) 中药新药均应研究建立含量测定项目。

(b) 制剂应首先择其君药（主药）及所含贵重药建立含量测定项，如含毒性药，更应研究建立含量测定项，量微者也要规定限度试验，列入检查项中。但如君药、贵重药、剧毒药同时存在，则要求两项测定也不算过分。对出口中成药，多要求建立两项以上的含量测定；尤其对于注射剂，要求大部分成分或组分均要测定含量，以达可控要求，保证药物安全有效。外用药也同样要求研究建立含量测定项，控制质量。

(c) 对前述有关药味基础研究薄弱或在测定中干扰成分多，也可依次选定臣药等其他药味进行含量测定。

(d) 单方制剂所含主要成分分子式与结构式要明确。

② 测定成分选定原则。

(a) 有效成分或指标性成分清楚的可进行针对性定量。

(b) 成分类别清楚的，可对总成分如总黄酮、总皂苷、总生物碱等进行测定，但必须无干扰。

(c) 所测成分应归属于某一单一药味。

(d) 对于因药材原料产地和等级不同而含量差异较大的成分，需注意检测指标的选定和产地的限定。

(e) 检测成分应尽可能与中医用药的功能主治相近。

(f) 中药与化学药结合的制剂则要求中药君药、化学药都建立含量测定项目。

(g) 复方制剂中由于某些药味的基础研究工作薄弱，测定干扰难以克服或含量极低，无法进行某些成分含量测定的，也可选择适宜的溶剂进行浸出物测定。

(h) 有些制剂确因处方药味多，干扰大，或含量极少，而非实验设计不合理或操作技术问题所致，含量测定困难，未收载此项者，可以暂时只对原料药材（主药之一）规定含量测定项目，间接控制成药的质量，并继续进行成品的含量测定方法研究。

③ 含量测定方法。含量测定方法很多，常用的如经典分析法（容量法，重量法)、分光光度法（包括比色法)、气相色谱法、高效液相色谱法、薄层分光光度法、薄层扫描法、其他理化测定方法及生物测定法等。制定时应注意专属性与可控性。

④ 含量测定方法的方法学考察。

(a) 提取条件的选定。可使用多因素试验设计优选提取条件，常见的提取方法有冷浸、热浸回流、索氏提取器提取、超声提取等。

(b) 分离、纯化。说明干扰物质的排除情况，以提高分析的准确性。

(c) 测定条件的选择。如最大吸收波长的选择，液相色谱法中固定相、流动相、内标物的选择等。

(d) 空白试验。在色谱法中常用阴阳对照法，以确证测定指标（如吸收峰、峰面积）是否仅为被测成分的响应。

(e) 线性关系的考察。色谱法必须进行线性考察，目的是考察样品浓度与峰面积或峰高是否呈线性关系、线性范围、直线是否能过原点（确定是以 1 种浓度或 2 种浓度对照品测定并计算)，标准曲线相关系数要求达 0.999 以上，并提供标准曲线图、回归方程和线性范围。

(f) 稳定性试验。选定最佳的测定时间范围。

(g) 精密度试验。将同一供试液多次进样测定考察精密度。

(h) 重复性试验。按拟定的含量测定方法，对同一批样品进行多次测定（平行试验至少 5 次以上）计算相对标准偏差。

(i) 回收率测定。含量测定方法的建立，对以回收率估计分析的误差和操作过程的损失，以评价方法的可靠性，回收率试验采用加样回收试验，即于已知被测成分含量的成药中再精密加入一定量的被测成分纯品，依法测定。测定值应在线性范围内，用实测值与原样品含被测成分量之差，除以加入纯品量，计算回收率。回收率一般要求在 95%～105%，有些方法操作步骤繁杂，可要求在 90%～110%。

(j) 样品测定。至少测 3 批样品，以说明所建方法的应用情况。

⑤ 含量限度的制定。在保证药物成分临床安全和疗效稳定的情况下，在有足够的具代表性样品实验数据的基础上，结合原料含量及工艺收率综合分析制定含量限度。中药制剂含量限度规定的方式，根据现行各级标准有几种情况。

(a) 规定一幅度，如标准进口西洋参药材含人参总皂苷为5%～10%，含西洋参制剂则应根据处方量及工艺制备相关数值规定含量幅度。

(b) 规定标示量，95%～105%或85%～115%。

(c) 规定下限，如六味地黄丸中黄连总生物碱以盐酸小檗碱计不得少于5.6%。

⑥ 含量限度低于万分之一时，应增加另一个含量测定指标或浸出物。

⑦ 在建立化学成分的含量测定有困难时，也可考虑进行生物测定或可量化的指纹色谱等其他方法。

(9) 功能与主治　要突出主要功能，并应与主治衔接，先写功能，后写主治。

(10) 用法与用量　先写用法，后写一次量及一日使用次数；同时可供外用的，则列在服用量后，并用分号隔开。用法如用温开水送服的内服药，则写口服；如需用其他方法送服的应写明。用量为常人有效剂量；儿童使用或以儿童使用为主的中药制剂，应注明儿童剂量或不同年龄的儿童剂量。毒剧药要注明极量。

(11) 注意　按照临床试验结果和药物性能写，包括各种禁忌，如孕妇及其他疾患和体质方面的禁忌、饮食禁忌或注明该药为毒剧药。

(12) 规格

① 规格的写法有以重量计、以装量计、以标示量计等，以重量计的，如丸、片剂，注明每丸（或片）的重量；以装量计的，如散剂、胶囊剂、液体制剂注明每包（或瓶、粒）的装量；以标示量计的，注明每片的含量。

② 按处方规定制成多少丸（或片数）以及散装或大包装的以重量（或体积）计算用量的中药制剂均不规定规格。

③ 同一品种有多种规格时，重量小的在前，重量大的在后，依次排列。

④ 规格单位在0.1g以下用mg，以上的用g；液体制剂用mL。

⑤ 规格最后不列标点符号。

(13) 贮藏　根据制剂的特性，写明保存的条件和要求。除特殊要求外，一般品种可注明“密封”；需在干燥处保存，怕热的品种，加“置阴凉干燥处”；遇光易变质的品种加“避光”等。

(14) 有效期　根据该药的稳定性研究结果规定。

(15) 有关质量标准的书写格式　参照现行《中国药典》。

4.2.1.3 生物技术药物

生物技术药物质量标准的研究主要在产品的鉴别、纯度、活性、安全性、稳定性和一致性等方面。它需要应用生物化学、免疫学、微生物学、细胞生物学和分子生物学等多门学科的理论与技术，进行综合性监测分析和评价，确保生物技术药物的安全有效性。

（1）质量标准研究的具体内容

① 产品的鉴别。对生物技术药品的鉴别，主要依赖其理化性质和生物活性分析。

（a）分子量。蛋白质分子量的测定早期采用超离心分析法和光散射法，由于需要较多量的测定样品，现应用较少，目前多采用凝胶过滤法、SDS-聚丙烯酰胺凝胶电泳法及质谱法等方法测定。

（b）等电点。采用等电聚胶电泳法测定，等电点应与对照品相一致。生物技术药物的等电点测定有时出现不均一的现象，出现多条区带多个等电点，但应要求主带的等电点与理论值相一致。不均一现象主要是与活性蛋白构型的不均一有关，应对产品构型不均一进行进一步分析。

（c）吸收光谱。生物技术活性蛋白药物，都有一特定的固定的吸收波长，应用紫外分光光度计测定，它的紫外吸收光谱应与标准参考品相一致，不同批之间的紫外吸收光谱也应是一致的。

（d）氨基酸组成分析及 N 末端、C 末端氨基酸分析。采用氨基酸自动分析仪或测序仪进行，测定结果应与理论值一致。按目前的水平，氨基酸组成分析一般 50 个氨基酸残基的蛋白质的定量分析与理论值相接近，而 100 个左右氨基酸残基的蛋白质的组成分析与理论值产生较大的偏差。N 末端氨基酸测序一般要求至少 15 个氨基酸，C 末端测定在我国现有法规中不作要求，但生物技术药物若 C 端进行了突变或改造，必须进行测序确证。

（e）肽谱分析。这是检测蛋白质一级结构中细微变化的最有效方法。将生物技术活性蛋白药物进行化学降解或酶解后，对生产的肽段应用 SDS-聚丙烯酰胺凝胶电泳或高效液相色谱，或毛细管电泳或质谱进行分析，分析结果应与理论一致，不同批之间肽谱分析结果也应一致。

（f）生物学抗原分析。生物技术活性蛋白药物都有其特异的抗原性，采用依据特异的高度亲和的抗体抗原相互作用的免疫学分析方法（放射性免疫分析、放射性免疫扩散法、酶联免疫吸附法、免疫电泳、免疫印迹法等），进行特异性测定，结果应与标准参考品相一致。

② 纯度分析。生物技术活性蛋白药物的纯度一般要求达到 95%以上，有的品种要求达到 99%以上，纯度分析包括目的活性蛋白的含量和杂质限量分析。

（a）目的活性蛋白含量测定。测定目的活性蛋白含量及纯度分析鉴定方法有聚丙烯酰胺凝胶电泳和 SDS-聚丙烯酰胺凝胶电泳，等电聚胶，各种高效液相色谱（凝胶过滤、反相和离子交换）和质谱等，要求采用两种以上不同分离机制的分析方法进行鉴定，互相佐证。

比活性也是生物技术活性蛋白药物纯度分析的一个重要指标，比活性是指每毫克蛋白质的生物学活性。确定比活性对目的蛋白质含量测定是非常重要的。应用的方法有不需要参考标准直接测定法如紫外分光光度计测定法、Kieldahl 定氮分析法，以及需要参考标准品测定方法如 Lowry 蛋白分析法、双缩脲分析法及定量的氨基酸分析法。

(b) 杂质的限量分析。杂质的鉴定分析主要针对蛋白质类和非蛋白质类两种。

蛋白质类杂质主要的一类是可能存在的残留的宿主细胞蛋白、单克隆抗体、小牛血清等，一般应用免疫学分析法进行鉴定。另一类是目的活性蛋白由于在生产和纯化过程中产生降解、聚合或错误折叠造成变构体，对这部分蛋白质杂质也应进行监测。

非蛋白类杂质主要是对病毒、细菌、支原体等微生物，热原质、内毒素、致敏原和 DNA 进行检测，除 DNA 外一般采用传统的应用于生物制品检测法进行检测。由于生物技术药物的特点对残留宿主细胞 DNA 量的检测是非常重要的，DNA 残余限量要求每一剂量中应小于 100pg，DNA 残留量的检测一般采用核酸杂交法、DNA 结合蛋白测定法和 PCR 方法。

③ 生物活性测定。生物技术药物生物活性测定是为了确保有效性，主要有三种类型的技术方法，即动物模型、细胞培养分析及体外生理化学分析，应用的各种分析方法都应设立标准品或参考标准品的对照。

(a) 动物模型分析。依照生物技术药物的生物学性质建立合适的动物模型，已常规地应用。虽然这种分析技术已有较长期的历史，但它具有需要大量动物，驯养动物需要合适的设备和管理，分析需要数日至数周较长时间，以及结果的重复性较差等缺点。尽管如此但仍然是主要的分析技术，因为有些生物活性分析尚未建立细胞培养或体外分析方法或方法尚未达到或超过动物模型的价值。

(b) 细胞培养分析。分析操作较容易，周期短，比动物模型经费耗费少。细胞培养是基于生物学产品对活的细胞系统的作用，提供的数据作为活的细胞变化的结果是不精确的，但较动物模型为好，此外它可以自动化，可以提供较能重复和准确的结果。

(c) 体外生理化学分析。这种分析方法不是建立在活的模型，而是依据生物学产品的化学作用，相对来讲这些分析方法较简单、灵敏快速和精确。因为生物技术活性蛋白药物是一种抗原或是配体（或是受体），均有相应的抗体或受体（或配体），可用免疫学方法及受体配体结合方法定量测定其免疫学活性或结合活性。

(2) 治疗用生物制品质量标准

① 制品的理化特性分析。

② 结构确证。

③ 鉴别试验。

④ 纯度测定。

⑤ 含量测定和活性测定。

⑥ 对纯化制品还应进行杂质的分析研究。

(3) 预防用生物制品质量标准

① 联合疫苗、结合疫苗中各单组分的质量标准和检定结果。

② 检定方法及验证。

③ 产品抗原性、免疫原性和动物实验保护性的分析。

④ 生产过程中加入对人有潜在毒性的物质，应进行生产工艺去除效果的验证试验，制定产品中的限量标准。

⑤ 动物过敏试验研究。

⑥ 与同类制品比较研究。

⑦ 抗原组分、含量、分子量、纯度的测定，特异性鉴别，以及非有效成分含量（或残留量）等的检测等。

⑧ 制品的动物安全性评价。

⑨ 采用DNA重组技术生产的疫苗，应参照治疗用生物制品的要求。

4.2.1.4 质量标准研究实例

以苯磺酸左旋氨氯地平（化学原料药）为例，对其质量标准的主要研究项目和方法予以说明。

（1）性状　通过对三批样品（批号：090301、090305、090309）观察，均为白色或类白色粉末；无臭，味微苦。

（2）理化常数

① 溶解度。参照《中国药典》凡例。取本品适量，研成细粉，精密称定，加入一定量的溶剂，在（25±2）℃条件下，每间隔5min，振摇30s，30min内观察溶解情况。结果见表4-10，表明苯磺酸左旋氨氯地平在甲醇、乙醇中易溶，在水中微溶。

表4-10　苯磺酸左旋氨氯地平溶解度试验结果

溶剂	溶质/溶剂/(g/mL)	结果	结论
乙醇	1/1 1/10	不能全溶 全部溶解	易溶
甲醇	1/1 1/10	不能全溶 全部溶解	易溶
水	1/100 1/1000	不能全溶 全部溶解	微溶

② 熔点。按熔点测定法（《中国药典》附录）测定，本品熔点在67～70℃，三批样品及对照品测定结果见表4-11。

表4-11　苯磺酸左旋氨氯地平熔点测定结果

批　号	090301	090305	090309	对照品
熔点/℃	68.3	68.5	68.3	68.4

参照国家标准，熔点不订入本品质量标准。

③ 引湿性。取在60℃减压干燥至恒重的本品约1.0g，置25℃相对湿度92.5%环境下，放置24h后，称重，计算增重百分率，结果见表4-12。

表 4-12　引湿性试验结果

批　号	090301	090305	090309
吸湿量/%	3.5	3.7	3.4

④ 比旋度。由苯磺酸左旋氨氯地平的分子结构可知，二氢吡啶 4 位碳原子为一手性中心，因而具有光学活性。

检测仪器：WZZ-1 型自动旋光仪（上海分析仪器厂）。

试验方法：取本品，加甲醇溶解制成每 1mL 中含 50mg 的溶液，依法测定（《中国药典》附录），计算比旋度。测定结果见表 4-13。

表 4-13　苯磺酸左旋氨氯地平比旋度测定结果

批　号	090301	090305	090309	对照品
比旋度	−24.9°	−25.0°	−25.0°	−24.9°

（3）鉴别反应

① 高效液相色谱法鉴别。取本品，照含量测定项下的试验方法，供试品主峰的保留时间与对照品峰的保留时间一致。结果见表 4-14。

表 4-14　苯磺酸左旋氨氯地平鉴别结果

批　号	样　品			对照品
	090301	090305	090309	
保留时间/min	9.120	8.988	9.030	9.230

② 红外分光光度法。本品的红外光吸收图谱应与对照品的图谱一致。三批样品 090301、090305、090309 的红外吸收图谱与对照品的红外吸收图谱一致。

（4）检查

① 水分。取本品，照水分测定法（《中国药典》附录）对三批样品进行检查，具体检查结果见表 4-15。

表 4-15　水分检查结果

批 号	090301	090305	090309	对照品
水分/%	2.6	2.7	2.9	2.8

根据上述试验结果，并参考国家药品标准的水分限度规定，将本品水分订为不得超过 5.5%。三批样品均符合要求。

② 炽灼残渣。参照炽灼残渣检查法（《中国药典》附录），依法操作。称取本品 1.0g，置炽灼恒重的坩埚中，缓缓炽灼至完全炭化，放冷至室温，加硫酸 0.5～1mL 使湿润，低温加热至硫酸蒸气除尽后，在 500～600℃炽烧至恒重。三批样品及对照品的炽灼残渣检查结果见表 4-16。

表 4-16　炽灼残渣检查结果

批 号	040301	040305	040309	对照品
炽灼残渣/%	0.04	0.05	0.04	0.06

根据试验结果，考虑到产品放大后的差异，将本品炽灼残渣限度定为<0.1%。

③ 重金属。参照重金属检查法（《中国药典》附录）并结合试验结果，制定本品的重金属检查方法和限度。

标准铅溶液的制备 称取硝酸铅0.160g，置1000mL量瓶中，加硝酸5mL与水50mL溶解后，用水稀释至刻度，摇匀，作为贮备液。临用前，精密量取贮备液10mL，置100mL量瓶中，加水稀释至刻度，摇匀，即得（每mL相当于10μg的铅）。

取炽灼残渣项下遗留的残渣，加硝酸0.5mL蒸干至氧化氮蒸气除尽后，放冷，加盐酸2mL，置水浴上蒸干后，加水15mL，滴加氨试液至对酚酞指示剂显中性，再加醋酸盐缓冲液（pH3.5）2mL，微热溶解后，移置纳氏比色管，加水稀释成25mL。另取比色管，分别加入标准铅溶液2.0mL与醋酸盐缓冲液（pH3.5）2mL后，再加水稀释成25mL。在三支管中分别滴加硫代乙酰胺试液2mL，摇匀，放置2min，同置白纸上，自上向下透视，结果见表4-17。根据试验结果，将本品重金属限度规定为小于百万分之二十。

表4-17 重金属检查结果

批 号	090301	090305	090309	对照品
重金属	$<20\times10^{-6}$	$<20\times10^{-6}$	$<20\times10^{-6}$	$<20\times10^{-6}$

④ 有关物质。参照苯磺酸左旋氨氯地平原料质量标准［WS1-(X-019)—2009Z］中有关物质检查方法，采用常用的自身1%对照的高效液相色谱法（《中国药典》附录），原苯磺酸左旋氨氯地平原料有关物质供试品的浓度与含量测定浓度一致，为含左旋氨氯地平0.025mg/mL，现进样浓度增大至0.25mg/mL，以提高其检测的精确度。

(a) 色谱条件及系统适应性试验。同含量测定色谱条件项下。避光操作。精密称取苯磺酸左旋氨氯地平原料适量，加流动相溶解并稀释成每1mL中约含左旋氨氯地平0.25mg的溶液，作为供试溶液；另取苯磺酸适量，置另一容量瓶中，加流动相稀释成每1mL中约含苯磺酸0.07mg的溶液，作为苯磺酸溶液；精密量取供试溶液1mL，置100mL量瓶中，加流动相稀释至刻度，摇匀，作为对照溶液；照含量测定项下的方法，精密吸取对照溶液20μL，注入液相色谱仪，调节仪器灵敏度，使左旋氨氯地平峰高为满量程的10%～25%。再精密吸取供试液、苯磺酸溶液、对照溶液各20μL，注入液相色谱仪，记录色谱图至主成分峰保留时间的2倍。由此得出左旋氨氯地平峰的理论板数为3578，与前后杂质峰的分离度大于1.5；苯磺酸及溶剂峰不影响本品中有关物质的检出。而苯磺酸溶液色谱图中2min左右的峰为苯磺酸的色谱峰，苯磺酸左旋氨氯地平在酸性流动相中游离出苯磺酸，因此苯磺酸峰面积不计入杂质峰面积。

根据显示基线噪声的分析方法，将已知低浓度试样与空白试样相比较，算出能被可靠检测出的最低浓度，再将已知低浓度（24.54μg/mL）试样相应成倍稀释，以信噪比 3∶1 时相应浓度，以 20μL 注入仪器检测，结果测得最小检出量为 2ng。

(b) 破坏产物样品制备及测定。称取苯磺酸左旋氨氯地平适量各 5 份，分别置 25mL 量瓶中，进行如下操作。

强酸破坏：加入 0.1mol/L 盐酸溶液 5mL，80℃水浴加热 3h，放冷后，用 0.1mol/L 氢氧化钠溶液调节 pH 值至中性，加流动相稀释至刻度，滤过，待用；

强碱破坏：加入 0.1mol/L 氢氧化钠溶液 5mL，80℃水浴加热 2h，放冷后，用 0.1mol/L 盐酸溶液调节 pH 值至中性，加流动相稀释至刻度，滤过，待用；

氧化破坏：加流动相适量使溶解后，加 5mL 3%过氧化氢溶液，混匀，80℃水浴加热 2h，放冷后，加流动相稀释至刻度，滤过，待用；

光照破坏：放置于自然光下放置 3h，加流动相至刻度，摇匀，滤过，待用；

热破坏：取苯磺酸左旋氨氯地平原料适量，置 100℃恒温箱中 2h，取出放冷，研细，精密称取 8.72mg，置于 25mL 量瓶中，加流动相溶解并稀释至刻度，摇匀，过滤，待用。

分别精密量取上述各试液 20μL 注入色谱仪，记录色谱图至主成分峰保留时间的 2 倍。试验结果表明，苯磺酸左旋氨氯地平在上述条件下均有不同程度的分解，该色谱条件能够检出苯磺酸左旋氨氯地平的主要分解产物，且苯磺酸左旋氨氯地平与主要降解产物分离良好。

(c) 测定方法。取本品，精密量取适量，加流动相溶解并稀释成每 1mL 中约含左旋氨氯地平 0.25mg 的溶液，作为供试液；取供试液适量，加流动相稀释成每 1mL 中约含左旋氨氯地平 2.5μg 的溶液，作为对照溶液。照含量测定项下的方法，精密吸取对照溶液 20μL，注入液相色谱仪，调节仪器灵敏度，使左旋氨氯地平峰高为满量程的 10%～25%。再精密吸取供试液 20μL，注入液相色谱仪，记录色谱图至主成分峰保留时间的 2 倍。供试品溶液的色谱图中如有杂质峰（苯磺酸峰除外），量取各杂质峰面积之和，不得大于对照溶液主峰面积（1.0%）。三批样品 090301、090305、090309 有关物质检查结果见表 4-18。

表 4-18 有关物质检查结果

批号	090301	090305	090309	对照品
有关物质/%	0.26	0.27	0.24	0.25

⑤ 光学纯度。氨氯地平是一种消旋化合物，左旋氨氯地平是其两个对映体中的一个。故对左旋氨氯地平中含有的右旋氨氯地平进行控制，对其光学纯度进行检查。测定方法与国家药品标准相同，采用手性 HPLC 法。

(a) 色谱条件及系统适应性试验

色谱柱：Ultron ES-OVM 手性色谱柱（5μm，2.0mm×150mm）；

流速：1.0mL/min；

柱温：室温；

进样量：20μL；

流动相：乙腈-0.02mol/L 磷酸氢二钠（pH7.0）水溶液（20∶80）；

分离度：取苯磺酸氨氯地平，加 50%乙腈溶液制成每 1mL 中含 0.2mg 的溶液，取 20μL 注入液相色谱仪，记录色谱图（出峰顺序依次为右旋氨氯地平、左旋氨氯地平），结果表明左旋氨氯地平与右旋氨氯地平峰的分离度符合要求；

检测波长的选择：取本品适量，用流动相稀释，按紫外-可见分光光度法（《中国药典》附录）进行扫描测定，得紫外扫描图谱，在 238nm、360nm 处有吸收峰，参考苯磺酸左旋氨氯地平的国家药品标准中光学纯度检查项，选用 360nm 为 HPLC 法的检测波长。

（b）专属性试验。采用上述色谱条件分别对消旋氨氯地平、苯磺酸左旋氨氯地平原料药进行检测，试验结果表明，左旋体与右旋体分离度良好，此色谱条件具有良好的专属性。

（c）线性关系考察。取苯磺酸左旋氨氯地平对照品 25.07mg，精密称定，置 25mL 棕色容量瓶中，用 50%乙腈溶液溶解并稀释至刻度，作为储备液 A；取储备液 A5mL 置 10mL 棕色容量瓶中，用 50%乙腈溶液稀释至刻度，作为储备液 B。精密量取该储备液 B 0.5mL、1mL、2mL 及储备液 A 2mL、3mL 和 4mL 分别置于 6 个 10mL 棕色容量瓶中，均用 50%乙腈溶液稀释至刻度，摇匀，即得。照苯磺酸左旋氨氯地平光学纯度检查项下的方法操作，精密量取上述溶液各 20μL 分别注入液相色谱仪，记录色谱图，以浓度为横坐标，峰面积为纵坐标作线性回归，结果见表 4-19。

表 4-19 光学纯度检查线性关系考察结果

浓度/(μg/mL)	25.07	50.14	100.28	200.56	300.84	401.12
峰面积	793692	1644911	3253707	6249842	9004712	12221019

线性回归方程：$A=29998c+138320$，$r=0.9997$。表明苯磺酸左旋氨氯地平在 25.07～401.12μg/mL 浓度范围内线性关系良好。

（d）精密度考察。取苯磺酸左旋氨氯地平对照品 50mg，精密称定，置 250mL 容量瓶中，用 50%乙腈溶液溶解并稀释至刻度，作为储备液。精密量取该储备液 1mL 各 5 份分别于 100mL 容量瓶中，均用 50%乙腈溶液稀释至刻度，摇匀即得供试液。照苯磺酸氨氯地平光学纯度检查项下的方法操作，精密量取上述溶液各 20μL进液，计算苯磺酸氨氯地平光学纯度检查的精密度。结果表明，此方法精密度良好（见表 4-20）。

表 4-20 光学纯度检查精密度测定结果

浓度/(μg/mL)	1	2	3	4	5	平均值	RSD/%
峰面积 A	6251548	6213927	6229592	6196442	6166305	6211563	0.52

（e）检查方法及结果。上述试验结果表明，高效液相色谱法专属性较好，灵敏度较高，定量准确，可用于苯磺酸左旋氨氯地平原料药光学纯度的检查。参照苯磺

酸左旋氨氯地平原料质量标准［WS1-(X-019)—2002Z］中光学纯度检查方法及高效液相色谱法（《中国药典》附录），避光操作。

取苯磺酸左旋氨氯地平细粉适量，精密称定，加50%乙腈溶液制成每1mL中含0.2mg的溶液，取20μL，注入液相色谱仪，记录色谱图，按面积归一化法（苯磺酸溶剂峰不计）计算，即得。按照已建立的光学纯度检查方法测定三批样品中苯磺酸左旋氨氯地平的含量，结果见表4-21。

表4-21 光学纯度检查结果

批号	样品			对照品
	090301	090305	090309	
苯磺酸左旋氨氯地平/%	99.08	99.07	99.08	99.03

参照国家药品标准中光学纯度检查的有关规定，并结合三批样品测定的结果，确定苯磺酸左旋氨氯地平光学纯度不得低于98.5%，苯磺酸右旋氨氯地平不得超过1.5%。

⑥ 有机溶剂残留量。ICH的《溶剂残留量指导原则》中，严格控制有机溶剂。苯磺酸左旋氨氯地平是从消旋体苯磺酸氨氯地平进行手性拆分获得的，在手性拆分过程中用到过有机溶剂二氯甲烷、乙酸丁酯与二甲基亚砜，限定其限度分别为0.01%、0.01%和0.05%，具体试验方法如下。

(a) 二氯甲烷残留量的检测

ⅰ. 仪器及试剂

仪器：Agilent 6890N气相色谱仪；

色谱柱：DB-624柱，30m×0.32mm×1.6μm；

试剂：二氯甲烷为分析纯，甲醇均为色谱纯。

ⅱ. 色谱条件。色谱柱为DB-624毛细管柱（94%二甲基聚硅氧烷和6%氰丙基苯聚硅氧烷），30m×0.32mm，液膜厚度为1.6μm；进样口温度150℃；ECD检测器，温度200℃；柱温60℃；氮气为载体，流速为2mL/min；分流进样，进样2μL，分流比5∶1。

ⅲ. 专属性试验。分别吸取甲醇、二氯甲烷甲醇溶液2μL，注入气相色谱仪，记录色谱图。二氯甲烷的保留时间为3.05min，甲醇中杂质峰也不干扰二氯甲烷的测定。

ⅳ. 最低检出浓度。此时计算信噪比（S/N）约为3的最低检测浓度，结果二氯甲烷为0.12μg/mL。

ⅴ. 精密度试验。精密度取对照液溶液2μL进样，连续进样5次，计算峰面积的RSD，结果见表4-22，表明本系统的精密度较好。

ⅵ. 对照品溶液的制备。精密量取二氯甲烷20.49mg置于50mL量瓶中，加甲醇溶解并稀释至刻度，摇匀。精密量取1.46mL置于10mL量瓶中，加甲醇稀释至刻度，摇匀，即得。

表 4-22 精密度试验

溶剂	峰面积	平均值±SD	RSD/%
二氯甲烷	551.736	556.484±9.101	1.64
	551.180		
	571.028		
	559.671		
	548.807		

ⅶ. 供试品溶液的制备。苯磺酸左旋氨氯地平原料药（批号：090301、090305、090309）；精密称取本品 0.1g 置于 10mL 量瓶中，加甲醇溶解并用水稀释至刻度，摇匀即得。

ⅷ. 样品二氯甲烷残留量测定。精密吸取对照品溶液和三批样品溶液，分别进样 2μL，三批样品图谱中均未检出二氯甲烷，即三批样品中二氯甲烷残留量远低于 ICH 规定的限量（0.15%）。

（b）乙酸丁酯、二甲基亚砜残留量检测

ⅰ. 仪器及试剂

仪器：Agilent 6890N 气相色谱仪；

色谱柱：DB-624 柱，30m×0.32mm×1.6μm；

试剂：乙酸丁酯、二甲基亚砜为分析纯，甲醇为色谱纯。

ⅱ. 色谱条件。色谱柱为 DB-624 毛细管柱（94%二甲基聚硅氧烷和 6%氰丙基苯聚硅氧烷），30m×0.32mm，液膜厚度为 1.6μm；进样口温度 200℃；柱温：80℃，保持 3min，以 30℃/min 的速度升温至 200℃，保持 3min；FID 检测器，温度 200℃；氮气为载体，流速为 2mL/min；分流进样，进样 2μL，分流比 5∶1。

ⅲ. 专属性试验。分别吸取乙酸丁酯甲醇溶液和二甲基亚砜甲醇溶液 2μL，注入气相色谱仪，记录色谱图。由图可知，乙酸丁酯的保留时间为 3.097min，二甲基亚砜的保留时间为 6.297min，互不干扰；甲醇中杂质峰也不干扰乙酸丁酯和二甲基亚砜的测定。

ⅳ. 最低检出浓度。此时计算信噪比（S/N）约为 3 的最低检测浓度，结果乙酸丁酯为 1.86μg/mL、二甲基亚砜 0.75μg/mL。

ⅴ. 精密度试验。精密度取对照液 2μL 进样，连续进样 5 次，计算峰面积的 RSD，结果见表 4-23，表明本系统的精密度较好。

表 4-23 精密度试验

溶剂	峰面积	平均值±SD	RSD/%
乙酸丁酯	17.511	17.284±0.491	2.84
	16.786		
	17.163		
	16.946		
	18.016		

续表

溶剂	峰面积	平均值±SD	RSD/%
二甲基亚砜	82.979	80.469±1.847	2.30
	79.310		
	80.270		
	81.523		
	78.265		

ⅵ. 对照品溶液的制备。精密量取乙酸丁酯 22.76μL、二甲基亚砜 22.73μL 置于 50mL 量瓶中，加甲醇溶解并稀释至刻度，摇匀。分别精密量取 5mL 置于 50mL 量瓶中，加水稀释至刻度，摇匀，即得。

ⅶ. 供试品溶液的制备。苯磺酸左旋氨氯地平原料药（批号：090301、090305、090309）；精密称取本品 0.1g 至 10mL 量瓶中，加甲醇 2mL 使样品溶解，并用水稀释至刻度，摇匀，即得。

ⅷ. 样品乙酸丁酯、二甲基亚砜残留量测定。精密吸取对照品溶液和三批样品溶液，分别进样 2μL，注入气相色谱仪，三批样品图谱中均未检出乙酸丁酯，二甲基亚砜残留量远低于 ICH 规定的限量（0.5%）。结果见表 4-24。

表 4-24 样品测定结果

批 号	090301	090305	090309
乙酸丁酯	未检出	未检出	未检出
二甲基亚砜	<0.5%	<0.5%	<0.5%

(5) 含量测定 参照苯磺酸左旋氨氯地平原料质量标准［WS1-(X-019)—2002Z］，采用高效液相色谱法（《中国药典》附录）进行苯磺酸左旋氨氯地平含量测定方法研究。

① 色谱条件

仪器：岛津高效液相色谱仪泵 LC-10ATvp，SPD-10Avp 紫外检测器；

色谱柱：十八烷基硅烷键合硅胶柱（150mm×4.6mm，5μm，日本岛津）；

流动相：甲醇-0.03mol/L 磷酸二氢钾溶液（75∶25）为流动相，检测波长为 238nm，流速为 1mL/min；

试药：甲醇（色谱纯）、磷酸二氢钾（分析纯）。

② 检测波长的选择。取苯磺酸左旋氨氯地平对照品约 17mg，加入流动相溶解并制成每 1mL 中约含左旋氨氯地平 25μg 的溶液，在 200～400nm 波长范围内进行紫外扫描。苯磺酸左旋氨氯地平在 238nm 波长左右有最大吸收，故选择 238nm 作为检测波长。

③ 线性关系。精密称取苯磺酸左旋氨氯地平对照品约 17.36mg，置 100mL 量瓶中，加流动相溶解并稀释至刻度，摇匀，作为溶液 A；精密量取溶液 A 2mL，

分置于 5mL、10mL 量瓶中；加流动相稀释至刻度，作为溶液 B 和 C；精密量取溶液 A 1mL 置于 10mL、25mL 量瓶中，加流动相稀释至刻度，作为溶液 D 和 E。分别精密吸取上述 A～E 溶液各 20μL，注入色谱仪，记录色谱图，结果见表 4-25。

表 4-25 线性关系测定结果

浓度 $c/(\mu g/mL)$	5.008	12.52	25.04	50.08	125.20
峰面积 A	333798	855285	1745047	3509200	8504263

以苯磺酸左旋氨氯地平峰面积（A）对其浓度（c）作线性回归，得线性方程式为：$A=67923c+30146$，$r=0.9999$。试验结果表明，苯磺酸左旋氨氯地平在 5.008～125.2μg/mL 范围内浓度与色谱峰面积呈良好的线性关系。

④ 溶液的稳定性试验。精密称取苯磺酸左旋氨氯地平适量，加流动相溶解并制成每 1mL 中含 25μg 的溶液，分别于 0、1h、2h、3h、4h、5h 精密吸取 20μL 注入液相色谱仪，记录色谱图。结果见表 4-26，表明样品溶液在室温条件下，5h 内稳定。

表 4-26 溶液的稳定性试验测定结果

时间/h	0	1	2	3	4	5
峰面积	1603593	1616827	1627509	1617532	1606952	1620402
$\overline{A}$	1615056.6					
RSD/%	0.61					

⑤ 进样精密度试验。精密称取苯磺酸左旋氨氯地平适量，加流动相溶解并制成每 1mL 中含 20μg 的溶液，精密吸取 20μL 注入液相色谱仪，记录色谱图，重复进样 5 次。结果见表 4-27，表明本品进样精密度较高。

表 4-27 进样精密度试验测定结果

测定次数	1	2	3	4	5
峰面积	1589079	1605491	1596206	1591748	1605971
$\overline{A}$	1597699				
RSD/%	0.49				

⑥ 含量测定。避光操作。取苯磺酸左旋氨氯地平约 17mg，精密称定，置 100mL 量瓶中，加流动相溶解并稀释至刻度，摇匀，精密吸取 5mL 置 25mL 量瓶中，加流动相溶解并稀释至刻度，摇匀，精密量取 20μL 注入液相色谱仪，记录色谱图；另取苯磺酸左旋氨氯地平对照品适量，加流动相溶解并稀释成每 1mL 中约含 25μg（以左旋氨氯地平计）的溶液，同法测定。按外标法以峰面积计算供试品中 $C_{20}H_{25}ClN_2O_5 \cdot C_6H_6O_3S$ 的含量。三批样品及被仿制品含量测定结果见表 4-28。由以上结果可知，三批样品含量测定均符合规定。

表 4-28 苯磺酸左旋氨氯地平含量测定结果

样品批号	090301	090305	090309
含量/%	99.68	99.85	100.10

4.2.2 标准物质的研究

标准物质是药品质量标准中确定药品真伪优劣的对照，是药品检验中正确和准确判定、测量的必要条件。药品标准物质指供药品标准中物理和化学测试及生物方法试验用，具有确定特性量值，用于校准设备、评价测量方法或者给供试药品赋值的物质，包括标准品、对照品、对照药材、参考品。中国食品药品检定研究院负责标定国家药品标准物质，负责对标定的标准物质从原材料选择、制备方法、标定方法、标定结果、定值准确性、量值溯源、稳定性及分装与包装条件等资料进行全面技术审核，并作出可否作为国家药品标准物质的结论；此外，可以组织有关的省、自治区、直辖市药品检验所、药品研究机构或者药品生产企业协作标定国家药品标准物质。

新药的申报资料应同时向中国食品药品检定研究院报送制备标准品的原材料及有关标准物质的研究资料。标准物质如为现行国家药品标准收载者可直接按类别采用，应注明所用对照品标示的中英文名称、批号、类别、纯度。药品标准物质原料申报范围：①首次在中国境内上市销售的品种；②已上市但需改变剂型、改变给药途径的，且没有相应国家药品/生物制品检验用标准物质的品种；③已有国家标准的，确认没有相应国家药品检验用标准物质的品种；④进口药品注册的，确认没有相应国家药品检验用标准物质的品种；⑤补充申请中，确认没有相应国家药品检验用标准物质的品种；⑥申请试行注册标准转正，确认没有相应国家药品检验用标准物质的品种。

药品标准物质原料质量要求：①用于制备标准物质的原料质量必须为符合相关质量标准规定的优质品或精制品；②报送的原料必须为同批生产或精制，质量均匀稳定，单一密封包装；③化学对照品原料——供制备含量测定用的原料一般要求纯度不低于99.5%，仅供制备薄层鉴别检查用的原料一般要求纯度不低于90.0%，仅供制备红外鉴别用的原料一般要求纯度不低于98.0%，仅供制备有关物质检查用的原料一般要求纯度不低于95.0%；④生物标准品原料——供制备抗生素效价测定用原料的活性成分应为与临床应用样品一致，供生化、基因工程药品及生物制品检验用生物标准品原料应与待检品同质且无干扰性杂质并具足够的稳定性；⑤中药化学对照品原料——供制备含量测定用的原料一般要求纯度不低于98%，仅供制备鉴别用的原料一般要求纯度不低于95%；⑥中药对照药材原料——原料必须来源准确，无污染，无虫霉，且为当年或近1～2年生产的新鲜药材（非饮片）。

药品标准物质原料申报时数量要求：①含量测定用标准品或对照品原料数量不得少于200g；②仅供制备鉴别检查用对照品的原料数量不得少于100g；③中药对

照品原料数量不得少于1g；④用于制备中药对照药材的中药材（非饮片）1～2kg，同时提供相应中药材蜡叶标本三份（注明中文名、英文名、拉丁名及习用名）；⑤对于价格昂贵、用量小的品种，可根据具体情况商定。

药品标准物质原料申报需提供的技术资料：①原料的检验报告书，其中中药材检验报告中应注明中药材的名称、产地、产地习用名及药用部分；②原料生产工艺流程图；③确证原料化学结构或组分的试验资料；④原料质量研究工作的试验资料（理化性质、有关物质、有机溶剂残留量、纯度检验、含量测定等）；⑤经CFDA审定的药品原料及制剂（药材及其制品，成方及单味制剂）的质量标准及起草说明；⑥原料稳定性研究的试验资料；⑦如原料经过精制处理，则需提供原料精制的详细报告；⑧中药化学对照品的原料还需提供原料的制备报告（如名称、结构确证、原料来源、原料药用部分、原料提取制备方法等）；⑨中药对照药材的原料还需提供制备工艺。

4.2.3 质量稳定性的研究

药品从生产到患者使用，其间可能因一些外界因素而发生质量变化，若含量下降则表现为有效性降低，若产生毒性物质则出现安全性问题；有时即使主药的含量不变，但也可能因制剂中的附加剂发生变化而使安全性降低。因此，稳定性研究是评价药品质量的主要内容之一，在新药的研究、开发和注册管理中占有重要地位。

新药及其制剂的稳定性是评价它们经一定时间后质量变化的一种性质，包括物理稳定性、微生物稳定性和化学稳定性三个方面。对新药原料药进行稳定性研究是设计适当的制剂处方及对其制订必要的稳定性措施的基础，是处方前研究的重要组成部分；新药制剂的稳定性研究还关系到新药能否顺利投产上市。通过稳定性试验，考察药物及制剂在不同环境条件（如温度、湿度、光线等）下药品特性随时间变化的规律，以认识和预测药品的稳定趋势。稳定性研究内容可分为影响因素试验、加速试验和长期试验等。

影响因素试验是在剧烈条件下探讨药物的稳定性、了解影响其稳定性的因素及所含成分的变化情况，为制剂处方设计、工艺筛选、包装材料和容器的选择、贮存条件的确定、有关物质的控制提供依据，并为加速试验和长期试验应采用的温度和湿度等条件提供参考。加速试验是在较短的时间内进行的稳定性试验，目的在于了解原料或制剂的化学、物理和生物学方面的变化，为制剂设计、质量评价和包装、运输、贮存条件等提供试验依据，并初步预测样品的稳定性。长期试验是在接近药品的实际贮存条件下进行的稳定性试验，为制订药物的有效期提供依据。稳定性研究开始于新药的临床前研究阶段，延续至新药开发的全过程，根据不同阶段具备的条件和要求完成相应的目标。上市后一般还要继续进行稳定性研究。

（1）稳定性研究试验设计　稳定性研究试验设计应根据不同的研究目的，结合原料药的理化性质、剂型的特点和具体的处方及工艺条件进行。

① 样品的批次和规模。样品因素试验可采用一批小试规模样品进行；加速试验和长期试验应采用3批中试以上规模样品进行。

② 包装及放置条件。稳定性试验要求在一定的温度、湿度、光照等条件下进行，这些放置条件的设置应充分考虑到药品在贮存、运输及使用过程中可能遇到的环境因素。稳定性研究中所用控温、控湿、光照等设备应能较好地对试验要求的环境条件进行控制和监测，如应能控制温度±2℃，相对湿度±5%，照度±500lx等，并能对真实温度、湿度与照度进行监测。

加速试验和长期试验所用包装材料和封装条件应与拟上市包装一致。

③ 考察时间点。稳定性研究中需要设置多个时间点。考察时间点的设置应基于对药品理化性质的认识、稳定性变化趋势而设置。如长期试验中，总体考察时间应涵盖所预期的有效期，中间取样点的设置要考虑药品的稳定特性和剂型等特点。对某些环境因素敏感的药品，应适当增加考察时间点。

④ 考察项目。一般情况下，考察物理稳定性、微生物稳定性和化学稳定性三个方面。稳定性研究的考察项目应根据药品特性和质量要求设置，应选择在药品保存期间易于变化，可能会影响到药品的质量、安全性和有效性的项目，以便客观、全面地评价药品的稳定性。

⑤ 分析方法。稳定性试验研究应采用专属性强、准确、精密、灵敏的分析方法，并对方法进行方法学考察，以保证稳定性检测结果的可靠性。

（2）稳定性研究实验方法

① 影响因素试验。影响因素试验一般包括高温、高湿、强光照射试验。将原料置适宜的容器中（如称量瓶或培养皿），摊成≤5mm厚的薄层，疏松原料药摊成≤10mm厚的薄层进行试验。对于固体制剂产品，采用除去内包装的最小制剂单位，分散为单层置适宜的条件下进行。如试验结果不明确，应加试2个批号的样品。

（a）高温试验。供试品置密封洁净容器中，在60℃条件下放置10天，于0天、5天、10天取样检测。与0天比较，若供试品发生显著变化，则在40℃下同法进行试验。如60℃无显著变化，则不必进行40℃试验。

（b）高湿试验。供试品置恒湿设备中，于25℃、RH（92.5±5）%条件下放置10天，在0天、5天、10天取样检测。检测项目应包括吸湿增重等。若吸湿增重在5%以上，则应在25℃、RH（75±5）%条件下同法进行试验；若吸湿增重在5%以下，且其他考察项目符合要求，则不再进行此项试验。

恒湿条件可以通过恒温恒湿箱或在密闭容器中放置饱和盐溶液来实现。根据不同的湿度要求，选择氯化钠饱和溶液［15.5～60℃、RH（75±1）%］或硝酸钾饱和溶液（25℃，RH92.5%）。

对水性的液体制剂，可不进行此项试验。

（c）强光照射试验。供试品置装有日光灯的光照箱或其他适宜的光照容器内，于照度为（4500±500）lx条件下放置10天，在0天、5天、10天取样检测。试验中应注意控制温度，与室温保持一致，并注意观察供试品的外观变化。

此外，根据药物的性质必要时应设计其他试验，探讨 pH 值、氧及其他条件（如冷冻等）对药物稳定性的影响。

② 加速试验。加速试验一般应在（40±2)℃、RH（75±5)%条件下进行试验，在试验期间第 0 个月、1 个月、2 个月、3 个月、6 个月末取样检测。若供试品经检测不符合质量标准要求或发生显著变化，则应在中间条件下，即在（30±2)℃、RH（65±5)%条件下（可用重铬酸钠饱和溶液，30℃，RH64.8%）进行试验。

对采用不可透过性包装的液体制剂，如合剂、乳剂、注射剂等的稳定性研究中可不要求相对湿度。对采用半通透性的容器包装的液体制剂，如多层共挤 PVC 软袋装注射液、塑料瓶装滴眼液、滴鼻液等，加速试验应在（40±2)℃、RH（20±5)%的条件下进行。

对膏药、胶剂、软膏剂、凝胶剂、眼膏剂、栓剂、气雾剂等制剂可直接采用（30±2)℃、RH（65±5)%的条件进行试验。

对温度敏感药物（需在 4～8℃冷藏保存）的加速试验可在（25±2)℃、RH（60±5)%条件下同法进行。需要冷冻保存的药品可不进行加速试验。

③ 长期试验。长期试验是在接近药品的实际贮存条件下进行的稳定性试验，建议在（25±2)℃、RH（60±10)%条件下，分别于 0 个月、3 个月、6 个月、9 个月、12 个月、18 个月取样检测，也可在常温条件下进行。对温度特别敏感药物的长期试验可在（6±2)℃条件下进行试验，取样时间点同上。

④ 药品上市后的稳定性考察。药品注册申请单位应在药品获准生产上市后，采用实际生产规模的药品进行留样观察，以考察上市药品的稳定性。根据考察结果，对包装、贮存条件进行进一步的确认或改进，并进一步确定有效期。

4.3 试验设计方法

试验设计（experimental design）及优选方法是以概率论和数理统计为理论基础，安排试验的应用技术。其目的是通过合理地安排试验和正确地分析试验数据，以最少的试验次数、最少的资源和最短的时间确定生产工艺方案。其过程可分为试验设计、试验实施和结果分析三个阶段。如果试验设计合理、结果分析得法，就能将试验次数减少到最低限度，缩短试验周期，使生产工艺达到优质、高产、低消耗、高效益的目的。

在进行新药工艺研究时，通常采用单因素平行试验优选法和多因素正交设计、均匀设计优选法。单因素平行试验优选法是在其他条件不变的情况下考察某一因素对反应收率和产品纯度的影响，通过设立不同的考察因素平行进行多个反应来优化反应条件。例如在温度、压力和配料比等反应条件固定不变时，研究反应时间对收率的影响；或者在反应时间、温度和压力等反应条件固定不变时，研究配料比对收率的影响等等。目前该方法在制药工艺实验室研究中较为常用。当要综合考虑多个影响因素，且每个因素有多个水平时，可通过正交设计和均匀设计优选法来合理安排试验，既可以达到试验简化的目的，也具有代表性，不会漏掉最佳条件，有助于问题迅速解决，并以最少的人力物力优选出工艺条件。

4.3.1 单因素优选法

在其他条件不变的情况下，考察某一因素对试验结果的影响，可通过设立不同的考察因素平行进行多个反应来优化反应条件。

若用 x 表示影响因素，$f(x)$ 即目标函数，它是试验结果与因素之间的数学表达式。如果目标函数只有一个变量，则目标函数是一元函数，单因素试验的目标函数就是一元函数。常见的单因素优选法有平分法、0.618 法、分数法等。

(1) 平分法　平分法对试验的安排原则是，在试验范围的中点处安排试验。试验时先考察范围，然后在考察范围的中间安排试验，若试验的结果满意，则停止试验。若结果不好，可去掉中点以下的一半试验范围，或去掉中点以上的部分。在余下的范围内继续取中点试验，直到结果满意为止。本法的特点是每次可划掉一半的试验范围，很快找到最适点。

【例 4-1】 某产品需用一种贵金属作催化剂，当采用量 16%时产品合格。为降低成本，贵金属减少到何种程度时产品仍合格？优选试验结果见表 4-29。经 4 次试验得优化的贵金属采用量为 5%。

表 4-29　平分法试验结果

试验号	试验点/%	试验结果	下次范围/%
1	8	合格	0～8
2	4	不合格	4～8
3	6	合格	4～6
4	5	合格	停止

(2) 0.618 法　0.618 法又称黄金分割法，即在线段的黄金分割点处安排试验点。如果目标函数 $f(x)$ 是在区间 (a, b) 只有一个极点的单峰函数，采用 0.618 法可尽快逼近目标。本法是在试验范围 (a, b) 内，将第一个试验点 x_1 设在 0.618 位置上，而第二个试验点 x_2 是 x_1 的对称点。

使用 0.618 法的具体做法是：在 $x_1=a+0.618(b-a)$ 和它的对称点 $x_2=a+0.382(b-a)$ 两处安排试验，比较试验结果，如果第一轮试验说明 x_1 处优于 x_2 处，就将 a 到 x_2 试验范围舍去，将新的试验点安排在新的试验范围 (x_2, b) 的 0.618 处，即 $x_3=x_2+0.618(b-x_2)$，而 x_1 处就相当于新的试验范围的 0.382 位置，已有试验结果，可直接进行比较。如果第一轮试验结果是 x_2 处优于 x_1 处，就将 x_1 到 b 试验范围舍去，将新的试验点安排在 (a, x_1) 的 0.382 处，其结果

再与 x_2 处直接进行比较；如此类推，直至得到满意的结果。

【例 4-2】 游离松香可由原料松香加碱制得，某厂由于原料松香的成分变化，加碱量掌握不好，游离松香一度仅含 6.2%，用黄金分割法选择加碱量：固定原料松香 100kg，温度 102～106℃，加水 100kg，考察范围 9～13kg，试验结果见表 4-30。经 4 次试验得优化的加碱量为 11.0kg。

表 4-30 黄金分割法试验结果

试验号	加碱量/kg	试验结果(游离松香含量)/%	下次试验范围/kg
1	9+0.618(13−9)=11.5	20.1	
2	9+0.382(13−9)=10.5	18.8	10.5～13
3	10.5+0.618(13−10.5)=12.0	皂化	10.5～12
4	10.5+0.382(12−10.5)=11.0	19.9	停止

(3) 分数法　分数法亦称菲波那西（Fibonacci）法，也是适用于目标函数 $f(x)$ 为单峰函数。在预先确定了试验总次数（包括试验范围及其划分的精确度）或变量呈现非连续性变化时，分数法比 0.618 法更为方便。

分数法基于菲波那西数列预先安排试验点，$F_n=F_{n-1}+F_{n-2}$（$n\geqslant 2$，$F_0=F_1=1$）。

菲波那西数列的头 16 项值为：

$n=$ 0，1，2，3，4，5，6，7，8，9，10，11，12，13，14，15

$F_n=$1，1，2，3，5，8，13，21，34，55，89，144，233，377，610，987

不难看出，当 n 大于一定数值后，$F_{n-1}/F_n\approx 0.618$；$F_{n-2}/F_n\approx 0.382$。因此，分数法的基本原理与 0.618 法相同。当有 F_n-1 个中间总试验点时，最多只做 $n-1$ 次试验即可找到最佳条件。

【例 4-3】 某抗生素生产传统工艺要求在 37℃发酵 16h。为了提高生产能力，欲提高发酵温度来缩短发酵时间，准备在 29～50℃范围内进行优选试验，温度间隔为 1℃，故中间总试验点为 20 个。按 $F_n-1=20$，则 n 值为 7，故最多只需要做 6 次试验就可找到最佳条件。所安排的试验点温度及试验结果见表 4-31。本次试验设计安排了 5 次试验，获得优化的发酵温度为 42～43℃。

表 4-31 分数法试验结果

试验号	F_n-1	n	发酵温度/℃	试验结果	下次试验范围
1	20	7	$29+F_6=42$		
2	20	7	$29+F_5=37$	42℃优于 37℃	37～50℃
3	12	6	$37+F_5=45$	42℃优于 45℃	37～45℃
4	7	5	$37+F_3=40$	42℃优于 40℃	40～45℃
5	4	4	$40+F_3=43$	43℃与 42℃相当	停止

4.3.2 正交试验设计

正交设计（orthogonal design）的理论研究始于欧美，20 世纪 50 年代已进行推广应用。它是在全面试验点中挑选出最有代表性的点做试验，挑选的点在其范围内具有“均匀分散”和“整齐可比”的特点。“均匀分散”是指试验点均衡地分布在试验范围内，每个试验点有充分的代表性；“整齐可比”是指试验结果分析方便，易于分析各个因素对目标函数的影响。正交试验设计法为了照顾到“整齐可比”，往往未能做到“均匀分散”，而且试验点的数目必须较多，例如安排一个水平属为 n 的试验，至少要试验 n^2 次。所以正交设计不适用于因素考察范围宽、水平数多的情况，但对于影响因素较多、水平数较少的情况，不失为很好的设计方法。正交设计是利用正交表安排试验并进行数据分析的一种方法。

正交表是正交试验工作者在长期的工作实践中总结出的一种数据表格。正交表用 $L_n(t^q)$ 表示。其中 L 表示正交设计，t 表示水平数，q 表示因素数，n 表示试验次数。因子一般用 A、B、C 等表示，水平数一般用 1、2、3 等表示。正交表 $L_9(3^4)$、$L_8(2^7)$，见表 4-32、表 4-33。

表 4-32　正交表 $L_9(3^4)$

试验号	1	2	3	4
1	1	1	1	1
2	1	2	2	2
3	1	3	3	3
4	2	1	2	3
5	2	2	3	1
6	2	3	1	2
7	3	1	3	2
8	3	2	1	3
9	3	3	2	1

表 4-33　正交表 $L_8(2^7)$

试验号	1	2	3	4	5	6	7
1	1	1	1	1	1	1	1
2	1	1	1	2	2	2	2
3	1	2	2	1	1	2	2
4	1	2	2	2	2	1	1
5	2	1	2	1	2	1	2
6	2	1	2	2	1	2	1
7	2	2	1	1	2	2	1
8	2	2	1	2	1	1	2

正交试验设计法的基本步骤：①确定目标，选定因素（包括交互作用）及水平；②选用合适的正交表；③按选定的正交表设计试验方案；④进行试验并记录结果；⑤试验结果的计算分析。

正交设计的试验结果分析有两种方法，一种是用极差大小来决定因素的主次，这种方法简便，缺点是给不出分析或结论的可靠程度；另一种是方差分析，其优点是能给出分析或结论的可靠程度，缺点是计算量大。方差分析，就是利用各种数据的均方比，将研究对象的变化和其他偶然因素造成的试验误差分开，从而得出正确的结论。从正交试验的方差分析来讲，就是利用误差均方与因素均方的 F 比值大小，来说明该因子水平间的 K 值差异，是误差造成，还是由于水平不同引起的，从而来说明因素的显著性（即因素主次）。所谓因素的 F 值，就是说明因素的均方是误差均方的多少倍。至于因素均方是误差均方的多少倍时，才算是显著因素（即该因素水平间 K 值之差异不是误差造成，而是由于水平不同造成的），由因素和误差的自由度来决定。所以，当因素 F 值算出之后，还要根据误差和因素的自由度来查 F 表。在 F 表内，一般有 1%（$\alpha=0.01$）、5%（$\alpha=0.05$）、10%（$\alpha=0.1$）和 25%（$\alpha=0.25$）四种衡量因素显著性的 F 值，如该因素 F 值等于或大于其查表的值，就算该因素非常显著。在选取最优水平组合时，属于显著因素的水平，只能选取 K 值好的水平，属于不显著因素的水平，则可任选。

试验不论用哪种正交表安排，其方差分析均是利用以下几种关系进行计算。

① 因素 K 值（包括空着列 K 值）的平方和，被相同水平重复的次数除后，减去不变项（即试验总值平方，被试验次数除之，用 CT 表示）。由这样算来的数值，称该因素或误差的偏差平方和（S_i）。可用以下公式表示。

$$\mathrm{CT}=(\sum y_i)^2/N \qquad (N\text{ 为总的试验次数}) \tag{4-2}$$

$$S_i=(\sum K_i^2)/n-\mathrm{CT} \qquad (n\text{ 为相同水平重复的次数}) \tag{4-3}$$

② 因素（或误差）的偏差平方和，被因素（或误差）自由度除之，此数值叫该因素（或误差）均方。用公式表示为

$$\overline{S_i}=S_i/f_i \tag{4-4}$$

③ 因素均方被误差均方除之，此数值即是该因素 F 比值。用公式表示为

$$F_{\text{因}}=\overline{S_i}/\overline{S_e} \tag{4-5}$$

【例 4-4】 优选总藤黄酸亲水凝胶骨架片处方。依据单因素试验及文献研究结果，考察压片压力、HPMCK$_{15}$M 用量、预胶化淀粉用量对体外释放的影响，对不同处方 2h、6h、10h、12h 的释放率进行评分后加权得出综合分，其分值作为评价依据。因素水平表见表 4-34，正交试验结果见表 4-35，方差分析见表 4-36。

表 4-34 因素水平

水平	压片压力/(kgf/cm^2)	HPMCK$_{15}$M 用量/%	预胶化淀粉用量/%
1	2.0	20	5
2	5.0	25	10
3	7.0	30	15

注：1kgf/cm^2=98.0665kPa。

表 4-35 正交试验结果

试验号	压片压力	HPMCK$_{15}$M 用量	预胶化淀粉用量	误差列	综合评分分值
1	1	1	1	1	0.4355
2	1	2	2	2	0.3506
3	1	3	3	3	0.4217

续表

试验号	压片压力	HPMCK$_{15}$M用量	预胶化淀粉用量	误差列	综合评分分值
4	2	1	2	3	0.3194
5	2	2	3	1	0.0588
6	2	3	1	2	0.8209
7	3	1	3	2	0.1666
8	3	2	1	3	0.4911
9	3	3	2	1	0.7941
K_1	1.2078	0.9215	1.7295	1.2884	
K_2	1.1811	0.9005	1.4641	1.3201	
K_3	1.4518	2.0187	0.6471	1.2322	
R	0.0902	0.3727	0.3608	0.0293	

表 4-36　方差分析

方差来源	离差平方和	自由度	均方	F 值	P 值
A	0.0148	2	0.0074	11.2305	
B	0.2727	2	0.1364	206.452	<0.01
C	0.2121	2	0.1061	160.602	<0.01
误差	0.0013	2	0.0007		

注：$F_{2,2}^{0.01}=99.00$。

“世界上的一切事物都是互相联系、互相制约的”。试验因子间的关系也是如此。如某一因子水平好坏是依赖其他因子水平而定的，用正交表安排，其 R 值（或 F 值）一定是较大者，这种情况表明因子间存在有明显的交互作用。

当某一药物反应温度为 50℃时，反应时间用 2h 会比用 1h 明显提高收率；倘若反应温度改为 70℃时，而反应时间还是 2h，其收率比用 1h 的明显降低。但在加催化剂用量上，无论反应温度是 50℃还是 70℃，或反应时间是 2h 还是 1h，催化剂用量 20%的收率都明显高于 10%的。因此，反应温度与反应时间存在交互作用，而反应温度与催化剂用量和反应时间与催化剂用量之间则不存在交互作用。

用正交表来考察因子间存不存在交互作用分三步进行。

① 表示方法。以上述三种交互作用为例，反应温度如以 A 表示，反应时间用 B 表示，催化剂用量用 C 表示，则反应温度与反应时间的交互作用表示为 A×B，反应温度与催化剂用量的交互作用表示为 A×C，反应时间与催化剂的交互作用表示为 B×C。

② 计算自由度。用正交表安排交互作用，一对交互作用当作一个因子，但其所占正交表的列数不一定和因子所占列数完全相同，而是要看其两因子自由度乘积的大小来定。如果 A、B 因子的水平数为 2，则其自由度 f_A、f_B 为 2−1=1，A×B 的自由度 $f_{A\times B}=f_A\times f_B=1$，用 1 列安排；如果 A、B 因子的水平数为 3，则其自由度 f_A、f_B 为 3−1=2，A×B 的自由度 $f_{A\times B}=f_A\times f_B=4$，用 2 列安排。

③ 查交互作用表。上述例子中用 $L_4(2^3)$ 安排 A、B 两因子，如果 A 与 B 存在交互，就在另一列上反映出来。其表头设计如表 4-37 所示。

表 4-37 存在交互时 $L_4(2^3)$ 表头设计

因子	A	B	A×B
列号	1	2	3

但如果要考察 A×B、B×C、A×C 的交互作用是否存在，就要改用 $L_8(2^7)$，在作表头设计时应查对其所选用正交表后面的交互作用表。$L_8(2^7)$ 交互作用表如表 4-38 所示。

表 4-38 $L_8(2^7)$ 交互作用

列号	1	2	3	4	5	6	7
	(1)	3	2	5	4	7	6
		(2)	1	6	7	4	5
			(3)	7	6	5	4
				(4)	1	2	3
					(5)	3	2
						(6)	1

A 安排在列 1；B 安排在列 2；从表中（1）横着向右看，（2）竖着向上看，交叉点是 3，就表示 A×B 要安排在列 3。同理，B 安排在列 2，C 安排在列 4，B×C 就安排在列 6，A×C 就应安排在列 5。表头设计如表 4-39 所示。

表 4-39 存在交互时 $L_8(2^7)$ 表头设计

因子	A	B	A×B	C	A×C	B×C	D
列号	1	2	3	4	5	6	7

【例 4-5】 临床用丹参、葛根、桑寄生、黄精、首乌和甘草组成复方丹参汤剂，治疗冠心病效果很好，在此基础上试制复方丹参注射液。有 6 个主要影响因素，因素 A 为加或不加甘草和桑寄生，因素 B 为加或不加黄精、首乌和葛根，因素 C 为加或不加吐温 80，因素 D 为除杂方法，因素 E 为提取方法，同时要考察 C 与 E 是否存在交互。因素水平表见 4-40。

表 4-40 因素水平

项目	A	B	C	D	E	C×E
1	甘草、桑寄生	丹参	吐温 80	调 pH 除杂	60%乙醇渗漉	相同水平
2	0①	丹参、黄精、首乌、葛根	0②	明胶除杂	水煎煮	不同水平

① 表示不加任何中药，如 A_2B_1 相遇，即表示这种制药方案中只有丹参一味中药。

② 表示这种注射液中不加吐温 80。

① 正交表的选用。总自由度 $+1=f_A+f_B+f_C+f_D+f_E+f_{C\times E}+1=7$，故

选 $L_8(2^7)$ 较为适合。

② 表头设计。查 $L_8(2^7)$ 交互作用表 C×E 应安排在列 6，表头设计见表 4-41。

表 4-41 有 C×E 的 $L_8(2^7)$ 表头设计

因子	A	B	C	D	E	C×E	
列号	1	2	3	4	5	6	7

③ 试验安排及结果分析见表 4-42。

表 4-42 试验结果

项目		A	B	C	D	E	C×E		试验结果	
		1	2	3	4	5	6	7	冠脉血流量	毒性
1		1	1	1	1	1	1	1	−40	4
2		1	1	1	2	2	2	2	−26	0
3		1	2	2	1	1	2	2	52	4
4		1	2	2	2	2	1	1	−2	0
5		2	1	2	1	2	1	2	−154	2
6		2	1	2	2	1	2	1	−47	1
7		2	2	1	1	2	2	1	53	0
8		2	2	1	2	1	1	2	13	0
血流量计算	K_1	−16	−267	0	−89	−22	−183	−36		
	K_2	−135	116	−151	−62	−129	32	−115		
	R	30	96	38	7	27	54	20		
毒性计算	K_1	8	7	4	10	9	6	5		
	K_2	3	4	7	1	2	5	6		
	R	1.25	0.75	0.75	2.25	1.75	0.25	0.25		

根据表 4-42 中 R 和 K 值的计算，可以得出直观分析：①从血流量指标的 R 来看，B 和 C×E 是主要影响因素；②从毒性指标的 R 来看，D、E、A 是主要影响因素（其中 C、E 的好水平选取要服从于其交互作用好水平）。

结合上述两点分析，可得出结论：①在上述四种药方组成中，以丹参、首乌、黄精、葛根为最优处方，它比单用丹参或甘草、桑寄生、丹参能明显增加冠脉血流量。在丹参、首乌、黄精、葛根中再加甘草、桑寄生虽不会降低冠脉血流量，但从降低毒性来讲，就不宜加甘草和桑寄生；②两种提取方法对冠脉血流量没有明显差别，但从降低毒性来讲，以水煎煮为好；③两种除杂方法对冠脉血流量没有明显差异，但从降低毒性来讲，以采用明胶为好；④列 6 中反映了 C×E，用水煎煮时毒性低，同时应加吐温 80；⑤根据上述分析，复方丹参注射液的最优工艺为：$A_2B_2C_1D_2E_2$。

4.3.3 均匀试验设计

正交设计是利用“均匀分散”性和“整齐可比”性从全部试验中挑选部分点进

行试验，简单地比较各因素水平试验指标（收率、纯度）的平均值，估计各因素对指标的影响，减少试验和计算工作量，基本上全面反映试验结果，是一种较优秀的试验设计方法。但是当试验中水平数较大时，正交试验次数相当多。例如有 5 个因素，每个因素有 5 个水平，用正交表安排试验至少要做 25 次试验。如果用均匀设计，仅需进行 5 次试验就可以得到较好的试验结果。

均匀设计（uniform design）是由我国数学家方开泰将数学理论应用于试验设计，创造出的一种适用于多因素、多水平试验的设计方法。均匀设计与正交设计的不同之处在于不考虑数据整齐可比性，而是考虑试验点在试验范围内充分均衡分散，就可以从全面试验中挑选出更少的试验点为代表进行试验，得到的结果仍能反映该分析体系的主要特征。这种从均匀性出发的设计方法，称为均匀设计试验法。用均匀设计安排试验可大大减少试验次数，试验次数与各因素所取的水平数相等。用均匀设计可适当增加试验水平而不必担心导致像正交设计那样试验次数呈平方次增长的现象。

均匀设计与正交设计一样，也需要按照规格化的表格（均匀设计表）设计试验。不同的是，均匀设计还有使用表，设计试验时必须将均匀设计表和它的使用表联合应用。均匀设计表用 $U_n(t^q)$ 表示。U 表示均匀设计，t 表示因素的水平数，q 表示最多可安排的因素数（列数），n 表示试验次数（行数），这里 $n=t$，即试验次数与所取水平数相等。

以 $U_5(5^4)$ 为例，讨论 $U_5(5^4)$ 均匀设计表与使用表联合应用，见表 4-43、表 4-44。

表 4-43　$U_5(5^4)$ 均匀设计表

项目	1	2	3	4
1	1	2	3	4
2	2	4	1	3
3	3	1	4	2
4	4	3	2	1
5	5	5	5	5

表 4-44　$U_5(5^4)$ 表的使用表

因素数	列号
2	1,2
3	1,2,4
4	1,2,3,4

为了保证不同因素和水平设计的试验点均匀分布，每个均匀设计表都带有一个使用表，指出不同因素数应选择哪几列。按 $U_5(5^4)$ 表安排试验，考察两因素时，依据使用表，选取 1 列、2 列安排试验，考察三因素选取 1 列、2 列、4 列安排试验等等。常用的均匀设计表通常是试验次数为奇数的 $U_5(5^4)$、$U_7(7^6)$、$U_9(9^6)$、$U_{11}(11^{10})$、$U_{13}(13^{12})$ 等，对于偶数水平的均匀表，只要取比偶数水平大 1 的水平的均匀设计表划去最后一行即可。

均匀试验设计法的五个步骤：①选择因素、因素的变化范围和水平；②选择适合于所选因素和水平的均匀设计表，并按表的水平组合编制出均匀设计试验方案；③用随机化的方法决定试验的次序，并进行试验，记录下响应值；④进行试验数据的统计建模和有关统计推断，各种统计点图，如残差点图、等高值图、正态点图、偏回归点图等，对数据的特性了解和建模的满意程度的判断十分有用；⑤用步骤④选中的模型求得因素的最佳水平组合和响应的响应预报值。

均匀设计的结果没有整齐可比性，分析结果不能采用一般的方差分析法，通常要用多元回归分析或逐步回归分析的方法，找出描述多个因素 x_1，x_2，…，x_m 与响应值 y 之间统计关系的回归方程：

$$\hat{y}=b_0+b_1x_1+b_2x_2+L+b_mx_m \tag{4-6}$$

回归方程的系数采用最小二乘法求得。把均匀设计试验所得结果列入下列式，即可求得 b_0，b_1，…，b_m。

令 x_{ik} 表示因素 x_i 在第 k 次试验时取的值，y_k 表示响应值 y 在第 k 次试验的结果。计算：

$$l_{ij}=\sum_{k=1}^{n}(x_{ik}-\overline{x}_i)(x_{jk}+\overline{x}_j) \quad i,j=1,2,\cdots,m \tag{4-7}$$

$$l_{iy}=\sum_{k=1}^{n}(x_{ik}-\overline{x}_i)(y_k-\overline{y}) \quad k=1,2,\cdots,n \tag{4-8}$$

$$l_{yy}=\sum_{k=1}^{n}(y_k-\overline{y})^2$$

$$\overline{x}_i=\frac{1}{N}\sum_{k=1}^{n}x_{ik} \quad i=1,2,\cdots,m \tag{4-9}$$

$$\overline{y}=\frac{1}{N}\sum_{k=1}^{n}y_k \tag{4-10}$$

回归方程系数由下列正规方程组确定：

$$\begin{cases}l_{11}b_1+l_{12}b_2+\cdots+l_{1m}b_m=l_{1y}\\ l_{21}b_1+l_{22}b_2+\cdots+l_{2m}b_m=l_{2y}\\ \quad\vdots\\ l_{m1}b_1+l_{m2}b_2+\cdots+l_{mm}b_m=l_{my}\end{cases} \tag{4-11}$$

$$b_0=\overline{y}-\sum_{i=1}^{m}b_i\overline{x}_i \tag{4-12}$$

当各因素与响应值关系是非线性关系时，或存在因素间的交互作用时，可采用多项式回归的方法。例如，各因素与响应值均为二次关系时回归方程为：

$$\hat{y}=b_0+\sum_{i=1}^{m}b_ix_i+\sum_{\substack{i=1\\ j>i}}^{T}b_{ij}x_ix_j+\sum_{i=1}^{m}b_{ij}x_i^2 \quad T=C_m^2 \tag{4-13}$$

式中，x_ix_j 项反映了因素间的交互效应；x_i^2 项反映因素二次项的影响。通过变量代换，可化为多元线性方程求解。即令 $x_{\mathrm{I}}=x_ix_j \quad i=1, 2, \cdots, m; j\geqslant i$

$$\hat{y}=b_0+\sum_{i=1}^{2m+T} b_i x_i \quad T=C_m^2 \tag{4-14}$$

如果没有计算手段，不妨采用直观法分析试验结果。由于均匀设计水平数取得多，水平间隔较小，试验点均匀分布，所以试验点中响应值最佳的点对应的试验条件离全面试验的最优条件相差不会太远，在进行零星试样的快速分析时，特别是没有现成的分析方法时，可以把均匀设计中最优点的条件作为欲选的试验条件。

【例 4-6】 在阿魏酸的合成工艺考察中选取原料配比、吡啶量、反应时间 3 个因素进行考察，各因素取 7 个水平。先根据各因素变化范围划分因素水平表，见表 4-45。

表 4-45 制备阿魏酸的因素水平表

因素	1	2	3	4	5	6	7
原料配比	1.0	1.4	1.8	2.2	2.6	3.0	3.4
吡啶量/mL	10	13	16	19	22	25	28
反应时间/h	0.5	1.0	1.5	2.0	2.5	3.0	3.5

采用 $U_7(7^6)$ 均匀表安排试验，由 $U_7(7^6)$ 表的使用表可知，对三因素七水平，应选第 1 列、2 列、3 列，见表 4-46。

表 4-46 制备阿魏酸的均匀设计试验方案

试验号	配料比 x_1	吡啶量 x_2	反应时间 x_3	收率/%
1	1	2	3	33.0
2	2	4	6	36.6
3	3	6	2	29.4
4	4	1	5	47.6
5	5	3	1	20.9
6	6	5	4	45.1
7	7	7	7	48.2

直观上看试验 7 收率最高为 48.2%。如果对试验数据不进行统计处理，可以认为最优化条件是配料比 3.4、吡啶量 28mL、反应时间 3.5h。由于均匀设计保证所设计的试验点均匀分布，水平数取得又多，间隔不大，因此，真正的最优条件肯定与此相差不大。

如果用计算机对试验结果进行处理得到线性回归方程式：

$$y=0.201+0.037x_1-3.43\times10^{-3}x_2+0.077x_3$$

$$R=0.875 \quad S=0.070 \quad F=3.29$$

查 F 表，对于 3 个变量 7 个样本来说，$F_{(3,3)}^{0.1}=5.39$，而 $F=3.29<5.39$，说明方程式是不可信的。在方程式中，由于 x_2 的系数很小，说明该变量变化时对试验结果（收率）的贡献可能不大，因而可不予考虑，只用其余两个变量重现回归，得方程式为：

$$y=0.1685+0.0251x_1+0.0743x_3$$

$$R=0.857 \quad S=0.092 \quad F=5.51$$

这时 $F=5.51>F^{0.1}_{(2,4)}=4.32$，因而该方程可信。该方程式在所考察范围内使 y 最大的试验条件为 $x_1=3.4$，$x_3=3.5$，代入方程式中得 $y=10.54$ 即最高收率为 51.4%，反应条件为配料比 $x_1=3.4$，反应时间 $x_3=3.5$h（吡啶量可定为 10mL）。按这一反应条件重新安排试验，结果 $y=0.486$，即收率为 48.6%，比已做过的试验收率都高。

如果方程中某因素的回归系数很小，它对最终试验结果的贡献可能小些。由于各因素量纲不同，方差各异，因而应消除这些影响才能客观地比较。一般采用标准回归系数，即将已知的回归系数进行下面的交换：

$$b_i'=b_i\sqrt{\frac{L_{ij}}{L_{yy}}} \quad i=1,2,\cdots,m \tag{4-15}$$

$$L_{ij}=\sum_{k=1}^{n}[x_{ki}-\overline{x}_i(x_{kj}-\overline{x}_j)] \quad i,j=1,2,\cdots,m \tag{4-16}$$

$$L_{yy}=\sum_{k=1}^{n}(y_k-\overline{y})^2=\sum_{k=1}^{n}y_k^2-\frac{1}{n}\left(\sum_{k=1}^{n}y_k\right)^2 \tag{4-17}$$

这时 b_i' 与 y 和 x_i 所取单位无关，绝对值越大，相对因素对 y 的影响越大。方程式中标准回归系数为 $b_1'=0.913$，$b_2'=-0.720$，$b_3'=1.850$。说明反应时间 x_3 对收率的影响最大，其次是配料比 x_1，吡啶量 x_2 对收率的影响较小。

将表中的数据进行逐步回归分析，计算过程在计算机上完成。

① 为剔除变量

$$y=0.2081+0.0325x_1-0.0304x_2+0.0741x_3$$

$$R=0.8698 \quad F=3.1063 \quad S=0.8698 \quad N=7$$

② 引入或剔除自变量 $F_1=F_2=0.5$ 时

$$y=0.1685+0.025x_1+0.0743x_3$$

$$R=0.8566 \quad F=5.5102 \quad S=0.0651 \quad N=7$$

③ 引入或剔除自变量 $F_1=F_2=1$，2 或 3 时

$$y=0.2138+0.0793x_3$$

$$R=0.832 \quad F=11.23>F^{0.05}_{(1,5)}=6.61 \quad S=0.063 \quad N=7$$

逐步回归分析结果表明，反应时间 x_3 与收率密切相关，且系数为正。因此，反应时间在试验范围内应取最大值（3.5h）。原料配比和溶剂量几乎与收率无关。

参考文献

[1] 赵临襄. 化学制药工艺学. 北京：中国医药科技出版社，2003.
[2] 王效山，王键. 制药工艺学. 北京：北京科学技术出版社，2003.
[3] 张秋荣. 制药工艺学. 郑州：郑州大学出版社，2007.
[4] 邵蓉，陈永法. 药品注册指导原则. 北京：中国医药科技出版社，2011.
[5] 陈小平，王效山. 新药发现与开发. 北京：化学工业出版社，2012.

[6] 姚文兵. 生物技术制药概论. 北京：中国医药科技出版社，2003.
[7] 曹岚. 中药新药研制与申报. 南昌：江西高校出版社，2008.
[8] 秦伯益. 新药评价概论. 北京：人民卫生出版社，1998.
[9] 侯文洁，郭庆明，张晖，等. 总藤黄酸亲水凝胶骨架片制备与体外释放度考察. 中草药，2011，42(4)：704-707.
[10] 徐吉民. 正交法在医药科研中的应用. 北京：医药科技出版社，1987.
[11] CFDA. 苯磺酸左旋氨氯地平国家药品标准［WS1-(X-019)—2002Z].

5

新药研究的选题

新药研究的选题是指在新药创制的范围内，选择并确定某个方向及目标作为研究课题的创造性思维活动。新药研究的选题既涉及理论问题，也存在方法学问题，必须符合科学性、创新性、需要性、可行性和效益性的基本原则。新药研究的选题范围广泛，但核心是以临床需求为导向，结合研究动态、研究条件和具体要求，切实做到符合科学思想，力求高瞻远瞩。选题是研究工作的起始点，确定选题前予以充分调研再加以科学论证至关重要。

生命科学和生物技术的新突破和新成就，已成为 21 世纪国际竞争的战略制高点之一。充分利用这些研究成果，开展创新药物的基础和应用研究，建立高水平的创新药物研究体系，不断提高药物创制能力，是当前面临的一项十分迫切的国家需求。然而，新药研究选题绝非易事。所谓“提出一个问题比解决一个问题更重要”，即深刻表述了选题的关键意义和艰巨性。一个成功的选题，往往着眼于“人无我有”（唯一性）、“人有我新”（新颖性）和“人新我优”（优越性）的高度和维度，这是研究者专业知识水平、信息获取与梳理能力、创新意识与创新灵感、汇聚智慧与科学协作等有机融合的结晶。选题依据是否充分，方案设计是否合理，直接关系到研究工作的价值与成败，影响到药企的经济和社会效益。

5.1 新药研究及其进展

新药研发是药企永恒的主题，也是其生存与发展的驱动力和必然选择。现在已知的大约7000种罕见病只有约350个治疗药物上市，即使癌症、糖尿病、阿尔茨海默症等常见病仍然无良药可医，迫切需要惠及患者的优质新特药物。在科学技术日益进步的推动下，国际上创新药物研究的发展趋势呈现出两个显著的特点：一是生命科学前沿技术，如与新药研究紧密相关的功能基因组、蛋白质组和生物信息学等，以发现和验证新型药物靶点作为主要目标，取得了显著的进展；二是理论和结构生物学、计算机和信息科学等一些新兴学科越来越多地参与到新药的发现和前期研究中，使新药研究的面貌发生巨大的变化，出现了一些新的研究领域和具有重要应用价值的新技术，对创新药物研究与开发产生深远的影响。

5.1.1 新药的现状与格局

近些年来，全球制药业的市场格局经历着深刻的变化，同时也给药企带来了新的挑战和发展机遇。如图5-1所示，近十年来全球药品市场规模持续增长，自2009年以来平均增幅有所趋缓。另外一个特征就是发达国家所占比重逐渐下降，而以中国、印度、俄罗斯为代表的新兴市场药品需求量则快速上升。比如2015年，新兴市场占世界药品规模的比例为28%（图5-2），而我国占比达到了24.7%，成为仅次于美国的世界第二大医药市场。

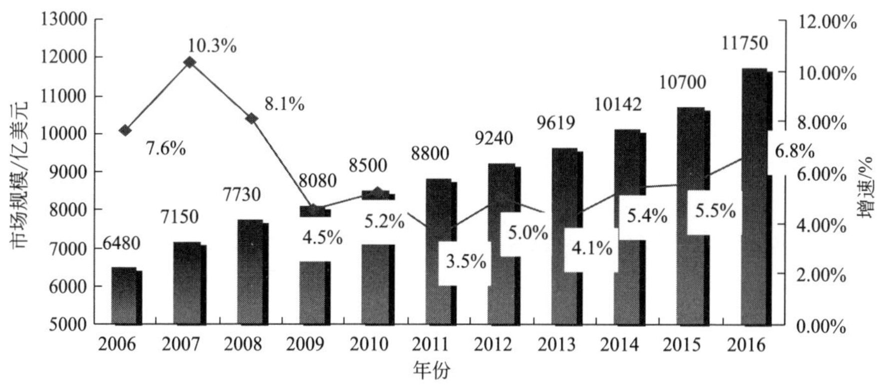

图5-1 2006～2016年世界药品市场规模及增速

来源：CFDA南方医药经济研究所

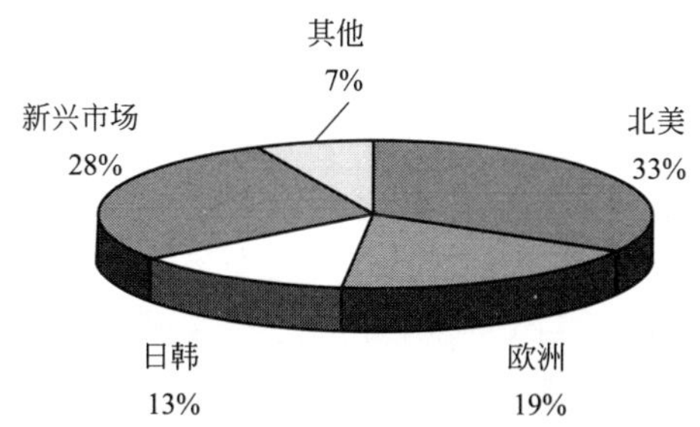

图5-2 2015年世界药品市场各区域规模比例

来源：CFDA南方医药经济研究所

根据 IMS Health 对未来 5 年的预测，世界医药市场总体增长趋势仍然显著，全球药物总量将增加到每年 14000 亿美元；新兴市场药品需求增速继续保持较高水平，可达到 14%～17%，但会使用更多的非原研药、仿制药及非处方药。

现代新药创制涉及生物医学、药理学、药物化学、制药工艺学、药物分析学、药剂学和计算机科学等诸多领域，体现着多学科交叉渗透、高新技术集成的前沿成果。而这些学科人才只有通过一定的积累和整合到必要程度，才能形成专业、高效的新药研发队伍。另外源于社会经济等因素考虑，新药目前在融入医保、临床使用时，受到不少国家严格和复杂的评估，可能会延迟其普及应用。令人关注的还有从今往后的数年间，全球众多的专利药密集到期，使得医药行业步入仿制药市场发展的高峰期，从而不断削弱传统重磅级药物的市场主导地位。加之一些制药巨头已经涉足生物类似药和化学仿制药领域，市场竞争变得更为激烈，同时也带来很多新的机遇。图 5-3 统计了美国 2010～2025 年药品物质专利到期数量情况。

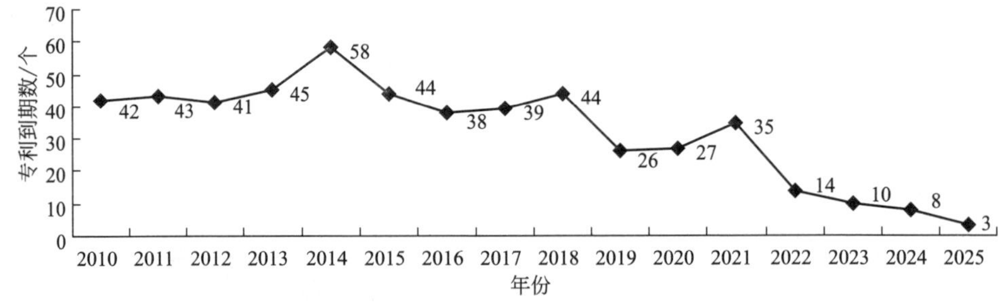

图 5-3　美国 2010～2025 年药品物质专利到期数量统计

从相关动态来看，针对当前世界环境恶化以及人口老龄化问题，国际上新药创制重点领域集中在肿瘤、慢性病和老年病等方面；新药研发的类别主要为化学药物，同时生物药物呈现出迅猛增长的态势。IMS Health 预计到 2020 年，药物创新将持续向生物制药、专科用药以及受到关注的疾病谱变化方向发展。制药巨头在保持较高研发投入的同时，还通过收购小型创新公司的方式来获得新药。2015 年，FDA 共批准 45 个新药，包括 33 个新分子实体（new chemical entities，NCE）和 12 个生物制品许可申请（biologics license application，BLA）。这一数字高于 2014 年的 41 个和 2013 年的 27 个，创下近十年来新药批准数量的新高（图 5-4）。预计未来 5 年内，每年美国上市新专利药数量能够保持在 30～35 个的范围。

在美国、欧盟、日本等发达国家，新药已占药物总销售额的 80%左右，而中国医药市场主要以仿制药及进口药为主。我国本土药企仿制药高达 96%，获准上市的新药也多为跟踪仿制的 Me-too 药物。大多数新药研发机构将主要精力放在仿制药方面，除了适合国情、降低治疗药物费用的有利因素以外，也包含着研发体制不完善、经费投入和技术水平不足等亟待解决的重要问题。需要指出的是，制药工业的利润主要来自新产品而不是廉价的原材料和劳动力；缺乏创新元素的简单仿制，常导致疗效和安全性不可靠的后果。大众对保健和防治疾病的需求越来越高，无论是研发原研药，还是仿创其他专利到期的药品，创新尤为必要。比如对原研药品进行改进创新，就需要相关的经验积累和大量的研究工作来找出关键的因素，还需要制药企业加大投入力度。

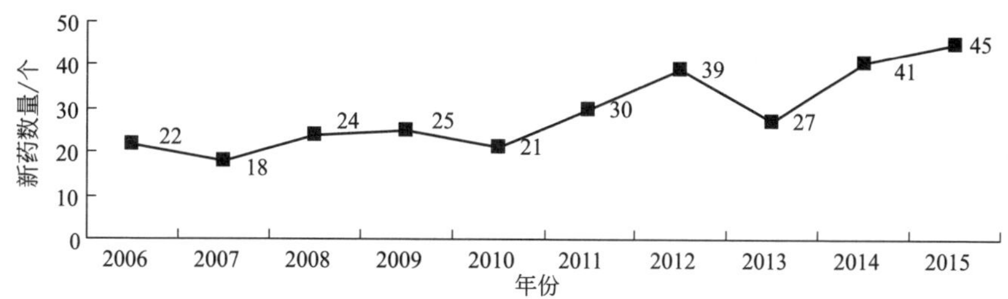

图 5-4　近十年 FDA 批准的新分子实体与生物药数量

数据来源：医药经济报

中国医药市场规模优势日益突出，越来越多的跨国公司在中国建立了研发中心。中国制药企业对原创药的认识程度和创制能力不断提高，以企业为主体的研发格局正在形成；加之我国政府对新药的研发投入、鼓励创新政策的力度逐步增大，新药研发环境愈加成熟。随着一系列与国际接轨模式，比如与跨国药企合作开发等的推进，必将迎来中国创新药发展的新局面。

5.1.2　新药发现与活性筛选

创新药物研究的关键在于新药的发现研究。一旦确定候选化合物，开发研究的目标就基本明确，开发研究的方法也有据可依。通过筛选而获得具有生物活性的先导化合物，是目前新药发现研究的重要途径之一，其筛选模型已经从传统的整体动物、器官和组织水平发展到细胞和分子水平。

（1）高通量筛选　高通量筛选（high throughput screening，HTS）技术是 20 世纪 80 年代后期发展起来的一种药物筛选新技术。它集计算机控制、自动化操作、高灵敏度检测、数据结果自动采集和处理于一体，实现了药物筛选的快速、微量、灵敏和大规模，日筛选量达到数万甚至数十万样品次，是新药发现技术和方法的一大进步。

创新药物的发现都离不开采用适当的药物作用靶点对大量化合物样品进行筛选，而且筛选规模越大，发现新药的机会就越多。随着计算机技术、生物芯片、蛋白质组学、组合化学等的发展，HTS 技术应运而生，逐渐成为目前新药发现的重要手段之一。

HTS 是将多种技术方法有机结合而形成的新的技术体系，它以分子水平和细胞水平的实验方法为基础，以微板形式作为实验工具载体，以自动化操作系统执行实验过程，以灵敏快速的检测仪器采集实验数据，以计算机对实验获得的数据进行分析处理。其正常开展需要有一个高容量的化合物库、自动化的操作系统、高灵敏度的检测系统、高效率的数据处理系统以及高特异性的药物筛选模型。

作为药物筛选的一种方法，HTS 技术也存在一定的局限性。首先，其采用的主要是分子、细胞水平的体外实验模型，因此不可能充分反映药物的全面药理作用；其次，用于高通量筛选的模型是有限的和不断发展的，要建立反映机体全部生理机能或药物对整个机体作用的理想模型，也是不现实的。随着对 HTS 研究的不断深入，对筛选模型的评价标准、新的药物作用靶点的研究和发现以及对筛选模型的新颖性和实用性的统一，HTS 这一药物筛选新技术必将在未来的药物研究中发挥越来越重要的作用。

（2）高内涵筛选　高内涵筛选（high content screening，HCS）技术的创立，是在创新药物领域最值得关注的重大技术进展之一。HCS 技术是在保持细胞结构和功能完整性的前提下，尽可能同时检测被筛样品对细胞、生长、分化、迁移、凋亡、代谢途径及信号转导等多个环节的影响，从单一实验中获取多种相关信息，确定其生物活性和潜在毒性。从技术层面而言，HCS 是一种应用具有高分辨率的荧光数码影像系统，在细胞水平上实现检测指标多元化和功能化的筛选技术，旨在获得被筛样品对细胞产生的多维立体和实时快速的生物效应信息。应用 HCS 技术能够加速发现具有潜在开发前景的活性化合物，设定深入评价的优先次序，为构效关系研究和结构优化改造提供有力的支持。

HCS 克服了以往药物发现的“串行”研究方法（即化合物筛选→初步药效学评价→急性毒性评价→全面的临床前研究→临床研究）效率低、速度慢的弱点以及 HTS 成功率低的缺陷，使研究人员可以在新药研究的早期阶段就获得活性化合物对细胞的多重效应的详细数据，包括细胞毒性、代谢调节和对其他靶点的非特异性作用等，对于提高先导化合物发现速率和药物后期开发的成功率，具有重要意义。

目前，HCS 技术已经引起了大型制药公司的高度重视，全球已有约 60 家新药研究机构启动了这一领域的研究项目。应用 HCS 技术，宾夕法尼亚大学的科学家发现了在细胞凋亡等信号转导途径中起重要作用的双特异性磷酸酯酶抑制剂。另有资料表明，这一技术用于筛选 G 蛋白偶联受体拮抗剂也获得了较好的结果。国内有学者尝试应用 HCS 筛选平台建立 NF-κB 核转位高通量筛选体系，该体系的应用将有助于发现新的 NF-κB 信号通路调节因子，为免疫与肿瘤的机制研究提供线索。国外业界人士认为，如果说高通量自动化 DNA 测序技术对顺利完成人类基因组计划是革命性的贡献，那么 HCS 在当今药物发现中将起到同样的关键作用。因此，HCS 代表着创新药物研究技术发展的必然趋势。

（3）虚拟筛选　虚拟筛选（virtual screening，VS）是创新药物研究的新方法和新技术，并逐渐成为一种与 HTS 互补的实用化工具加入到新药开发的工作中去。与传统的筛选方法相比，虚拟筛选具有高效、快速、经济等优势。

2001 年，Kurogi 等采用基于药效团的搜索软件 CATALYST 对肾小球毛细血管中的MC（血管系膜细胞）增生抑制剂进行了筛选，构建了包含7个药效特征元素的药效团模型。然后CATALYST搜索了包含47045个分子的数据库，得到41个命中结构，生物活性检测其中4个化合物具有明显的MC增生抑制活性。2002年Grunberg等采用基于分子对接的虚拟筛选方法成功找到了多种人碳酸酐酶的抑制剂。国内也有学者结合虚拟筛选和高通量筛选方法寻找Rho激酶抑制剂，为心脑血管、神经系统等疾病的治疗和预防提供新的治疗策略。虽然现在仍有一些问题制约着这项技术并且由虚拟筛选得到药物的成功范例并不是很多，但随着其他技术，如结构生物学和计算机科学的发展，虚拟筛选必将在未来的新药开发中发挥更大的作用。

后基因组时代的药物分子设计发展的显著特点是：计算机科学、生物学、化学以及信息科学的结合日益紧密，共同推动药物分子设计的迅速发展。药物分子设计主要包括分子模拟和计算机辅助药物设计（computer aided drug design，CADD）。就设计方法而言，药物分子设计包括基于配体的药物设计（LBDD）和基于靶标的药物设计（TBDD）。LBDD主要根据对现有药物分子结构、理化性质与SAR（结构活性关系）的分析，联合相关的生物学信息库，建立QSAR（定量构效关系）或其他数学模型，再根据这些模型，对新分子结构的化合物进行活性预测，主要是针对小分子的药物设计；TBDD主要是针对潜在的药靶（通常为生物大分子，包括受体、酶、核酸等）的空间结构，通过应用理论计算和分子模拟等方法，建立小分子-药靶的相互作用，并据此设计与药靶作用的新分子。组合化学与计算机辅助药物设计是药物分子设计的重要技术手段，两者相互结合，相互促进，使人们有可能在短期内获得大量的具有新分子结构的候选化合物。

随着现代生物学和药物分子设计的发展，人们将获得越来越多的药物新靶标以及新的化合物，但如果对所有靶标和化合物都进行筛选，将是一项十分浩大的工程，需要耗费巨大的人力、物力和财力。VS技术的出现有可能成为有效解决这一问题的重要技术之一。VS是指利用计算机强大的计算能力，针对重要疾病治疗靶标的生物大分子的三维结构或QSAR模型，采用三维药效基团模型搜寻或分子对接（Docking）的方法，从现有化合物数据库中寻找发现与靶标生物大分子结合或符合QSAR的化合物。与药物分子设计对应，VS包括基于配体的虚拟筛选（LBVS）和基于靶标的虚拟筛选（TBVS）。

VS的目的是从大量化合物中寻找发现有苗头的化合物，集中目标，从而减少待筛选化合物的数量，缩短研究周期，降低研究成本。开展VS的前提条件是已知靶标的三维结构并获得配体的三维数据库，通过分子对接计算小分子化合物与大分子靶点的可能作用，再评判（scoring）两者之间的结合位点并预测所选择化合物与靶标的结合模式以及配体与受体结合的亲和力大小，从而实现靶标的发现与确认，以及先导化合物的优化筛选。目前，分子对接方法可每天虚拟筛选上百万个分子，大大提高了化合物的筛选速度和效率。

5.1.3 新药发现与靶点研究

药物靶点是能够与特定药物特异性结合并产生治疗疾病作用或调节生理功能作用的生物大分子或生物分子结构。近几十年的药物发现研究几乎均集中于寻找或设计作用于靶点的高选择性配体药物分子。当前国际上新药研究的竞争，主要体现在药物靶点的研究上。药物的作用靶点不仅为揭示药物的作用机理提供了重要信息和途径，而且对新药研究中建立筛选模型、发现先导化合物也具有特别的意义。药物的作用靶点一旦被认识和掌握，往往会成为一系列新药创制的突破口。新的药物靶点对于新药研发尤为重要，甚至有“一个靶点成就一个产业”的说法。

目前发现的各种疾病治疗靶点已达2000多个，但是获得FDA批准上市的成功新药所涉及的靶点只有500个左右。蛋白质、核酸、酶、受体等生物大分子不仅是生命活动的基础物质，也往往是药物的作用靶点。现有药物中，以受体为作用靶点的药物超过50%，是最主要和最重要的作用靶点；以酶为作用靶点的药物占20%之多，特别是酶抑制剂在临床用药中具有特殊地位；以离子通道为作用靶点的药物约占6%；以核酸为作用靶点的药物占3%；其余近20%药物的作用靶点尚待深入研究。

虽然以靶点为核心的主流模式已成为合理药物设计的依据，但跟踪未知靶点的化合物活性同样是新药更为现实的发现途径。这是因为人体的构成和功能非常复杂，受到多种因素的调控，存在许多天然屏障和各种平衡。对某一特定功能，在某些情况下会有几种信使、酶、受体、通道或其他生物大分子参与，兼有扩增系统和反馈抑制等制约。药物与靶点结合发挥作用，还要经历吸收、分布、代谢等药动学过程。要掌握药物作用靶点的规律，并成功用于新药发现，仍然面临着极大的挑战。此外，新靶点发现和确认的周期动辄三五年，作为一个有待发展的领域，靶点药物开发还需要更多新思路、新方法和新技术的介入。

5.1.4 新药发现的研究进展

传统的药物发现大致有两种模式。一种是针对药物作用机理和疾病发生过程进行深入研究，从中找到某个环节作为药物治疗的靶点；凡是能够改善疾病症状、改变组织器官功能的物质，就有可能发展成为药物，这种模式与药物研究的主要目的相一致，是一个直观有效的方法；而对于机制方面的研究，则是为了进一步认识药物作用进行的扩展工作。另一种是定向筛选发现药物，包括对治疗特定疾病药物的筛选和特定来源物质的筛选；定向筛选通常是采用特定的筛选方法，对特定的样品群包括样品的来源、性质等进行筛选，越大范围筛选，发现高质量药物的可能性越大；选择适当的方法或模型，对大量特定样品进行筛选，是保证定向筛选的关键；同时对定向筛选的化合物不断进行结构优化或改造，是获得高质量药物的重要途径。当然，新药的发现研究是不可控的过程，具有极大的随机性和挑战性。生命科学的深入发展、新技术的不断进步、新思想的逐渐涌现，则为新药发现研究带来生机和活力。

5.1.4.1 功能基因组学

功能基因组学（functional genomics）利用结构基因组所提供的信息和产物，开发和应用新的实验手段，通过在基因组或系统水平上全面分析基因的功能，使得生物学研究从对单一基因或蛋白质的研究转向同时进行多个基因或蛋白质的系统研究。

功能基因组学在全基因组序列测定的基础上，从整体水平研究基因及其产物在不同时间、空间、条件的结构与功能关系及活动规律。近年来的研究表明，基因的功能及其调控远比起初人们设想的要复杂得多。大多数疾病尤其是肿瘤、神经退行性疾病、代谢性疾病等受多基因网络调控，故针对单个分子靶点的新药研究思路和高通量筛选技术，难以全面、完整地反映化合物与疾病的相关性。目前寻找治疗多基因疾病和抗病毒感染（如艾滋病、肝炎等）的有效药物仍很困难，仅瞄准单一靶标不易有效抑制疾病。对此，新药研究应该调整策略，采用“由基因功能到药物”的研发新模式，从针对单个基因转变为针对多个基因（或基因调控网络），深入研究基因或靶点之间的作用与联系，更加注意考虑信号转导通路和功能系统的调控。

目前多数以药物作用靶点为基础的药物发现流程是：基因组→作用新靶点→筛选→先导物→药物。因此，充分利用世界各国基因组研究进展，开展后续的基因功能-药物调控的研究，是当前创新药物研究应当抓住的发展机遇。

5.1.4.2 蛋白质组学

蛋白质组学（proteomics）通过对正常个体及病理个体间的蛋白质组比较分析，寻找某些“疾病特异性的蛋白质分子”，为新药发现提供潜在的分子靶点，或者为疾病的早期诊断提供分子标志。

绝大多数药物靶标是蛋白质。蛋白质组学可以全面地检测疾病和药物处理过程中蛋白质表达谱和蛋白质-蛋白质相互作用的变化，已经成为发现和确认药物靶标的主要手段。此外，从功能基因组的角度，人们普遍认为每种疾病平均与10个左右的基因相关，而每种基因又与3～10种蛋白质相关。如果以人类主要的100～150种疾病进行计算，则应该有3000～15000种蛋白质具有成为药物靶标的可能。这些潜在的发展源头，是蛋白质组学作为发现药靶的主要技术平台，越来越受到国际制药界垂青的重要原因所在。

新药研发除了靶标发现的确认外，还包括药物作用机制研究、先导化合物选择、小分子化合物筛选和优化、候选新药的临床前和临床研究等过程。在药物作用机制研究方面，蛋白质组学技术可以应用于药物的作用机制、药物活性的生化基础和药物参与生化途径等多个方面的研究，为阐明药物作用机制和新调节因子的作用模式提供有力的证据，也可为新药研发提供新的思路。另外，通过构建差异蛋白质表达谱，检测药物处理前后复杂的蛋白质的改变情况，同样有助于加深人们对药物作用机制的理解。

在药物毒性筛选和毒理学研究方面，与传统研究方法相结合，蛋白质组学在鉴定药物毒理机制上能更准确地预测药物在人体中有可能出现的毒性，并更适用于药物毒性筛选与预测。一旦确立了毒性作用和蛋白质标志物之间的关系，就意味着可利用这些标志物进行新化合物的毒性筛选。应用灵敏的蛋白质组学技术可以在剂量更低、时间更短的情况下鉴定出药物的毒性作用，这样就可以在研究的早期预测到药物的潜在毒性作用，并可以对先导化合物进行毒性排序，从而有效地节省大量的时间与经费。

但是，也应该看到蛋白质组学毕竟还处在发展阶段，蛋白质组在提高通量化、低丰度蛋白质的分辨率及增加质谱分析小量样品的灵敏度上仍需要进一步完善。随着技术的进步，人们将有能力更好地揭示蛋白质的功能，不断发展的蛋白质组学、高通量的蛋白质组平台技术和丰富的生物信息学信息，将会极大地推动和加速新药发现的全过程。

5.1.4.3 系统生物学

系统生物学（systems biology）研究一个生物系统中所有组成成分（如基因、mRNA、蛋白质和生物小分子等）以及特定条件下这些组分间的相互作用关系，是以整体性研究为特征的大学科。美国科学院院士 Leory Hood 最早提出了系统生物学的概念和研究体系。

系统生物学在整体上分析药物的作用机制，阐明从“分子到药物”的简单模式将逐渐被“生物学到药物”的模式所取代，药物靶点将从单一分子扩展至分子组合、某个信号转导通路甚至几个通路的组合。许多重大疾病如肿瘤、神经退行性疾病、糖尿病等的发生，都是由许多基因的小缺陷的累加，而非少数基因的大缺陷所致，这可能是复杂疾病针对单一靶标的药物疗效不佳的原因之一。

系统生物学为药物发现提供了一种全新的思路。结合结构生物学、计算生物学等学科的发展，在高内涵筛选、生物数学模型等技术的共同推动下，根据药物-基因-疾病之间的数据，可使新药研究从纯描述性的科学向预测性的科学发展，从而产生多种基于系统生物学的药物研发平台，将给新药研发带来革命性的变化。

5.1.4.4 网络药理学

网络药理学（network pharmacology）将药物作用网络与生物网络整合在一起，分析药物在此网络中与特定节点或模块的相互作用关系，从而理解药物和机体之间的相互作用。近些年来，基于网络的药物发现和多向药理学（polypharmacology）研究，促使药物研究的重点从“单一靶标、单一药物”转向“多靶标、多药物”，勾画了一种更具成效且很有前景的药物发现新模式。

网络药理学随基因组学、蛋白组学、系统生物学发展应运而生，它是在理解疾病表型-基因-靶点-药物相互作用网络的基础上，通过网络分析来观察药物对病理网络的干预与影响，使研发的新药更接近于疾病的实际情况，从而提高研发的成功率。网络药理学提供了一种同步改善药物临床有效性和理解其毒副作用的药物研发新思路，它提出新药研发的策略应是发现如何干预疾病的病理网络，而非仅仅是与疾病相关的个别基因，需要对多种基因及其调节蛋白的干扰才能影响疾病网络，并注重网络平衡和网络扰动，这将对认识药物和发现药物的理念产生深远的影响。

网络药理学通过对药物结构-活性关联谱来全面了解药物的作用，是一种通过系统生物学和网络分析（分析网络的拓扑结构、节点的连通性、冗余与多向性）来进行药物设计的新途径。研究内容主要包括三个方面：疾病-疾病网络、疾病-药物网络、药物-药物网络。网络药理学强调，理解药物在生物体系中的地位和动力学过程，要比理解个别靶点或组合靶点的有效性更为重要。发展网络药理学的关键在于通过网络分析，鉴定那些可产生满意治疗结果的关键节点或节点组合，发现那些可干扰这些节点、产生多向药理学效应的化合物。为使网络药理学成为常规，就需要发展多种技术，结合组合化学与网络搜索的运算法则和方法来预测药物的生物学性质。随着疾病和药物相关数据的不断积累，合成生物学（syntheticbiology）的进展，以及网络计算方法和计算软件的发展与完善，网络药理学必将得到快速发展，为新药研发提供更多更有意义的信息。基于网络药理学的药物研发新模式，也必将对复杂疾病的诊治带来重大突破。

5.1.4.5 生物信息学

生物信息学（bioinformatics）是综合运用数学、计算机与网络技术以及生物学等手段，对各种生物信息进行收集、加工、储存、分析、整理和归纳，并对生物信息做出解析的学科。

生物信息学的研究内容十分广泛，主要包括：①建立、储存并管理大量的生物学信息库，包括基因组序列、基因多态性、基因表达调控、蛋白质结构与功能、特征性代谢产物谱、疾病相关基因或蛋白、生物标志物信息库等；②开发计算机算法和统计学方法，分析确定数据库中大量数据的相关性；③应用已知的生物学信息预测或分析生物大分子或小分子化合物的结构与功能。生物信息学可应用于药物发现的全过程，包括药物分子设计、药物靶点的发现与确认、药物筛选以及药物临床前评价等。

在药物靶标发现的过程中，生物信息学方法发挥了不可替代的重要的作用，尤其适用于大规模多组学数据的分析。目前已涌现了许多与疾病相关的数据库资源，基于生物网络特征、多基因芯片、蛋白质组、代谢组数据等建立了多种生物信息学方法发现潜在的药物靶标，并预测靶标可药性和药物副作用。

应用生物信息学研究药物靶点，已经出现了许多具有可行性的方法和技术，研究的对象包括受体蛋白、酶蛋白以及包括小分子跨膜载体、离子通道在内的膜蛋白等。这些新药物靶点的出现，必然会促进药物的发现，使新药发现的速度达到前所未有的水平。在进行药物靶点研究的同时，应用生物信息学技术和计算机辅助筛选相结合，开辟了新药的发现途径。在生物信息学研究的基础上，利用获得的蛋白质结构和功能信息，用计算机模拟的方式，直接进行药物筛选，加快了药物发现的速度。例如，Bao Y G 等克隆和表达了与结核分枝杆菌毒蛋白分泌有关的 Rv3871 基因，并使用生物信息学方法分析其分子结构、功能和同源性。实验结果显示致病性和非致病性的 Rv3871 基因在结构和功能上存在着差异，从而阐明了结核病的发病机制及可作为药物筛选用的作用靶点。Philippe Bernard 等将民族药学与生物信息学相结合，证实了白桦脂醇和其氧化形式桦木酸对磷脂酶 A_2 具有抑制活性。

生物信息学能为药物分子设计提供丰富的数据库，包括药靶的基因序列及表达调控特点、三维结构、受体与配体结合作用、构效关系、化合物生物活性库等，从而为药物分子设计提供导向并促进化合物的虚拟筛选。对于已发现的先导化合物，利用生物信息学技术借助配体和作用靶点的三维结构信息进行药效学和毒理学的优化，从而发现更为理想的化合物。此外，生物信息学还可以对前期基因组学和蛋白质组学研究所发现的表达差异基因或差异蛋白进行归类分析，通过检索特定生物学信息库而对其进行比较研究，综合基因的序列特征以及蛋白结构等其他相关信息，发现新的潜在药物靶点并对前期研究所发现的信息进行进一步确定和验证，从而可以极大地提高药物发现的速度和效率。从某种程度上说，生物信息学已经成为药物靶标发现和确认的必备技术手段。

5.1.4.6 若干研究技术

（1）转基因技术　转基因技术通常包括基因敲入（knock in）和基因敲除（knock out）两种方式，其显著特点是分子及细胞水平操作、组织及动物整体水平表达。转基因技术的出现为研究药物对机体整体的作用提供了很好的技术手段，体现在药物发现过程中的主要应用价值如下。

① 建立基于特殊疾病的整体动物模型，实现药物的体内活性筛选。转基因技术可以针对某些人类疾病（特别是遗传性疾病）的病理生理特点，通过基因敲入使特定基因表达或过表达，或通过基因敲除使特定基因不表达或很少表达，从而复制出与人类疾病类似的动物模型。通过这些特殊动物模型，能够真实地反映候选化合物的药理学活性及其在体内的作用特征。

② 药物作用靶标的鉴定和确认。基因组、蛋白质组以及生物芯片等主要从细胞和分子水平寻找和发现药物的作用靶标，但由于体外实验环境与体内存在很大差异，药物最终进入人体要面临十分复杂的整体环境，而转基因动物能够模拟人体的内环境，从而能更准确地实现对药物作用靶标的鉴定和确认，成为上述研究的有利补充。

③ 药代动力学及药物临床前评价。利用特定的转基因动物能够帮助研究人员在药物发现过程中尽早地了解药物的代谢特征及其毒理学特点，从而决定继续开展或终止药物的后续开发活动。选择特定的转基因动物能够降低药物发现过程中动物的消耗量，缩短试验周期，从而降低药物开发成本。目前，转基因动物被广泛用于神经系统疾病、癌症、心血管疾病等多种疾病治疗药物的相关研究中。

(2) RNA 干扰技术　与转基因技术类似的 RNA 干扰（RNAi）技术，也能使体内正常基因表达发生改变。RNAi 是指将与 mRNA 对应的正义 RNA（sense RNA）和反义 RNA（anti-sense RNA）组成的双链 RNA（dsRNA）导入细胞诱导靶，mRNA 发生特异性的降解而导致基因沉默的现象，又称为转录后基因沉默（PTGS）。RNAi 广泛存在于植物、动物和人体内，对机体基因表达的管理、病毒感染的防护以及活跃基因的控制等生命活动均具有重要意义。1998 年，Fire 等首次报道了 RNAi 现象并对其做出科学的解释。此后，RNAi 技术迅速发展并被广泛应用于基础科学研究中。RNAi 的发现解释了许多令人困惑、相互矛盾的实验观察结果，并揭示了控制遗传信息流动的自然机制，从而开启了一个全新的研究领域，为基因和蛋白功能研究、核酸药物的分子设计、药物靶点的发现、疾病基因治疗等科学研究提供了重要手段。科学家预言，利用这种技术有可能发现更多、更好的药物作用靶点，获得使致病基因失活的新型基因药物。

RNAi 可以高通量地发现药物靶基因，从而成为寻找新药作用靶标的有力工具；可高度特异性地干扰表达潜在靶点的基因，进而干扰机体疾病的发生与发展，其效果与高特异性靶蛋白的抑制效果类似。目前，RNAi 已被广泛用于探索发现治疗肿瘤、病毒感染性疾病、神经退行性疾病以及血液病等疾病的药物靶标。国外许多药物研发或制药公司已将 RNAi 作为高通量药物靶标发现与确认的常用工具。同时，那些在靶标实验中证明有效的 siRNA/shRNA 本身还可以被进一步开发成为 RNAi 药物。

在药物标靶发现和确认方面，RNAi 技术已获得了广泛的应用。生物技术公司或制药公司通常利用建立好的 RNAi 文库来引入细胞，然后通过观察细胞的表型变化来发现具有功能的基因。如可通过 RNAi 文库介导的肿瘤细胞生长来发现能抑制肿瘤的基因。一旦所发现的基因属于可用药的靶标（如表达的蛋白在细胞膜上或被分泌出细胞外），就可以针对此靶标进行大规模的药物筛选。此外，被发现的靶标还可用 RNAi 技术在细胞水平或动物体内进一步确认。

哈佛医学院的研究人员运用 Dharmacon 的 siGENOMEsiRNA 文库产品沉默超过 21000 个人类基因，从而阻断蛋白的表达。在高通量检测设备的帮助下，研究人员最终鉴定了 273 个与 HIV 病毒复制相关的蛋白，包括其中 36 个已经证明了对 HIV 至关重要的基因。这项研究清楚地论证了全基因组范围 RNAi 检测在鉴定新的药物靶点方面的能力。

此外，RNAi 还可以与基础表达相结合，用于药物筛选以及药物作用机制的评价。值得一提的是，RNAi 与基因敲除是两种完全不同的技术手段，两者有着明显的差异而在药物发现过程中各有优势，相互补充。

(3) 生物芯片技术　生物芯片（biochip，microarray）技术是指通过在微小基片（硅片或玻璃）表面固定大量的分子识别探针，或构建微分析单元或检测系统，对标记化合物、核酸、蛋白质、细胞或其他生物组分进行准确、规模化的快速筛选或检测。目前，生物芯片主要包括基因芯片、蛋白质芯片、细胞芯片和组织芯片等。生物芯片已渗入到药物发现的每个步骤，包括药靶的发现、大规模化合物生物活性及毒性筛选以及先导化合物的优化等，同时也是基因组学、转录组学、蛋白质组学、代谢组学研究的重要技术手段，对推进创新药物研究有着重要的影响。药物靶点发现可能是生物芯片在药物研发中应用最为广泛的一个领域，主要采用DNA芯片和蛋白质芯片检测某一特定基因或特定蛋白的表达，也可检测生物体整个基因组或蛋白质组的表达情况，为发现可能的药物靶标提供有力的线索。

生物芯片也是HTS的主要技术手段之一，通过在芯片上固定特定的寡核苷酸、cDNA、靶酶、受体蛋白，甚至还包括电信号等，实现对候选化合物的大规模筛选。目前已经有抗体芯片、受体蛋白芯片、毒理芯片、微流体芯片、芯片膜片钳等在这一领域的应用。生物芯片的显著优势是快速灵敏、高通量、微型化和自动化。生物芯片的发展为生命科学的研究提供了强有力的工具，如进行活细胞筛选进行功能性相互作用的高通量分析，研究蛋白质-DNA之间及蛋白质-蛋白质之间的相互作用，开发进行全基因组表达的叠瓦芯片，比较基因组杂交或染色质免疫沉淀-芯片分析技术等。这些技术大大提高了高通量检测蛋白质或基因功能的能力，并可为药物筛选或研发提供更加符合成本效益的实验方案。国外几乎所有的大型制药公司和药物研究机构均已将生物芯片应用于药物的开发过程中，显示其强大的发展势头。

随着中医药现代化，生物芯片技术已在中医药研究中得到应用，其中以基因芯片为主，国外以日本、韩国、德国、美国的研究居多，国内香港地区报道较多。香港中文大学Lee等采用基因芯片技术研究白芍根的抗肝癌作用，研究发现白芍根水提液可抑制肝癌细胞系HepG2和Hep3B不同的基因表达。基因表达谱中BNIP3被上调，而ZK1、RAD23B和HSPD1等基因则出现了下调，提示该药抗肝癌作用与激活癌细胞凋亡机制有关。香港科技大学的Caries等采用基因芯片对几种有毒中药进行了鉴别。韩国的Rho等用基因芯片研究了六味地黄汤衍生方醇提物增强记忆以及抗衰老的分子机制，结果发现给药组大鼠海马区的甲状腺素转运蛋白、PEP-19和脑磷脂-*N*-甲基转移酶等相关基因均表达增高。随着芯片检测的特异性和灵敏度的提高、样品制备和标记操作的简化以及数据分析和处理技术的进一步发展，生物芯片技术必将在药物发现过程中发挥更重要的作用。

(4) 表面等离子共振技术　表面等离子共振（SPR）技术是近年来发展起来的一种以芯片为基础的光学生物传感器系统，具有免标记、低耗量、分析速度快等优点，可用于活性物质的快速筛选，大大加快了新药的筛选速度。

传统的药物筛选以药效学作为观察指标，存在两个重要的制约环节：一是效率低、规模小、成本高、耗时长；二是机制研究难度大，往往需要进行大量的探索工作，来认识药物的药效学、药动学、毒理学等内容。SPR的技术优势为解决这些问题提供了非常快捷的方法。应用SPR技术可通过监测化合物和靶标的亲和力作用大小来快速筛选先导化合物，既无需对样品标记衍生，也不会损坏样品。同时还可动态进行药物作用机制研究，获得足够的关于分子结合亲和力、动力学的相关数据，并给出结合位点的信息，为药物创制提供可靠的实验数据。

例如，基于亲环素 A 是一种可以与 HIV-1 相互作用并提高病毒感染性的物质，Chen 等利用 SPR 技术研究了虚拟筛选出的亲环素 A 的 12 个小分子抑制剂对异构酶活性和 HIV-1 复制的抑制作用，为开发抗 HIV-1 的新药奠定了基础。再如，肿瘤靶向药物的筛选是当前分子药物研发的热点，而 EGFR（表皮生长因子受体）则是理想的分子靶点；相对其他技术，SPR 耗量小、实时动态检测、结果真实可靠的筛选模式更为突出；国内有学者基于计算机模拟筛选技术预测了 7 个潜在的靶向分子，并利用 SPR 技术进行了实际样品的体外实验，筛选确认了一种高效率靶向于 EGFR 的全新小分子 NSC51186。

此外，SPR 为研究蛋白-蛋白以及小分子化合物与蛋白的相互作用提供了一项崭新而有力的技术手段，从而有助于发现和确认药物作用的新靶点，并帮助人们深入认识药物的作用机制。SPR 技术还可用于 NCE 的高通量快速筛选以及先导物的优化，QSAR 分析，预测药物的吸收、分布、代谢和排泄过程等。

（5）抗体-药物偶联技术　化学药物疗法与基于抗体的免疫疗法，一直是近百年间临床上癌症治疗的重要手段。例如，以肿瘤细胞过度表达的抗原 her2、EGFR、CD20 等为靶点，已有西妥昔单抗、利妥昔单抗等多种治疗性单抗药物应用于临床。治疗性抗体靶向性强，但因其分子量大对于实体瘤的治疗效果有限；小分子的化学药物对癌细胞具备高度抑杀效果，却由于选择性差常引起严重的副作用。

抗体-药物偶联剂（antibody-drug conjugates，ADCs）由抗体、化学药物和偶联剂三部分组成，现已成为肿瘤治疗用单抗药物的研究前沿和发展方向。其作用机理是通过单克隆抗体的靶向作用特异性地识别肿瘤细胞表面抗原，且使细胞毒性药物进入肿瘤细胞内而达到杀死肿瘤细胞的目的。ADCs 药物的疗效明显优于同靶标的普通单克隆抗体，并且安全性得到显著提高。

ADCs 药物的开发涉及药物靶点筛选、重组抗体制备、偶联剂（linker）应用和细胞毒性药物优化等多方面内容，其中某一环节出现问题，都会影响到安全性和有效性。ADCs 药物产业化工艺尤其复杂，比如对于生产环境的要求远高于一般生物制品的 cGMP 车间，而由于 ADCs 药物中所含的化学药物浓度在 ng/mL 的水平，其含量检测就需要借助酶联免疫吸附、质谱等高新技术手段等。因此，构建新一代稳定性“偶联物”、建立可靠的质量控制体系以及生产车间较大的资金投入等，成为 ADCs 药物产业化所面临的主要问题。

FDA 批准上市的 ADCs 药物，比如武田和西雅图遗传学公司的 Adcetris、罗氏的 Kadcyla 等。在世界范围内，目前约有 50 个 ADCs 药物处于临床试验开发阶段，其候选药物的数量已经超过同为“改型抗体”的双特性抗体、抗体片段等类别。重组人源化 HER2 单抗-MMAE 偶联剂为国内荣昌制药和荣昌生物自主开发的 ADCs 药物，2014 年 8 月获 CFDA 批准进入临床试验研究。预计未来 10 年，国际上将有 7～10 个 ADCs 新品上市，2024 年该市场将达到 100 亿美元。由于此项技术开发主要依赖于少数几个供应商，大部分在研 ADCs 药物均通过授权协议获得这一技术，并且会达成更多的联合开发协议。因此，开发更强效的细胞毒素和更稳定的偶联剂，对新一代 ADCs 药物发展及质量提高至关重要。

5.2 选题的方法和模式

在国内外用药需求的社会调研及信息调研的基础上，一份科学、规范的新药研究选题报告应能回答三个核心问题：①目标药物是否安全有效，在疗效、安全性或使用方法及用药覆盖面等方面与现用同类药品相比是否有独特之处，这是能否最终上市的关键，当然有时也不能在选题时完全决定，但可以通过必要的证据来支持这种判断；②研究的内容是否有知识产权问题，应为专利或行政保护即将到期，或是未在我国申请专利保护，不侵犯知识产权者；③选题的依据是否充分，是否具有特殊的市场针对性或广阔的市场前景。此外，应尽可能地充分列入与选题相关的其他信息，如理化性质、作用机制、安全性评价、临床使用情况等方面的内容，对主要研究工作及关键技术、研究计划进行说明，做到因地制宜、有的放矢，还应结合新药研发的新趋势、新理念、新技术等前沿发展来论证和支撑研究选题。

5.2.1 创新意识与选题资源

创新是科学研究最主要的特征，是新药研究的灵魂。新药成果贵在创新，创新性的同时也具有独占性。“创”是指前人或他人没有研究过的题目，而不是重复别人的工作；“新”是指研究项目的独到之处，而不是公知公用、模仿抄袭的低水平重复。创新性是新药研究的生机所在，可体现在理念、原料、理论、作用机制、特色技术等许多方面。新药研究属技术创新范畴，要选择前人没有解决或没有完全解决的问题。研究的结果应该是前人所不曾有过的成就，它可以是新技术、新产品、新设计、新工艺、新方法，也可以是理论上的新发现、新见解。没有探索性和创造性，完全重复前人做过的工作，只能叫学习。故选题时一定要充分地查阅文献，确保选题内容的新颖性，对于同一项目也应具有不同的角度和特点，从一个全新的观念、设计和方法加以探索。

新药研究选题应体现与现有药物的比较优势，或填补某一适应证治疗药物的缺少，或增加一个确有其优点的品种，且具有自主知识产权。改变一个品种结构或制剂手段后，在生物学特性上能够表现出减少毒性、增加疗效、延长作用时间或起效快等，理化性质方面能够表现出溶解度、稳定性增加等。对每个创新药物的研制应有其选题依据，而选题依据则由实验数据予以证明，不是某个新的研究热点、理论都能转变为新药。

我国制药工业的发展正值由仿制向创新战略转移的关键时期，创制具有自主知识产权的新药，已成为我国药学科学研究的主攻方向和艰巨的历史使命。社会经济的发展和生活水平的提高，使人们的保健意识和康复需求不断增强，要求制药技术快速进步，研制出品种更多、疗效更好的新药。新药选题是研发人员的基础性工作，也是医药情报专业人员的工作重点。如何从广泛的信息资源中寻找到好的选题，这是众多研发机构关注的焦点问题。选题时需要获取的信息资源主要包括以下几类。

(1) *研究文献* 新药研制的选题立项都是先通过文献检索（大多数情况下研究者查阅的都是非专利文献），选择疗效确切、具有药效学实验基础的课题。丰富、详实的研究文献不仅是选题工作的基础，也是顺利实施后续研发工作的前提保证。研究文献包括原料药物及制剂工艺、质量分析方法、临床前药理毒理、临床研究报道等内容。按照《药品注册管理办法》，有关“仿创结合”项目中大量的药理毒理工作可以文献资料代替，如果不在文献工作上下工夫，就可能需要重新实验，从而加大人力、财力和时间的耗费。

通过文献的调研初步把握项目的难易程度、关键研究内容，有助于制订合理的研究计划。现在国内高校、大型科研院所基本上实现了文献的网络化，为科研工作提供了很大方便。国内文献主要通过中国期刊网、万方数据库、维普数据库、超星数据库检索全文，国外文献可以通过 MEDLINE 和一些收费的全文数据库获得。另外，借助国内各大图书馆的联合目录，直接向收藏单位调一些早期文献也极为方便。

(2) *专利、行政状态等知识产权信息* 专利文献的检索是新药研制过程中不可或缺的重要内容，对开阔设计思路、需要解决的难题、了解国际上相关领域技术发展状况等很有帮助。弄清了专利、行政状态等信息才能回答选题能否进行下去，是选题所需要考虑的首要问题之一。同时专利是最主要的技术资料，包含着丰富的开发信息可供参考。

检索国内外专利，现在基本上都可以在网上找到免费途径，如中国专利数据库、欧洲专利局、美国专利局等。主要难点在于：如何找出全面的专利信息特别是核心的原始专利，如何分析专利的权利要求、法律状态，甚至需要寻找专利漏洞、提出回避方案等，这要求研究人员具备一定的专利法知识和专业水平。选题时应充分研究药品注册现行的政策法规和评审动态，对于行政状态的了解，一般通过 CFDA 的网站查询。但有时也会遇到一些棘手的问题，如政策上的界定问题、注册分类问题、药审中心的专业审评态度等，必要时可以向专家或 CFDA 有关部门直接咨询。

(3) *药品说明书和药品质量标准* 药品说明书和药品质量标准是药品上市前进行所有研究的总结，汇集了最为可靠的药学、药理毒理、临床研究信息，应尽量广泛地收集这两种原品种及相关品种的各种版本文件。例如，在研究某新作用机制的抗胃溃疡药物选题时，除原研药说明书外，还应将质子泵抑制剂、H_2 受体拮抗剂类药物的药品说明书列入收集范围，这样可以通过比较作用机制、不良反应等方面的内容，去寻找选题品种的优势与特色。又如，选择了一项主药＋复方电解质注射液的新药研究项目，发现一种电解质成分直接用原复方电解质注射液质量标准进行含量测定会产生干扰，而通过采用类似复方电解质注射液的国外药典标准中含量测定方法能避免干扰。

（4）市场情报　尽管大多数研究人员通常不会十分重视市场情报，但项目的经济价值却是通过市场来衡量的，市场情报能回答项目的必要性问题。国内医药专业信息网站的建设已经具备了一定规模，可以提供大量的临床用药的统计数据，还可以向专业的信息调查机构进行委托调研。很多新药选题往往缺乏市场情报调研，开始只是调研药物临床、药理等药学方面的信息，然后再转向调研市场、竞争对手等情况；而市场情报的调研则强调选题立项一切过程应以市场为出发点，首先找出市场容量大且有发展潜力的领域，然后再从该领域中筛选课题。从表面看两种调研没有什么不同，但实际结果往往有很大的差别。

市场导向调研的好处在于：①不易错过市场容量大且有潜力领域的品种。在药物开发向新领域延伸时，以药物本身为调研出发点，易导致除非该品种具有较以往品种突出的疗效才能被选出的情况。而以市场为调研出发点则是如果发现某个新市场容量大且有发展潜力，企业想进入该领域，如果没有疗效突出的品种，它就选出一个相对疗效较好的品种作为开发对象，以免失去该市场。②不易漏掉某个领域中细分市场较好的品种。以某企业把抗肿瘤药物作为重点发展领域为例，选题人员会犯这样的错误，就是把要调研的药物无形中与抗肿瘤领域中疗效最好的药物进行了比较，导致可选的品种大大减少，而如果把要调研的品种和该品种所在的细分市场中疗效较好的品种比较，就可以增加选题成功的概率。当然，要进入细分领域市场，所选的产品容量要大，且有发展潜力。

市场经济的推进、医药产业政策的调整以及竞争环境的改变，对新药研发的决策要求会越来越高，市场情报在其中的应用也将会有更大空间。目前的要求不仅是为了获得新产品，还要求推向市场的产品具有竞争优势。在市场调研方面，Pharmacoeconomics（药物经济学）、SCRIP（world pharmaceutical news，世界制药新闻）等期刊信息源可供选择。对于有经济实力和市场前瞻性的企业，还可检索FREEDONIA（freedonia market research）（美）、DATAMONITOR（data monitor market research）（英）等大型行业市场报告数据库。相关内容详见本书第6章。

5.2.2 选题的途径与方法

在选题方法上特别需要注意：①市场原则——坚持以市场为导向，选题应是市场前景明确、份额容量较大或有潜在市场前景、利于产业化的品种；②领先原则——具有较高的科技含量，其技术、工艺、质量和疗效领先于行业水平的品种；③竞争原则——新品开发通过高技术形成高附加值，以掌握定价主动权，从而获得足够的利润空间，使新产品具有很强的市场竞争能力和拓展能力；④短平快原则——具有成熟市场、保护期将结束或已到期的移植产品，仿制或引进国外即将上市的产品或专利已过期并可合作开发的品种；⑤保护原则——列入开发计划的项目除了能用专利等法律法规保护外，最好还能使产品在专利公开后很难被模仿，以保护自己的市场不受侵犯；⑥差异化原则——产品对疾病具有针对性、特异性，现行市场上基本没有同类产品或替代产品的品种。在此，对各类药物的选题途径及具体方法作简要归纳和分析。

5.2.2.1 中药及天然药物

中药是世界医学的瑰宝，是中国数千年传统文化积淀的产物，它以天然动植物及矿物为原料，经过复杂的炮制、配伍、提取、纯化和制剂工艺过程研制而成。中医药理论的科学价值与实践价值受到国际医学界的普遍重视，中药出口遍及世界130个国家和地区，中医药正在走向世界、造福人类。

我国具有从事天然提取物研究的优势，在国际上有较大影响力的新药研究成果多以中药和天然药物为基础。例如抗疟药物青蒿素、治疗白血病药物三氧化二砷、抗早老性痴呆药物石杉碱甲、抗肝炎药物联苯双酯和双环醇、治疗缺血性脑卒中药物丁苯肽等。虽然我国中药及天然药物新药研究项目数量较多，但存在疗效确认和质量控制等诸多不足。研发中药及天然药物新药，需要注意把握以下选题途径和方法。

（1）研发天然有效成分及其制剂　从中药和天然药物提取物中筛选先导化合物，是极为重要的创新药物研发途径之一。当前，复杂活性物质的结构解析已不再是障碍，研发工作必须超越单纯的结构表征，进入到化学合成、结构改进、构效关系和成药性研究的深度，以发现更多类似于青蒿素那样的世界先进水平级新药。我国应该充分利用中药及天然药物资源优势、生物多样性优势、特有种属优势及民间使用基础优势，引入国际先进技术及研发经验，从而获得新的结构类型作为先导化合物，加快创新药物研究步伐。

开展天然药物化学研究应着重于药物化学的内涵，切实在优化活性和完善成药性方面，进行卓有成效的结构修饰和改造。还有，在医药科技水平日新月异的今天，不可忽略二次开发以往尚有潜力的研究成果，这往往会带来令人满意的收获，也是新药研究史上不少案例留给我们的启示：①已知成分新的生物活性研究，如通过系统药理实验，在研究五味子有效成分和化学结构的基础上，在人工合成五味子丙素的过程中，发现了降酶和治疗肝炎的有效成分联苯双酯等；②已知成分的结构修饰或改造，如秋水仙碱有抑制肿瘤作用，但毒性较大，经结构改造后仍保持较高的抗癌作用，毒性也较低，用于治疗乳腺癌。

（2）研发有效部位中药及其制剂　医学界已发现人类有上万种疾病，但到目前为止仍有2/3的疾病缺乏有效的治疗方法；其中许多重大、疑难疾病以及现代疾病谱改变所产生的新课题，成为当前亟待攻克的目标。而中医药对疾病及其药物治疗的认识独具特色，故可为新药研发另辟蹊径。

中医临床用药的主要形式是中药复方。中药有效部位是指单味中药或复方中药提取物中的一类或几类有效成分的混合物，体现了中医药理论“君臣佐使”“性味归经”“扶正祛邪”及“标本兼治”等整体观、系统论和辨证施治的法则，是多系统、多靶点和多层次发挥全方位药效作用的治疗方法，其效果非单一成分所能达到。根据某类疾病系统收集和整理我国历代中医药文献、医药期刊以及中药研究专辑和书籍，以获得有价值的线索或方剂；再结合临床实践经验，按辨证施治进行系统分析研究，由此开发的有效部位中药，则较好地显示这种复方治疗的特点和优势。目前国际化开发较为成功的该类案例，如地奥心血康胶囊 2012 年以治疗性药品获准上市欧盟主流医药市场，还有复方丹参滴丸预计在 2016 年底完成 FDA 批准的Ⅲ期临床研究等。

有效部位中药既坚持了传统中药丰富的内涵，又改革了其制备技术和应用形式。现代中药制剂是在中医药理论指导下，经过现代药理和临床验证，应用现代提纯及药剂学的技术、方法和手段，将传统中药（单味药、中成药或其他方剂药）改进为安全、高效、优质的新型制剂，有利于中药同时向现代化和国际化的方向发展。尤其是对疗效确切而一直稳固占据市场份额的中成药，很有必要作更加细致深入的研究。此外，还应该加强对临床短缺品种的研究，吸收当代科技最新成果，开发出有特色的中药新药。如中医的外用药、皮肤科用药、儿科用药、妇科用药中，有很多疗效独特、有待挖掘开发的品种。

经典古方是中医药继承与发展的主要内容。我国古代方剂甚多，有的疗效显著，有的疗效独特。选用古代医书中的有效原处方，药味剂量不变或对其略加增减，运用现代药理、化学方法进行拆方研究，结合当今用药经验确定其主治功能，再研制出具有完善质量标准、疗效更佳的中药新剂型。但宜选用名医名方，因其是经过长期临床应用证实为确有疗效的方剂，具有极为丰富的药理学经验，安全有效性更有保证，以此为依据研发新药成效显著。如由宋代古方苏合香丸制成治疗冠心病的苏冰滴丸、由安宫牛黄丸制成的速效制剂清开灵注射液、由六神丸制成的高效制剂速效救心丸等，原有的药性和品质均得到了进一步改善和提高。

中药新药是我国新药研发重要的选题途径之一，当以中医药理论和实践经验为基础，充分发挥中药传统优势，将疗效和安全性放在首位。同时，选题要采取中、西药学相结合的研究方式，加强多学科的渗透、协作以及研究方法的规范化，开拓现代科技创新之路。

(3) 民间药方及少数民族药的发掘研究　民间流传的单方、秘方、验方中，凡来源可靠、组方合理、有临床基础、药效确切，能用中医药理论阐明组方的合理性，可作为选方依据。如果毒副作用很大，或除去或减少其有害成分，或以制剂手段减少毒副作用，以确保用药安全。民间药多就地取材、单味使用、方剂简单、鲜药鲜用较多，具有特色和较为明确的线索，其中不乏大量的有效验方。

以民间药为依据研发新药有大量成功的例证，如陈竺教授等对民间用于治疗淋巴结核、皮肤癌等有效的验方（含砒霜、轻粉、蟾酥）逐一筛选，从复方到单味中药砒霜，又到化学纯三氧化二砷，终于研制成功“以毒攻毒”的“癌灵一号”注射液，创造了白血病临床治疗的“人间奇迹”。但民间药临床经验局限、观察方法不规范、实验数据不完整，结论的科学性、严谨性差，故应慎重甄别。

我国55个少数民族中，90%以上具有本民族的医药，尤其是藏医药、维医药、蒙医药等，存在悠久的历史、完整的医学体系以及极为丰富的有效药物。与中药相比，民族药在药材资源、医药理论以及某些特殊病的治疗上颇具特点。在利用民族药研发新药时，应注意扬长避短、凸显特色。

(4) *濒危动物与名贵中药材的保护研究* 使用代用品、保护濒危动物与名贵中药材资源的研究，如冬虫夏草菌丝体干粉代替冬虫夏草、水牛角代替犀牛角、胆酸盐代替牛黄等。寻找和扩大新的中药资源途径的研究，包括进行全国性普查，寻找新的资源；根据生物的亲缘关系寻找新的资源；从民族药或民间药中寻找新的资源；以有效成分为线索，寻找新的资源；以药理筛选结合临床疗效寻找新的资源；从古本草中探索老药新用，寻找新的资源等。

(5) *中药及其制剂规范化和标准化的研究* 中药新药研究要与国际接轨，着重体现在有效性、安全性、质量可控性三个方面研究工作的规范化和标准化。一方面要建立符合国际惯例的研发体系，另一方面也要建立符合国际化要求的中药质量标准。只有根据实际情况对药物作用进行科学评价，提供标准化试验数据作依据，才能得到真正认可，实现中药国际化的战略目标。

总体来看，天然来源的药物占全部药物数量的35%～40%，这说明从天然化合物中发现新药的成功率比较高，原因在于天然产物具有结构多样、活性独特的优点。中药及天然药物研究是涉及多学科理论的复杂体系，存在许多未知领域，必须从多个视角认识其多样性及其变化规律，用系统思维和联系的观点，分析和评价中药及天然药物的作用实质，判断选题的正确性和科研设计的合理性，在长期实践经验和大量研究的基础上来确定选题。创制适合当前疾病治疗需求的现代中药及天然药物，需要加强现代科学技术的研究和应用，不断提高创新药物研究水平。还应该具有战略意识和整体规划，重视知识产权的早期保护，充分了解药品注册管理法规和国内外市场信息。

5.2.2.2 化学药物

化学药物处于临床用药的主体地位，是世界制药业重要的新药研究类别。多年以来，由于新化学实体（new chemical entities，NCE）的发现难度越来越大，国际上化学新药研发速度已趋于缓和。世界各大公司和研究机构不断增加高新技术发展的资金投入，以期加大先导化合物发现和研究力度，进而突破化学新药研发瓶颈。

(1) *合理药物结构设计* 新药研究已经深入到分子水平和电子水平，涉及多门学科和技术，需要生物学科、基础学科和先进技术相互结合以提高药物研究水平。

根据生命科学研究中所揭示的包括酶、受体、离子通道、核酸等潜在的药物作用靶点，再参照其内源性配体或天然底物的结构特征，来设计选择性作用于靶标的药物分子；计算机辅助药物设计（computer aided drug design，CADD）由此应运而生。现在可借助X射线衍射、核磁共振、电生理、分子力学、量子化学及计算机（图形、计算、检索和处理）等技术，研究药物和靶分子的三维结构、药效构象、结合模式及其复合物的电子结构，探讨三维定量构效关系、推测作用机理和生物活性等一系列问题。

（2）寻找天然药物资源　化学新药研发的一个重要途径，就是发现具有生物活性的天然先导结构，然后进行系统的开发研究。除了由动物、植物及微生物中提取分离新型化合物以外，还包括受到广泛关注、研究极为活跃的海洋生物活性成分。海绵、软体动物、海星、鲨鱼、珊瑚等海洋生物中，均具有药用价值较高的活性成分。比如，海洋生物尤其是软体动物用以保护自身免疫不被“吞噬”、在其进化过程中产生的“毒素”，即具有较强的抗肿瘤、抗微生物活性。从浩瀚的海洋中寻找结构新颖、活性特异、开发价值极高的先导化合物，已为新特药研究展现出诱人的前景。我国对于陆上资源草药的化学成分和药理研究得比较深入，对天然产物的分离鉴定具备相当的经验和条件，而对海洋生物活性成分的研究方面尚有待取得进展和突破。

（3）组合结构活性筛选　组合化学（combinatorial chemistry）主要应用于获取新化合物分子，它利用可靠的化学反应以及简单的纯化技术（如固相化反应技术）系统性地反复微量合成并建立目标分子库，然后用灵敏、快速的分子生物学检测活性技术，筛选出具有新药苗头的化合物或化合物群。组合化学的理论和技术正在向纵深方向发展，以提供更加有效和快捷的药物先导结构发现策略。比如多样性导向合成（diversity-oriented synthesis，DOS）可扩展分子结构的多样性和复杂性，动态组合化学可加快发现活性化合物等。

（4）手性消旋药物拆分　药物的对映体在药理作用、临床效果、药效维持时间和毒副作用等方面均可能存在很大的差异，手性消旋药物拆分研究已成为化学药物的发展战略之一。高纯度的手性药物具有副作用小、使用剂量低、疗效高等特点。著名的例子是反应停（thalidomide），其 *S* 构型有强致畸作用，而 *R* 构型才真正起镇静作用；还有，L-多巴可用于治疗帕金森病，但其对映体 D-多巴则具有严重的毒副作用。

从现有的未经拆分、应用外消旋体的药物作为出发点，进行消旋拆分后的活性研究，选择最具活性的对映体，再进行立体选择性合成（不对称合成）或消旋拆分研究。手性药物合成的技术方法可分为三种：手性拆分（外消旋体拆分）、底物诱导（化学计量的不对称反应）与不对称催化（催化计量的不对称反应）。其中，不对称催化合成（asymmetric catalytic synthesis）的方法只需少量手性催化剂，即可将大量潜手性底物转化为手性产物，是目前有机化学及药物化学的研究热点。美国Monsanto公司的Knowles、日本名古屋大学的Noyori教授和美国Scripps研究所的 Sharpless 教授，由于在不对称催化反应研究方面所取得的卓越成就，获得了2001 年的诺贝尔化学奖。

（5）药物合成技术研究　药物合成一般由化学结构比较简单的化工原料经过一系列化学反应制备（称为全合成），或由已知结构的天然产物经化学结构改造或修饰制备（称为半合成）。在化学新药创制中，首先是通过设计或筛选，发现具有一定生理活性、可作为结构改造模型的先导化合物（leadcompound），然后合成一系列目标化合物，优选出有开发前景的候选药物。

近些年来发展的药物合成新技术包括声、电、冲击波和微波化学合成、仿生合成、固相酶（或固定化菌体细胞）技术、手性药物制备技术、纳米技术等；选择新型催化剂、新型高效分离技术以及研究环境友好合成技术，用这些新技术改造现有合成药物生产也是化学药物研究趋势之一。例如，模拟天然产物的生物合成，在温和、无污染的条件下，获得了甾体激素、萜类、抗生素、氨基酸等具有良好生理活性的天然药物；微生物转化应用于药物合成，使得许多难以用化学方法合成的药物得以顺利进行；研究新的合成方法，提高原子利用率，选择反应转移性强、收率高、“三废”排放少、污染低的合成路线，实现原料、化学反应、催化剂与溶剂的绿色化药物合成是化学制药工业的发展方向。

在全球 2000 多种化学原料药中，中国可生产约 1600 种，并占据全球第一的市场份额。我国已成为全球化学原料药的出口大国，但几乎全部是仿制国外到期和未到期的专利药品。由于选题立项水平低、重复审报频率高，研发的仿制药刚上市就遭遇市场激烈竞争的局面。此外，辅料质量及品种数量远落后于国际先进企业，导致制剂研制水平低，难以进入发达国家市场。面对这一现状，我国化学制药工业必须加大自身优化组合的力度，增强一批大型药企的经济实力和创新实力，采取多种方式与国际先进药企广泛合作、取长补短，从而研发出具有自主知识产权、临床迫切需要且疗效突出的创新型和改良型化学新药及制剂。对现有原料药，应强化新剂型和增加制剂品种的研究。在充分的市场调研前提下，积极参与市场国际化的仿制药竞争。

5.2.2.3　生物药物

当化学药物在某些疾病面前显得束手无策的时候，生物药物显示出良好的临床效果和市场前景。在以下几个领域，生物药物的发展最具潜力：肿瘤的治疗、神经退化性疾病的治疗、自身免疫性疾病的治疗、冠心病的治疗、老年性痴呆的治疗等。近 20 年来，以基因工程、细胞工程、发酵工程和酶工程为主体的生物技术水平快速提升，开辟了人体内源性多肽、蛋白质药物的研发新途径。在重组蛋白药物、单克隆抗体药物的推动下，生物制药行业在世界产业体系中的地位越来越高，对人类健康水平和区域经济发展的影响愈加明显，许多国家均将其视为战略性产业而加以重点扶持。

生物药物分子量大，生产工艺复杂，以微生物、细胞、动物或人源组织体液等为原料，应用传统或现代生物技术生产。不同于小分子化学药物，生物药物的特点如下：①生物学方面的种属差异、免疫原性、多功能性；②治疗剂量小、生理活性显著、稳定性差；③生物药物需无菌操作、低温操作，生产工艺稍有改变，就可能会造成产品诸如疗效、免疫原性等性质的改变等。与其他高新技术产业相比，政府对生物制药准入门槛较高，对药品安全性、药物试验及审核审批环节等有严格的法律和法规监管；生物制药业还受到药物专利保护时限、医学理念变化和生态责任等因素的影响，市场竞争激烈。基于专业化分工的全球开放式合作，已成为当今生物医药产业发展的新模式。

以抗体为代表的生物技术药物，靶点明确、疗效显著，但却是市场售价最昂贵的一类药物，由此公众呼唤“廉价、安全、有效”的生物仿制药。从技术层面而言，完全仿制此类药物尚难以实现，FDA、EMA 的审批都甚为审慎。EMA 是推动生物仿制药上市的先行者，2003 年率先制定生物仿制药法规，2006 年批准山德士公司的人体生长激素 Omnitrope/Somatropin 上市，使之成为全球首个生物仿制药。2009 年 3 月，日本公布与欧盟现行批准方法相似的生物仿制药审批程序指南。2015 年 2 月 28 日，CFDA 发布了《生物类似药研发与评价技术指导原则（试行）》。2015 年 3 月 6 日，FDA 批准了美国历史上第一个生物仿制药——山德士公司的 Zarxio（Neupogen，非格司亭）；美国市场的放开，预示着生物仿制药的发展渐入佳境。

一些昂贵的生物药物已过专利期，现有的大部分生物原研药在 2020 年之前也将相继失去专利保护权；加之各国政府日趋宽松的生物仿制药政策，为相对低廉成本研发生物仿制药提供了良机，进而吸引实力强大的药企不断加入。全球有 150 多种生物药品，其中前 12 位的销售收入占比 65%，成为研发生物仿制药的主要参照对象。目前欧洲占据 44 种生物仿制药中的 19 种，是最主要的生物仿制药市场；大量的生物仿制药则在仅限于本土销售，且监管较为宽松的中国、印度、韩国等市场获得批准。Markets 和 Markets 预测，2019 年 50%的生物药物市场可能被非专利药所有。中国已具备生物技术药物研发基础，参与国际竞争是必然的战略选择。我国生物医药技术发展的重点为防治主要传染病、肿瘤和心血管病的多肽类药物；预防严重疾病的疫苗；抗体和靶向药物；快速、简便、敏感的诊断试剂等。

5.2.3 选题的思路与模式

当前世界疾病谱发生了明显的变化，各地区有所不同。我国目前致死性疾病主要是心血管疾病、脑血管疾病、恶性肿瘤和慢性阻塞性肺病四大类，并且慢性肾病和老年性痴呆的死亡率大幅增加。新药的研发重心应该随着人类疾病谱的变化而调整。针对重大和临床尚未满足的防治药物，开展各层面的深入研究而选作研究课题，应该是明智之举。研究选题只有根据市场需求和项目特征选准最科学的切入点，才能最大限度地避免发生各类风险。还要密切关注同类品种的研究信息和开发动态，考虑到其他更为细致复杂的因素，在确立选题前必须进行科学的调研和评估。

新药研发难度在不断地加剧，传统药物发现模式亟待完善和提高。基于药企实力、关键技术、市场布局等情况，选择适宜的研发模式，是对新药选题统揽全局的战略性考量结果。药品研发模式决定着企业创新的具体行为，关系到能否有效实施并完成研发项目、能否尽量规避研发风险等重大事宜。近些年来，全球新药研发模式发生了明显变化，通过借鉴国际先进经验，作出适合药企自身特点的研发模式决策至关重要。

5.2.3.1 创新药选题

首创类（first in class）药物引领着国际化新药的研究开发，其中产生的“重磅炸弹”级药物尤其能够获得巨额利润。在最新的医学理论指导下，根据现代新药设计原理，应用构效关系、分析方法和计算机辅助药物设计合成一批新化合物，从中筛选具有预期活性的先导化合物，另外也可从天然资源中直接提取分离和筛选出先导化合物；然后进行结构最优化修饰，从中发现最终可开发成为突破性新药的新化学实体（new chemical entities，NCE）。此类获批品种的研发成本国际上已经达到几十亿美元；若进入Ⅰ期临床，就意味着数千万美元的价值，进入Ⅱ期意味着上亿美元的价值，进入Ⅲ期意味着5亿美元以上的价值。应该指出的是，NCE未必都具有优点。1998年Dammoff对前12年中上市的610个NCE进行了研究分析，发现仅有30%的NCE在治疗上确具优点，其余70%都是可有可无的。

(1) 自主创新模式　实力雄厚的药企可利用自身力量开展研发工作，独自承担全部费用及风险，享受全部研发成果。药企确立国际化的市场策略后，应该以符合FDA、ICH指南等国际化标准要求，开始新药创制的基础研究。在研发过程中，灵活运用各国和地区的资源，尽早取得研究数据以缩短研发时间。

我国拥有丰富的天然药物资源，具有对天然提取物中有效成分的研究优势。还有如乙肝、糖尿病、高血压、肾病、乳腺癌、肺癌、肝癌等患者群庞大，临床研究拥有明显的成本优势，平均比欧美成本低50%以上。这些均为新药的国际化水平研发奠定了有利条件。

(2) 委托开发模式　即合同研究组织（contract research organization，CRO）模式，又称为研发外包。跨国医药巨头近年多采用研发外包战略，将非核心业务转给CRO开发，以降低研发成本及研发风险，目前用于外包的支出增长速度是用于自主开发的两倍。美国每年生物医药研发经费达上千亿美元，其中40%～50%的资金被投入到研发外包中。

CRO给新药研发开创了新的路径，特别是在早期开发阶段，越来越多制药公司的临床测试选择CRO，这样不仅节省时间，而且也实现了风险共担。从国外先进医药企业研发现状来看，很多是通过CRO或聘请专家合作来拓展研发，小研发＋大外包已经成为一个新型有效的研发模式。中国现在拥有从临床前到临床试验国际化的外包力量，如保诺科技、药明康德、康龙化成、桑迪亚、美迪西、Covance、昭衍以及国立的安评中心等；这些公司的价格和欧美相比只有一半，质量能够基本满足国家要求。

(3) 引进转化模式 全球各大药厂鉴于新药投入增大、成本增加、风险增高，而将研发经费采用引进转化或产权交易、资本并购重组等方式，购买已完成前期研发、趋于成熟的技术和产品，以避免重大风险和损失。比较直接研发成本和采购成本之间的差异，后者若低就可以选择直接采购。

对引进转化的项目须符合以下条件：①有知识产权、有创新特点、有疾病谱需求；②已完成临床前研究或进入Ⅰ～Ⅲ期临床研究；③预测可能通过审批注册；④提升本企业市场竞争力的其他企业和技术。

专利技术许可的方式：全球独家使用，区域独家使用，合作开发（co-development），合作市场（co-marketing agreements），其他方式。实施专利技术许可运作要点：①项目寻找途径，包括大学和研究所、与科学家的接触、专利查询、技术转让学术会、商业展会、非保密资料等；②项目评价，包括技术分析、专利分析、需求分析、竞争分析、配套分析、资源分析和法规考虑等；③合作谈判，包括接触沟通、合作框架谈判、合同确定等。

(4) 合作伙伴模式 指药企与其他研发机构组成合作研发联盟，从事新药研发活动，共同承担研发费用和风险，分享研发成果。药品研发项目交易正逐渐由单一成果购买转向投资型战略联盟，这种联盟弥补药企研发力量不足的缺陷，可有效配置研发资源。采取的方式包括持有股份、双方成立公司共同承担利益与风险、研发机构作为研发基地等。

5.2.3.2 改良型新药选题

以已知药物结构作为先导物进行化学结构修饰和改造，并通过系统的临床前和临床研究，获取自己的专利药。改良型新药的药理作用具有优势，或药效优于已有药物，或不良反应小于已有药物，或代谢特点更利于临床应用，并且具有一定的新颖性，能获得知识产权。虽然有一定的开发难度，但由于开发方向明确、技术方法相对成熟，具有可借鉴的信息，研发成功率较高。

(1) 开发“Me-too”药物 “Me-too”是新药研究的一条途径，它沿用了首创药物的研发思路、作用机制和作用靶点，在化学结构上对首创药物进行了一定程度的结构修饰，并获得新的专利，在临床、疗效指标上达到了上市药物的标准。“Me-too”药物规避了专利侵权，研究难度低、风险小、成功率高，具有自己的知识产权。“Me-too”研究也是仿制向创制转轨的捷径。从培养和训练公司的研发团队、积累资本和研发实力来说，是中国药企创新药物开发的一个机遇。

(2) 开发“Me-better”药物 “Me-better”对首创药物结构中的缺陷有针对性地进行去除，改良其代谢、药效、毒理等性质，使临床疗效优于已上市药物。与“Me-too”药物相比，创新程度大大提高，具有化合物专利保护，同时“Me-

better”药物都具有相当高的技术含量和创新水平，以及“后来居上”的市场表现。

从改良型模式到首创类模式的转变，是我国从医药大国成为医药强国的必由之路。今后一段时间内，改良型新药仍将是国内药企的重要研发模式，并有助于逐步提高这些药企的创新综合能力。当然，此类新药必须在工艺和制剂技术等方面具有一定程度的创新性，否则难以成为国际化药物，甚至无法进入世界主流医药市场。改良型新药的机会更在于首创药物某些机制的潜力没有完全发掘，且由于上市较晚而得以扩大用途。因为有些靶标药理复杂、市场吸收缓慢，需要临床经验才能找到最佳使用方法；还因为有些首创药在大规模临床使用后才能发现新的用途。例如，经临床应用发现几乎所有 ACE 抑制剂除了降压还有心肌保护作用，雷米普利是一个较晚上市的 ACE 抑制剂，King Pharmaceutical 根据临床信息做了个风险较小的实验，证明雷米普利有心肌保护作用的新适应证，由此雷米普利的市场占有率从4%上升到 15%。另外，辉瑞的新药普瑞巴林和同类老药加巴喷丁的结构几乎一模一样，但增加了纤维肌瘤这个新适应证，2014 年已是销售额过 50 亿美元的“重磅炸弹”级药物。

有研究表明，由于首创产品存在前期失败的高昂成本，改良型产品的利润与之相比不一定逊色。中国药企寻找并深度开发已知药物应该成为一个战略选择。如果企业能有效控制成本，即使快速跟进的产品在疗效、安全性、使用方便性与首创药物无显著差异，但以性价比作为主要优化目标，也会在市场竞争方面占有一定的优势。

5.2.3.3 制剂创新选题

制剂创新是指改变药物应用形式的创新药物。在疗效肯定的基础上进行药剂学研究，既比较容易获得批准，还有利于延长原研药的专利保护期。制剂研发选题包括研制新剂型、改变适应证、多种已知药物协同作用的复方制剂等，具有风险小、投资少、周期短、门槛低、难保护、竞争激烈等特点，是药物创新中一种经济效益较佳的模式选择。在研发投入越来越大、品质要求越来越高和不断开发老药新用途的背景下，药物研发进入了制剂时代，并一直受到所有制药公司的重视，多数已取得极大的成功。

药物释药系统（drug delivery system，DDS）无疑是制剂创新的主旋律。各种 DDS 不仅可以提高药物的疗效、减少毒副作用，而且使用方便。从全球范围来看，新的 DDS 已成为当下研发热点，呈现出两大趋势：一是新药研发由新化合物实体为主体的单一模式，转变为 NCE 与 DDS 创新齐头并进的特点；二是 DDS 成为制药行业发展最快的领域之一，DDS 技术的研发成为创新的最前沿。尤其是近年来，新辅料、新技术、新设备研究领域的快速发展，有力地推动了 DDS 研发并取得了显著的经济效益，相关研究进展日益引起业界的强烈关注。我国与发达国家相比存在较大的差距，每年要花大量经费用于进口价格昂贵的制剂产品，加强 DDS 的研究迫在眉睫。

(1) 研制新剂型　一些速释剂型如口腔速溶或速崩片剂（FDDTs），无需饮水、数秒至数十秒即可在唾液中快速崩解和溶解。另外还有研究开发旨在提高治疗质量，特别是提高生物利用度的新制剂产品。由于 DDS 可在治疗允许范围内维持稳定的药物作用水平、延长作用时间，能够靶向至疾病的组织或器官，并按照药动学原理定时定量释放，更好地满足医疗与患者的需要，故其应用范围非常广泛，在需要终身服药、用药量大、药物毒性大或心血管疾病、呼吸系统疾病、恶性肿瘤等方面有较大的发展前景；缓控释制剂也适于消化系统用药、某些抗感染药等。

① 缓控释剂型。该类制剂与传统制剂相比，具有功效大、选择性强和安全性高等特点。其研究开发周期短，经济风险小，技术含量高，利润丰厚而为制药工业界所看重，是目前应用和开发最活跃的方向。

随着药用高分子材料的广泛应用及 DDS 研究的深入，促进了缓控释制剂的制备技术和新品种的开发，口服缓控释制剂（oral sustained or controlled release dosage forms）有十几种不同类型的缓释剂型，如骨架型、凝胶型、缓释小丸胶囊、包衣型、多层缓释、胃滞留片等。

② 靶向给药系统。与普通片剂、注射剂等相比，缓释、控释和靶向制剂等新型释药系统可以有效地提高疗效，满足长效、低毒等要求。特别是靶向给药系统，可提高局部病灶的药物浓度，降低全身的毒副作用，是目前新剂型研究的热点之一。

③ PEG 化给药系统。高分子化合物与蛋白质-多肽药物经聚乙二醇化，可载大量的水分子，从而使体积增大 5～10 倍，原来不溶于水的蛋白质-多肽类经 PEG 处理后不仅能提高溶解性，还可提高流动性，延长药物作用，减少毒副作用。

④ 口腔黏膜黏附给药系统。近年来，黏膜黏附给药因其给药局部化，具有优于常规给药的特点，引起研究者的关注。药物在给药部位的滞留时间长，使制剂与黏膜密切接触并能控制药物的释放；通过改变局部给药黏附性质，促进药物的吸收，提高生物利用度。

⑤ 肺部吸入给药系统。吸入释药系统市场潜力非常大，我国原使用肺部吸入剂者所占比例较小，随着用药水平的提高和吸入剂在治疗肺癌等全身性疾病领域应用的扩大，国内市场将迅速扩大。

⑥ 纳米释药技术。纳米给药系统和纳米药物制剂作为新型 DDS 已取得了显著的成绩。纳米给药系统在某些领域仍有巨大的潜力，如包载蛋白药物、抗生素、抗病毒药物、疫苗等，用于抗肿瘤、抗艾滋病、放射治疗和基因输送，以及穿透血脑屏障等。纳米给药系统研究的主要目标是提高其在生物环境中的稳定性及载药量，介导活性化合物的生物分布，改善转运、释放性质及其与生物屏障的相互作用。纳米粒或其降解产物的细胞毒性是一个目前亟待解决的关键问题。

⑦ 新辅料的研究。辅料与剂型紧密相关，新辅料的研制对新剂型与新技术的发展起着关键作用。在加强制剂释药系统研究的同时，必须加强对药用辅料的研发

及应用，以适应新的药物及剂型开发需要。如乙基纤维素、丙烯酸树脂系列、醋酸纤维素等 pH 值非依赖性高分子的出现发展了缓、控释制剂；近年来开发的聚乳酸、聚乳酸聚乙醇酸共聚物（PLGA）等体内可降解辅料，促进了长时间缓释微球注射剂的发展。为了适应现代药物剂型和制剂的发展，辅料将继续向安全性、功能性、适应性、高效性的方向发展。

（2）*生物药物的剂型开发* 21 世纪生物技术的发展为新药的研制开创了一条崭新的道路，为人类解决疑难病症提供了最有希望的途径。基因、核糖核酸、酶、蛋白质、多肽、多糖等生物技术药物，具有活性强、剂量小、治疗各种疑难病症的优点，但同时具有分子量大、稳定性差、吸收性差、半衰期短等问题。

生物技术药物多数易受胃酸及消化酶的降解破坏，其生物半衰期普遍较短而需要频繁注射给药，造成患者心理与身体的痛苦。即使皮下或肌内注射，其生物利用度也较低。另外多数蛋白质与多肽类药物不易被亲脂性膜所摄取，很难通过生物屏障。故研究和开发适合于这类药物的长效、安全、稳定、使用方便的新剂型是药剂学研究的一个重要课题，主攻方向是研究开发方便合理的给药途径和新剂型。近年来，生物技术药物的新剂型发展较为迅速，如对药物进行化学修饰、制成前体药物、应用吸收促进剂、添加酶抑制剂、增加药物透皮吸收及设计各种给药系统等。如埋植剂缓释注射剂尤其是纳米粒给药系统，具有独特的药物保护作用和控释特性；非注射剂型如呼吸道吸入、直肠给药、鼻腔、口服和透皮给药等。

① 埋植剂。微型渗透泵埋植剂，其外形像胶囊。植入后，体液可透进外壳溶解夹层电解质层，使夹层的体积膨胀压迫塑性内腔，药物从开口处定速释出；已有肝素和胰岛素等埋植剂在动物体内外的实验研究报道。

可注射的埋植剂，以生物降解聚合物作为埋植剂或注射型缓释剂的骨架，常用的有两类：第一类为天然聚合物，如明胶、葡聚糖、白蛋白、甲壳素等；第二类为合成聚合物如聚乳酸、聚丙交酯、聚乳酸-羟乙酸（PLGA)、聚丙交酯乙交酯（PLCG)、聚己内酯、聚羟丁酸等。其中 PLGA 在体内降解为乳酸、羟乙酸进一步分解为 CO_2 和 H_2O，具有良好的生物相容性，无免疫原性，安全性高，并可通过聚合单体比例和聚合条件调节聚合物在体内的降解速率，其应用越来越广泛。

② 微球注射剂。有多种注射型微球的制备方法，如相分离法、复乳-液中干燥法、喷雾干燥法、低温喷雾提取法、熔融挤出法等。采用生物可降解物，特别是 PLGA 为骨架材料，包埋多肽、蛋白质类药物制成多肽微球注射剂，使在体内达到缓释的目的。最成功的品种是 LHRH 类似物微球，其缓释作用达到 1～3 个月，用于治疗前列腺癌、子宫肌癌、子宫内膜异位及青春期性早熟等。

③ 纳米粒给药系统。纳米粒是粒径小于 1μm 的聚合物胶体给药体系，按制备过程不同可分为纳米球和纳米囊。目前已有采用 W/O 乳化-蒸发方法制备的载有亲水性多肽药物促黄体激素释放激素类似物的纳米球、双乳化-溶剂蒸发法制备载有 L-天冬酰胺酶的纳米球，粒径为 200nm，药物包封率达 40%；还有用沉淀法制备纳米粒，如制备环孢素 A 纳米球，操作简便、粒径小、包封率高；以聚氰基丙

烯酸异丁酯为载体，采用界面缩聚技术制备胰岛素纳米粒，不仅包封率高，而且能很好地保护药物，其降糖作用可持续 24h，此法还用于制备降钙素纳米粒。许多结果表明纳米粒给药系统可有效地延长多肽和蛋白质药物的释放，同时可提高生物技术药物的生物利用度，因此在输送生物技术药物方面具有广阔的应用前景。

(3) 复方药物制剂的开发　两种及以上活性物质组合在一个单独的药物制剂中称为固定复方药品。1981 年，由葛兰素史克开发的 Augmentin（阿莫西林＋克拉维酸钾）成为抗生素复方制剂的经典。其他如辉瑞开发的高血压和高胆固醇治疗药 Caduet（苯磺酸氨氯地平＋阿托伐他汀钙）、百时美施贵宝开发的Ⅱ型糖尿病治疗药 Metaglip（格列吡嗪＋盐酸二甲双胍）、许瓦兹开发的帕金森病治疗药 Parcopa（卡比多巴＋左旋多巴）等，还有大量的 OTC 药物如抗感冒药多数被开发为复方制剂。近些年来，全球畅销药品中均出现了复方药物制剂（参见表 1-8）。

复方制剂的研发成为国内外制剂开发的重要途径之一，目的是产生药物协同作用、降低药物不良反应、减少患者用药品种并改善顺应性。不同的药物组合可在不同的疾病靶点发挥作用，可能起到疗效协同或者相加的作用，也可能一种药物拮抗另一种药物的不良反应。开发复方制剂的重要前提和必要条件，就是必须与临床治疗实践紧密结合，选择在某个治疗领域公认的并且是普遍接受的联合用药方案；应有充分的临床药理学依据，对有效性、安全性、药代动力学和化学方面的相互作用进行充分研究。固定剂量复方的优点是标准化、简单易行的治疗方式，应当与精准的个体化治疗原则加以区别应用。

我国的复方制剂品种包括西药复方制剂、中西药复方制剂，存在很大的不确定性，有些复方制剂的实际效果还有待验证。进一步开发必须考虑，组方中的成分是否有配伍禁忌现象、是否存在毒性较大和不良反应明显的成分、是否对作用机制相关性进行了周密分析和研究等。

5.2.3.4 仿制药选题

仿制药（generic drug）是指其他药企开发的专利到期药的替代药品，也称为品牌通用名药物。FDA 规定，只有在活性成分、给药途径、剂型剂量、使用条件和生物等效性上均与专利到期药一致，才是合格的仿制药。此类仿制药完全模仿原研药及其生产工艺，质量和疗效都达到同质水平，尤其要求在临床疗效上等同。由于无须重复原研药的临床前和临床研究，仅通过证明与其生物等效性即可获得批准，故仿制药具有难度小、风险低、显著减少研发费用和研发时间等优势。又因其廉价而提高了应用的可及性，能够抢占原专利药一定的市场份额，产生良好的社会和经济效益。当然，过多地进行低水平仿制，不利于企业形成自己的核心竞争力。

美国仿制药上市执行的是简略新药申请（abbrevitive new drug application, ANDA）政策，即简化的申报流程加上一定的生物等效性试验数据可完成申报；总耗时不到 2 年时间，注册和临床费用总共不超过 100 万美元；但 ANDA 中不包括生物制品。如果仿制药通过 FDA 批准，则可以进入美国几千亿美元的仿制药市场，以及获得其他许多国家的免临床批准，所以也可以国际化。通用名药物开发中的核心要素包括：选择市场前景较佳、技术等级较高的产品，以避免恶性竞争和提升价格空间；能用多种纬度准确筛选仿制药目标，快速破解原研药的关键技术和全部工艺技术参数；在原料药（active pharmaceutical ingredient，API）合成工艺、晶体结构以及药品包装等方面有所改进；加强规范化质量管理，能够快速完成报批和严格控制成本。

鉴于市场需求及大部分药企研发状况，仿制药在相当长的时期内仍然是主要开发模式之一。我国在仿制药方面，原料药虽然成为出口大国，但是附加值更高的制剂产品却在国际市场少见踪影。2011 年 12 月，恒瑞制药的伊利替康仿制药在美国获批，成为中国药企首个在美国获得批准的处方药制剂产品。2015 年底的统计数据显示，国内药企获准在美国上市的仿制药制剂品种共计 38 个，显示出较好的发展趋势。仿制药成功的首要策略就是必须快速进入市场。首仿药的价格一般能达到原研药的 70%～80%，并取得可观的市场份额；但其后仿制药增多，价格会跌至原研药价格的 30%～50%；随着市场竞争越来越激烈，直至跌至原研药价格的 10%以下。

5.3 新药研究与“十三五” 规划

为加快实现新药研究和医药产业由仿制为主向自主创新为主的历史性、战略性转变，推动我国从医药大国逐步发展为医药强国，2006～2020 年《国家中长期科学和技术发展规划纲要》将“重大新药创制”确定为国家 16 个重大科技专项之一。“重大新药创制”重大专项制订了三个目标：①针对重大疾病，研制疗效好、副作用小、价格便宜的药品，为人民提供安全、有效、方便、价廉的医疗卫生服务，基本满足人民日益增长的健康和医疗要求；②构筑国家药物创新技术体系，为创新药物研究开发提供技术支撑；③探索并建立符合中国国情、行之有效的创新药物研制的新模式和新机制。

“十一五”“十二五”期间，通过“重大新药创制”重大专项提供的支持，我国医药产业取得了长足的发展。据有关报道，获得了新药证书 85 件，完成了一批大品种药物技术改造升级；中国食品药品检定研究院获得 WHO 批准，成为发展中国家首个生物制品标准化和评价合作中心；8 家 GLP 平台通过国际实验动物评估与认可委员会（association for assessment and accreditation of laboratory animal care，AAALAC）的认证，其中两家获得经合组织（organization for economic co-operation and development，OECD）的 GLP 资格认证；他克莫司、拉莫三嗪等多个化学药物制剂通过 FDA 认证，复方丹参滴丸、血脂康胶囊、扶正化瘀胶囊、穿心莲片等中药品种完成 FDA 的Ⅱ期临床试验；丹参药材和粉末等标准进入美国药典，17 种草药专论列入欧盟药典；一批企业创新能力显著增强、发展迅速，达 100

亿元主营业务收入的企业有11家，还有两家企业跨入了400亿元的行列。

重大专项“十三五”发展规划于2014年6月16日启动，制定了“以重大需求为导向、产品和技术为主线、协同创新为动力、完善体制机制为支撑、取得标志性成果为目标”的指导思想，坚持研制重大产品、满足重要需求、解决重点问题的“三重”原则。在药品研发方面提出，针对防治重大疾病、应对突发疾病等临床用药急需，通过仿制创结合、技术改造等方式，研制临床急需药品，提高药品质量，满足临床用药需求；在药物创新体系建设上，要求依托已建立的各类技术平台、产学研联盟、生物医药科技创新园区等载体，进一步加强新药研发、关键技术、新技术研究以及先进性、规范化建设，强化功能互补和技术环节有机链接。“重大新药创制”重大专项“十三五”的预期目标为：①在创新药物研究开发上，拟研制30个新药，8～10个为原创性新药；②在国产新药国际发展上，研制并推动20～30个化学药及其高端制剂，3～5个新中药，3～5个新生物药国际化；③研制20～30个临床亟需重要品种；④在重大关键技术研究方面，突破10～15项重大核心关键技术，发展10～15项前瞻性新技术。

“十三五”是全面建设小康社会，加快推进创新型国家建设的关键时期，也是国家重大科技专项全面完成总体战略目标的决胜时期。展望“十三五”期间的发展，医药行业将维持中高速平稳增长的新常态；中药资源将成为创新药物的重要来源，生物药研发将成为新的亮点领域。从政策走向来看，仿制仍然与创新并存，但鼓励创新则是重心所在。从研发体系来看，以企业为主体和以创新为驱动的研发园区、国内与跨国药企合作开发的创新格局已在形成。从研发趋势来看，中国特色创新体系及协同创新模式的建立，将使研发整体水平步入国际先进行列，中国未来必然成为全球药物创新中心之一。

参考文献

[1] 郭宗儒，赵红宇. 新药创制的现状与对策. 药学学报，2013，48 (7)：1031-1041.

[2] 姚宝莹. 新药研发新形势下的新机遇. 中国医药技术经济与管理，2014 (3)：20-27.

[3] 穆蕊，李腾，高彦飞，等. 高内涵筛选NF-κβ信号通路的技术体系建立. 科学技术与工程，2011，11 (14)：3162-3164.

[4] 申刚义，高妍，刘越，等. 表面等离子体共振技术在药物研究中的应用. 生命科学，2010，22 (9)：941-945.

[5] 钟武，肖军海，赵饮虹，等. 药物信息学在新药发现中的应用和研究进展. 中国医药生物技术，2010，5 (4)：241-245.

[6] 刘伟，谢红卫. 基于生物信息学方法发现潜在药物靶标. 生物化学与生物物理进展，2011，38 (1)：11-19.

[7] 潘家祜. 基于网络药理学的药物研发新模式. 中国新药与临床杂志，2009，28 (10)：721-726.

[8] 周文霞，程肖蕊，张永祥. 网络药理学：认识药物及发现药物的新理念. 中国药理学与毒理学杂志，2012，26 (1)：4-8.

[9] 徐玉玲，凌娅，肖伟，等. 浅谈我国新药研发的关键点. 药学与临床研究，2011，19 (1)：78-80.

[10] 霍R J Y，吉巴尔地M，王旻，等. 生物技术与生物药物：蛋白质药物与基因药物. 北京：化学工业出版社，2007.

［11］ Correa C M. Towards a new model for pharmaceutical research. Bull World Health Organ，2012（90）：795-795A.
［12］ Munos B. Lessons from 60 years of pharmaceutical innovation. Nat Rev Drug Discov，2009，8（12）：959-968.
［13］ Hopkins A L. Network pharmacology：the next paradigm in drug discovery. Nat Chem Biol，2008，4：682-690.
［14］ Light D W，Lexchin J R. Pharmaceutical research and development：what do we get for all that money? BrMed J，2012（345）：e4348.
［15］ 张健，张启虹，王晓晨，等. 药物合成策略的近期发展. 药学进展，2008，32（10）：433-440.
［16］ 李良，邵荣光. 抗体药物偶联物研究进展. 中国医药生物技术，2014，9（4）：300-302.
［17］ 王茜，陆叶营，严庞科，等. 中国新药研发模式转变的探讨. 药学进展，2013，37（10）：488-492.
［18］ 潘卫三. 新药制剂技术. 北京：化学工业出版社，2004.
［19］ 蒋晓萌. 我国制药企业新药研发创新网络模式的构建. 安徽广播电视大学学报，2012（3）：33-38.
［20］ 钱思源，康彩练. 关于复方药物开发的临床考虑. 中国临床药理学杂志，2015，31（13）：1335-1337.
［21］ 桑国卫. “十三五”新药创制的顶层设计和路径方向. 中国医药技术经济与管理，2014（5）：20-21.
［22］ 陈凯先. 创新药物研究的趋势和对策思考. 齐鲁药事，2010，29（10）：577-579.

6

新药研究的信息利用

新药研发是一项系统性工程，涉及化合物筛选、剂型选择、制剂工艺、中试生产、质量标准、临床前药理毒理及临床试验等研究内容。开展这些研究工作，三大因素必不可少。一是研发队伍，二是实验、生产设备，三是信息资源。其中，查阅文献、进行信息整理并参考有用的信息，贯穿于整个新药研发的全过程。美国科学基金会（national science foundation，NSF）的统计资料显示，在新药研究过程中，计划思考的时间约占 8%，查阅文献的时间约占 51%，实验研究的时间约占 32%，撰写新药资料及申报的时间约占 9%。

任何一项科学研究，都建立在充分占有资料的基础上。因此，必须广泛搜集文献资料，分析研究动态，探求其内在的联系，进而作更深入的研究。医圣张仲景"勤求古训，博采众方"，先后撰写《素问》《伤寒杂病论》。唐代医学家孙思邈历经数十年，集唐以前医学文献之大成，先后著成《备急千金要方》和《千金翼方》。明代药学家李时珍编纂的《本草纲目》，直接和间接引用的文献达 900 余种。抗疟药物青蒿素的发现同样得益于文献的调研，早在东晋葛洪的《肘后备急方》中即有"青蒿一握，水一升渍，绞取汁服，可治久疟"的叙述，屠呦呦受此启发改进提取方法，用沸点较低的乙醚进行试验，终于在 1971 年 10 月 4 日的第 191 次实验中，提取分离出青蒿素。由此可见，药学发展和现代新药的发现和开发，总是与信息资源的获取和利用息息相关。

药学信息检索是医学信息检索的一部分，检索的原理、方法以及使用的数据库与医学信息检索相似。但因其特有的专业属性，在检索文献信息时，还需要利用一些特殊内容的专业数据库。比如进行新药的工艺、质量研究时，就会遇到质量分析方法的选择、制剂工艺的优化等问题，解决的一般方法是先查阅相关的文献，从中整理出有用的信息加以借鉴，再进行下一步的试验研究。当然，文献来源浩如卷帙，文献质量良莠不齐，找到高质量的目标文献往往需要耗费大量的时间和精力。因此，合理利用药学信息、提高文献检索技术，是新药研究工作者必须掌握的基本技能。

6.1 信息资源和数据库

充分而及时地获取有效的专业资源，对开展药物领域的创新研究尤为必要。当代科学技术发展迅猛，药学、生命科学等又是其中发展较快的学科，其文献数量急剧增长。而对研究资料和信息情报的把握程度，往往成为支撑和保障医药科研任务完成的关键所在。

文献数据库一般分成书目数据库和全文数据库两类。在历史发展的进程中，一些书目数据库也开始收录文献全文。当收录的全文量达到一定的比例时，该数据库便归入全文数据库的范畴。另外，有些数据库虽然从建库开始收录的就是全文文献，但采用的是图像形式（full-image），这些数据库不能称作完整意义上的全文数据库。完整意义上的全文数据库（full-text database）是指存储文献全文并能提供全文检索的源数据库。以下介绍几类常用的药学资源及数据库。

6.1.1 学术期刊

（1）国外期刊　在 JCR（2013）数据库中，药理和药学（pharmacology & pharmacy）期刊共有 261 种，其中 SCI 收载的 16 种综合性药学期刊如表 6-1 所示。

表 6-1　SCI 收载的综合性药学期刊

编号	期刊名称	出版国家	刊期(每年)	影响因子	分区
1	Pharm Res	德国	12	4.742	Q1
2	Int J Pharmaceut	荷兰	21	3.458	Q1
3	J Pharm Sci	美国	12	3.130	Q2
4	Eur JPharm Sci	荷兰	12	2.987	Q2
5	J Pharm Pharm Sci	加拿大	4	2.560	Q2
6	Arch Pharm	德国	12	1.540	Q3
7	Arch Pharm Res	韩国	12	1.538	Q3
8	Acta Pharmaceut	克罗地亚	4	1.162	Q4
9	Saudi Pharm J	沙特阿拉伯	4	0.954	Q4
10	Pak J Pharm Sci	巴基斯坦	4	0.947	Q4
11	Acta Pol Pharm	波兰	4	0.665	Q4
12	Daru	伊朗	4	0.615	Q4
13	Iran J Pharm Res	伊朗	4	0.540	Q4
14	Trop J Pharm Res	尼日利亚	2	0.500	Q4
15	Braz J Pharm Sci	巴西	4	0.373	Q4
16	Indian J Pharm Sci	印度	6	0.338	Q4

(2) 国内期刊　目前国内各类药学专业科技期刊100余种，涉及药物化学、生物药物学、微生物药物学、放射性药物学、药剂学、药效学、药物管理学、药物统计学等8个学科；涉及临床用药的国内医药期刊200余种。表6-2为部分国内药学中文核心期刊。

表 6-2　部分国家药学中文核心期刊

编号	期刊名称	主办单位	分类
1	药学学报	中国药学会、中国医学科学院药物研究所	综合
2	中国药理学通报	中国药理学会	药效学
3	中国抗生素杂志	中国医药集团总公司四川抗菌素工业研究所、中国医学科学院医药生物技术研究所	微生物药物学
4	沈阳药科大学学报	沈阳药科大学	综合
5	中国药学杂志	中国药学会	综合
6	中国生化药物杂志	无锡锡报期刊传媒有限公司	综合
7	中国药理学与毒理学杂志	军事医学科学院毒物药物研究所、中国药理学会、中国毒理学会	药效学
8	中国药科大学学报	中国药科大学	综合
9	中国医院药学杂志	中国药学会	综合
10	药物分析杂志	中国药学会	药物化学
11	华西药学杂志	四川大学、四川省药学会	综合
12	中国海洋药物杂志	中国药学会	综合
13	中国新药杂志	中国医药科技出版社、中国医药集团总公司、中国药学会	综合
14	中国新药与临床杂志	中国药学会、上海市食品药品监督管理局科技情报所	药效学
15	中国临床药理学杂志	中国药学会	药效学
16	中国医药工业杂志	上海医药工业研究院、中国化学制药工业协会	综合
17	中国中药杂志	中国药学会	药物化学
18	中草药	中国药学会、天津药物研究院	药物化学
19	中药材	国家食品药品监督管理总局中药材信息中心站	药物化学
20	中成药	国家食品药品监督管理总局信息中心中成药信息站	药剂学

6.1.2　综合性数据库

包括MEDLINE、中文科技期刊全文数据库、数字化期刊全文数据库、CNKI等。

(1) MEDLINE　美国国立医学图书馆（the national library of medicine, NLM）提供的国际性综合生物医学信息书目数据库，是当前国际上最权威的生物医学文献数据库。内容包括美国《医学索引》（index medicus, IM）的全部内容和《牙科文献索引》（index to dental literature）、《国际护理索引》（international nursing index）的部分内容，涉及基础医学、临床医学、环境医学、营养卫生、职业病学、卫生管理、医疗保健、微生物、药学、社会医学等领域。

MEDLINE 收录了 1966 年以来世界 70 多个国家和地区出版的 3400 余种生物医学期刊的文献，近 960 万条记录。目前每年递增 30 万～35 万条记录，以题录和文摘形式进行报道，其中 75%是英文文献，70%～80%文献有英文文摘。到 1988 年底，约有近 20 个机构获准转换 MEDLINE 数据库，发行 MEDLINE 的 CD-ROM 产品，其中包括 Silver Platter、Cambridge、Dialog 等。上述公司产品的检索功能、检索指令、数据结构虽基本相似，但也有不同，我国国内引进的大部分为 Silver Platter 公司的产品。

(2) 中文科技期刊全文数据库（维普） 由重庆维普资讯有限公司开发研制，收录 1989 年至今（部分期刊追溯到创刊年 1955 年）文献，期刊总数累计 12000 余种，其中核心期刊 1810 种，医药卫生期刊 1973 种，文献总量达 3000 万篇以上，并按每年 260 余万篇的数量递增，中心网站每周更新，学科范围涉及社会科学、自然科学、工程技术、农业科学、医药卫生、经济管理、教育科学和图书情报等八大专辑。

数据库加工采用《中图法》分类体系，根据每篇文献的内容特征进行入类，确保综合类期刊的每篇文献也能准确地归入不同的类别，而不是随着期刊的类别被笼统地归入一个不准确的类别。以《汉语主题词表》为基础，参考各个学科的主题词表及《文献主题标引规则》，通过多年的标引实践，编制了规范的关键词用代词表(同义词库)，实现高质量的同义词检索，提高查全率。由质检组专职人员对题录文摘数据进行检查修改（包括标引和录入错误），确保了原始文本数据的质量。

(3) 数字化期刊全文数据库（万方） 数字化期刊全文数据库是万方数据系统中的一个子库，由中国科技信息研究所开发制作。收录 1998 年以来 6800 余种各学科领域核心期刊及学位论文，论文总数量达 1680 余万篇，每年约增加 200 万篇，每周更新两次。期刊按学科分基础科学、工业技术、农业科学、医药卫生、哲学政法、经济财政、社会科学与教科文艺等 8 大类。与中华医学会、中国医师协会皆有独家合作关系。

万方数据资源系统分为以下子系统：①中国学位论文全文数据库，收录了自 2000 年以来我国各学科领域的博士、硕士研究生论文全文；②中国学术会议论文全文数据库（包括中文版、英文版），主要收录 1998 年以来国家级学会、协会、研究会组织召开的全国性学术会议论文，数据范围覆盖自然科学、工程技术、农林、医学等领域；③数字化期刊子系统，集纳了理、工、农、医、人文等八大类 70 个类目的 5000 多种科技类核心期刊近几年的全文；④科技信息子系统，收录内容包括科技文献、名人与机构、政策法规、中外标准、成果专利、台湾系列、商务与贸易、公共信息等八大类资源；⑤商务信息子系统，《中国企业、公司及产品数据库》始建于 1988 年，现已收录 96 个行业的近 20 万家企业的详尽信息，全记录包含企业名称、产品规格型号、经营项目、通信地址、企业简介等 30 多个字段。

(4) CNKI 数据库 即中国知识基础设施工程（china national knowledge infrastructure，CNKI），由清华大学、清华同方发起，始建于 1999 年 6 月。CNKI

是以实现全社会知识资源传播共享与增值利用为目标的信息化建设项目。CNKI 以学科分类为基础，兼顾用户对文献的使用习惯，将数据库中的文献分为十个专辑，每个专辑细分为若干专题，共 168 个专题。

基于对文献内容的详细标引，CNKI 文献搜索提供了对标题、作者、关键词、摘要、全文等数据项的搜索功能；文献搜索还提供了多种智能排序算法。相关性排序考虑了文献引用关系、全文内容、文献来源等多种因素，使排序结果更合理。被引频次排序是根据文献的被引频次进行排序；期望被引排序通过分析文献过去被引用的情况，预测未来可能受到关注的程度；作者指数排序则是根据作者发文数量、文献被引用率、发文影响因子等评价作者的学术影响力，并据此对文献进行排序。

6.1.3 专利文献数据库

药品专利文献检索，是新药研发必不可少的环节。药品专利信息资源是有关新药发明的重要资料来源。在新药研发过程中，药品专利文献检索还应注意，仅仅拥有保护期满的专利药品名称或者期满专利号信息是不够的，需要进一步进行技术信息分析。以下介绍常用的药品专利检索资源及数据库。

6.1.3.1 中国专利信息中心（http：//www.cnpat.com.cn/）

中国专利信息中心为国家知识产权局直属的单位，国家大型的专利信息服务机构。该系统提供了自 1985 年以来的专利摘要以及专利说明书全文等内容，每周更新一次。该检索系统提供 18 个检索入口，分别为申请号、申请日、公开/公告号、公开/公告日、IPC（国际专利）分类号、发明名称、文摘、权项、关键词、发明人、申请人、申请人地址、国省代码、优先权、代理机构、代理人、法律事项、专利种类、连接运算行（图 6-1）。选择填写其中一项或多项检索入口，进行查询。

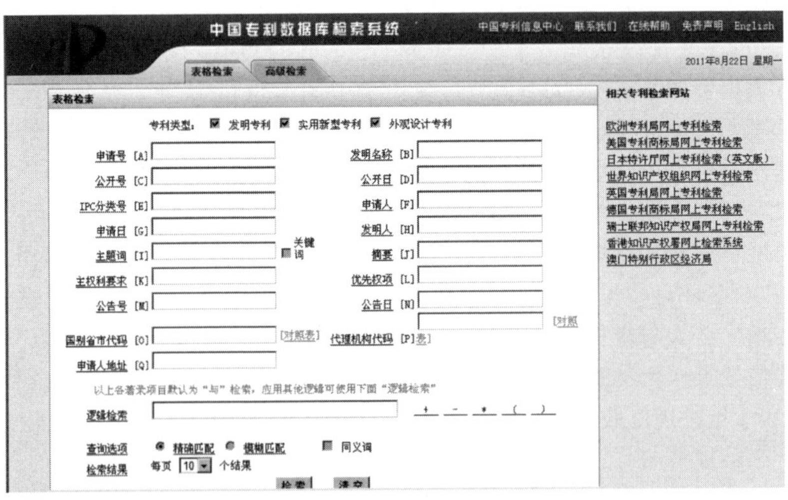

图 6-1 中国专利数据库检索界面

同时可以运用连接运算行对多项提问的检索结果进行组配，获取更准确的检索结果。

中国专利数据库由国家知识产权局和中国专利信息中心开发提供，该系统收录了中国自 1985 年实施专利制度以来的全部中国专利文献，具有较高的权威性，是国内最好的专利数据库检索系统之一。其分为发明专利、实用新型专利、外观设计专利三个子库，进一步根据国际专利分类（IPC 分类）和国际外观设计分类法分类。检索方式有基本检索、IPC 分类检索、关键词检索及法律状态检索。

6.1.3.2 欧洲专利局（http：//www.european-patent-office.org/）

欧洲专利局（EPO）拥有世界上最庞大的专利文献库。欧洲专利局查询系统含有庞大的文献数据库，主要包括欧洲专利局系统检索文献、美国和日本专利索引、欧洲专利申请登记资料、欧洲专利分类、国际专利分类、补充信息系统、图书和专业杂志目录及非专利文献等。数字服务系统藏有世界上最多的复制文献，1836 年以来所有的美国专利也可以在此检索。另外，该系统还含有欧洲专利局使用的部分非专利文献。

为促进专利信息的利用，拓宽专利文献的传播渠道，欧洲专利局与欧洲专利条约成员国及欧盟委员会合作开发了 esp@cenet 信息服务。该网络除了在欧洲专利局设立服务器，还在每个欧洲专利条约成员国设立了服务器。对于检索欧洲及世界各地专利，esp@cenet 是一个非常方便的工具，支持英语、德语和法语等语种，其特点是检索界面设计良好、数据库覆盖范围广，不仅涵盖了欧洲专利，也包括了国际专利及世界其他一些国家及地区性专利组织的专利。

进入 esp@cenet，检索路径有：①欧洲专利局网页 http：//www.european-patent-office.org/；②欧洲专利条约各成员国的网页；③欧盟委员会的网页 http：//www.esp@cenet.com/。

6.1.3.3 美国专利商标局（http：//www.uspto.gov/）

该数据库收录了 1790 年至今的美国专利，数据库每周更新一次。可查询美国专利法律状态、专利权的转让情况等。检索方式有 quick search（快速检索）、advanced search（高级检索）及 patent number search（专利号检索）。快速检索，在检索框内直接输入检索词，选择查询范围，可进行布尔检索（and，or，not）、截词检索和限制检索；专利号检索，在检索框内输入专利号查询，可使用截词检索和字段检索；高级检索，在检索框中直接输入由限制词代码与检索词组成的检索字段，可同时使用多种字段，并可用布尔算符连接进行组合检索。高级检索设有 31 个检索字段，主要检索字段有名称、文摘、权利要求、说明书、其他参考文献、国际专利分类号、美国专利分类号等。检索窗口内最多输入 256 个字符。申请公开高级检索设有 23 个检索字段，主要检索字段有名称、文摘、权利要求、说明书、国际专利分类号、美国专利分类号等。检索窗口内最多输入 256 个字符。

美国专利文献代码：①批准专利（A)；A1 申请公开，A2 申请的第二次或多次公开，A9 申请的修正；②审查证书（B）；B1 未经先期审查直接公开；B2 经先期审查后公开；C*n* 再审查证书（*n* 可以是 1～9 的数字）；③再公告专利（E）；④依法登记的发明（H）。

6.1.3.4 日本工业产权数字图书馆（http//www.jpo.go.jp/）

日本专利局已将自 1885 年以来公布的所有日本专利、实用新型和外观设计电子文献及检索系统通过其网站上的工业产权数字图书馆（IPDL）免费提供给全世界的读者。日本专利局网站中的工业产权数字图书馆被设计成英文版（PAJ）和日文版两种系统。

(1) *日文系统* 除上述数据外，还含有国际与日本外观分类表；包含日本专利、实用新型、外观设计与商标的法律状态信息。

(2) *英文系统* PAJ 含有日本专利、实用新型、外观设计与商标全文数据。日本公开专利英文文摘数据的输入方式有：①三个文本输入框（申请人、发明题目、文摘），各框间的布尔逻辑关系为“与”，不能进行精确词组检索；②日期输入框，可检索公开日，格式如 19980101，年代 4 位，月、日 2 位，年月日必须输全，在某日期后输入方法（后框空出），在某日期前输入方法（前框空出）；③分类号输入框，可使用缺省的截断符，如 a0lcll/02；a01c。PAJ 界面有很多快捷方式，如 Index Indication 钮，可导出列表式浏览，每页列出 50 条；Menu 钮，返回到 IPDL 主页；News 钮，显示最近关于 searching PAJ 的有关信息；Detail 钮，显示机器翻译的英文文本式专利文献；Japanese 钮，显示日文的专利全文图像页。

(3) *日本专利英文文摘检索系统* 日本专利英文文摘文本检索界面设有 3 组检索式输入窗口：申请人、发明名称、文摘（Applicant & Title of invention & Abstract），申请公布日期（Data of Publication of Application）和国际专利分类（IPC）。申请人、发明名称、文摘检索式输入窗口下设有 3 个相同的检索式输入窗口，各窗口之间具有逻辑关系“或、与、非”选项。检索时，在检索式输入窗口内输入英文检索词。国际专利分类号检索式输入窗口允许输入国际专利分类号，如“A01C11/02”。

(4) *专利与实用新型号码对照系统* 专利与实用新型号码对照系统设有：专利与实用新型种类选项，5 组相同的号码种类选择窗口和 5 组对应的相同的号码输入窗口。号码种类选择窗口有 4 个选项：申请号、未经审查的公布号、经审查的公布号和注册号。

(5) *日本专利分类检索系统* 检索界面上设有 4 组检索式：数据类型“Data Type”、主题“Theme”、公布年代“Publication Year”和 FI/F-term 分类号“FI/F-term/facet”。主题检索式输入窗口是 F-term 主题的输入窗口。FI/F-term 分类号检索式输入窗口是用于通过 FI 分类号和/或 F-term 分类号检索日本专利与实用新型的主要检索窗口，可输入一个完整的 FI 分类号；也可输入一个完整的 F-term 分类号；还可与主题检索式输入窗口连用，输入一个 F-term 细分类号。

(6) *日本专利法律状态检索* 可检索专利目前的法律状况：①专利是否提前失效；②专利权期限是否届满；③专利申请是否授权。

(7) *日本文献代码* 每种代码都有各自的含义，如A申请公开；B1第一次出版的批准或登录专利；B2第二次出版的批准或登录专利；W在日本公开的外国申请人的PCT专利；X日本人申请的PCT专利；Y在日本公开的外国申请的PCT专利转为日本实用新型；Z日本实用新型转为PCT专利。

6.1.3.5 世界知识产权数字图书馆（http：//www. wipo. int/ipdl/）

世界知识产权数字图书馆由世界知识产权组织建立，包括国际专利数据库、MADRID商标数据库、HAQUE外观设计数据库、印度专利库JOPAL科技核心期刊题录库。目前国际专利数据库只收录1997年以来的PCT国际专利，内容包括题录、文摘、图形，每周更新一次。

(1) *检索方法* 进入世界知识产权数字图书馆网站（http：//www. wipo. int/ipdl/），点击左边栏目里的“search ipdl”项，进入到数字图书馆的检索页面，选择第一项“PCT Electron icGazette”的Guest Access（免费用户入口），进入世界专利的检索界面。PCT国际专利数据库提供了简单检索、布尔逻辑检索和高级检索3种检索专利方法，用户可根据自己的习惯或检索要求进行选择。

(2) *结果显示* 可按年代排序（Chronologically）和按相关度排序（By Relevance）。专利题录显示格式（Presentation）有3种显示格式：基本格式（Basic）、在公告上刊登的格式（Gazette）及专利标题版格式（FrontPage）。

6.1.3.6 其他专利网站

CA（加拿大）http：//www. opic. gc. ca/

DE（德国）http：//www. deutsches-patentamt. de/

KR（韩国）http：//www. kipris. or. kr/

GB（英国）http：//www. intellectual-property. gov. uk/

FR（法国）http：//www. inpi. fr/

UR（俄罗斯）http：//www. osim. ro/

6.1.4 专业性检索数据库

专业性检索数据库种类繁多，下面介绍几种在新药研究中常用的资源。

(1) PubMed PubMed由美国国立医学图书馆附属国立生物技术信息中心建立，是生物医学文献检索系统，以文摘型数据为主。PubMed是一个免费的搜寻引擎，提供生物医学方面的论文检索及摘要。它的数据库来源为MEDLINE，核心主题为医学，但亦包括其他与医学相关的领域，如护理学或其他健康学科。它同时也提供相关的生物医学资讯，如生物化学与细胞生物学。PubMed的资讯并不包括期刊论文的全文，但可能提供指向全文提供者的链接（付费或免费）。

PubMed检索网址为 www. ncbi. nlm. nih. gov/pubmed。其中，NCBI是指美

国国立生物信息中心，NLM 是指美国国立医学图书馆，NIH 是指美国国立卫生研究院。

（2）中国药学文摘　由国家食品药品监督管理总局（CFDA）信息中心编辑出版，检索中文药学方面文献的重要检索工具。

《中国药学文摘》创刊于 1982 年，1984 年开始以季刊形式正式发行，翌年以双月刊出版发行。现为月刊，每期有期索引（包括主题索引和外文名索引），每年一卷，卷末单独出版一期卷索引（包括著者索引、主题索引和外文名索引），索引均以主题词的汉语拼音或英文药名的英文字母顺序排列，各主题词或药名项下附有说明词及文摘号，可以引导读者根据文摘号查出相关文摘。以计算机界面的中文药学文献数据库为基础，收集了国内 700 多种医药期刊以及会议论文和部分内部刊物的资料，以文摘、题录等形式报道。《中国药学文摘》数据库拥有 30 余万条数据，每年以 28000 多条数据递增，内容丰富，查询方便。

（3）中国生物医学文献数据库（CBM）　CBM 由中国医学科学院医学信息研究所发行，收录 1978 年至今所有的公开出版发行的医药文献资料，涉及基础医学、临床医学、预防医学、药学、中医中药学等生物医学各学科领域。包含 1600 多种中国期刊、汇编、会议论文的文献题录 530 余万篇，全部题录均进行了主题标引和分类标引等规范化加工处理。年增文献 40 余万篇，每月更新一次。

6.1.5 常用药学工具书

（1）中国药学年鉴　《中国药学年鉴》是一部连续记载我国药学领域发展概貌和重要成就的大型编年史册，1982 年由卫生部创刊，中国药科大学牵头组织全国著名药学专家编纂，中国工程院彭司勋院士担任主编。

《中国药学年鉴》是涵盖我国药学领域各个方面的药学综合性年刊，内容包括专论、药学研究、新药研发、药学教育、药品生产与流通、医院药学、药品监管、人物、书刊、学会与学术活动、大事记等。创刊 30 年来，《中国药学年鉴》以其密集的信息、翔实的年报统计资料，深受读者的欢迎和喜爱，成为医药单位不可或缺的馆藏书目，和医药工作者常备常考的工具书。

（2）中国药典　《中华人民共和国药典》（以下称《中国药典》）是中国政府为保证人民用药安全有效、质量可控而制定的技术规范，是药品生产、供应、使用单位、检验机构和监督管理部门共同遵循的法定依据。《中国药典》是国家药品标准的重要组成部分，是国家药品标准体系的核心。自 1953 年我国颁布第一版《中国药典》以来，新颁布的 2015 年版《中国药典》为第十版药典。

2015 年版《中国药典》分四部，收载品种共计 5608 个。一部中药收载品种总数 2598 个，其中新增品种 440 个，修订品种 517 个，不收载品种 7 个。二部化学药收载品种总数 2603 个，其中新增品种 492 个，修订品种 415 个，不收载品种 28 个。三部生物制品收载品种总数 137 个，其中新增品种 13 个，修订品种 105 个；

新增生物制品通则 1 个、生物制品总论 3 个；不收载品种 6 个。四部收载通则（附录）总数 317 个，其中整合和修订一部、二部、三部制剂通则 38 个，检测方法附录 278 个，新增检测方法 18 个、指导原则 15 个；收载辅料品种总数 270 个，其中新增 137 个，修订 97 个，不收载 2 个。

2015 年版《中国药典》在保持药典科学性、先进性和规范性的基础上，重点加强了药品安全性和有效性的控制要求，充分借鉴国际先进质量控制技术和经验，整体提升药典标准水平，全面反映出我国当前药品生产和检测技术的快速发展，并将在推动药品质量提高、加快企业技术进步和产品升级换代、促进医药产业健康发展、提升《中国药典》权威性和国际影响力等方面继续发挥重要作用。

（3）美国药典　《美国药典/国家处方集》（U. S. Pharmacopeia/National Formulary，USP/NF）由美国药典委员会编写。USP 是美国政府对药品质量标准和检定方法作出的技术规定，也是药品生产、使用、管理、检验的法律依据。NF 收载了 USP 尚未收入的新药和新制剂。

USP 于 1820 年出第一版，每年更新，到 2015 年已出版至第 39 版。1883 年 NF 为第 1 版，1980 年 15 版起并入 USP，但仍分两部分，前面为 USP，后面为 NF。

美国药典正文药品名录分别按法定药名字母顺序排列，各药品条目大都列有药名、结构式、分子式、CAS 登记号、成分和含量说明、包装和贮藏规格、鉴定方法、干燥失重、炽灼残渣、检测方法等常规项目，正文之后还有对各种药品进行测试的方法和要求的通用章节及对各种药物的一般要求的通则。可根据书后所附的 USP 和 NF 的联合索引查阅本书。

（4）欧洲药典　《欧洲药典》（European Pharmacopeia，EP）由欧洲药品质量管理局（European Directorate for the Quality Control of Medicines，EDQM）负责出版和发行，是欧洲药品质量检测的唯一指导文献。所有药品和药用底物的生产厂家在欧洲范围内推销和使用的过程中，必须遵循《欧洲药典》的质量标准。EP8. 8 为欧洲药典最新版本。

《欧洲药典》有英文版与法文版，英语与法语是欧洲委员会的官方语言。《欧洲药典》有印刷版、USB 闪存版和在线版。《欧洲药典》的基本组成有凡例、通用分析方法（包括一般鉴别实验，一般检查方法，常用物理、化学测定法，常用含量测定法，生物检查和生物分析，生药学方法），容器和材料、试剂、正文和索引等。《欧洲药典》正文品种的内容包括：品名、分子结构式、CA 登录号、化学名称及含量限度、性状、鉴别、检查、含量测定、贮藏、可能的杂质结构等。

6.1.6 其他信息资源

（1）药品监督管理基础数据库　CFDA 主办的免费数据库。提供药品监督管理部门批准的药品品种信息。药品部分主要包括药品生产企业及GMP认证信息，药品经营企业及GSP认证信息，国产及进口药品（含包材）品种信息，药品广告信息，中药品种保护信息，药品行政保护信息。定期更新。检索入口：批准文号、产品名称、英文名称、商品名、生产单位、原批准文号。

（2）批准新药数据库　国家经济贸易委员会医药工业信息中心站主办，为收费数据库。主要收集了1980年以来我国批准的所有新药（包括西药和中药）的资料。内容包括申请单位、申请日期、准字、证字、试字号、申请类别和剂型规格等。检索字段为药品名称、申请单位和类别。

（3）美国食品药品管理局网站　FDA（网址：http：//www.fda.gov）在国际上具有一定的权威性。网站内容分为食品、药品、兽用药物、化妆品、医疗器械及放射性与健康等几大类，收录了大量的药物信息，用户可直接进入FDA网站相关类目浏览，也可通过关键词进行查询。

FDA-CDER是FDA网站的重要组成部分，主要栏目有：①Drug Information，包括药品审批信息、处方药物信息、药品安全与副作用、报告和出版物、相关资源等；②Regulatory Guidance，提供相关立法和科学性指导、CDER政策和操作程序、新药申请提交和国际活动介绍；③CDER Calendar，发布顾问委员会会议消息、会议内容、新闻；④SpecificAudience，提供给公众关于药物的应用、副作用和警告等信息；⑤CDER Archives，CDER档案文库，提供陈旧但仍然有用的信息。

（4）Pharmaprojects数据库　Pharmaprojects数据库是英国PJB Publications公司出版的一套有关世界范围研究开发中的新药的完整和综合性数据库。Pharmaprojects数据库记载了每种开发药物的药理、毒理、动物实验、治疗作用和药理活性、临床前（P）、Ⅰ期临床（C1）、Ⅱ期临床（C2）、Ⅲ期临床（C3）、临床试验（C）、已上市（L）、可转让（*）等各个阶段的重要数据，对新药研究开发的信息随时进行跟踪，定时地作补充、更新。

（5）ADIS药物研发数据库　ADIS药物研发数据库是Adis International公司的产品。数据库内容包括每种药品的普通名、同义名、商品名、开发公司、国家及开发阶段、所有权信息、峰期销售额、专利失效期、不良事件、药理学、药动学、药效学、副反应、治疗实验、开发历史、注册信息和参考文献等。

（6）Prous综合医药信息平台　Prous综合医药信息平台由Prous Science公司（汤森路透相关企业）于1958年研制开发，数据库中收录了30多万种上市和在研药物，以及关于这些药物的75万多个实验药理学数据、39万多个药动学和代谢数据和9万多个临床实验记录。

（7）Thomson Pharma信息集成平台　Thomson Reuters公司于2004年研发的生物技术企业动态信息集成和知识管理平台，它同时也是一个包括Thomson公司所拥有的专利信息、科技信息和金融信息资源的强大的信息集成网关。

6.2 信息资源的检索方法

新药文献的检索工作是一项实践性和经验性很强的工作，对于不同的项目，可能采取不同的检索方法和程序。检索程序与检索的具体要求有密切关系，大致可分为以下四个步骤：分析待查项目，明确主题概念；选择检索工具，确定检索策略；确定检索途径和检索标识；查找文献线索，索取原文。

6.2.1 检索工具简介

检索工具（information search tools）是指用以报道、存储和查找文献线索的工具。检索工具按一定学科一定主题进行收集、整理，并给以文献检索标识，属于二次文献。

检索工具必须具备三个要素：①按照条目，详细记录所著录文献线索，读者可根据这些线索查找所需文献；②包含有多个有检索意义的文献特征标识，如分类号、主题词、文献号代码等寻找所需文献；③提供检索的必要手段，如分类索引、主题索引等，便于读者检索。

6.2.1.1 检索工具的类型

目前供人们使用的检索工具有很多，不同的检索工具各有特点，可以满足不同的信息检索的需求。这里，按照常用的分类标准将检索工具进行分类。

（1）按出版形式分类

① 期刊式检索工具。有长期固定的刊物名，是一种定期连续出版的检索刊物，如美国医学索引、中文科技资料目录等。报道文献以近期为主，能及时反映新发表的科研资料，具有连贯性、可累积性、卷期之间衔接性等特点。

② 单卷式检索工具。以某一学科或专题为检索内容，报道若干年内该学科领域的文献，可一期或不定期出版。单卷式检索工具专业性强，文献集中，专题文献检索方便，价值也高，如“1949～1979年医学论文累积索引”，按学科分类出版。

③ 附录式检索工具。一般不单独出版，常附于图书或论文之后，以参考文献的形式出现。它是著者编著和撰写论文时的参考资料，为经过精选出来的文献，有较大的实用价值，也是查阅文献的方法之一。附录式检索工具属于专题索引，文献集中，但有局限性和存在漏检的可能。

④ 卡片式检索工具。编制者按自己的需要，把所需内容摘录在文献卡片上，分类整理排列而成。卡片式检索工具可自由组合排列，也可随时增减，逐步积累，灵活性大，根据学科发展，不断进行更新。但体积大，成本高，不便携带，现在常用数码或影印图片代替。

⑤ 胶卷式检索工具。以缩微胶卷形式出版的检索工具。缩小了检索工具的体积，出版速度快，但要通过缩微机才能阅读，不及卡片式检索工具方便，现在不常

用。胶卷常以数码照片代替。

⑥ 便携式检索工具。将文献资料的文字、图片及语音转换成机器语言，存储于光盘或可移动硬盘上。便携式检索工具具有容量大、记录速度快、重量轻、体积小、便于保存和传送的特点。

(2) 按加工程度分类

① 目录。目录是对出版物按其外表特征进行著录而成，以书或刊作为目录的基本单位，对内容特征揭示少。著录项目包括书名、刊名、著者、出版项（出版者、出版地、出版年、版次和页数、开本、定价）等项目。目录主要有如下 4 种：(a) 书名目录，按书刊名英文字母或汉语拼音字顺排列而成，查找方便。由于同一类书首字母不同而分散排列，按字顺不能很快查到是其缺点；(b) 分类目录，按学科内部逻辑次序排列而成，从总论到各论、从一般到具体、从低级到高级、从简单到复杂分门别类进行编排，配有分类号的检索系统，其特点是系统性强、族性检索方便；(c) 著者目录，按姓在前、名在后著录，按姓氏首字母字顺排列，查找方便；(d) 主题目录，用规范化语言描述文献的主题内容所制成的目录，专指性强，灵活性高，按主题词字顺排列，查找方便。

② 题录。只著录文献的外部特征，以一个内容上独立的文章作基本著录，包括文献篇名、著者、刊名、年、卷、期、页码、语种等，时差短而报道快、全，出版迅速。

③ 索引。文献的内外特征按照一定的描述语言构成索引的标识，索引与目录、题录不同，除报道文献外部特征外，还报道内容特征。索引收录文献较全，报道量大，检索性能好，有较高的质量。

④ 文摘。比目录和索引更受读者欢迎，文字少，内容简要，能反映论文的重点内容，包括研究目的、观点、研究方法、数据、结论等。它的特点是：(a) 读者能通过文摘判断是否为所需的内容，以免误检、漏检；(b) 节省阅读全文的时间；(c) 消除语言种类的障碍，以英文居多；(d) 对国内未收藏刊物的文献有一个直观的了解。

(3) 按收录范围分类

① 综合性检索工具。收录范围是多学科的，适用于检索不同学科的专业文献，如美国《医学索引》、《中文科技资料目录》系列分册。

② 专业性检索工具。收录范围仅限于某一学科或专业，专业性强，如《荷兰医学文摘》、《中国医学文摘》，按学科分类检索，如科技人员检索特定专业，内容更集中、系统。

③ 单一性检索工具。收录文献只限于某一特定类型的范围，如特种文献检索工具，包括专利文献、会议文献、学位论文、标准文献等。

(4) 按检索方法分类

① 手工检索工具　由印刷型检索工具构成。如各种索引、题录、文摘等。

② 计算机检索工具　由计算机检索系统构成，具有密度高、容量大、查找速

度快、不受时空限制的优点。由于计算机检索快捷、方便，是目前主要的检索方法。但由于计算机检索过分依赖数据库，存在漏检的不足。因此，进行新药研究时，手工检索也必不可少。

6.2.1.2 检索工具的结构

检索工具的结构大致由以下四部分组成。

(1) 编辑使用说明　为使用者提供必要的指导，包括编制目的、使用范围、收录年限、各种著录格式、查找方法及注意事项，常以编辑说明作介绍。

(2) 正文部分　检索工具记录的不是文献的全文，仅著录文献的外部特征和内容特征，包括文献篇名、著者和文献来源。正文部分是检索工具的主体，如为文摘式，除上述项目外，还有文摘供读者进行文献筛选。

(3) 索引部分　检索工具正文部分多按分类编排，检索时为提高检索效率，可利用各种索引，如主题索引、著者索引、专利索引等，索引种类越多，检索途径越多，检索效率越高。

(4) 附录部分　包括摘用的刊物、各种名称的缩写、文字的翻译、术语和文献入藏单位及代号等。

6.2.1.3 检索工具的评价

各种检索工具都必须具备存储、检索和报道信息的功能，检索工具质量大致可从下述几个方面进行综合评价：①看学科收录范围是否广泛，以专业面覆盖的大小、摘录出版物的类型多少、报道量的多少为主要的衡量标准；②报道速度快慢，即从文献发表到检索工具中的时间长短；③检索途径多少，索引体系是否齐全；④标引质量高低，对文献进行标引的深度。

6.2.2 检索方法和技术

不同的检索工具有不同的检索方法和途径，需熟悉每种检索工具的特点，拟定合理的方案和方法，进行科学地检索。

6.2.2.1 检索方法

检索方法通常包括工具法、追溯法、分段法和浏览法等。可根据不同情况进行选择，检索中为省时，要充分利用累积索引。

(1) 工具法　利用各种检索工具查找文献的方法，分顺查、倒查和抽查法三种。

① 顺查法。顺查法是按照时间顺序由远到近逐年查找文献的方法，但要注意所查课题的研究开始年份，否则浪费时间。如艾滋病治疗药物研究，1981 年以前没有报道，检索此课题可从 1981 年往后逐年查找。顺查法的优点是漏检率低，能全面系统地了解所检索课题的过去和现状，从而看它的发展趋势和演变过程。缺点是费时，且需要知道该课题最早开始的时间。

② 倒查法。倒查法与顺查法相反，是按逆时间顺序由近到远逐年查找文献的方法，符合新兴学科的发展规律或有新内容的老课题，省时高效，短时间内可获一些最新资料。但对课题了解不够时，就易造成漏检，补救办法是查综述，可了解课题从何时开始及它的发展趋势。如检索硼中子俘获治疗肿瘤技术（BNCT），10 年内的文献甚少，就会漏检，查综述就可知道该治疗方法早在 1936 年由美国首先提出，但为什么几十年来对其适应证、疗效及优缺点报道甚少呢？这主要是因为此治疗涉及学科范围广，更重要的是它要求有医用核反应堆的条件才能开展，而过去几十年医用核反应堆并无广泛建立，因此限制了本治疗方法的进展，假如只查近 10 年或近 5 年的文献，本课题就会漏检，因此应用本法需要对被检课题有一定的了解。

③ 抽查法。抽查法针对学科专业发展特点，学科发展迅速中发表论文较集中的时间，前后逐年检索，至基本掌握课题情况为止，本法能用较少的时间获得较多的文献，但必须知道学科发展特点和发展迅速的时期才能达到预期效果。

(2) *追溯法* 从文献中所附的参考文献追溯查找的方法，它的优点是在没有检索工具的情况下，根据原始文献所附的参考文献检索相关文献，较切题，但有片面性，文章漏检率高，知识陈旧的占多数为其缺点。

(3) *分段法* 工具法和追溯法交替使用的方法，又称循环法或交替法。既利用检索工具，也利用文献后所附参考文献进行追溯，两种方法交替，分期分段使用，对获得一定年限内相当文献的资料线索，节省检索时间。

(4) *浏览法* 检索工具刊物反映文献有时差问题，可利用新到期刊目录进行浏览，但只能获得本馆馆藏文献，有局限性，不全面，不系统，不能作为查阅文献的主要方法。

6.2.2.2 检索途径

检索途径分为书名、著者、主题、分类、关键词等途径，进行具体新药研究项目检索时，可根据现有数据库的种类因地制宜、灵活应用。

(1) *书名途径* 利用书、刊、杂志名称进行查找文献，是查找文献最方便的途径。

(2) *著者途径* 按文献著者或团体的名称、译者和编者的姓名编制的索引进行查找的一种方法。分别按姓名的字母顺序排列，团体著者按原名字顺排列，加国别以资区别。外文文献的个人著者姓在前，名在后，姓用全称，名用缩写，姓名之间用逗号或空格隔开；检索中文文献，可以用作者全名，也可以用作者姓名的一部分。

(3) *序号途径* 利用文献的各种代码、数字编制的索引查找文献称为序号途径，如专利号、化学物质登记号、科技报告的报告号、技术标准的标准号等，按代码字顺或数字的次序由小到大排列。

(4) *分类途径* 根据文献主题内容所属的学科属性分类编排，将类目按照学科知识体系的内在逻辑关系来排序，以学科属性为分类标准，属族性检索，能反映学科概念上的隶属、等级、派生和平行关系。分类法的主要优点是根据科学分类的逻辑规律并结合图书类别特点进行分类，由上级到下级，分类法简明易记，层次分明，同类书、刊集中，检索容易。但涉及相互交叉的学科或分化较快的学科时，此法专指性不强。

(5) 主题途径　按主题词的字顺排列，便于查找与主题词相关内容的文献。其特点是适应性、直观性及通用性强，表达概念准确灵活，不如分类法那样系统，稳定。但能适应学科相互交叉、相互渗透的课题进行检索。

主题词表是标引和检索人员的共同依据，各种检索工具有各自的主题词表，并通过参照关系作规范化处理，使同义词、近义词、同族词、相关词、主题词与非主题词在主题词表中都一目了然。也可通过参照关系指引读者，查找作为主题词的词和与主题有关的主题词，扩大检索范围。

(6) 关键词途径　直接从文献中抽出来的具有实质性意义的词，其主要特征是未经规范化处理，也不受主题词表控制的词，又称自由词，用于计算机作为自然语言检索。作为自然语言检索，关键词按字顺排列，实际属主题法系统，不需查主题词表，因而编制关键词索引速度快。由于未作规范化处理不能进行选择和控制，故索引质量粗糙。

关键词又分为“题内关键词”和“题外关键词”两种，前者仅在题目内找实质性的词作关键词，后者从文摘或正文中找出关键词。

关键词的缺点是自由选词，而对同一事物的概念不同，作者选词也不尽相同，而且同义词、多义词、复合词，名词单、复数等，文献就会分散在不同关键词中，不能集中一处，同一概念的内容可能完全不同，必然影响查准率、查全率。

(7) 分类主题途径　分类途径与主题途径相结合，美国生物医学文摘目次表即属此类。

(8) 其他检索途径　如化学物质的分子式途径、地名、属种途径等。

6.2.2.3 检索策略

在分析检索提问的基础上，确定检索的数据库、检索的用词，明确检索词之间的逻辑关系和查找步骤的科学安排。狭义的检索策略即是我们常用的检索式（检索用词与各运算符组配成的表达式）。建立检索策略一般需要确定分析检索要求，并进一步确定检索用词。

(1) 分析检索要求　在分析课题的基础上，确定检索内容的学科范围、文献类型、检索年限。根据学科范围选择检索工具和检索方法。根据课题要求和特点，选择检索方法、检索年限，找出检索词，按逻辑关系列出检索式，制定查找程序。要特别注意确定提问逻辑、检索词之间的组配方式，因其是检索策略的重要组成部分，关系到文献检索的查全率和查准率。

新药研究的检索要求包括静态文献和动态信息两方面，通过静态文献检索，提供产品开发的基础资料，通过动态信息，即市场调查摸准需求。检索可以采用顺查、倒查以及抽查法。在文献类型上则有特殊要求，即主要检索专利文献、标准文献与产品资料文献等。

(2) *确定检索用词* 准确地将检索要求转换成检索用词，是决定文件检索效果的关键。检索用词包括文献题名、著者名、分类号、序号和主题词等，其中确定主题词及其他检索用词，难度较大。

从主题词检索时，选择的主题词及副主题词，都必须是主题词表中规定的词语，即按照规定，对照《医学主题词表》（MeSH）和《中国中医药学主题词表》，将自然语言转换为规范化的主题词（表 6-3）。

转换主题概念的正确与否直接影响着检索质量的好坏，对其要求也十分严格。词表中的大部分正式主题词，来源于专业术语，但在表达的概念含义上有部分主题词与医药术语有别。因此，应根据词表中的规定确定合适的主题词，不可望文生义。

每个主题词都有其概念范围与专指对象，在将主题概念转换为主题词时要与实际检索需求相符，避免以大概小或以偏概全。如：查找温补中药方药制剂方面的文献，不能选“补法”来代替“温补”为检索用词，虽然补法、温补都是主题词，但温补更符合检索要求，采用补法作为主题词是以大概小，扩大了检索范围，检索专属性不强。

检索时，通常需选用多个检索词组合，才能完整地表达检索要求。组配是指采用主题词与副主题词或多个主题词进行不同的组合，以表达检索要求、提高检索的专指性。组配误差可直接影响检索效果，应严格遵守组配的规则。组配方式有：①“主题词＋主题词”或更多个主题词的组配，如检索“肿瘤治疗药物”，可以采用检索式“Neoplasms＋Anti-Neoplastic & Immunosuppressive Agents”；②“主题词＋副主题词”的组配，主题词与副主题词之间用“/”相隔，如检索“心血管疾病治疗药物”，可以采用检索式“Cardiovascular Diseases/drug therapy”；③两个以上副主题词的限定检索，如检索“产后抑郁症的药物治疗或食物治疗”，可以采用检索式“depression，postpartum/diet therapy OR depression，postpartum/drug therapy”。

6.2.2.4 检索技术

掌握必要的信息检索技术，可以明显提高检索效率和质量。在光盘检索、联机检索和网络检索等各类机检系统中，常用如下几种检索技术。

(1) *布尔逻辑检索*（Boolean searching） 所谓布尔逻辑检索是用布尔逻辑算符将检索词、短语或代码进行逻辑组配，指定文献的命中条件和组配次序，凡符合逻辑组配所规定条件的为命中文献，否则为非命中文献。它是机检系统中最常用的一种检索方法。逻辑算符主要有：AND（逻辑“与”）、OR（逻辑“或”）、NOT（逻辑“非”）。

表 6-3 与新药研究相关的 MeSH 类目词中英文对照

C	DISEASES	疾 病	D	CHEMICALS And DRUGES	化学物质和药品
C1	Bacterial & Fungal Diseases	细菌感染和真菌感染	D1	Inorganic Chemicals	无机化合物
C2	Vires Diseases	病毒疾病	D2	Organic Chemicals	有机化合物
C3	Parasitic Diseases	寄生虫病	D3	Heterocyclic Compounds	杂环化合物
C4	Neoplasms	肿瘤	D4	Polycyclic Hydrocarbons	多环烃类化合物
C5	Musculoskeletal Diseases	肌肉骨骼系统疾病	D5	Environmental Pollutants, Noxae & Pesticides	环境污染物，病原农药和杀虫剂
C6	Digestive Diseases	消化系统疾病	D6	Hormones, Hormone Substitutes	激素，激素代用品和激素拮抗剂
C7	Stomatognathic Diseases	口颌疾病	D7	Reproductive Control Agents	避孕药
C8	Respiratory Tract Diseases	呼吸道疾病	D8	Enzymes, Conezymes Enzyme Inhibitore	酶、辅酶和酶抑制剂
C9	Otorhinolaryngologic Diseases	耳鼻喉疾病	D9	Carbohydrates & Hypoglycemic	糖类和降糖剂
C10	Nervous System Diseases	神经系统疾病	D10	Lipids & Antilipemis	脂类和抗血脂类
C11	Eye Diseases	眼疾病	D11	Growth Substances, Pigments	促生长物质、色素和维生素
C12	Urologic and Male Genital Diseases	泌尿和男性生殖疾病	D12	Amino Acids, Peptides & Vitamins	氨基酸、肽和蛋白质
C13	Female Genital Diseases & Pregnancy Complication	性生殖疾病和妊娠并发症	D13	Nucleic Acid, Nucletides	核酸、核苷酸和核苷
C14	Cardiovascular Diseases	心血管疾病	D14	Neurotransmitter & Neurotransmitter Agents	神经递质和神经递质物
C15	Hemic and Lymphatic Diseaea	血液和淋巴疾病	D15	Central Nervous System Agents	中枢神经系统药物
C16	Neonatal Diseases and Abnormalities	新生儿疾病和畸形	D16	Peripheral Nervous System Agents	周围神经系统药物
C17	Skin & Connective Tissue Diseases	皮肤和结缔组织疾病	D17	Anti-Inflammatory Agents, Antirheumatic Agents, & Inflammation Mediators	抗炎药、抗风湿药、炎性介质
C18	Neonatal and Metabolic Diseases	营养和代谢疾病	D18	Cardiovascular Agents	心血管系统药物
C19	Endocrine Diseases	内分泌疾病	D19	Hematologic, Gastrointestinal, & Renal Agents	血液、胃和肾脏药
C20	Immunologic Diseases	免疫性疾病	D20	Anti-Infective Agents	抗感染药物
C21	Injuries, Poisoning	损伤，中毒，职业病	D21	Anti-Allergic & Respiratory System Agents	变态反应和呼吸系统药物
C22	Animal Dieases	动物疾病	D22	Anti-Neoplastic & Immunosuppressive Agents	抗肿瘤药和免疫抑制剂
C23	Symptom s	症状和普通病理学	D23	Dermatologic Agents	皮肤病药物
			D24	Immunologic and Biologic Factors	免疫和生长因子
			D25	Biomedical and Dental Materials	生物医学和牙科材料
			D26	Miscellaneous Drugs and Agents	其他药剂

① 逻辑“与”。运算符为“AND”或“*”。检索词 A 和检索词 B 用“与”组配，检索式为“AANDB”或者“A *B”，表示检出同时含有 A、B 两个检索词的记录。逻辑“与”检索增强了检索的专指性，缩小检索范围，适用于连接有限定或交叉关系的检索用词。

② 逻辑“或”。运算符为“OR”或“+”。检索词 A 和检索词 B 用“或”组配，检索式为“AORB”或者“A+B”，表示检出所有含有 A 词或者 B 词的记录。逻辑“或”检索扩大了检索范围，此算符适于连接有同义关系或相关关系的词。

③ 逻辑“非”。运算符为“NOT”或“-”。检索词 A 和检索词 B 用“非”组配，检索式为“A NOT B”或者“A-B”，表示检出含有 A 检索词，但同时不含 B 检索词的文献。逻辑“非”和逻辑“与”运算的作用类似，可以缩小检索范围，增强检索的准确性。此运算适于排除那些含有某个指定检索词的记录，使用不当会排除有用文献，导致漏检。

上述三种逻辑运算的关系见图 6-2。对于一个复杂的逻辑检索式，检索系统的处理是从左向右进行的。在有括号的情况下，先执行括号内的运算，有多层括号时，先执行最内层括号中的运算，逐层向外进行。在没有括号的情况下，AND、OR、NOT 的运算次序，在不同的系统中有不同的规定，如 DIALOG 系统中依次为 NOT→AND→OR，STAIRS 系统和 ORBIT 系统中依次为 AND 和 NOT 按自然顺序执行，然后执行 OR 运算，检索时应注意了解各机检系统的规定。如检索“不伴有高血压的老年痴呆症患者的基因治疗”文献，检索式可用“(老年痴呆症 NOT 高血压) AND (基因治疗 OR 基因疗法)”逻辑表达式进行检索。在此检索式中，“基因治疗 OR 基因疗法”表示检索结果可包含任何一个概念，是逻辑“或”的应用；“老年痴呆症 NOT 高血压”，表示老年痴呆症患者，但将伴有高血压的患者排除在外，是逻辑“非”的应用；上述结果和基因治疗之间是逻辑“与”的关系，即表示结果必须同时包括两个检索词检索范围之内。

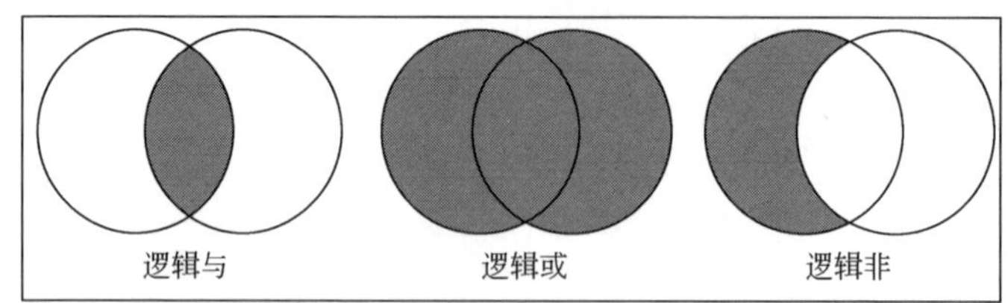

图 6-2 三种逻辑运算关系图

(2) 截词检索 (truncation searching) 指用给定的词干作检索词，查找含有该词干的全部检索词的记录，也称词干检索或字符屏蔽检索。它可以起到扩大检索范围，提高查全率，减少检索词的输入量，节省检索时间等作用。检索时，若遇到名词的单复数形式，词的不同拼写法，词的前缀或后缀变化时，均可采用此法。截词的方式有多种，按截断部位可分为右截断、左截断、中间截断、复合截断等；按截断长度可以分为有限截断和无限截断。

① 右截断。截去某个词的尾部，使词的前方一致比较，也称前方一致检索。例如：输入“geolog?”，将会把含有 geological、geologic、geologist、geologize、geology 等词的记录检索出来。若输入“PY＝199?”，会把 90 年代（1990～1999 年）的文献全部检索出来。

② 左截断。截去某个词的前部，使词的后方一致比较，也称后方一致检索。例如：输入“?magnetic”，能够检出含有 magnetic、electromagnetic、paramagnetic、thermo-magnetic 等词的记录。

③ 中间截断。截去某个词的中间部分，使词的两边一致比较，也称两边一致检索。例如：输入“organi?ation”，可以检出 organization、organisation；输入“f??t”，可查出 foot、feet。

④ 复合截断。指同时采用两种以上的截断方式。例如，输入“?chemi?”，可以检出 chemical、chemist、chemistry、electrochemistry、electrochemical、physicochemical、thermochemistry 等。

⑤ 有限截断。指允许截去有限个字符。例如：“acid??”表示截去一个字符，它可检出 acid、acids，但不能检出 acidic、acidicity、acidity 等词；又如“comput????”可检出 compute、computer、computers、computing 等词，不能检出 computable、computation、computerize 等词。词干后面连续的数个问号是截断符，表示允许截去字符的个数，最后一个问号是终止符，它与截断符之间要有一个空格，输入时一定要注意。

⑥ 无限截断。指允许截去的字符数量不限，也称开放式截断。上面右截断、左截断所举的例子均属此类型。

任何一种截词检索，其实都包含着布尔逻辑检索的“或”运算。采用截词检索时，需要灵活、谨慎，要注意截词部位适当，若截得太短（如输入字符数少于 3 个），将增加检索噪声，影响查准率。另外，不同的机检系统使用的截词符不同，例如 DIALOG 系统和 STN 系统用“?”，ORBIT 系统用“、”，BRS 系统用“＄”，ESA-IRS 系统用“＋”。

（3）位置检索（proximity searching） 在检索词之间使用位置算符（邻近算符）来规定算符两边的检索词出现在记录中的位置，从而获得不仅包含有指定检索词，而且这些词在记录中的位置也符合特定要求的记录。这种方法能够提高检索的准确性，当检索的概念要用词组表达，或者要求两个词在记录中位置相邻（相连）时，可使用位置算符。按限制强度递增的顺序排列，机检系统中常用的位置算符如下。

① Field(f) 算符。要求被连接的检索词出现在同一字段中，字段类型和词序均不限。例如，happiness（f） sadness and crying；又如 pollution（f） control/ti，ab。

② Sub-field/Sentence（s）算符。要求被连接的检索词出现在同一句子（同一

子字段）中，词序不限。例如 machine（s）plant。

③ near（n）算符。要求被连接的检索词必须紧密相连，词之间除允许有空格、标点、连字符外，不得夹单词或字母，词序不限；（Nn）表示两个检索词之间最多可以夹 N 个词（N 为自然数 1、2、3…），且词序任意。如 information（n）retrieval 可以检出 information retrieval 和 retrieval information，又如 econom???（2n）recovery 可以检出 economic recovery、recovery of the economy、recovery from economic troubles。

④ With（w）算符。要求检索词必须按指定顺序紧密相连，词序不可变，词之间除允许有空格、标点、连字符外，不得夹单词或字母；（Nw）表示连接的两个词之间最多可夹入 N 个词（N 为自然数 1、2、3…），词序不得颠倒。如 input（w）output 可检出 inputoutput，而 wear（1w）materials 可检出 wear materials、wear of materials。

（4）限定检索（limit searching） 通过限制检索范围，达到优化检索结果的方法。限制检索的方式有多种，例如进行字段检索、使用限制符、采用限制检索命令等。

① 字段检索。将检索词限定在某个字段中，如果记录的相应字段中含有输入的检索词则为命中记录，否则检不中。如查找糖尿病方面的文章，要求“糖尿病”一词出现在叙词字段、标题字段或文摘字段中，检索式可写为 diabets?? /de，ti，ab。

② 使用限制符。用表示语种、文献类型、出版国家、出版年代等的字段标识符来限制检索范围。例如，要查找 2011 年出版的英文或法文的糖尿病方面的期刊，则检索式为：（diabets?? /de，ti，ab）AND PY＝2011 AND（LA＝EN OR FR）AND DT＝Serial。

③ 使用范围符号。如 Less than、Greater than、From to 等。如查找 2000 年以来的糖尿病方面的文献，可表示为 diabets?? AND Greater than 1999。

④ 使用限制指令。限制指令可以分为一般限制指令（Limit，它对事先生成的检索集合进行限制）、全限制指令（Limit all，它是在输入检索式之前向系统发出的，它把检索的全过程限制在某些指定的字段内）。如 Limit S5/328000-560000 表示把先前生成的第 5 个检索集合限定在指定的文摘号内。

6.2.3 检索程序和实例

文献检索的一般步骤如图 6-3 所示。

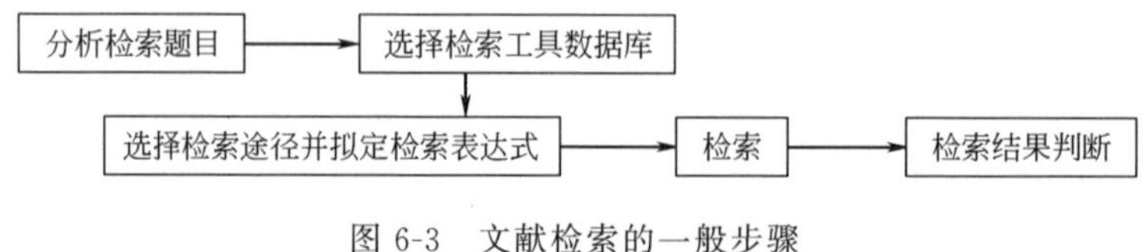

图 6-3 文献检索的一般步骤

6.2.3.1 数据库检索

（1）MEDLINE　国内引进的大部分为Silver Platter公司的产品，故以Silver Platter的MEDLINE CD-ROM为例介绍光盘检索系统的使用。

① MEDLINE光盘数据库字段。MEDLINE光盘数据库字段共有26个，见表6-4。

表6-4　MEDLINE光盘数据库字段

字段名称	全称及译名	检索举例
AB	Abstract 摘要	tumor in AB
AD	Address of Author 著者地址	Guangzhou in AD
AI*	Abstract Indicator 文摘识别,非显示字段	ab in AI
AN*	Accession Number 登录流水号	86138787 in AN
AU	Author(s)著者	Johnson in AU
CM	Comments 评论	Comment in CM
CN	Contract or Grant Numbers 合同或资助号	mcj00950130 in CN
CP*	Country of Publication 出版国	China in CP
GS	Gene Symbol 基因符号	pyrB in GS
ISSN*	International Standard Serial Number 国际标准期刊号	0735-6757 in ISSN
LA*	Language 语种	Chinese in LA
MESH	MESH 主题词	liver in MeSH
MIME	Minor MESH 次要主题词	liver in MIME
MJME	Major MeSH 主要主题词	liver in MJME
NM	Name of Substance 物质名称:与RN配合使用	folic acid in NM
PS	Personal Name as Subject 文中论及人名	Freud S. in PS
PT*	Publication Type 出版类型	Review in PT
PY*	Publication Year 出版年份	PY=2011
RN	CAS Registry or EC Number 化学物质登记号或酶命名号	59-30-3 in RN
SB*	Subset 子文档:aim;nursing;dental	aim in SB
SI	Secondary Source Identifier 第二来源标志符	Genbank in SI
SO	Source 文献出处	Cancer in SO
TG*	Checktags(特征词)	human in TG
TI	Title 文献题名	Liver in TI
TO	Original Title 原文题名	sida in TO
UD*	Update Code(更新日期代码)	UD>199912

② MEDLINE检索界面。启动WinSpirs软件后，有五个主要的界面：(a) 数据库选择屏（Database）；(b) 数据库版权页（SilverPlatterMEDLINE（R））；(c) 检索屏（Search）；(d) 索引屏（Index）；(e) 叙词屏（Thesaurus）。数据库选择屏见图6-4。

③ 检索方法与技巧。

(a) 自由词检索。点击Searches按钮进入检索屏检索，在“Search:”提示符后输入检索词。常用检索词有字母或数字组合123、abc、3m等；单词检索LIVER；词组检索LIVERCARCINOMA；连缀检索LIVER-DISEASE；截词检索IMMUN*；通配符检索COLO? R；逻辑式检索LIVERandCT；以前检索式#5。

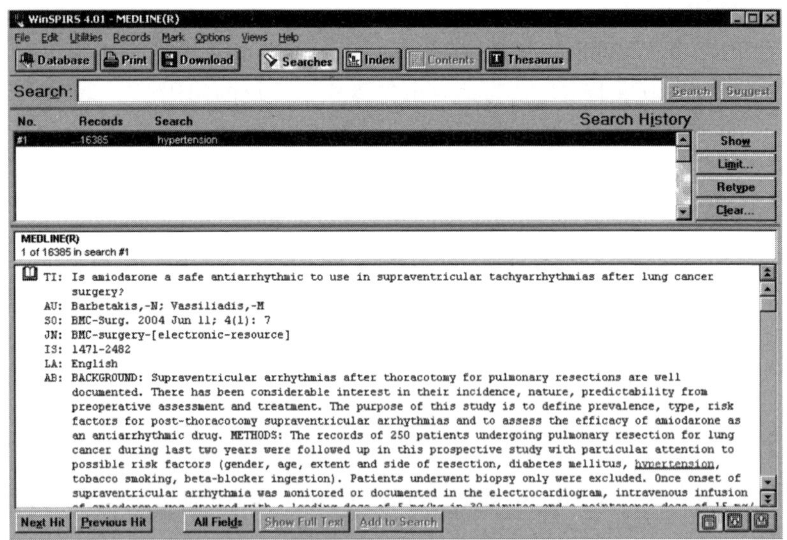

图 6-4 MEDLINE 数据库选择屏

(b) 限定检索。在 Search 屏提示符后的检索词输入区内，对任何自由词可用“in”或“=”等限定符加上字段标识符指定在某个字段内检索。例如：leukocytes in ti（文章题目）；hamilton-ta in au（作者）；py（出版年）>=1996；epilepsy in mesh（主题词）；j-am-dent-assoc in so（刊名）；aids and ai=ab；beijing medical university in ad（作者地址）；检索综述文献时，输入 review in pt（pt 代表出版类型）。

(c) 主题词检索。主菜单下选“Thesaurus”项，或按功能键 F9，进入主题词检索；输入相应的检索词，回车，进入主题词轮排表；选定主题词后回车，进入主题词显示状态，包括主题词相关参照、回溯注释、树状结构等；可以移动光标在屏幕上选择上下位主题词，方便进行扩检或缩检；选“Explode”项，对所选主题词及其下位词进行检索；选“Single Term”项，对所选主题词（不包括其下位词）进行检索；执行检索命令后，进入副主题词选择菜单；选择副主题词，可选“全部副主题词”或按要求选恰当的副主题词进行组配检索；选“Ok”项，开始检索；选“Description”项，系统显示光标所在副主题词的定义及适用范围等。

(d) 索引词表检索。索引词表包括所有可检字段中的字、词及主题词等，主要用于选择检索词并进行检索，检索字段为所有非限定性字段（等同于 search）；在主菜单下选“Index”命令或按功能键 F5，输入检索词，显示索引词表，选择检索词；选“search”项，开始检索；选“limit”项，可对检索结果作相应的限定。

④ 举例。检索有关肝癌药物治疗方面的文献

(a) 肝癌与最佳限定词组配

#1 “Carcinoma-Hepatocellular” /all subheadings

#2 drug comedy in ti，ab，mesh

#3　#1 and #2

(b) 达到最佳查全率

#1 “Carcinoma-Hepatocellular” /all subheadings

#2　(ChineseMedicine/herb) in ti, ab, mesh

#3　(Anti-Neoplastic & Immunosuppressive Agents) in ti, ab, mesh

#4　(Bioagents) in ti, ab, mesh

#5　#2 or #3 or #4

#6　#1 and #5

(2) **中文科技期刊全文数据库（维普）**　利用中文科技期刊全文数据库检索，可以在线阅读或下载全文（需先下载安装PDF全文浏览器）。中文科技期刊全文数据库检索界面如图6-5所示。

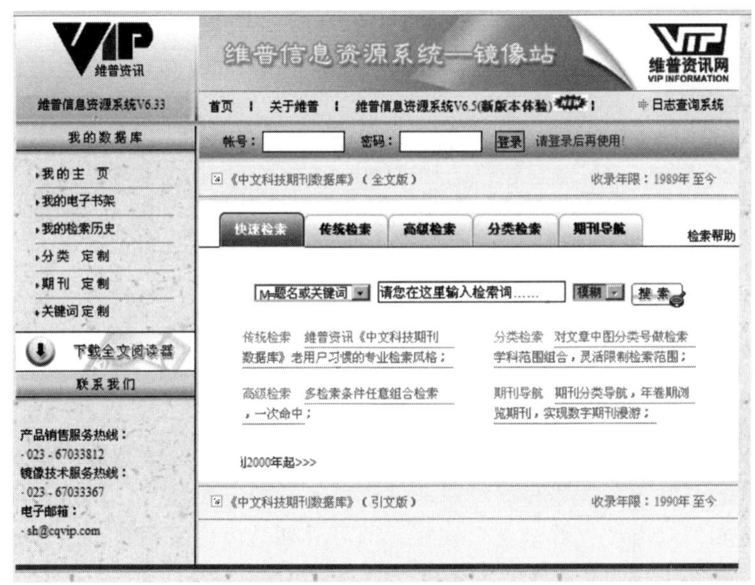

图6-5　维普检索界面

《中文科技期刊数据库》提供快速检索、传统检索、分类检索、高级检索、期刊导航五种检索方式，分述如下。①快速检索：首页默认的检索方式，通过首页正中的检索词输入框，输入检索词，选择检索项，然后单击搜索，进入结果显示页面，可实现题录文摘的查看、下载以及进行全文下载，同时，也可进行检索条件的再限制检索或重新检索；②传统检索：这一检索方式是原网站的《中文科技期刊数据库》检索模式，经常使用本网站的老用户可以单击此链接进入检索界面进行检索操作，可进行文章题录文摘浏览、下载及全文下载；③分类检索：根据《中国图书馆分类法》（第四版）制定，由维普公司专业标引人员对每条期刊数据进行分类标引，单击该链接，用户可按学科类别逐级进入，获取检索结果；④期刊导航：根据期刊名称字顺或学科类别对维普公司收录的所有期刊进行浏览，或通过刊名或

ISSN号查找某一特定刊，并可按期查看该刊的收录文章，同时可实现题录文摘或全文的下载功能；⑤高级检索：提供向导式检索和直接输入检索式检索两种方式，运用逻辑组配关系，查找同时满足几个检索条件的文章，检索界面见图6-6。

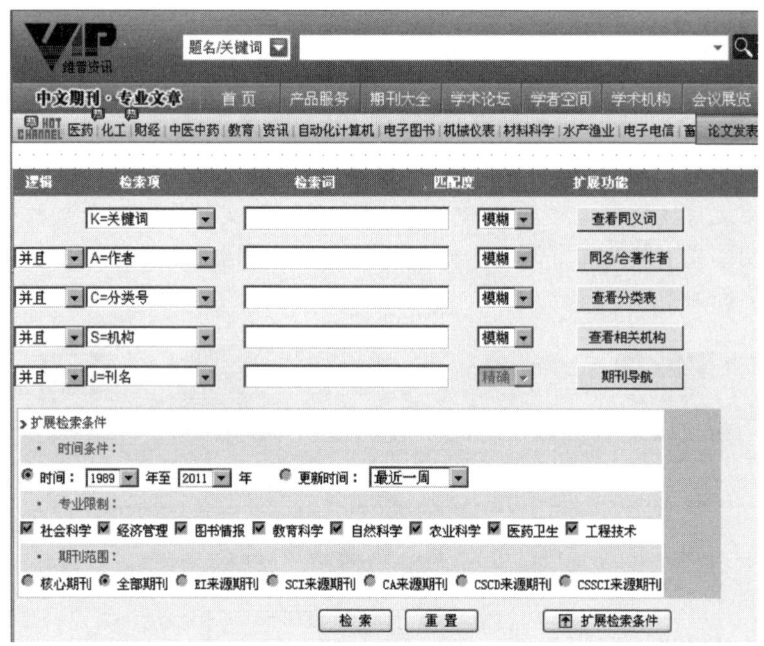

图6-6 维普高级检索界面

(3) *数字化期刊全文数据库（万方）* 用户通过下拉菜单点选所要检索的字段，在检索词输入框中输入相应检索词，便可组配出比较复杂的检索表达式，查找出相关信息。点击“检索”按钮得出结果。选中所要看的论文题名，双击，即可看到该篇论文的文摘，双击“查看全文”按钮，即可看到学位论文全文。点击相关链接还可扩大范围继续查找。检索界面见图6-7。

“高级检索”支持布尔检索、相邻检索、右截断检索、同字段检索、同句检索和位置检索等全文检索技术，具有较高的查全率和查准率。

(4) *CNKI数据库* CNKI文献搜索独具知识聚类功能。基于快速聚类算法，对返回结果的知识点进行聚类，并将主要知识点显示给用户，帮助用户改善搜索表达式，扩展搜索意图。CNKI数据库检索界面见图6-8。

① 初级检索。检索界面实际上与CNKI和维普的高级检索界面相同。在这个检索界面，既可作单一检索，也可作组合检索。不管选择哪个检索字段，在未输入任何检索词的情况下点击“检索”，都可浏览全库论文列表，完全等同于“浏览全库”的检索方式。

检索字段（途径）包括论文题名、作者、作者专业、导师姓名、授予学位、授予单位、授予年份、分类号、关键词、摘要。事实上，比较常用的字段是“论文题

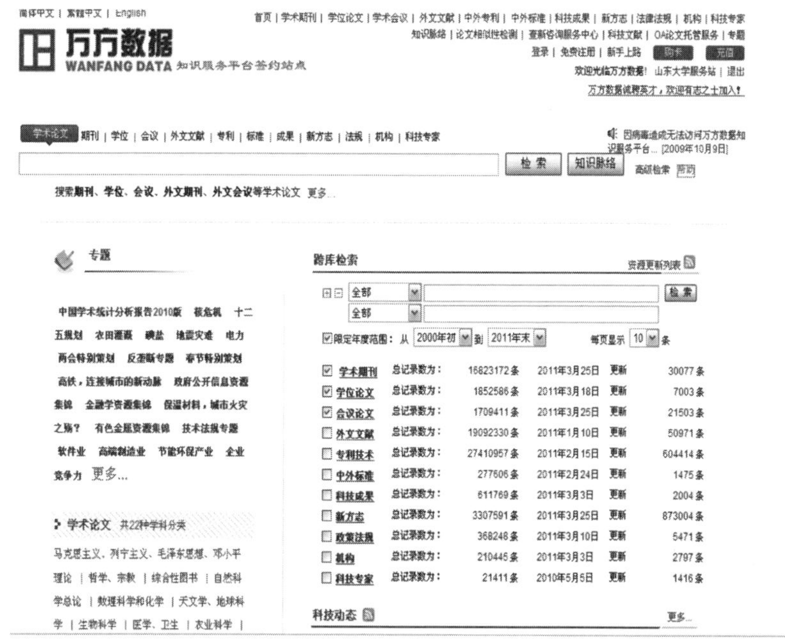

图 6-7 万方数据库检索界面

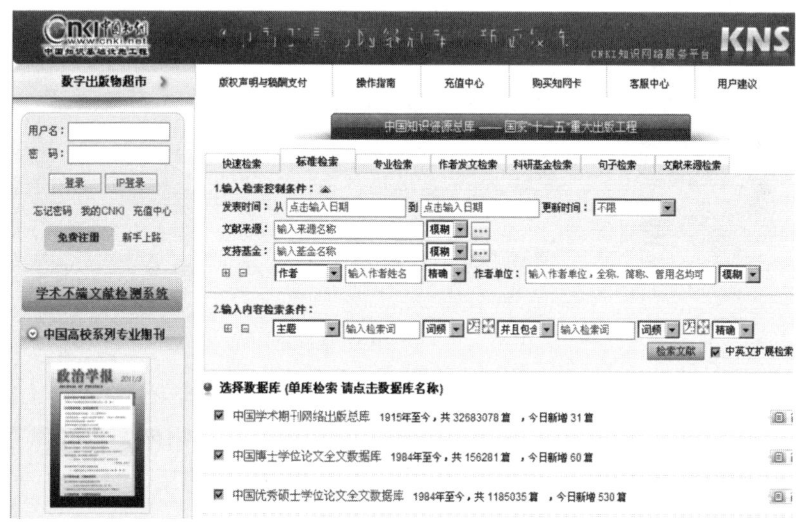

图 6-8 CNKI 数据库检索界面

名”、“作者”“关键词”和“摘要”。

② 高级检索。万方数据库设置的高级检索，不同于 CNKI 和维普的“高级检索”，它实际上是一种完全采用书写检索式的检索。由于此检索方式要求较高，一般不宜使用。

③ 浏览全库。查看所有论文列表，与在初级检索界面不输入任何检索词的情

况下直接点击“检索”所得结果相同。

④ 分类检索。从数据库所设置的学科类别进行的检索。

⑤ 匹配词。包括模糊、精确、前方一致。选择“模糊”，表示无论词的位置怎样，只要检索项中出现（包含）该词即可。如限定在“关键词”字段检索“基因”的文献，则既包括“基因”，也包括“＊基因”或“基因＊”的关键词。选择“精确”，表示检索结果与检索词完全相同。选择“前方一致”，表示检索结果的前半部分（从第一个字符开始）与检索词完全相同。

6.2.3.2 专业性检索工具

（1）PubMed　PubMed 检索网址为 www.ncbi.nlm.nih.gov/pubmed。其中，NCBI 是指美国国立生物信息中心，NLM 是指美国国立医学图书馆，NIH 是指美国国立卫生研究院。PubMed 资源首页见图 6-9。

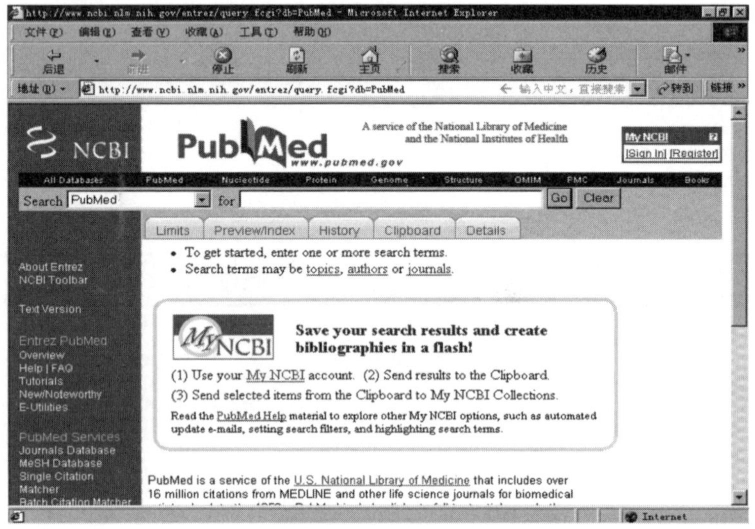

图 6-9　PubMed 资源首页

PubMed Central（PMC）是 2000 年 1 月由美国国家医学图书馆（NLM）的国家生物技术信息中心（NCBI）建立的生命科学期刊全文数据库，旨在保存生命科学期刊中的原始研究论文的全文，并可供全球范围内免费使用。目前加入 PMC 的期刊 108 种，另有 8 种期刊即将加入，这些期刊免费全文访问的时间延迟是出版后 0～2 个月，所有文献的浏览、检索、下载均是无需注册的，但只有注册用户可通过 email 自动获取 PMC 新刊通报。

① Pubmed 主要功能。自动匹配功能，目的是尽量查全文献；短语检索功能；强制检索功能，对检索词加双引号检索，看作一个词组进行检索；限定检索功能，通过个性化管理工具实现定题服务功能；丰富的资源链接，比如 PMC。

② 主要检索途径和方法。

(a) 关键词检索。在检索框直接输入具有检索意义的词或短语，可以是关键词（自由词）、刊名、作者等，词和词间也可以使用逻辑组合检索（ANDORNOT）。

检索实例：肝癌的基因治疗

检索式：Liver cancer AND genetherapy

检索结果：见图 6-10。

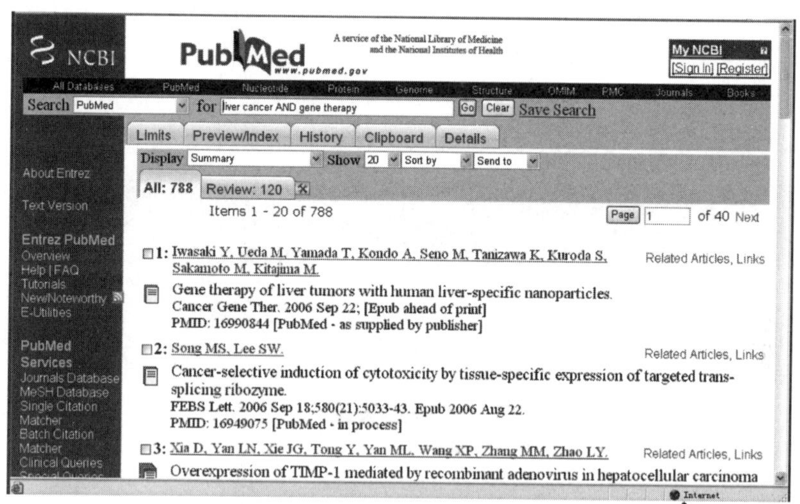

图 6-10 PubMed 检索显示界面

(b) 作者检索。一般姓在前，用全称；名在后，只用首字母。在 PubMed 主页的检索框中键入英文单词或短语（大写或小写均可），PubMed 即使用其词汇自动转换功能进行检索，并将检索结果直接显示在主页下方。例如：键入“vitamin C common cold”后回车或点击“Go”，PubMed 开始检索并将检索结果显示出来。

当所要查询的是著作者时，在检索框中键入著者姓氏全称和名字的首字母缩写，格式为“著者姓（空格）名字首字母缩写”，例如 Sandip K.，系统会自动到著者字段去检索，并显示检索结果。

(c) 刊名检索。在检索框中键入刊名全称或 MEDLINE 形式的简称、ISSN 号，例如：molecular biology of the cell，或 mol biol cell，或 1059-1524，系统将在刊名字段检索，并显示检索结果。

(d) 日期或日期范围检索。可以在检索框中键入日期或日期范围，系统会按日期段检索，并将符合条件的记录予以显示。日期的录入格式为 YYYY/MM/DD，如 1999/09/08。也可以不录入月份和日期，如：2000 或 1999/12。

检索期刊子集（辑）的格式为“检索词 AND jsubseta（或 jsubsetd，或 jsubsetn）”，如 neoplasm AND jsubseta。可供检索的期刊子库有 Abridged Index Medicus（120 种重要核心期刊）、Dental 和 Nursing。分别使用 jsubseta、jsubsetd、jsubsetn 进行限定。

检索带文摘的记录格式为“检索词 AND has abstract”，如 liver cancer AND

has abstract。要注意的是在 1975 年前出版的文章，MEDLINE 记录中没有文摘。

(2) CBM（中国生物医学文献数据库） CBM 由中国医学科学院医学信息研究所发行，收录 1978 年至今所有的公开出版发行的医药文献资料，涉及基础医学、临床医学、预防医学、药学、中医中药学等生物医学各学科领域。包含 1600 多种中国期刊、汇编、会议论文的文献题录 530 余万篇，全部题录均进行了主题标引和分类标引等规范化加工处理。年增文献 40 余万篇，每月更新一次。

CBM 实现了与维普全文数据库的链接功能。1989 年以来的全文，可直接链接维普全文数据库。中国生物医学文献数据库现有网络版和光盘版两种，界面直观，见图 6-11。检索结果可以直接打印，也可以保存（套录）。

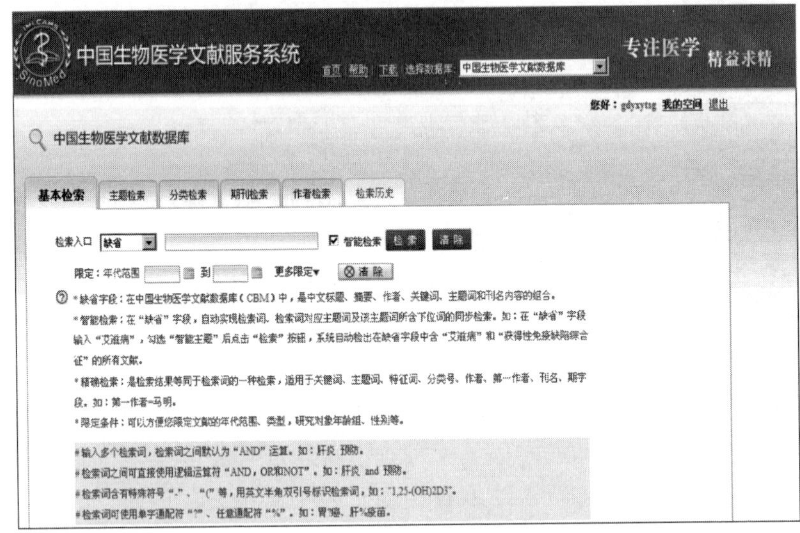

图 6-11 CBM 网络版检索界面

① CBM 检索流程，见图 6-12。

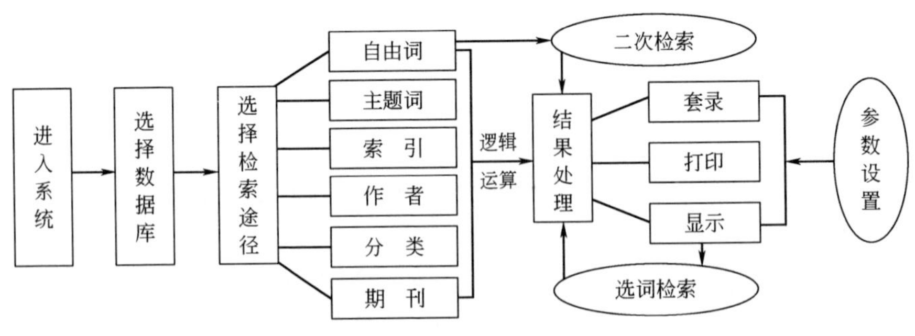

图 6-12 CBM 检索流程图

② 检索方法。CBMdisc 有多种检索途径，主要有基本检索（自由词）、主题词、分类、期刊、作者和索引检索等途径。

在基本检索状态下可进行自由词检索、字段限制检索、逻辑组配检索。在浏览结果时可使用屏幕检索。主题词、分类、期刊、作者属于比较特殊的字段限制检索。

③ 主题词检索。主题词是 CBMdisc 最主要和最重要的检索途径。一般情况下，应尽量采用主题词检索。CBMwin 系统的联机医学主题词表收录了美国国立医学图书馆《医学主题词表》（MeSH）和中国中医研究院图书情报研究所出版的《中医药学主题词表》中的所有词条。联机词表同时提供主题词的注释、上下位关系、树状结构以及副主题词的组配建议等，其功能非常完善。可用中文主题词或英文主题词作为检索入口进行查找。

主题词检索的一般步骤如下：输入主题词；点击〔浏览〕按钮；点击〔检索〕或〔加入列表〕按钮，系统弹出副主题词选择对话框；选择副主题词；点击〔确认〕按钮，完成检索。

④ 检索结果输出。完成一次检索后，点击屏幕右边的〔显示结果〕按钮即可显示。点击〔显示结果〕按钮，屏幕显示当前或选中检索式的命中结果；改换显示内容。点击〔题录格式〕、〔详细格式〕或〔文摘格式〕、〔首条〕、〔末条〕改换显示格式。还可通过菜单实现，点击菜单栏“选项〔O〕”，系统会弹出一个下拉式菜单包括“显示选项〔S〕”、“套录选项〔D〕”和“打印选项〔P〕”。

6.3 新药信息的整合利用

在大量文献信息检索的基础上，结合项目查新和研究情报调研，分析整合所有资源、进一步拓展前期准备工作极其重要。它关系到新药研究的基本需要和价值评估，便于新药研究者正确作出决策、实施项目以及进行项目的申报等。

6.3.1 新药研究的情报调研

从新药研究情报调研成果中，可以获知最新的药物治疗及药物研究现状，为开展新药研究工作必备的前提条件。与其他学科一样，新药研究情报调研过程主要包括情报聚集、情报研究、情报结论三个阶段。

6.3.1.1 新药情报调研的特点

新药研究情报调研既有一般科学研究的通性，亦有其自己的专属特点，主要包括以下几个方面。

（1）针对性　新药情报调研既不是以发表论文为主要目的，也不是以探索学科深度为目的，而是为解决现实中存在的特定科学问题而开展的应用性研究，具有很强的针对性。调研的成果往往针对某一特殊问题，起解决问题的科学决策及研究参考之用。

（2）综合性　情报调研的主要目的是为各个层次的正确决策提供依据，不仅要考虑科学问题，而且还要考虑到经济甚至社会问题，将先进性、经济性和适用性有机结合起来。因此，科学研究与经济、政治、社会研究相结合，成为情报研究综合性的重要表现。比如对开发某一心血管疾病治疗药物进行情报调研时，不仅涉及药物本身的结构及性质，而且涉及到心血管疾病发病率、发病人群、药品研究政策、市场前景、原材料供应、企业的能力、制剂工艺和技术水平等综合调查研究。

(3) 政策性 国家在实现发展的过程中，采取什么样的战略、什么样的途径，必须根据基本国情即社会制度、自然资源条件、发展程度、人口状况、科学文化水平等因素来决定，在综合分析这些因素的基础上制定政策。通过政策引导，推动科学技术与经济、社会向预定目标发展。因此，新药研究情报调研工作必然具有另一个鲜明的特点，就是政策性。如国家科技部目前对艾滋病、重大疾病治疗新药研究提供绿色通道，并资助进行新药创制研究，是基于我国目前的医药卫生政策。

(4) 预测性 一项重大的决策是否正确，是否切实可行，不仅要从当时的经济与社会效果来衡量，而且要预见到未来可能产生的影响。因此，为决策服务的情报调研工作，显然具有预测性的特点。新药情报调研进行全面的预测，以便及时采取有效行动顺应动态变化。

(5) 科学性 坚持科学性，按照客观规律办事，是一切工作的基本准则。情报调研工作必须坚持从调查客观事实出发，经过分析、推理、判断、辨明现象和本质，掌握客观事物的内在规律，形成正确的认识。但是，情报调研工作主要是为决策服务，在某些情况下，来自决策者的主观愿望，往往先入为主，这些成见往往左右情报调研工作，使情报研究工作失去科学性。在这种情况下产生的预测性意见，不可能甚至完全违背客观规律，从而不可避免地造成严重后果。因此，情报调研工作应该坚持在广泛深入的调查研究和掌握大量客观事实的基础上，经过缜密的分析形成科学的独到见解。

6.3.1.2 新药情报调研的步骤

新药研究情报调研的过程，或者说调研的步骤，一般包括确定调研课题、制订调研计划、搜集与积累资料、鉴别与整理资料、分析与综合资料和撰写调研报告六个主要环节。

(1) 确定调研课题 确定调研课题是研究工作的起点，为研究工作关键的第一步。爱因斯坦曾说过，提出一个问题往往比解决一个问题更重要。也就是说，选准课题就等于成功了一半。

(2) 制订调研计划 计划是行动的指南，课题越大越复杂，调研计划越要周密详尽。一个典型的新药研究调研计划，一般包括以下内容：①明确选题目的，即主要解决什么问题，要在计划中阐明，并使每一个参加调研工作的人都明确该题目是如何提出来的，在什么背景下提出来的，要回答什么问题，研究结果供谁使用；②拟定详细的调查大纲，主要包括国内外情况，历史和现况，应调查的单位、人物、事例、有关的技术数据等，调查大纲可以统一研究人员的思想，决定搜集材料的深度和广度的界限，保证整个调研工作有条不紊地进行；③根据情报调研成果的使用对象，预计调研成果报告的最后形式，是简单建议还是详细报告，是系统资料还是综合报告等；④整个调研工作一般分为普查文献阶段，参阅文献、掌握情况阶段，提炼观点、座谈讨论阶段，完成研究、撰写报告阶段等，制订计划时要拟定完成各阶段任务的具体步骤和时间进度，还要考虑到整个调研工作所需要的条件、费用以及组织人员等，调研成果的出版、交流等事项也应在考虑之列。

（3）搜集与积累资料　新药研究情报资料大体上分为纸质文献、视听文献、实物文献、口头情报四类。这些情报资料可以通过以下几种渠道搜集：①手工或计算机检索，这部分内容在本章的前半部分已作具体阐述；②口头交流，需要新药研究者通过参加各种国内外专业会议、座谈会、展览会等获取；③实地考察，如现场参观、访问、座谈、样品收集等；④通过寄发调查问卷给有关单位收集资料和数据。总之，新药研究者应通过日常积累、突击积累、个人积累、公共积累等几种方式积累医药情报，其中日常积累是基础和核心，需要加强。

（4）鉴别与整理资料　由于目前的文献资料鱼目混珠，特别是网络资源假消息、未经证实的消息泛滥，因此造成情报污染。据报道，目前情报的平均污染率在50％以上。因此，从各种渠道收集到的情报素材，必须进行鉴别与整理。

在情报调研的实际活动中，大多从以下几个角度对情报质量作综合性总体判断。①可靠性判断。一般来说，知名专家、学者和科技人员撰写的论文提供的信息比较准确；著名学府、科研机构或出版单位出版的专著或教材可信度大；机密或秘密、内部资料比公开资料的可靠性大；图纸、标准、专利文献比一般科技书刊的可靠性大；最终总结报告比进展报告的可靠性大；引用率高的文献可信度高；文献本身论据充分、逻辑严谨的可信度高。②先进性判断。主要看资料是否有新观点、新理论、新假说，是否提出新原理、新方案、新工艺或新设计，可用于什么新领域；还要看经济效益如何，是否便于推广应用。③适用性判断。主要看文献中提供的理论、技术、方法是否符合课题需要，适用程度如何，是否可直接使用、参考使用还是给人启发和引导；另外，该技术和方法是处于探索阶段、研究阶段还是已经商业化。

进行鉴别后，将不可靠的或不需要的材料剔除出去，这就是筛选。在筛选工作中要注意主要资料和次要资料的区别，以便选择材料时做到心中有数。整理工作包括外部形式方面的整理和内容实质方面的整理，外部整理主要是指资料摘录、剪贴、分类等工作，内部整理是指数据的汇总、论点的归纳、情况的综合、图表的编制等工作。资料的鉴别、筛选和整理既是对情报进行研究的开始，又是为下一步进行深入综合分析研究作准备。

（5）分析与综合资料　资料的分析与综合是新药情报研究工作的重要阶段。所谓分析是指对经过初步整理的信息素材进行深入细致的判断、审查和推敲，从中找出新的知识、情况、理论、特点或经验。所谓综合是新药研究人员运用逻辑学、数学或直觉的方法，从各种素材的分析中得到的新信息加以全面概括与综合，找出共性或具有发展趋向性的特征和规律，并在此基础上提出自己的意见、观点、建议或方案。需要注意的是，对资料进行分析与综合的结果，一定要与选题的针对性相呼应，应能回答进行新药研究调研所要解决的主要问题。

（6）撰写调研报告 调研报告是新药情报调研结果的主要表现形式，是整个新药研究调研工作中的一个重要环节。调研报告撰写的好与坏，直接关系到调研成果的交流和使用。如果一项新药研究调研工作进行得很深入，调研过程中所得到的启发和认识很深刻，所产生的方案或建议就会很新颖适用。如果调研报告撰写得不全面、不精炼，表达得不准确、不生动，便会大大降低此项调研成果的使用价值。

新药研究调研报告通常包括标题、绪言、正文、结论或建议、参考文献等几部分。标题是对新药研究内容的高度概括；绪言是阐明调研课题的背景、意义和目的；正文是报告的主体；结论与建议是对绪言和正文部分所提出的主要内容的总结，包含提出的有效措施，以及方法和建议；参考文献列出本调研报告所引用的文献。调研报告的内容还要包括该课题提出的背景，要解决的主要问题，要考虑的条件，有关的情况和数据，各种观点和研究人员的独立见解，所提见解的基本理由，解决该问题可供选择的方案，可能会遇到的风险及对策等。调研报告的撰写过程包括构思、成文、修改、定稿等几个环节，根据内容性质的不同，新药研究情报调研报告通常包括以下几种类型。

① 综述报告。综述报告是根据给定课题的要求，对有关文献中的观点、情况、数据等进行归纳整理、加工后编写的综合报告。主要目的是使人们在较短时间内、花费较少的精力，就可以对该课题的基本内容、重要意义、历史沿革、目前状况和发展趋势等，有一个清晰、系统的了解，其作用是提供背景材料，帮助选择课题和确定研究方向。综述报告的特点是忠实地反映有关文献的基本内容，只对其观点、情况、数据进行归纳、整理，予以客观叙述，基本上不提出作者本人的观点或建议。综述报告要求全面搜集有关文献，特别是一些有代表性的权威论著。

② 述评报告。述评报告是综述报告的进一步深化，它要求作者在综述报告的基础上，提出自己的评价性见解或具体建议。述评报告具有“以述为主，以评为辅，述评结合，以述带评”的特点。所以要求报告者必须对调研对象有系统、深入、准确的认识，掌握当前研究水平和动态，了解存在的问题，并预见进一步的发展前景。述评报告能帮助研究人员确定研究方向，提供解决问题的方法和措施，有助于制定政策和技术路线等。

③ 研究报告。研究报告是为解决某项给定课题，如制定一项政策、实施一项工程、引进一项技术、开发一项医疗产品等专项调研的成果，也称专题研究报告。这类报告主要不是为解决问题提供背景材料或一般性建议，而是要求提出解决问题的具体方案、方法、措施、政策等。其特点是针对性强、分析精确、论据有力、结论明确。进行新药研究课题常用的可行性报告，也是研究报告的一种。

④ 预测报告。预测报告运用一定的理论、方法、手段，对科学技术或某个事物的未来发展趋势、动向，及其发展对经济、社会、生产环境等方面带来的影响进

行估计、判断和预报。预测报告主体内容是新药研究项目的发展趋势和动向，目的是为科研、生产、管理提供决策依据，减少决策的不确定性。预测报告需要以大量信息、数据的搜集、整理及研究为基础，与研究报告在性质上相类似。

6.3.1.3 新药情报调研的方法

新药研究情报调研的方法主要来源于情报学中的情报研究方法。情报研究方法与自然科学、社会科学的研究方法密切相关，主要是基于逻辑学、数学、创造性想象的基础上的研究方法。逻辑学方法的特长在于说理，数学方法在于准确，而创造性想象在于创造。三类方法交替使用，可以互相取长补短。情报研究所采用的方法，有不少是从自然科学和社会科学的研究方法中直接引用或间接借鉴的，大体可分为定性研究方法和定量研究方法两大类。

定性研究方法是对某一给定研究对象的宏观特征进行定性判断的分析研究方法，不涉及微观的数量关系，主要包括分析与综合、相关与对比、归纳与演绎等各种逻辑学方法，适用于那些不需要或不可能应用定量方法进行分析研究的课题；定性研究方法的特点是推理严密，有一定的说服力，一直是新药研究情报研究方法中应用的主要方法，包括分析法、综合法、因果法等。定量研究方法对事物发展过程进行量化研究，借助数量关系研究事物的发展规律，在定性分析方法的基础上予以发展，适用于情报研究向深度和广度发展的需要，主要采用数学、统计学、系统论等原理与方法，通过各种运算来获得数据，并以图表、模型等形式反映事物的属性与程度特征；常用的定量研究方法有文献计量法、回归分析法、专家调查法、数据分析等。这里介绍几种在新药研究中应用较为广泛的方法。

（1）分析法　分析法就是把事物的整体分解为各个部分、要素、环节、阶段，并分别加以考察的方法。从表面上看是把一个整体分解为各个部分，把一个复杂的事物分解为各个要素，但实际目的是在对事物的各个部分、各个要素进行比较和研究的基础上，分析它们在事物整体中处于何种地位以及它们彼此之间的关系，以便从各因素中找出主要因素，从偶然中发现必然、从现象中发现本质、从特殊中发现一般。分析法最常用的情报分析有一般分析法、比较分析法、定向分析法、因果分析法、典型分析法等。

① 一般分析法。一般分析法是通过反映事物或现象的数量、性能、结构、过程等各因素之间的关系，进行纵向与横向的多角度研究，以揭示事物规律与特点的研究方法，也称简单分析法。它的应用范围最广，如“从有毒中药研究开发抗肿瘤新药”这类课题，按开发途径分三部分，即从单味有毒草药中寻找和分离抗肿瘤活性成分来研究开发新药、从分离到化合物测定结构后进行人工合成、从临床上常用的抗肿瘤中药复方开发研究新药。从这三方面提出了加强以复方为整体的化学研究、中药药理的方法学研究、中药制剂工艺及剂型研究并与国际接轨的三个对策，得出这一结论主要使用了一般分析法。

② 比较分析法。比较分析法是分析异同点及差异程度，来确定同类事物的优

势及不同事物的相同或相似的一种研究方法，又分为对比分析法和类比分析法两种。其中，对比分析法指同类事物之间的比较方法，即比较两种或两种以上的同类事物，依据某种标准、要求、目的确定异同点，从而判断事物的利弊、优劣的方法；通过对自然指标进行对比和加权评分对比进行比较研究，从数量、质量、架构特征等不同侧面进行指标对比，由表格与图像等体现；将各项指标按重要程度确定不同的权重系数，对各指标进行量化评分，最后得出综合评分；由于引进定量研究方法，对比结果比较科学客观。类比分析法是科学思维的一种飞跃，往往在普通研究方法效果不佳时，能够开拓出一条新的思路，得出高质量的结论；类比分析法借助原有知识拓展出新的知识领域，把两个不同种类的事物联系起来，求同存异，主要用于综合性情报调研、课题选样、技术方案论证等。

③ 定向分析法。定向分析法是从特定的历史发展和地区差异角度，分析研究对象在不同时空条件下的具体变化，进而总结出一般规律的分析方法。分为历史分析法和地区分析法两种。历史分析法指根据研究对象的发展过程，分析各发展阶段中诸因素之间的关系及变化，进而总结出研究对象发展的一般规律及其特殊性的方法；使用历史分析法要求所据史实确凿且有典型意义，否则可能以偏概全或泛泛而谈论。地区分析法指把研究对象放在不同国家或地区的同一问题进行分析，抓住其中的主要问题并找出原因的方法；如控制人口的计划生育政策在中国和印度取得了截然不同的实施效果，主要问题是政策及配套政策的制定和落实，原因是政府重视程度和社会制度不同。

④ 因果分析法。客观的各种事物或现象彼此之间常有一定的因果联系，任何现象都有它产生的原因，任何原因也都必然引起一定的结果。根据研究对象的特点分为内因分析法、条件分析法和典型分析法三种。内因分析法是从事物内部各方面因素进行分析。条件分析法是从事物存在和发展的外部条件进行分析。典型分析法是因果分析法中最常用的方法，通过一个代表性的典型实例进行深入的分析，以认识同类事物的共同本质和属性的方法；通过分析典型实例，认识事物的本质和规律，可以指导全局。典型分析法说服力强，可用于各种新药研究情报调研。

（2）综合法　综合法是把研究对象有关的众多零散信息进行归纳与综合，把新药研究的各部分、各方面和各因素联系起来综合考虑，探索它们之间的内在联系，从整体的角度通观新药研究全过程，获得新知识、新结论的一种逻辑方法。

从表现形式上看，综合是将部分组合成整体、局部组合成全局、阶段联合成过程。但从实质上看，综合并不是各部分、各方面的机械堆积，将分析材料简单叠加，而是按照其本身各个部分之间固有的内在的、必然的联系，将其整合为统一整体。所以，综合的过程是一个由简单到复杂、由低级到高级的思维飞跃过程。综合法是情报调研中最基本、最常用的方法，它将与调研课题有关的各种论述、观点和方法集中起来，经过去粗取精、去伪存真的加工过程，对其共性或相似性进行归纳，从中揭示事物的内在联系和产生同一现象的共性与特性，并抽象出体现事物本质与特点的一般规律，提出新知识、新观点、新结论。1796 年英国医师琴纳在调查与统计病人的职业和身份中发现，患者多为地主、神父和市民，挤奶工人中未发现一例。于是从大量的事例中归纳综合其共性，发现接近奶牛的人因易得牛痘而获免疫，所以得出种牛痘可预防天花病的结论。

综合法在情报研究中应用很广。它克服了单纯分析法带来的局限性，使人们从整体的高度来把握事物的本质，从分析发展到一定阶段，必然走向综合。分析和综合相互依存和渗透，分析是综合的基础，分析的结果是综合的出发点；综合是分析的发展，是分析研究的最终归宿。分析中有综合，综合中有分析。分析和综合还可以相互转化。对各种情况和事实材料的分析到了一定的程度，初步把握各个方面的本质和内在联系后，思维运动就由分析转化为综合，通过综合从本质上把握了多样性统一的整体以后，又需要进行新的分析，这时思维运动又从综合转到了分析。在实际的情报研究过程中，分析法与综合法一般是相互结合使用的，即先分析后综合，或经过几次反复。

(3) *文献研究法* 文献研究法是对有关文献进行调查、统计、分析和综合，总结出该课题或领域的特征与规律的方法，其前提是占有一批高质量的一次文献。文献研究法包括文献计量法、引文分析法、词频分析法等。

① 文献计量法。应用文献计量学方法，对特定新药研究专题的学术论文进行统计分析和定量研究，进而对该专题领域的发展动向、重点任务或机构等作出评价或预测。使用文献计量法必须选取具有权威性的国内外公认的检索工具作为论文的统计源，如美国《科学引文索引》《中国科学引文数据库》等，还要确定统计的内容及范围，如统计年限、文献类型、学科专题分析、作者情况等；既要选定学科专题范围，又要确定统计论文的发表时限，仅对符合统计范围内的相关论文进行统计。目前文献计量分析多采用计算机统计或从数据库中检索统计，代替手工搜集统计，效率大大提高。

② 引文分析法。引文分析法用来统计分析学术论文的引文情况。在科学传播过程中，科研人员的学术论文、专著作为传递新学术思想、成果的主要的物质载体，它们之间的关系并不是孤立的，而是相互联系的，突出表现在科学文献之间的相互引用。利用统计及数学、逻辑思维方法等，对文献间的引用和被引用现象进行分析，以此评价论文的质量、机构或著者的学术水平，借鉴权威思路、选择捷径方法。

引文分析可以确定核心期刊，即某些期刊的论文经常被人们反复引证，经过统计分析，可以确定为科学领域中的重要期刊。还可以用来分析科学文献的著者群，分析其形成、规模、分布以及随时间的变迁等状况，并可以用来研究学科发展的热点，研究科研发展的结构，对预测学科发展的趋势极为有用。

③ 词频分析法。词频分析法利用能够揭示或表达文献核心内容的关键词或主题词，在某一研究领域文献中出现的频次高低，确定该领域研究热点和发展动向。由于一篇文献的关键词或主题词是文章的核心内容的浓缩和提炼，故某一关键词或主题词在其所在领域的文献中反复出现，则可反映出该关键词或主题词所表征的研

究主题是该领域的研究热点。由于计算机检索的普及，利用词频分析与研究新药研究的热点和发展动态越来越方便。

(4) *趋势外推法* 趋势外推法是把事物发展的已有趋势延伸到未来，借以预测事物未来趋势的方法，也就是根据已知推测未知，根据当前预测未来。趋势外推法是长期趋势预测的主要方法，是根据连续性原理，依据时间序列的发展趋势，配合合适的曲线模型，对未来趋势进行外推预测的方法。在应用趋势外推法时，一定要注意收集的信息全面、准确及连续性，外推的时限不宜过长，对研究对象的复杂程度和其他外在因素的影响应有一定程度的认识和说明。目前趋势外推法多利用回归分析法。

(5) *专家调查法* 专家调查法又称德尔菲法，是按一定程序向有关领域的专家进行调查，通过专家判断和定性、定量的综合分析而获取预测情报的一种方法。专家调查法最早出现于20世纪40年代末期，运用匿名方式征询专家意见，专家之间进行"背靠背"的交流和探讨，充分发挥专家们的智慧、知识和经验，最后汇总得出一个反映群体意志的结果。目前专家调查法在我国情报界已得到广泛推广和应用。专家调查法的关键在于调查表的设计，调查项目要精选，满足调查指标的要求，项目应该简单清楚，填写方便，多用选择、判断等封闭式调查形式，少用文字问答等开放性形式，有统一标准，便于填写和整理分析。

(6) *数据分析法* 数据作为一种特殊的情报语言，与文字相比具有准确、精炼、明了的特点，已被广泛应用于自然科学和社会科学的各个领域。数据反映事物的质和量，利用有关数据，通过特定的计算和处理方法，得出所需要的情报，这一过程称为数据分析。进行数据分析前，必须搜集数据并进行整理，搜集的数据要求具有广泛性、代表性、真实性和可比性。整理数据是将众多分散、杂乱的原始数据，筛选、归纳成为集中、系统、完整的数据。要求达到数据标准化、条理化、表格化。即所有数据均使用阿拉伯数字和国际标准计量单位，按一定的指标要求编制表格，以便说明问题。应用数据的方法主要有抽样研究法、相对数法、图表法等。

① 抽样研究法。抽样研究法是在总体样本数量过大，难以进行全部调查的情况下，利用一定的方法从调查总体中抽取一部分个体为样本进行研究，采用数理统计方法从样本所提供的情报来推论总体的一种方法。也是预防医学、临床医学研究中经常运用的方法。抽样研究法必须在样本的代表性、真实性和可比性的前提下，掌握了抽样误差的大小及发生概率时才能使用。其计算结果可用适当的统计图表来表示。抽样研究的优点是使调查对象减少，化繁为简，可以提高工作效率，迅速取得结果，成本低，代价小。其缺点是如果设计不合理，或统计使用不当，会使结论背离实际情况。

② 相对数法。相对数法是指两个相关数值的比，用以观察统计结果，作分析比较。常用的相对数有"率""构成比"和"相对比"三种。"率"是说明某一现象在一定时间内发生频率的比值，常以百分率来表示，计算公式是：率＝实际发生的次数/可能发生的次数×100%。"构成比"是说明事物内部各组成部分所占比重的

比值，常以百分率来表示，计算公式是：构成比＝某组事物观察总数/同一事物各组观察总数×100％，一组构成比的总和应为100％。“相对比”是说明两个有关指标的比值，常以倍数或百分数表示，其计算公式为：相对比＝甲指标/乙指标(或×100％)。

③ 图表法。图表法是指用图形、表格的方式形象地表示或列出数据以进行比较的方法。这种方法直观而具体，容易让人理解和接受。

用上述处理方法得出的有关客观事物的大小、频率、比率等数据，经分析研究后得出科学的结论，这是数据分析方法应用的根本目的。由于数据分析是建立在客观而真实数据的基础上，可信程度较高。

6.3.2 新药项目查新与论证

新药研究情报调研结束后，需要经过专家或新药研究课题组的充分论证，进行缜密的可行性评估。当前，国家对药物疗效和安全性的要求不断提高，对药品审批标准逐步提升，故新药研发风险越来越高。如何有效地规避新药研发风险，成为制药企业新药项目立项论证的关键问题。

(1) 新药项目查新　科技查新是科技管理的一项基础工作，为科研管理部门和专家进行科技成果和新产品的鉴定和奖励、专利申请及科研立项的评审等，提供了可靠及完整的定性评价资料，已成为有关部门进行科技成果评价和科研立项中必不可少的材料之一，受到新药研究成果鉴定和项目评审的广泛重视。通过多年来的实践与发展，科技查新已形成了有组织、规范化的社会服务体系。

在我国科技体制改革进程中，科技查新是逐步发展起来的一项公众性科技信息咨询业务，新药研究项目查新是科技查新工作的组成部分。随着科学技术日新月异的发展，专业越分越细并且互相交叉渗透，某些被评议的课题或成果难以得到客观、公正、准确的评价。为规避人为的评估误差，必然要求“情报评价”引入科技管理程序，让专家掌握“鉴证性客观依据”，以有效弥补专家信息量的不足，提高专家评议的正确性。

① 项目查新的含义。科技查新简称查新，是指查新机构根据查新委托人的需要而查证科学技术内容的新颖性，并作出结论。新颖性是科技查新工作的核心问题，科技查新的实质是从文献的角度对所查证的科学技术内容作出新颖性判断，从而为课题立项、科研成果的评判等提供科学依据。

查新与文献检索是两码事。文献检索针对具体新药研究项目或课题的需要，仅提供文献线索和文献，对课题不进行分析和评价，侧重于相关文献的查全率。查新以文献检索和情报调研为手段、以检出结果为依据，通过综合分析对查新项目的新颖性进行情报学审查，撰写有依据、有分析、有对比、有结论的查新报告。查新也不同于专家评审，专家评审主要依据专家自身的专业知识、实践经验及所了解的专业信息，对被评对象的创造性、先进性、新颖性、实用性等作出评价；而查新则以检出文献的客观事实来对项目的新颖性作出结论，更加客观和具体。查新机构提供的查新报告是文献检索、情报调研等方面的结论，或者说是较系统、较准确的客观依据和情报学评价。

② 项目查新机构选择。科技查新机构（简称查新机构）是指根据委托人需要，查证其科学技术研究内容的新颖性，有偿提供科技查新服务的信息咨询机构。我国绝大多数省市都有查新机构，其中医药类查新机构较多，全国大约有 50 家专业查新机构受理医药类查新。

不同的查新机构有着不同的查新专业范围。因此，选择查新机构十分重要，以免查新报告不符合要求。查新机构的选择应根据主管部门的要求来确定，如国家卫生部在项目招标指南中通常会列举推荐的查新机构；选择时还要考虑就近方便。若主管部门未明确规定具体的查新机构，应选择项目主管部门或本行业认可的查新机构。专利查新一般由指定的查新机构进行，有些查新机构出具的专利查新报告不会被主管部门认可。

2003 年 2 月 27 日颁布的《国务院关于取消第二批行政审批项目和改变第一批行政审批项目管理方式的决定》（国发［2003］5 号），取消了 406 项行政审批项目，其中第 26 项即为“科技查新机构业务资质认定”，自此科技查新机构业务资质认定和科技查新业务培训不再属于行政管理范畴，科学技术部也暂停了对科技查新机构的进一步规范管理和认定工作。

③ 查新合同与查新报告。查新机构接受查新委托时，查新机构与查新委托人应当依法订立并履行查新合同，并与查新委托人就查新合同的内容进行约定。查新合同是查新人员初步了解查新意图和目的的书面材料，有助于查新人员理解查新项目的内容要点。查新合同的内容较多，应按规定认真如实填写，所用文字及专业术语应准确规范。

查新报告是查新机构用书面形式就查新及其结论向查新委托人所做的正式陈述，查新机构应按查新合同约定的时间、方式和份数向查新委托人提交查新报告及其附件。(a) 报告内容。查新报告有统一规定的格式，内容应符合查新合同的要求。查新报告内容较多，其核心是查新结论，查新项目是否具有新颖性在查新结论中应明确回答，其结果将对主管部门和专家评审该项目直接产生影响，因而这部分是委托人最关心的部分。查新报告只作新颖性结论，不作水平结论，要求所述内容客观公正，不作主观评价。查新报告中的任何分析、科学技术特点描述、每一个结论，都应以客观事实和文献为依据，完全符合实际情况，不得包含任何个人主观意见。(b) 出具时间。出具查新报告通常需要数天时间，尤其是内容较复杂的项目所需时间更长。若时间过短甚或当天内出具报告，则有失实之疑。进行新药研究项目申报时，需要预留时间进行查新。(c) 有效期。查新报告的有效期一般不超过一年，逾期必须补查或重查。

(2) **新药项目论证** 立项论证需要考虑多方面的因素，主要包括药物的有效性、安全性、研发成本和资源、产业化、市场情况及知识产权保护等。新药项目应以解决临床需求为切入点，或预期疗效优于已有的药物，或解决药物临床顺应性问题，还要考察是否有不良反应发生，不良反应的程度属于轻微还是严重。此外，新药项目应是市场前景明确、容量较大或有潜在市场前景、利于产业化的品种，并且符合制药企业发展战略、将来能形成独家占有的产品等。

一套完善的立项体系还必须建立规范化的项目立项流程。立项流程最好是多级审批制，并且针对不同类型的新药项目制订相应的立项流程，从而将评审项目时的个人主观因素影响降至最低。比如，国内某制药企业采用三级审批程序，分别为项目经理初评、专家组审评和企业科学委员会终评，有效地保证了新药项目的审批质量。①项目初评。项目经理在收到新药项目资料后，按照该病种或领域在全球范围内治疗方式、技术的最新动态，以及该病种或领域存在的研发机会和研发战略进行初评。②专家组评审。通过初评后，项目经理制订包括项目可行性研究报告、级别划分和科学指数评分等内容的项目说明书，提交给专家组并综合专家的评审意见形成评审结果。③项目终评。企业科学委员会对上报的新药项目采取现场答辩式评审并作出最终决议，若通过科学委员会批准立项后则进入招投标流程。

6.3.3 新药研究综述的撰写

综述（review）又称文献综述，是指围绕某一问题，查阅一段时期内相当数量的文献资料，经过分析研究，系统回顾某领域、某专题的进展、现状，把握发展规律、发掘问题和预测趋势，作出综合性描述的论文。综述在大量素材的基础上，经过综合分析、归纳整理、消化鉴别，使材料更精练、更明确、更有层次和更有逻辑，从而能全面、深入、系统地论述某一方面的问题，并提出作者的观点和见解，及时反映和传递最新的知识信息和科研动向。

综述的内容和形式灵活多样，篇幅大小不一。一般医药期刊登载的多为3000～5000字，引文40篇左右，外文参考文献不应少于1/3。进行新药研究，要根据新药的类别、种类，撰写具体、客观的研究进展综述，以便窥览项目背景研究全貌。

(1) 综述的特点　研究进展综述具有综合性、描述性和评价性的三重特点。

① 综合性。文献综述是对某一时期同一课题的所有主要研究成果的综合概括，因此，要尽可能把所有重要的研究成果搜集到手，并作认真的加工、整理和分析，使各种观点清楚明晰，不能遗漏重要的观点。

② 描述性。对只述不评的文献综述进行各种观点的介绍时，应完整保持这些观点的“原味”。因此，撰写文献综述，首先要站在客观的立场上转述各种重要观点。但在归纳各种观点时要抓住要点，表述时应简明扼要。

③ 评价性。对述评结合的文献综述不能局限于介绍研究成果，传递学术信息，还要对各种成果进行恰当而中肯的评价，并表明作者自己的观点和主张。由于评价的倾向性，通过文献综述，常常会引导出对今后课题发展动向和趋势。

(2) 综述的写作步骤　研究进展综述的写作是一项严谨的工作，基于广泛调研文献资料的基础上，进行消化吸收，并针对新药研究工作的特点，有针对性地提出自己的观点。写作步骤见图 6-13。

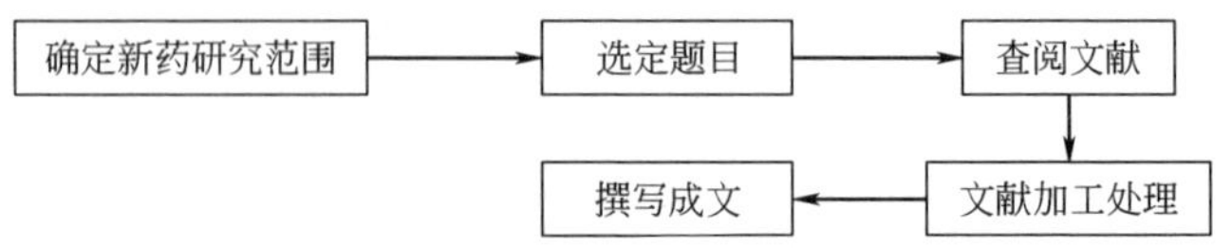

图 6-13　研究进展综述撰写的一般流程

① 选定题目。选定题目对综述的写作有着举足轻重的作用。进行新药研究，题目基本范围已经确定，主要为某类疾病药物的最新研究进展，包括药物合成、药理学、药动学、制剂及临床应用方面。

② 查阅文献。题目确定后，需要查阅和积累有关文献资料。一般可先搜集有权威性的参考书，其次是查找期刊及文献资料。查到的文献先浏览，然后再分类阅读。有时也可边搜集、边阅读，根据阅读中发现的线索再跟踪搜集、阅读。文献应通读、细读、精读，这是撰写综述的重要步骤，也是咀嚼和消化、吸收的过程。阅读中要分析文章的主要依据，领会文章的主要论点、内容，包括技术方法、重要数据、主要结果和讨论要点。

③ 加工处理。对阅读过的文献必须进行加工处理，这是写综述的必要准备过程。按照综述的主题要求，将材料进行整理，分类编排，使之系列化、条理化，力争做到论点鲜明而又有确切依据，阐述层次清晰而合乎逻辑。最后结合自己的实践经验，写出自己的观点与体会，这样客观资料中就融进了主观资料。

④ 撰写成文。撰写成文前应先拟提纲，决定先写什么，后写什么，哪些应重点阐明，哪些地方融入自己的观点，哪些地方可以忽略，重点阐述的地方最好分若干个小标题。拟写提纲时开始可详细一点，然后边推敲边修改。按初步形成的文章框架，逐个问题展开阐述，写作中要注意说理透彻，既有论点又有论据，下笔一定要掌握重点，并注意反映作者的观点和倾向性，但对相反观点也应简要列出。对于某些推理或假说，要考虑到医学界专家所能接受的程度，可提出自己的看法，或作为问题提出来讨论，然后阐述存在的问题和提出展望。初稿形成后，按常规修稿方法，反复修改加工。

(3) 综述的格式和写法　综述一般都包括题名、著者、摘要、关键词或主题词、正文、参考文献等。其中正文部分又由前言、主体和总结组成。

① 前言。一般前言用 200～300 字的篇幅，提出科学问题，包括写作目的、意义和作用，综述问题的历史、资料来源、现状和发展动态，有关概念和定义，选择这一专题的目的和动机、应用价值和实践意义等。如对某种疾病的机理和治疗方法医药学术界有争论，要指明争论的焦点所在，并列出正反方面的观点和意见，以及主流的认识。

② 主体。主要包括论据和论证。通过提出问题、分析问题和解决问题，比较各种观点的异同点及其理论根据，从而反映作者的见解。为把问题说得明白透彻，

可分为若干个小标题分述。这部分应包括以下几个方面的内容：(a) 历史发展，要按时间顺序，简要说明这一课题的提出及其各历史阶段的发展状况，体现各阶段的研究水平。(b) 现状分析，介绍国内外对本课题的研究现状及各种学术观点，包括撰写者本人的观点，将归纳、整理的科学事实和资料进行排列和必要的分析，对有创造性和发展前途的理论或假说要详细介绍，并引出论据；对有争论的问题要介绍各种观点和学说，进行比较，指出问题的焦点和可能的发展趋势，并指出自己的看法；对陈旧的、过时的或已被否定的观点可从简，对一般读者熟知的问题只要提及即可，不必花大气力罗列。(c) 趋向预测，在纵横对比中肯定所综述课题的研究水平、存在的问题和不同的观点，提出展望性的意见；这部分内容要求客观准确，不但要指明方向，而且要提出捷径。主体部分没有固定的格式，有的按专题发展历史依年代顺序介绍，也有按问题的现状加以阐述。不论采用哪种方式，都应比较各种学说及论据，阐明有关科学问题的历史背景、现状和发展方向。

③ 总结。综述进展报告的结尾应该进行小结，以概括全文的主要结论，指明本专题当前动态、存在的主要问题，以及今后发展的方向。要求简明扼要，突出重点，使读者或新药研究决策者对综述文章所描述的科学问题有概要的了解和认识。

参考文献

[1] 韩建，张鲸惊，黄河清．国际药学综合期刊的编辑出版和数字化对我国药学期刊的启示．中国科技期刊研究，2014，25 (7)：902-905.

[2] 程玉和，李冬．国内药学专业期刊分类研究．中国药房，2014，25 (45)：4311-4313.

[3] 花芳．文献检索与利用．北京：清华大学出版社，2009.

[4] 于占洋．药学文献检索与利用．北京：中国医药科技出版社，2009.

[5] 闫凯，李云飞，周水平．项目管理在制药企业新药研发中的应用探讨．项目管理技术，2013，11 (2)：99-102.

[6] Snow B. Online Database Coverage of Pharmaceutical Journals. Database，1984，7：12-26.

[7] Fishman L，Stone V L，DiPaula B A. Where Should the Pharmacy Researcher Look First Comapring International Pharmaceutical Absracts and MEDLINE. Bull Med Libr Assoc，1996，84 (3)：402-408.

[8] Brown C M. The Benefits of Searcheing EMBASE Versus MEDLINE for Pharmaceutical Information. Online and CD-ROM Rev，1998，22 (1)：3-8.

[9] Eisenschitz T. Intellectual Property // Pickering W R. Information Sources in Pharmaceuticals，1990：144-170.

[10] Tenopir C，King D W. The Use and Value of Scientific Journals：Past，Present and Future . Serials，2001，14 (2)：113-120.

7

新药的注册管理

药品注册是指依照法定程序，由国家药品监督管理部门对拟上市销售药品的安全性、有效性、质量稳定及可控性等进行审查，并决定是否同意其申请的审批过程。药品尤其是新药，一直以来是世界范围重点监管的特殊商品。

新药注册体现着新药研究的质量和水平，包括临床前、临床研究及其注册申报资料的真实、规范和完整性等广泛内容。近些年来，要求新药"更安全，更有效，更经济，更快速"的思想，使各国药监部门对新药的审批愈加严格，不断提高新药上市标准已成为必然趋势。本章主要介绍新药注册分类，注册管理的法规与程序，以及药品知识产权等相关内容。

7.1 新药注册及其分类

新药研发管理制度起初并未得到业界的普遍关注。20 世纪，发生了诸多"药害事件"，人类为此付出了惨痛的代价，其中 20 世纪 60 年代发生的"反应停事件"震惊全世界，进而形成对新药研究管理的强烈意识。新药注册管理列入许多国家法律法规，并进一步确立了新药注册申请、审批程序、各项研究指南，实行 GLP、GCP、GMP 等现代管理理念。

新药是指化学结构、组成、剂型、给药途径、药效或作用等与已知的药品有某种不同，而且有一定的临床使用价值的药品。由于世界新药发展水平不平衡、药政管理存在差异的缘故，各国对新药的界定有所不同。美国定义新药具有新的结构及其组成的药品、已知药物新的组成、已知药物新的组分配比、已知药物新的用法用量。日本定义新药是全新的化学品、第一次作为药用的物质（虽然国外药典已收载，但第一次用于日本）、具有新的适应证的已知药品、给药途径有所改变的已知药品、剂量有所改变的已知药品。

2015 年 8 月 9 日，国务院国发（2015）44 号《关于改革药品医疗器械审评审批制度的意见》中，将新药定义由“未曾在中国境内上市销售的药品”调整为“未在中国境内外上市销售的药品”；根据物质基础的原创性和新颖性，将新药分为创新药和改良型新药。2016 年 3 月 4 日，CFDA 发布《化学药品注册分类改革工作方案的公告》(2016 年第 51 号)，将化学药品新药定义为：①境内外均未上市的创新药，指含有新的结构明确的、具有药理作用的化合物，且具有临床价值的药品；②境内外均未上市的改良型新药，指在已知活性成分的基础上，对其结构、剂型、处方工艺、给药途径、适应症等进行优化，且具有明显临床优势的药品。

7.1.1 新药注册申请

我国《药品注册管理办法》中的注册药品包括新药、仿制药和进口药品。其中，仿制药是指“仿与原研药品质量和疗效一致的药品”，进口药品是指境外生产的在中国境内上市销售的药品。已上市药品改变剂型、改变给药途径、增加新适应证的，按照新药申请管理；改变剂型但不改变给药途径，以及增加新适应证的注册申请获得批准后不发给新药证书，但靶向制剂、缓释、控释制剂等特殊剂型除外。此外，《药品注册管理办法》规定，生物制品按照新药申请的程序申报。

CFDA 鼓励创制新药，并对创制的新药、治疗疑难危重疾病的新药实行特殊审批。2009 年 1 月发布的《新药注册特殊审批管理规定》，明确了实施特殊审批的具体办法。

7.1.2 新药注册分类

法规含义上的新药范围较为宽泛，其创新程度差别又较大，显然不适合按照同一模式进行研究和审批。现行《药品注册管理办法》采用分类审批管理的办法，按创新程度分别在中药及天然药物、化学药品和生物制品三大类别中，予以不同等级分类。这样，既倡导创新，也符合我国当前新药发展的实际情况。以下列出具体分类情况。

7.1.2.1 中药、天然药物注册分类

中药是指在我国传统医药理论指导下使用的药用物质及其制剂。天然药物是指在现代医药理论指导下使用的天然药用物质及其制剂。中药、天然药物注册分为 9 类，1～6 类属新药范畴，7 类、8 类按新药申请程序申报，见表 7-1。

7.1.2.2 化学药品注册分类

化学药品注册分为 5 类。1、2 类属于新药范畴，按照《药品注册管理办法》中新药的程序申报，2 类同时符合多个情形要求的须在申请表中一并予以列明；3、4 类按照《药品注册管理办法》中仿制药的程序申报；5 类按照《药品注册管理办

法》中进口药品的程序申报。见表 7-2。

表 7-1　中药、天然药物注册分类及说明

注册分类	说　　明
1　未在国内上市销售的从植物、动物、矿物等物质中提取的有效成分及其制剂	指国家药品标准中未收载的从植物、动物、矿物等物质中提取得到的天然的单一成分及其制剂，其单一成分的含量应当占总提取物的 90%以上
2　新发现的药材及其制剂	指未被国家药品标准或省、自治区、直辖市地方药材规范(统称“法定标准”)收载的药材及其制剂
3　新的中药材代用品	指替代国家药品标准中药成方制剂处方中的毒性药材或处于濒危状态药材的未被法定标准收载的药用物质
4　药材新的药用部位及其制剂	指具有法定标准药材的原动、植物新的药用部位及其制剂
5　未在国内上市销售的从植物、动物、矿物等物质中提取的有效部位及其制剂	指国家药品标准中未收载的从单一植物、动物、矿物等物质中提取的一类或数类成分组成的有效部位及其制剂，其有效部位含量应占提取物的 50%以上
6　未在国内上市销售的中药、天然药物复方制剂	包括：6.1 中药复方制剂；6.2 天然药物复方制剂；6.3 中药、天然药物和化学药品组成的复方制剂 中药复方制剂应在传统医药理论的指导下组方。主要包括：来源于古代经典名方的中药复方制剂、主治为证候的中药复方制剂、主治为病证结合的中药复方制剂等 天然药物复方制剂应在现代医药理论的指导下组方，其适应证用现代医学术语表述 中药、天然药物和化学药品组成的复方制剂包括中药和化学药品，天然药物和化学药品，以及中药、天然药物和化学药品三者组成的复方制剂
7　改变国内已上市销售中药、天然药物给药途径的制剂	指不同给药途径或吸收部位之间相互改变的制剂
8　改变国内已上市销售中药、天然药物剂型的制剂	指在给药途径不变的情况下改变剂型的制剂
9　仿制药	指注册申请我国已批准上市销售的中药或天然药物

表 7-2　化学药品注册分类、说明及包含的情形

注册分类	分类说明	包含的情形
1	境内外均未上市的创新药	含有新的结构明确的、具有药理作用的化合物，且具有临床价值的原料药及其制剂
2	境内外均未上市的改良型新药	2.1 含有用拆分或者合成等方法制得的已知活性成分的光学异构体，或者对已知活性成分成酯，或者对已知活性成分成盐(包括含有氢键或配位键的盐)，或者改变已知盐类活性成分的酸根、碱基或金属元素，或者形成其他非共价键衍生物(如络合物、螯合物或包合物)，且具有明显临床优势的原料药及其制剂
		2.2 含有已知活性成分的新剂型(包括新的给药系统)、新处方工艺、新给药途径，且具有明显临床优势的制剂
		2.3 含有已知活性成分的新复方制剂，且具有明显临床优势
		2.4 含有已知活性成分的新适应证的制剂

续表

注册分类	分类说明	包含的情形
3	仿制境外上市但境内未上市原研药品的药品	具有与原研药品相同的活性成分、剂型、规格、适应证、给药途径和用法用量的原料药及其制剂
4	仿制境内已上市原研药品的药品	具有与原研药品相同的活性成分、剂型、规格、适应证、给药途径和用法用量的原料药及其制剂
5	境外上市的药品申请在境内上市	5.1 境外上市的原研药品(包括原料药及其制剂)申请在境内上市
		5.2 境外上市的非原研药品(包括原料药及其制剂)申请在境内上市

注：1. “已知活性成分”指“已上市药品的活性成分”。

2. 注册分类 2.3 中不包括“含有未知活性成分的新复方制剂”。

7.1.2.3 生物制品注册分类

生物制品包括治疗用生物制品与预防用生物制品两大类。注册各分为 15 类。1～14 属新生物制品，15 按新药申请程序申报，见表 7-3。

表 7-3 生物制品注册分类

治疗用生物制品	预防用生物制品
1 未在国内外上市销售的生物制品	1 未在国内外上市销售的疫苗
2 单克隆抗体	2 DNA 疫苗
3 基因治疗、体细胞治疗及其制品	3 已上市销售疫苗变更新的佐剂，偶合疫苗变更新的载体
4 变态反应原制品	4 由非纯化或全细胞(细菌、病毒等)疫苗改为纯化或者组分疫苗
5 由人的、动物的组织或者体液提取的，或者通过发酵制备的具有生物活性的多组分制品	5 采用未经国内批准的菌毒种生产的疫苗(流感疫苗、钩端螺旋体疫苗等除外)
6 由已上市销售生物制品组成新的复方制品	6 已在国外上市销售但未在国内上市销售的疫苗
7 已在国外上市销售但尚未在国内上市销售的生物制品	7 采用国内已上市销售的疫苗制备的结合疫苗或者联合疫苗
8 含未经批准菌种制备的微生态制品	8 与已上市销售疫苗保护性抗原谱不同的重组疫苗
9 与已上市销售制品结构不完全相同且国内外均未上市销售的制品(包括氨基酸位点突变、缺失，因表达系统不同而产生、消除或者改变翻译后修饰，对产物进行化学修饰等)	9 更换其他已批准表达体系或者已批准细胞基质生产的疫苗；采用新工艺制备并且实验室研究资料证明产品安全性和有效性明显提高的疫苗
10 与已上市销售制品制备方法不同的制品(例如采用不同表达体系、宿主细胞等)	10 改变灭活剂(方法)或者脱毒剂(方法)的疫苗
11 首次采用 DNA 重组技术制备的制品(例如以重组技术替代合成技术、生物组织提取或者发酵技术等)	11 改变给药途径的疫苗
12 国内外尚未上市销售的由非注射途径改为注射途径给药，或者由局部用药改为全身给药的制品	12 改变国内已上市销售疫苗的剂型，但不改变给药途径的疫苗

续表

治疗用生物制品	预防用生物制品
13　改变已上市销售制品的剂型但不改变给药途径的生物制品	13　改变免疫剂量或者免疫程序的疫苗
14　改变给药途径的生物制品(不包括上述 12 项)	14　扩大使用人群(增加年龄组)的疫苗
15　已有国家药品标准的生物制品	15　已有国家药品标准的疫苗

7.1.3 新药注册的申报资料

根据上述新药注册分类，《药品注册管理办法》对新药注册申请所需提交的资料作出规定，分为综述资料、药学研究资料、药理毒理研究资料和临床研究资料四部分。具体到每类新药，项目要求和内容不尽相同。

7.1.3.1 中药、天然药物申报资料

(1) 申报资料的项目　申报资料共 33 项。项目 1～6 为综述资料，项目 7～18 为药学研究资料，项目 19～28 为药理毒理研究资料，项目 29～33 为临床研究资料。

资料项目 1：药品名称；资料项目 2：证明性文件；资料项目 3：立题目的与依据；资料项目 4：对主要研究结果的总结及评价；资料项目 5：药品说明书样稿、起草说明及最新参考文献；资料项目 6：包装、标签设计样稿；资料项目 7：药学研究资料综述；资料项目 8：药材来源及鉴定依据；资料项目 9：药材生态环境、生长特征、形态描述、栽培或培植（培育）技术、产地加工和炮制方法等；资料项目 10：药材标准草案及起草说明，并提供药品标准物质及有关资料；资料项目 11：提供植物、矿物标本，植物标本应当包括花、果实、种子等；资料项目 12：生产工艺的研究资料、工艺验证资料及文献资料，辅料来源及质量标准；资料项目 13：化学成分研究的试验资料及文献资料；资料项目 14：质量研究工作的试验资料及文献资料；资料项目 15：药品标准草案及起草说明，并提供药品标准物质及有关资料；资料项目 16：样品检验报告书；资料项目 17：药物稳定性研究的试验资料及文献资料；资料项目 18：直接接触药品的包装材料和容器的选择依据及质量标准；资料项目 19：药理毒理研究资料综述；资料项目 20：主要药效学试验资料及文献资料；资料项目 21：一般药理研究的试验资料及文献资料；资料项目 22：急性毒性试验资料及文献资料；资料项目 23：长期毒性试验资料及文献资料；资料项目 24：过敏性（局部、全身和光敏毒性）、溶血性和局部（血管、皮肤、黏膜、肌肉等）刺激性、依赖性等主要与局部、全身给药相关的特殊安全性试验资料和文献资料；资料项目 25：遗传毒性试验资料及文献资料；资料项目 26：生殖毒性试验资料及文献资料；资料项目 27：致癌试验资料及文献资料；资料项目 28：动物药代动力学试验资料及文献资料；资料项目 29：临床试验资料综述；资料项目 30：临床试验计划与方案；资料项目 31：临床研究者手册；资料项目 32：知情同意书

样稿、伦理委员会批准件；资料项目 33：临床试验报告。

（2）*申报资料的要求* 中药、天然药物注册申报资料的项目要求见表 7-4。

表 7-4 中药、天然药物注册要求的申报资料项目

资料分类	资料项目	1类	2类	3类	4类	5类	6.1类	6.2类	6.3类	7类	8类	9类
综述资料	1～6	+	+	+	+	+	+	+	+	+	+	−
药学资料	7～8	+	+	+	+	+	+	+	+	+	+	+
	9	−	+	+	−	▲	▲	▲	▲	−	−	−
	10	−	+	+	+	▲	▲	▲	▲	−	−	−
	11	−	+	+	−	▲	▲	▲	▲	−	−	−
	12	+	+	+	+	+	+	+	+	+	+	+
	13	+	+	±	+	+	+	+	+	+	+	−
	14	+	+	±	+	+	+	±	±	±	±	−
	15～18	+	+	+	+	+	+	+	+	+	+	+
药理毒理资料	19	+	+	*	+	+	+	+	+	+	±	−
	20	+	+	*	+	+	±	+	+	+	±	−
	21	+	+	*	+	+	±	+	+	−	−	−
	22	+	+	*	+	+	+	+	+	+	±	−
	23	+	+	±	+	+	+	+	+	+	±	−
	24	*	*	*	*	*	*	*	*	*	*	*
	25	+	+	▲	+	*	*	*	*	*	−	−
	26	+	+	*	*	*	*	*	*	*	−	−
	27	*	*	*	*	*	*	*	*	*	−	−
	28	+	−	*	−	−	−	−	−	−	−	−
临床资料	29	+	+	+	+	+	+	+	+	+	+	−
	30～33	+	+	+	+	+	+	+	+	+	*	−

注：+指必须报送的资料；−指可以免报的资料；±指可以用文献综述代替试验研究或按规定可减免试验研究的资料；▲指具有法定标准的中药材、天然药物可以不提供，否则必须提供；*指按照申报资料项目说明和申报资料具体要求。

对中药、天然药物注册申报资料的有关说明。

① 申请新药临床试验，一般应报送资料项目 1～4、7～31。完成临床试验后申请新药生产，一般应报送资料项目 1～33 以及其他变更和补充的资料，并详细说明变更的理由和依据。

② 由于中药、天然药物的多样性和复杂性，在申报时，应当结合具体品种的特点进行必要的相应研究。如果减免试验，应当充分说明理由。

③ 对于“注册分类 1”的未在国内上市销售的从植物、动物、矿物等中提取的有效成分及其制剂，当有效成分或其代谢产物与已知致癌物质有关或相似，或预期连续用药 6 个月以上，或治疗慢性反复发作性疾病而需经常间歇使用时，必须提供致癌性试验资料。

申请“未在国内上市销售的从植物、动物、矿物等中提取的有效成分及其制剂”，如有由同类成分组成的已在国内上市销售的从单一植物、动物、矿物等物质中提取的有效部位及其制剂，则应当与该有效部位进行药效学及其他方面的比较，以证明其优势和特点。

④ 对于“注册分类 3”的新的中药材代用品，除按“注册分类 2”的要求提供临床前的相应申报资料外，还应当提供与被替代药材进行药效学对比的试验资料，并应提供进行人体耐受性试验以及通过相关制剂进行临床等效性研究的试验资料，如果代用品为单一成分，尚应当提供药代动力学试验资料及文献资料。

新的中药材代用品获得批准后，申请使用该代用品的制剂应当按补充申请办理，但应严格限定在被批准的可替代的功能范围内。

⑤ 对于“注册分类 5”未在国内上市销售的从单一植物、动物、矿物等中提取的有效部位及其制剂，除按要求提供申报资料外，尚需提供以下资料：(a) 申报资料项目第 12 项中需提供有效部位筛选的研究资料或文献资料，申报资料项目第 13 项中需提供有效部位主要化学成分研究资料及文献资料；(b) 由数类成分组成的有效部位，应当测定每类成分的含量，并对每类成分中的代表成分进行含量测定且规定下限（对有毒性的成分还应该增加上限控制）；(c) 申请由同类成分组成的未在国内上市销售的从单一植物、动物、矿物等物质中提取的有效部位及其制剂，如其中含有已上市销售的从植物、动物、矿物等中提取的有效成分，则应当与该有效成分进行药效学及其他方面的比较，以证明其优势和特点。

⑥ 对于“注册分类 6”未在国内上市销售的中药、天然药物复方制剂按照不同类别的要求应提供的资料为：(a) 中药复方制剂，根据处方来源和组成、功能主治、制备工艺等可减免部分试验资料，具体要求另行规定；(b) 天然药物复方制剂应当提供多组分药效、毒理相互影响的试验资料及文献资料；(c) 处方中如果含有无法定标准的药用物质，还应当参照相应注册分类中的要求提供相关的申报资料；(d) 中药、天然药物和化学药品组成的复方制剂中的药用物质必须具有法定标准，申报临床时应当提供中药、天然药物和化学药品间药效、毒理相互影响（增效、减毒或互补作用）的比较性研究试验资料及文献资料，以及中药、天然药物对化学药品生物利用度影响的试验资料；申报生产时应当通过临床试验证明其组方的必要性，并提供中药、天然药物对化学药品人体生物利用度影响的试验资料。处方中含有的化学药品（单方或复方）必须被国家药品标准收载。

⑦ 对于“注册分类 8”改变国内已上市销售中药、天然药物剂型的制剂，应当说明新制剂的优势和特点。新制剂的功能主治或适应证原则上应与原制剂相同，其中无法通过药效或临床试验证实的，应当提供相应的资料。中药、天然药物注射剂的技术要求另行制定。

⑧ 关于临床试验。(a) 临床试验的病例数应当符合统计学要求和最低病例数要求；(b) 临床试验的最低病例数（试验组）要求：Ⅰ期为 20～30 例，Ⅱ期为 100 例，Ⅲ期为 300 例，Ⅳ期为 2000 例；(c) 属注册分类 1、2、4、5、6 的新药，以及 7 类和工艺路线、溶剂等有明显改变的改剂型品种，应当进行Ⅳ期临床试验；(d) 生物利用度试验一般为 18～24 例；(e) 避孕药Ⅰ期临床试验应当按照本办法

的规定进行，Ⅱ期临床试验应当完成至少100对6个月经周期的随机对照试验，Ⅲ期临床试验应当完成至少1000例12个月经周期的开放试验，Ⅳ期临床试验应当充分考虑该类药品的可变因素，完成足够样本量的研究工作；(f) 新的中药材代用品的功能替代，应当从国家药品标准中选取能够充分反映被代用药材功效特征的中药制剂作为对照药进行比较研究，每个功能或主治病证需经过2种以上中药制剂进行验证，每种制剂临床验证的病例数不少于100对；(g) 改剂型品种应根据工艺变化的情况和药品的特点，免除或进行不少于100对的临床试验。

7.1.3.2 化学药品申报资料

(1) 申报资料的项目　申报资料共32项。项目1～6为综述资料，项目7～15为药学研究资料，项目16～27为药理毒理研究资料，项目28～32为临床研究资料。

资料项目1：药品名称。包括通用名、化学名、英文名、汉语拼音，并注明其化学结构式、分子量、分子式等。新制定的名称，应当说明命名依据。

资料项目2：证明性文件。包括①申请人机构合法登记证明文件（营业执照等)、《药品生产许可证》及变更记录页、《药品生产质量管理规范》认证证书复印件，申请生产时应当提供样品制备车间的《药品生产质量管理规范》认证证书复印件；②申请的药物或者使用的处方、工艺、用途等专利情况及其权属状态说明，以及对他人的专利不构成侵权的声明；③麻醉药品、精神药品和放射性药品需提供研制立项批复文件复印件；④完成临床试验后申报生产时应当提供《药物临床试验批件》复印件及临床试验用药的质量标准；⑤申请制剂的，应提供原料药的合法来源证明文件，包括原料药的批准证明文件、药品标准、检验报告、原料药生产企业的营业执照、《药品生产许可证》、《药品生产质量管理规范》认证证书、销售发票、供货协议等的复印件；⑥直接接触药品的包装材料和容器的《药品包装材料和容器注册证》或者《进口包装材料和容器注册证》复印件。

资料项目3：立题目的与依据。包括国内外有关该品研发、上市销售现状及相关文献资料或者生产、使用情况，制剂研究合理性和临床使用必需性的综述。

资料项目4：对主要研究结果的总结及评价。包括申请人对主要研究结果进行的总结，并从安全性、有效性、质量可控性等方面对所申报品种进行综合评价。

资料项目5：药品说明书、起草说明及相关参考文献。包括按有关规定起草的药品说明书、说明书各项内容的起草说明、相关文献。

资料项目6：包装、标签设计样稿。

资料项目7：药学研究资料综述。指所申请药物的药学研究（合成工艺、剂型选择、处方筛选、结构确证、质量研究和质量标准制定、稳定性研究等）的试验和国内外文献资料的综述。

资料项目8：原料药生产工艺的研究资料及文献资料；制剂处方及工艺的研究资料及文献资料。包括工艺流程和化学反应式、起始原料和有机溶剂、反应条件

（温度、压力、时间、催化剂等）和操作步骤、精制方法、主要理化常数及阶段性的数据积累结果等，并注明投料量和收得率以及工艺过程中可能产生或引入的杂质或其他中间产物，尚应包括对工艺验证的资料。制剂处方及工艺研究资料应包括起始物料、处方筛选、生产工艺及验证资料。

资料项目 9：确证化学结构或者组分的试验资料及文献资料。

资料项目 10：质量研究工作的试验资料及文献资料。包括理化性质、纯度检查、溶出度、含量测定及方法学验证及阶段性的数据积累结果等。

资料项目 11：药品标准及起草说明，并提供标准品或者对照品。质量标准应当符合《中国药典》现行版的格式，并使用其术语和计量单位。所用试药、试液、缓冲液、滴定液等，应当采用现行版《中国药典》收载的品种及浓度，有不同的，应详细说明。提供的标准品或对照品应另附资料，说明其来源、理化常数、纯度、含量及其测定方法和数据。药品标准起草说明应当包括标准中控制项目的选定、方法选择、检查及纯度和限度范围等的制定依据。

资料项目 12：样品的检验报告书。指申报样品的自检报告。临床试验前报送资料时提供至少 1 批样品的自检报告，完成临床试验后报送资料时提供连续 3 批样品的自检报告。

资料项目 13：原料药、辅料的来源及质量标准、检验报告书。

资料项目 14：药物稳定性研究的试验资料及文献资料。包括影响因素试验、采用直接接触药物的包装材料和容器共同进行的稳定性试验。

资料项目 15：直接接触药品的包装材料和容器的选择依据及质量标准。

资料项目 16：药理毒理研究资料综述。指所申请药物的药理毒理研究（包括药效学、作用机制、一般药理、毒理、药代动力学等）的试验和国内外文献资料的综述。

资料项目 17：主要药效学试验资料及文献资料。

资料项目 18：一般药理学的试验资料及文献资料。

资料项目 19：急性毒性试验资料及文献资料。

资料项目 20：长期毒性试验资料及文献资料。

资料项目 21：过敏性（局部、全身和光敏毒性）、溶血性和局部（血管、皮肤、黏膜、肌肉等）刺激性等特殊安全性试验资料和文献资料。

资料项目 22：复方制剂中多种成分药效、毒性、药代动力学相互影响的试验资料及文献资料。

资料项目 23：致突变试验资料及文献资料。

资料项目 24：生殖毒性试验资料及文献资料。

资料项目 25：致癌试验资料及文献资料。

资料项目 26：依赖性试验资料及文献资料。

资料项目 27：非临床药代动力学试验资料及文献资料。指所申请药物的体外和体内（动物）药代动力学（吸收、代谢、分布、排泄）试验资料和文献资料。

资料项目 28：国内外相关的临床试验资料综述。指国内外有关该品种临床试验的文献、摘要及近期追踪报道的综述。

资料项目 29：临床试验计划及研究方案。临床试验计划及研究方案应对拟定的适应证、用法用量等临床试验的重要内容进行详细描述，并有所报送的研究资料支持。临床试验计划及研究方案应科学、完整，并有对与拟定试验的潜在风险和收益相关的非临床和临床资料进行的重要分析的综合性摘要。

资料项目 30：临床研究者手册。指所申请药物已有的临床试验资料和非临床试验资料的摘要汇编，目的是向研究者和参与试验的其他人员提供资料，帮助他们了解试验药物的特性和临床试验方案。研究者手册应当简明、客观。

资料项目 31：知情同意书样稿、伦理委员会批准件。

资料项目 32：临床试验报告。

(2) *申报资料的要求* CFDA 于 2016 年 3 月 4 日正式发布实施《化学药品注册分类改革工作方案》(2016 年第 51 号)，针对化学药品注册分类进行了调整，适用于化学药品注册申请（包括临床、生产、进口注册申请）。新注册分类中，新药指中国境内外均未上市的药品，分为创新药和改良型新药。

新注册分类中的 1 类、2 类属于新药范畴，按照《药品注册管理办法》中新药的程序申报，2 类同时符合多个情形要求的须在申请表中一并予以列明；3、4 类按照《药品注册管理办法》中仿制药的程序申报；5 类按照《药品注册管理办法》中进口药品的程序申报。

注册分类 1 为创新药，强调含有新的结构明确的、具有药理作用的化合物；注册分类 2 为改良型新药，在已知活性成分的基础上进行优化，强调具有明显的临床优势。创新药指含有新的结构明确的、具有药理作用的化合物，且具有临床价值的药品，不包括改良型新药中 2.1 类的药品。含有新的结构明确的、具有药理作用的化合物的新复方制剂，应按照新注册分类 1 进行申报。

仿制药是指仿制已上市原研药品的药品，分为两类，一是仿制境外已上市境内未上市原研药品（3 类)，二是仿制境内已上市原研药品（4 类)。仿制药要求与原研药品质量和疗效一致。如果已上市药品的原研药品无法追溯或者原研药品已经撤市的，建议不再申请仿制；如坚持提出仿制药申请，原则上不能以仿制药的技术要求予以批准，应按照新药的要求开展相关研究。仿制药要求与原研药品具有相同的活性成分、剂型、规格、适应证、给药途径和用法用量，不强调处方工艺与原研药品一致，但强调仿制药品必须与原研药品质量和疗效一致。5 类药品是指境外上市的药品申请在中国境内上市，分为原研药品和非原研药品两类。对应原化学药品注册分类中的进口药品类别。

对按新注册分类申报的化学药品注册申请实行新的审评技术标准。其中，对于创新药，一是强调“创新性”，即应当具备“全球新”的物质结构；二是强调药物具有临床价值；对于改良型新药，强调“优效性”，即相较于被改良的药品，具备明显的临床优势；对于仿制药，强调“一致性”，被仿制药品为原研药品，且质量与疗效应当与原研药品一致。CFDA 将组织相关部门尽快提出《新注册分类申报资料项目及要求》《新注册分类受理审查指南》《新注册分类核查检查要点》《新注册分类技术审评指导原则》等在内的一系列相关细化工作要求，以便指导申请人合理研发申报相关产品，进一步提高药品质量。

7.1.3.3 治疗用生物制品申报资料

(1) 申报资料的项目　申报资料共 38 项。项目 1～6 为综述资料，项目 7～15 为药学研究资料，项目 16～28 为药理毒理研究资料，项目 29～33 为临床研究资料，项目 34～38 为其他资料。

资料项目 1：药品名称。包括通用名、英文名、汉语拼音、分子量等。新制定的名称，应说明依据。

资料项目 2：证明性文件。包括①申请人机构合法登记证明文件（营业执照等）、《药品生产许可证》及变更记录页、《药品生产质量管理规范》认证证书复印件；②申请的生物制品或者使用的处方、工艺等专利情况及其权属状态说明，以及对他人的专利不构成侵权的声明；③申请新生物制品生产和/或新药证书时应当提供《药物临床研究批件》复印件及临床试验用药的质量标准；④直接接触制品的包装材料和容器的《药品包装材料和容器注册证》或者《进口包装材料和容器注册证》复印件。

资料项目 3：立题目的与依据。包括国内外有关该制品研究、上市销售现状及相关文献资料或者生产、使用情况的综述；对该品种的创新性、可行性等的分析资料。

资料项目 4：研究结果总结及评价。包括研究结果总结，安全、有效、质量可控以及风险/效益等方面的综合评价。

资料项目 5：药品说明书样稿、起草说明及参考文献。包括按照有关规定起草的药品说明书样稿、说明书各项内容的起草说明，相关文献或者原发厂最新版的说明书原文及译文。

资料项目 6：包装、标签设计样稿。

资料项目 7：药学研究资料综述。

资料项目 8：生产用原材料研究资料。包括①生产用动物、生物组织或细胞、原料血浆的来源、收集及质量控制等研究资料；②生产用细胞的来源、构建（或筛选）过程及鉴定等研究资料；③种子库的建立、检定、保存及传代稳定性资料；④生产用其他原材料的来源及质量标准。

资料项目 9：原液或原料生产工艺的研究资料，确定的理论和实验依据及验证资料。

资料项目 10：制剂处方及工艺的研究资料，辅料的来源和质量标准及有关文献资料。

资料项目 11：质量研究资料及有关文献。包括参考品或者对照品的制备及标定，以及与国内外已上市销售的同类产品比较的资料。

资料项目 12：临床试验申请用样品的制造和检定记录。

资料项目 13：制造和检定规程草案，附起草说明及检定方法验证资料。

资料项目 14：初步稳定性研究资料。

资料项目 15：直接接触制品的包装材料和容器的选择依据及质量标准。

资料项目 16：药理毒理研究资料综述。

资料项目 17：主要药效学试验资料及文献资料。

资料项目 18：一般药理研究的试验资料及文献资料。

资料项目 19：急性毒性试验资料及文献资料。

资料项目 20：长期毒性试验资料及文献资料。

资料项目 21：动物药代动力学试验资料及文献资料。

资料项目 22：遗传毒性试验资料及文献资料。

资料项目 23：生殖毒性试验资料及文献资料。

资料项目 24：致癌试验资料及文献资料。

资料项目 25：免疫毒性和/或免疫原性研究资料及文献资料。

资料项目 26：溶血性和局部刺激性研究资料及文献资料。

资料项目 27：复方制剂中多种组分药效、毒性、药代动力学相互影响的试验资料及文献资料。

资料项目 28：依赖性试验资料及文献资料。

资料项目 29：国内外相关的临床试验资料综述。

资料项目 30：临床试验计划及研究方案草案。

资料项目 31：临床研究者手册。

资料项目 32：知情同意书样稿及伦理委员会批准件。

资料项目 33：临床试验报告。

资料项目 34：临床前研究工作简要总结。

资料项目 35：临床试验期间进行的有关改进工艺、完善质量标准和药理毒理研究等方面的工作总结及试验研究资料。

资料项目 36：对审定的制造和检定规程的修改内容及修改依据，以及修改后的制造及检定规程。

资料项目 37：稳定性试验研究资料。

资料项目 38：连续 3 批试产品制造及检定记录。

(2) *申报资料的要求*　治疗用生物制品注册申报资料的项目要求见表 7-5。

对治疗用生物制品注册申报资料的有关说明。

① 申请临床试验报送资料项目 1～31；完成临床试验后报送资料项目 1～6、15 和 29～38。体内诊断用生物制品按治疗用生物制品相应类别要求申报并提供相关技术资料。生物制品增加新适应证的，按照该药品相应的新药注册分类申报并提供相关资料。

表 7-5　治疗用生物制品注册要求的申报资料项目

资料分类	资料项目	1类	2类	3类	4类	5类	6类	7类	8类	9类	10类	11类	12类	13类	14类	15类
综述资料	1～6	＋	＋	参照相应指导原则		＋	＋	＋	＋	＋	＋	＋	＋	＋	＋	＋
药学研究资料	7	＋	＋			＋	＋	＋	＋	＋	＋	＋	－	＋	－	＋
	8～9	＋	＋			＋	－	＋	＋	＋	＋	＋	－	－	－	＋
	10～15	＋	＋			＋	＋	＋	＋	＋	＋	＋	－	＋	－	＋
药理毒理研究资料	16～18	＋	＋			＋	＋	＋	＋	＋	＋	＋	＋	＋	＋	＋
	19	＋	＋			＋	＋	＋	＋	＋	＋	＋	＋	＋	＋	±
	20	＋	＋			＋	＋	＋	＋	＋	＋	＋	＋	＋	＋	＋
	21	＋	＋			±	±	±	－	＋	±	＋	＋	±	＋	±
	22～24	±	±			±	±	±	－	±	±	±	±	－	±	－
	25	＋	＋			＋	＋	＋	－	＋	＋	＋	＋	－	＋	±
	26	＋	＋			＋	＋	＋	－	＋	＋	＋	＋	＋	＋	±
	27	－	－			－	＋	－	－	－	－	－	－	－	－	－
	28	±	±			±	－	－	－	±	－	－	±	－	－	－
临床资料	29～33	＋	＋			＋	＋	＋	＋	＋	＋	＋	＋	＋	＋	＋
其他	34～35		＋			＋	＋	＋	＋	＋	＋	＋	＋	＋	＋	＋
	36～38	＋	＋			＋	＋	＋	＋	＋	＋	＋	－	＋	－	＋

注：＋指必须报送的资料；－指可以免报的资料；±指根据申报品种的具体情况要求或不要求。

② 生产用原材料涉及牛源性物质的，需按国家食品药品监督管理总局的有关规定提供相应的资料；由人的、动物的组织或者体液提取的制品、单克隆抗体及真核细胞表达的重组制品，其生产工艺中应包含有效的病毒去除/灭活工艺步骤，并应提供病毒去除/灭活效果验证资料；生产过程中加入对人有潜在毒性的物质，应提供生产工艺去除效果的验证资料，制定产品中的限量标准并提供依据。申报生产时连续三批试产品的生产规模应与其设计生产能力相符，上市前后的生产规模应保持相对的一致性；如上市后的生产规模有较大幅度的变化，则需按照补充申请重新申报。

③ 鉴于生物制品的多样性和复杂性，药理毒理方面的资料项目要求可能并不适用于所有的治疗用生物制品。注册申请人应基于制品的作用机制和自身特点，参照相关技术指导原则，科学、合理地进行药理毒理研究。如果上述要求不适用于申报制品，注册申请人应在申报资料中予以说明，必要时应提供其他相关的研究资料。原则上，应采用相关动物进行生物制品的药理毒理研究；研究过程中应关注生物制品的免疫原性对动物试验的设计、结果和评价的影响；某些常规的研究方法如果不适用于申报制品，注册申请人应在申报资料中予以说明，必要时应提供其他相关的研究资料。

④ 常规的遗传毒性试验方法一般不适用于生物制品，因此通常不需要进行此项试验；但如果制品存在特殊的安全性担忧，则应报送相关的研究资料。对用于育龄人群的生物制品，注册申请人应结合其制品特点、临床适应证等因素对制品的生殖毒性风险进行评价，必要时应报送生殖毒性研究资料。常规的致癌试验方法不适用于大部分生物制品，但注册申请人应结合制品的生物活性、临床用药时间、用药

人群等因素对制品的致癌风险进行评价。如果制品可能存在致癌可能，应报送相关的研究资料。对于存在药物依赖性担忧（如需反复使用、可作用于中枢神经系统）的制品，注册申请人应根据制品的作用机制评价其产生依赖性的可能，必要时应报送依赖性研究资料。

⑤ 注射剂、栓剂、眼用制剂、喷雾剂以及外用的溶液剂、软膏剂、乳膏剂和凝胶剂应报送局部刺激性研究资料。注射剂和可能引起溶血反应的生物制品应进行溶血性试验。

⑥ 注册分类 2 的制品（单克隆抗体）：(a) 当抗原结合资料表明，灵长类为最相关种属时，应考虑采用此类动物进行单克隆抗体的主要药效学和药代动力学研究。(b) 涉及毒理和药代动力学试验时，应当选择与人有相同靶抗原的动物模型进行试验。无合适的动物模型或无携带相关抗原的动物，且与人组织交叉反应性试验呈明显阴性，可免报毒理研究资料，并需提供相关依据。(c) 免疫毒性研究应考察单克隆抗体与非靶组织结合的潜在毒性反应，对具有溶细胞性的免疫结合物或者具有抗体依赖细胞介导的细胞毒性作用（ADCC）的抗体，还应考虑进行一种以上动物重复剂量的动物毒性试验，在毒性试验设计和结果评价中尤其应关注其与非靶组织结合的潜在毒性反应。

⑦ 注册分类 3 的制品（基因治疗制品）的药理毒理研究应关注以下内容：(a) 研究应采用相关动物进行；(b) 常规的药代动力学研究方法并不适用于基因治疗制品；(c) 应根据导入基因和基因表达产物的分布和消除数据，同时结合临床用药人群和用药时间等因素评价制品产生遗传毒性、致癌性和生殖毒性的可能，必要时应提供相关研究资料。

⑧ 注册分类 5 中的人血液制品，如使用剂量不超过生理允许剂量范围，且未进行特殊工艺的处理，未使用特殊溶剂，在提出相关资料或证明后，可免报安全性研究资料（资料项目 19～28）。

⑨ 对注册分类 7、10 和 15 的生物制品，应首先从比较研究的角度分析评价其制备工艺、质量标准和生物学活性（必要时包括药代动力学特征）与已上市销售制品的一致性；对于注册分类 8 的制品，应考虑进行对正常菌群影响的研究；对于注册分类 13 的制品，应当根据剂型改变的特点及可能涉及的有关药学和临床等方面的情况综合考虑，选择相应的试验项目；对于注册分类 14 的制品，如果有充分的试验和/或文献依据证实其与改变给药途径前的生物制品在体内代谢特征和安全性方面相似，则可提出减免该类制品的某些研究项目。

⑩ 关于临床试验的说明。注册分类 1～12 的制品应当按新药要求进行临床试验，注册分类 13～15 的制品一般仅需进行Ⅲ期临床试验，对创新的缓控释制剂应进行人体药代动力学的对比研究和临床试验。临床试验的最低病例数（试验组）要求为Ⅰ期 20 例，Ⅱ期 100 例，Ⅲ期 300 例。

7.1.3.4 预防用生物制品申报资料

(1) 申报资料的项目　申报资料共 18 项。

资料项目1：综述资料。包括①新制品名称；②证明性文件；③选题目的和依据；④药品说明书样稿、起草说明及参考文献；⑤包装、标签设计样稿。

资料项目2：研究结果总结及评价资料。

资料项目3：生产用菌（毒）种研究资料。包括①菌（毒）种的来源、特性和鉴定资料；②种子批的建立和检定资料；③菌（毒）种传代稳定性研究资料；④中国食品药品检定研究院对生产用工作种子批的检定报告。

资料项目4：生产用细胞基质研究资料。包括①细胞基质的来源、特性和鉴定资料；②细胞库的建立和检定资料；③细胞的传代稳定性研究资料；④中国食品药品检定研究院对生产用细胞基质工作细胞库的检定报告；⑤培养液及添加成分的来源、质量标准等。

资料项目5：生产工艺研究资料。包括①疫苗原液生产工艺的研究资料，确定的理论和实验依据及验证资料；②制剂的处方和工艺及其确定依据，辅料的来源及质量标准。

资料项目6：质量研究资料，临床前有效性及安全性研究资料。包括①质量研究及注册标准研究资料；②检定方法的研究以及验证资料；③与同类制品比较研究资料；④产品抗原性、免疫原性和动物试验保护性的分析资料；⑤动物过敏试验研究资料；⑥动物安全性评价资料。

资料项目7：制造及检定规程草案，附起草说明和相关文献。

资料项目8：临床试验申请用样品的制造检定记录。

资料项目9：初步稳定性试验资料。

资料项目10：生产、研究和检定用实验动物合格证明。

资料项目11：临床试验计划、研究方案及知情同意书草案。

资料项目12：临床前研究工作总结。

资料项目13：国内外相关的临床试验综述资料。

资料项目14：临床试验总结报告，包括临床试验方案、知情同意书样稿、伦理委员会批准件等。

资料项目15：临床试验期间进行的有关改进工艺、完善质量标准等方面的工作总结及试验研究资料。

资料项目16：确定疫苗保存条件和有效期的稳定性研究资料。

资料项目17：对审定的制造和检定规程的修改内容及其修改依据，以及修改后的制造及检定规程。

资料项目18：连续三批试产品的制造及检定记录。

(2) *申报资料的要求* 预防用生物制品注册申报资料的项目要求见表7-6。

对预防用生物制品注册申报资料的有关说明。

① 申请临床试验报送资料项目1～11；完成临床试验后报送资料项目1、2和12～18。

表 7-6 预防用生物制品注册要求的申报资料项目

资料项目	1类	2类	3类	4类	5类	6类	7类	8类	9类	10类	11类	12类	13类	14类	15类
1～2	+	+	+	+	+	+	+	+	+	+	+	+	+	+	+
3～4	+	+	−	−	+	+	+	+	±	−	−	−	−	−	+
5(1)	+	+	+	+	+	+	+	+	+	+	−	−	−	−	+
5(2)	+	+	+	+	+	+	+	+	+	+	+	+	−	−	+
6～16	+	+	+	+	+	+	+	+	+	+	+	+	+	+	+
17	+	+	+	+	+	+	+	+	+	+	+	+	+	+	±
18	+	+	+	+	+	+	+	+	+	+	+	+	+	+	+

注：+指必须报送的资料；−指无须报送的资料；±指根据申报品种的具体情况要求或不要求。

② 对资料项目 9 和 16，疫苗的稳定性试验一般需将三批以上样品放置在拟定贮存条件下，每隔一定时间检测效力/活性等指标，分析变化情况，在重要时间点需进行全面检测。此外，尚需进行加速稳定性研究。

③ 对资料项目 18，申报生产时连续三批试产品的生产规模应与其设计生产能力相符，上市前后的生产规模应保持相对的一致性；如上市后的生产规模有较大幅度的变化，则需按照补充申请重新申报。

④ 关于临床试验的说明。注册分类 1～9 和 14 的疫苗按新药要求进行临床试验。注册分类 10 的疫苗，提供证明其灭活或者脱毒后的安全性和有效性未发生变化的研究资料，可免做临床试验。注册分类 11 的疫苗，一般应按新药要求进行临床试验，但由注射途径给药改为非注射途径的疫苗可免做Ⅰ期临床试验。注册分类 12 和 15 的疫苗，一般仅需进行Ⅲ期临床试验。注册分类 13 中改变免疫程序的疫苗，可免做Ⅰ期临床试验。应用于婴幼儿的预防类制品，其Ⅰ期临床试验应当按照先成人、后儿童、最后婴幼儿的原则进行。每期的临床试验应当在设定的免疫程序完成后进行下一期的临床试验。对于首次申请在中国上市的疫苗，应进行流行病学的保护力试验。临床试验的最低受试者（病例）数（试验组）要求为Ⅰ期 20 例，Ⅱ期 300 例，Ⅲ期 500 例。

7.2 新药注册的管理法规

2001 年 12 月 11 日，中国正式加入世贸组织。根据 TRIPS（与贸易有关的知识产权协定）的宗旨、准则和有关具体规定，2002 年 10 月，国家药品监督管理部门废止了 1999 年发布的《新药审批办法》《新生物制品审批办法》《新药保护和技术转让的规定》《仿制药品审批办法》和《进口药品管理办法》，发布了《药品注册管理办法》（试行）及其附件，新药概念采用国际上比较通用的“未曾在本国境内上市销售的药品”，缩小了原新药管理办法中新药概念的范围，同时取消了不符合国际惯例的新药行政保护，增加了根据 TRIPS 协议制定的对新药未披露数据的保护，以及基于保护公众健康而设置的监测期等。2005 年 4 月，CFDA 颁布了正式的《药品注册管理办法》，对其再次修订后，2007 年版的《药品注册管理办法》于 7 月 10 日公布并自 10 月 1 日起施行。

我国的药品注册管理法规经历了不断的补充、修订和完善，丰富了各项管理规定，逐步将药品注册管理法规从简单、粗放的条款模式发展成为当前具备一定科学性和系统性的体系模式，并成为药品监管法律法规体系的一个重要分支，构成了独立的药品注册管理法规体系。以 2007 年版《药品注册管理办法》为核心，2008 年 1 月的《中药注册管理补充规定》、2008 年 5 月的《药品注册现场核查管理规定》、2009 年 1 月的《新药注册特殊审批管理规定》、2009 年 8 月的《药品技术转让注册管理规定》等配套法规相继发布与实施，特别是 2016 年 3 月 CFDA 关于发布化学药品注册分类改革工作方案的公告（2016 年第 51 号），表明中国新药注册管理正逐步完善，并体现出支持创新、趋于“紧缩”的监管政策。

7.2.1 药品注册的相关概念

药品注册，是指国家食品药品监督管理总局根据药品注册申请人的申请，依照法定程序，对拟上市销售药品的安全性、有效性、质量可控性等进行审查，并决定是否同意其申请的审批过程。

（1）药品注册申请人　药品注册申请人（以下简称申请人）是指提出药品注册申请，承担相应法律责任，并在该申请获得批准后持有药品批准证明文件的机构。①境内申请人应当是在中国境内合法登记并能独立承担民事责任的机构。②境外申请人应当是境外合法制药厂商。境外申请人办理进口药品注册，应当由其驻中国境内的办事机构或者由其委托的中国境内代理机构办理。③办理药品注册申请事务的人员应当是相应的专业技术人员，并且应当熟悉药品注册管理法律、法规和药品注册的技术要求。

（2）药品注册管理机构　国家食品药品监督管理总局（CFDA）主管全国药品注册工作，负责对药物临床试验、药品生产和进口进行审批。省级食品药品监督管理部门对药品注册申报资料受理并对其完整性、规范性和真实性进行形式审查，并负责对所受理药品注册申请的研制及临床试验现场核查，并抽取样品组织省级药检所对试制的样品进行检验。也负责药品再注册的审批或备案，以及管辖区内的药品补充申请审批和备案。

① CFDA 药品审评中心是 CFDA 药品注册技术审评机构，负责对药品注册申请进行技术审评；并参与起草药品注册管理相关法律法规、部门规章和规范性文件；参与制定我国药品技术审评规范并组织实施。

② CFDA 药品认证管理中心主要负责对药物非临床评价研究机构的 GLP 认证、药物临床试验机构的 GCP 认证，以及组织对药品生产进行现场检查。

③ 中国食品药品检定研究院和省食品药品检验所是药品注册检验的法定专业技术机构。负责对药品标准进行复核，对注册样品进行检验。

(3) 药品注册基本要求

① 办理药品注册申请事务的人员应当具有相应的专业知识，熟悉药品注册的法律、法规及技术要求。

② 药品注册申请人应当提供充分可靠的研究数据，证明药品的安全性、有效性和质量可控性，并对全部资料的真实性负责。

③ 药品注册所报送的资料引用文献应当注明著作名称、刊物名称及卷、期、页等；未公开发表的文献资料应当提供资料所有者许可使用的证明文件。外文资料应当按照要求提供中文译本。

④ 两个以上单位共同作为申请人的，应当向其中药品生产企业所在地省、自治区、直辖市药品监督管理部门提出申请；申请人均为药品生产企业的，应当向申请生产制剂的药品生产企业所在地省、自治区、直辖市药品监督管理部门提出申请；申请人均不是药品生产企业的，应当向样品试制现场所在地省、自治区、直辖市药品监督管理部门提出申请。

⑤ 申请人应当对其申请注册的药物或者使用的处方、工艺、用途等，提供申请人或者他人在中国的专利及其权属状态的说明；他人在中国存在专利的，申请人应当提交对他人的专利不构成侵权的声明。药品注册过程中发生专利权纠纷的，按照有关专利的法律法规解决。

⑥ 对他人已获得中国专利权的药品，申请人可以在该药品专利期届满前 2 年内提出注册申请。国家食品药品监督管理总局按照本办法予以审查，符合规定的，在专利期满后核发药品批准文号、《进口药品注册证》或者《医药产品注册证》。

⑦ 对获得生产或者销售含有新型化学成分药品许可的生产者或者销售者提交的自行取得且未披露的试验数据和其他数据，国家食品药品监督管理总局自批准该许可之日起 6 年内，对未经已获得许可的申请人同意，使用其未披露数据的申请不予批准；但是申请人提交自行取得数据的除外。

⑧ 药物临床前研究应当执行有关管理规定，其中安全性评价研究必须执行《药物非临床研究质量管理规范》。

⑨ 单独申请注册药物制剂的，研究用原料药必须具有药品批准文号、《进口药品注册证》或者《医药产品注册证》，且必须通过合法的途径获得。研究用原料药不具有药品批准文号、《进口药品注册证》或者《医药产品注册证》的，必须经国家食品药品监督管理总局批准。

⑩ 药品注册申报资料中有境外药物研究机构提供的药物试验研究资料的，必须附有境外药物研究机构出具的其所提供资料的项目、页码的情况说明和证明该机构已在境外合法登记的经公证的证明文件。

⑪ 申请人获得药品批准文号后，应当按照国家食品药品监督管理总局批准的生产工艺生产。

(4) 药品批准文件的格式

① 药品批准文号的格式。国药准字 H（Z、S、J）＋4 位年号＋4 位顺序号，

其中H代表化学药品，Z代表中药，S代表生物制品，J代表进口药品分包装。

② 新药证书号的格式。国药证字H（Z、S）+4位年号+4位顺序号，其中H代表化学药品，Z代表中药，S代表生物制品。

③《进口药品注册证》证号的格式。H（Z、S）+4位年号+4位顺序号；《医药产品注册证》证号的格式为：H（Z、S）C+4位年号+4位顺序号，其中H代表化学药品，Z代表中药，S代表生物制品。对于境内分包装用大包装规格的注册证，其证号在原注册证号前加字母B。

7.2.2 药品注册管理办法

现行的《药品注册管理办法》共计15章177条，其管理主线是新药的注册管理。新药可以得到更多鼓励和保护的政策优惠，但对新药证书的发放范围则进一步明确而缩小。总体可概括为“新、优、同、严”等观念，并以此来推进我国的药品审评工作。

“新”主要着眼于“新疗效”，不是从临床疗效、患者用药、药物稳定性及药物经济学出发而研制的新化合物、新组方、新生产方式等传统意义上的“新”，最终评定应看其有无新疗效。“优”即改剂型的药物一定要体现新剂型的优越性，不只是胶囊改颗粒、颗粒改口服液；如果单纯为改剂型而改剂型，没有临床优越性，将不会获得批准；这种优越性同样着眼于临床效果。“同”即“要仿则同”，仿制药要与原研药相同，这是一个很关键的理念变化，审评要点是判断与仿制对象是否一样；过去的仿制药只要求检验符合标准就算仿制成功，是“仿标准”而不是“仿药品”，并不重视在内在质量、生产过程、治疗效果等方面的本质异同，现在的新药审评要求仿制药必须“仿药品”，其着眼点还是要看仿制药的临床效果与原研药是否相同，而且临床试验数据也必须与原研药对照获取，不能用另外一个仿制药进行。还有“严”，即严格审查新药研制的规范化、申报资料的真实性等；药品注册过程中，CFDA要对临床前研究、临床研究进行现场检查、有因抽查，抽取样品由过去的“静态”改为现在的“动态”；“严”不会阻碍新药研究，反而会消除审评“不公”，有利于建立起促进我国新药发展的“通过审评指导创新，通过创新提高审评”的良性循环体制。今后，新药将重点发展科学意义上的创新药，而非“未在中国境内上市销售”定义涵盖的所有药品。另外，对注射剂的审批尺度会更加严格；对仿制药则进一步强调安全性、有效性，引导仿制走向高水平等。

新药的注册管理具体表现在新药临床试验的申报、审评和审批，新药生产的申报、审评和审批，以及新药监测期的管理三个环节。对于麻醉药品、精神药品、医疗用毒性药品、放射性药品的注册申请，除按照《药品注册管理办法》的规定办理外，还应当符合国家的其他有关规定。

7.2.2.1 新药临床试验的申报与审批

新药临床前研究（需GLP认证的安全性评价）完成以后，必须经过CFDA批准、获得《药物临床试验批件》，方可进行新药临床试验研究。

《药物临床试验批件》的申报与审批程序为：完成临床前研究（药学、药理毒理）……→报送《药品注册申请表》（包括申请临床试验的申报资料、样品等）……→省级药品监督管理局初审（形式审查、现场核查、样品抽检）……→技术审评（CFDA 药品审评中心）……→CFDA 审批决定（批准或退审）。如图 7-1 所示。

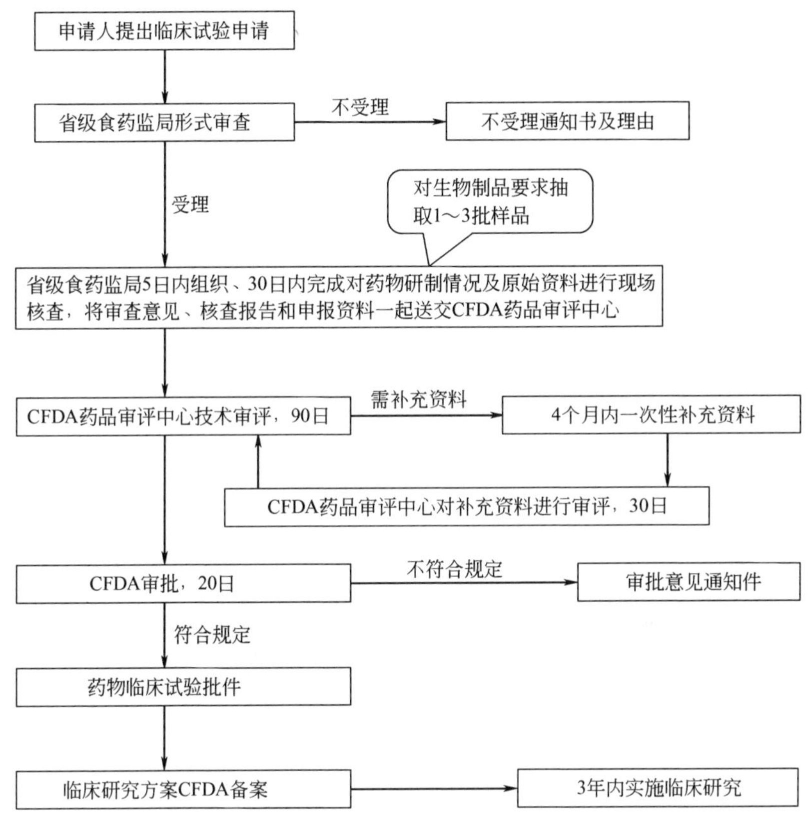

图 7-1 新药临床研究注册流程

7.2.2.2 新药生产的申报与审批

新药临床试验（需 GCP 认证）完成后，符合规定的发给新药证书，已持有《药品生产许可证》并具备生产条件的同时发给药品批准文号。

《新药证书》及药品批准文号的申报与审批程序为：完成临床研究（Ⅰ、Ⅱ、Ⅲ期临床试验）……→报送《药品注册申请表》（包括申请生产的申报资料、向中国食品药品检定研究院报送制备标准品的原材料及有关标准物质的研究资料等）……→省级食品药品监督管理局初审（形式审查、现场核查、标准复核）……→技术审评及现场检查检验（CFDA 药品审评中心，CFDA 药品认证管理中心）……→CFDA 审批决定（批准或退审，对持有《药品生产许可证》并具备生产条件的，批准发给新药证书的同时发给药品批准文号）。如图 7-2 所示。

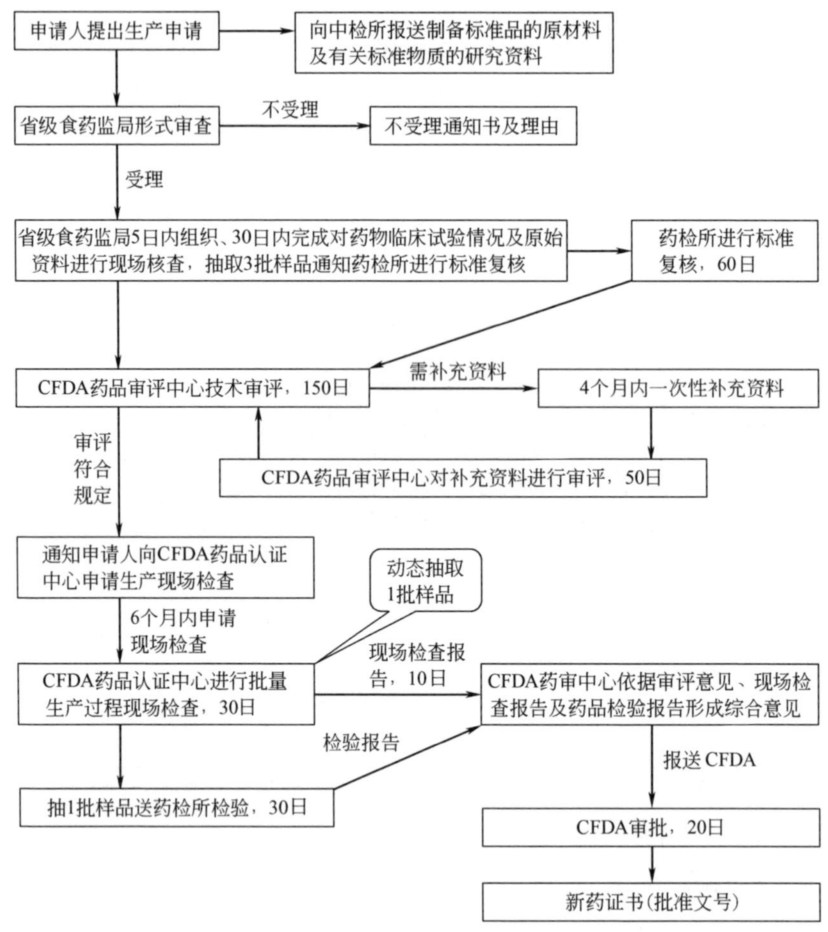

图 7-2 新药生产注册流程

7.2.2.3 新药监测期的管理

CFDA 对批准生产的新药设立监测期，对其安全性继续进行监测。新药的监测期自批准该新药生产之日起计算，不超过 5 年。对于不同新药，根据其现有的安全性研究资料、境内外研究状况，确定不同的监测期限（表 7-7）。

表 7-7 新药的监测期限

监测期限	中药、天然药物	化学药品	治疗性生物制品	预防用生物制品
5 年	1 类	1 类	1 类	1 类
4 年	2～6 类	2.2 类，2.3 类	2～12 类	2～8 类
3 年	7～8 类	2.1 类，2.4 类	14 类	9～11 类

注：表中以外的新药不设立监测期。

监测期内的新药，CFDA 不再受理其他申请人同品种的新药申请，不批准其他企业生产和进口。新药进入监测期时，CFDA 已受理但尚未批准其他申请人临床研究的，该申请予以退审；该新药监测期满后，申请人可提出已有国家标准的药品注册申请。新药进入监测期时，已批准其他申请人进行药物临床研究的，该申请可按药品注册申报与审批程序继续办理；符合规定的，CFDA 可批准生产或进口，并对境内药品生产企业生产的该新药一并进行监测。

生产企业应当考察处于监测期内的新药的生产工艺、质量、稳定性、疗效及不良反应等情况，并每年向所在地省、自治区、直辖市药品监督管理部门报告。

7.2.3 新药注册特殊审批管理规定

根据《药品注册管理办法》第四十五条的规定，CFDA 对符合下列情形的新药注册申请实行特殊审批：①未在国内上市销售的从植物、动物、矿物等物质中提取的有效成分及其制剂，新发现的药材及其制剂；②未在国内外获准上市的化学原料药及其制剂、生物制品；③治疗艾滋病、恶性肿瘤、罕见病等疾病且具有明显临床治疗优势的新药；④治疗尚无有效治疗手段的疾病的新药。

2009 年 1 月实施的《新药注册特殊审批管理规定》对新药注册的特殊审批予以具体规定。属于以上①、②项情形的，药品注册申请人可以在提交新药临床试验申请时提出特殊审批的申请，CFDA 药品审评中心应在收到特殊审批申请后 5 日内进行审查确定；属于以上③、④项情形的，申请人在申报生产时方可提出特殊审批的申请，CFDA 药品审评中心应在收到特殊审批申请后 20 日内组织专家会议进行审查确定。

从国际范围来看，西方国家很少鼓励纯粹的一类新药，而是鼓励解决临床需求的新药研究。《新药注册特殊审批管理规定》结合中国国情，增加鼓励一类新药研制的内容，这显示出现阶段国家对新药研制的政策导向。

特殊审批不仅仅是速度概念，更重要的是审评方式的改变，为药品注册管理中的一种特例。第一，对创制的新药设立专门通道，优先审评、审批，保证即使在审评任务压力极大的状况下，按规定的时限完成；第二，建立负责任的沟通和交流机制，审评人员在研制早期介入、了解项目的可行性，可尽量减少因走弯路造成的资源浪费，并使创制新药研究更加符合注册申报要求；第三，允许创新药完善研究过程，给予不断改进、补充资料的机会，以达到最佳的境界。

虽然特殊审批审评时限的缩短相对整个创新药的审评过程微不足道，比如，临床试验 80 天的技术审评时限与普通申请的 90 天相比仅缩短 10 天，新药生产 150 天的技术审评时限与普通申请的 120 天相比仅缩短 30 天，但意义重在建立了支持创新的机制。新药本身的不可预测因素多，高风险性不容置疑。审评者作出决策前，必须要有足够的时间进行深入的了解和分析，一味缩短审评时限不符合认识新事物的科学规律，审评的质量将无法保障。若在质量不确定的情况下，就可能把风险转嫁到患者身上。另外，审评时限主要约束的是首轮审评时间，完成全部审评的时间还与研究质量、申报资料质量、沟通交流质量等因素密切相关。当然，逐步建立一种符合中国国情的药物创新风险社会分担的市场机制也极为重要。

《新药注册特殊审批申请表》和相关资料应单独立卷，获准实行特殊审批的注册申请人可通过填写《新药注册特殊审批沟通交流申请表》，提出沟通交流申请。研究者应该充分准备，从而与审评者提高沟通效率。对在申报临床试验时已获准实行特殊审批的注册申请，申请人在申报生产时仍需按照规定提交相关资料，但不再进行审查确定，直接实行特殊审批。

7.2.4 药品技术转让注册管理规定

药品技术转让，是指药品技术的所有者按照《药品技术转让注册管理规定》（2009 年 8 月 19 日施行）的要求，将药品生产技术转让给药品生产企业（受让方），由受让方申请药品注册的过程。转让方与受让方应签订转让合同，转让方应将转让品种的处方、生产工艺和质量标准等相关技术和资料全部转让给受让方，并指导受让方试制出质量合格的连续 3 个生产批号的样品。

（1）药品技术转让的有关规定　药品技术转让分为新药技术转让和药品生产技术转让。

① 对于仅持有《新药证书》、尚未进入新药监测期的制剂或持有《新药证书》的原料药，自《新药证书》核发之日起，可以在《药品注册管理办法》规定的相应监测期届满前提出新药技术转让申请。对于持有《新药证书》并取得药品批准文号的技术转让，转让方除《新药证书》所有署名单位外，还包括持有药品批准文号的药品生产企业，转让时应注销原药品批准文号。

② 持有《新药证书》或持有《新药证书》并取得药品批准文号，其新药监测期已届满的；未取得《新药证书》的品种，转让方与受让方应当均为符合法定条件的药品生产企业，其中一方持有另一方 50％以上股权或股份，或者双方均为同一药品生产企业控股 50％以上的子公司的；以及获得《进口药品注册证》的品种，其生产技术由原进口药品注册申请人转让给境内药品生产企业的；可以申请药品生产技术转让。

③ 药品技术转让的受让方应当为药品生产企业，其受让的品种剂型应与其《药品生产许可证》和《药品生产质量管理规范》认证证书中载明的生产范围一致。药品技术转让时，转让方应当将转让品种所有规格一次性转让给同一个受让方。

④ 受让方生产的药品应与转让方生产的药品质量一致；不应发生原料药来源、辅料种类、用量和比例，以及生产工艺和工艺参数等影响药品质量的变化。受让方生产规模的变化超出转让方原规模 10 倍或小于原规模 1/10 的，应重新对生产工艺相关参数进行验证，验证资料连同申报资料一并提交。

⑤ 新药技术转让注册申请获得批准之日起，受让方应继续完成转让方原药品批准证明文件中载明的有关要求，例如药品不良反应监测和Ⅳ期临床试验等后续工作。

⑥ 麻醉药品、第一类精神药品、第二类精神药品原料药和药品类易制毒化学

品不得进行技术转让。第二类精神药品制剂申请技术转让的，受让方应取得相应品种的定点生产资格。放射性药品申请技术转让的，受让方应取得相应品种的《放射性药品生产许可证》。

（2）药品技术转让注册的申请与审批

① 药品技术转让注册的申请填写《药品补充申请表》，按照补充申请的程序和规定以及本规定附件的要求向受让方所在地省级药品监督管理部门报送有关资料和说明。

② 受让方所在地省级药品监督管理部门对药品技术转让的申报资料进行受理审查，组织对受让方药品生产企业进行生产现场检查，药品检验所对抽取的3批样品进行检验。对于转让方和受让方位于不同省、自治区、直辖市的，转让方所在地省级药品监督管理部门应提出审核意见。

③ CFDA药品审评中心对申报药品技术转让的申报资料进行审评，作出技术审评意见，并依据样品生产现场检查报告和样品检验结果，形成综合意见。

④ CFDA依据药品审评中心的综合意见，作出审批决定。符合规定的发给《药品补充申请批件》及药品批准文号，同时注销转让方已取得的药品批准文号。经审评需要进行临床试验的发给《药物临床试验批件》，其对照药品应当为转让方药品生产企业原有生产的、已上市销售的产品；转让方仅获得《新药证书》的，对照药品的选择按照《药品注册管理办法》的规定及有关技术指导原则执行。

7.2.5 药品审评审批制度的改革

2015年8月9日，国务院印发《关于改革药品医疗器械审评审批制度的意见》，即国发（2015）44号，明确药品医疗器械审评审批改革的目标、任务和具体措施。

近年来，我国医药产业快速发展，药品医疗器械的质量和标准不断提高，公众用药需求得到了较好的保障。同时，药品医疗器械审评审批中存在的问题也比较突出，主要是药品注册申报积压严重，一些创新药品上市审批时间过长，部分仿制药的质量与国际先进水平存在较大差距。出现上述问题，有着深刻的历史、体制和机制等方面的原因。

我国曾经历过药品严重短缺的年代，现代制药业起步较晚，标准偏低。多年来，国家采取将地方审批药品集中到国家统一审批、药品标准由地方标准升国家标准、提高GMP认证水平、推进仿制药与原研药质量和疗效一致性评价等措施提高药品质量，但总体上仍然存在药品审批标准不高、管理方式落后、审评审批体制不顺、机制不合理等问题。企业低水平重复申报，部分注册申报临床数据不真实、不完整、不规范等问题比较突出。审评人员数量不足、待遇较低，与注册申报需求也不匹配。

党中央、国务院高度重视药品医疗器械审评审批制度改革，推进药品医疗器械审评审批制度改革，核心就是提高药品质量，主要目标是建立科学、高效的审评审批体系；2016年底前消化完注册申请积压存量，2018年实现按规定时限审批；力争2018年底前完成国家基本药物口服制剂与参比制剂质量和疗效一致性评价；开展药品上市许可持有人制度试点；提高审评审批透明度。通过改革，推动医药行业结构调整和转型升级，实现上市产品有效性、安全性、质量可控性达到或接近国际水平，更好地满足公众用药需求。

《关于改革药品医疗器械审评审批制度的意见》明确了改革的12项任务，包括提高药品审批标准，推进仿制药质量一致性评价，加快创新药的审评审批，开展药品上市许可持有人制度试点，落实申请人申报主体责任，及时发布药品供求和申报信息，改进药品临床试验审批，严肃查处注册申报弄虚作假行为，简化药品审批程序、完善药品再注册制度，改革医疗器械审批方式，健全审评质量控制体系，全面公开药品医疗器械审评审批信息。

为实现上述改革，CFDA将抓紧修订药品管理法实施条例及《药品注册管理办法》，面向社会招聘技术审评人才，加强审评队伍建设，推进职业化检查员队伍建设。

7.3 新药知识产权

新药研究是特殊而重要的高新技术领域。医药发明对知识产权保护的依赖性强，同时药品知识产权保护必然会引起药品价格的变化，从而对公共健康造成不利影响。因此，一系列的法律法规需要在这两方面之间建立合理的、符合实际的平衡点。本节重点介绍药品专利及其运用策略。

7.3.1 药品知识产权类型

知识产权包括专利权、商标权、版权（著作权）和商业秘密四种。新药知识产权与其他领域的知识产权基本相同，并由其技术特点决定，主要涉及专利、商标和商业秘密。

7.3.1.1 药品专利权

专利权简称专利，是指专利申请人就一项发明、实用新型或外观设计向国家及省级知识产权局提出专利申请，经依法审查合格后，被授予在规定时间内对该项发明创造享有的专有权。

（1）药品专利类型　根据《专利法》规定，专利分为发明专利、实用新型专利和外观设计专利三类。

① 药品的发明专利。(a) 产品发明专利：Ⅰ新物质，指具有一定化学结构式或物理、化学性能的单一物质，包括有一定医疗用途的新化合物；新基因工程产

品；新生物制品；用于制药的新原料、新辅料、新中间体、新代谢物和新药物前体；新异构体；新的有效晶型；新分离或提取得到的天然物质等。Ⅱ药物组合物，指两种或两种以上元素或化合物按一定比例组成具有一定性质和用途的混合物，包括中药新复方制剂；中药的有效部位；药物的新剂型等。Ⅲ生物制品、微生物及其代谢产物，可授予专利权的微生物及其代谢产物必须是经过分离成为纯培养物，并且具有特定的工业用途。(b) 方法发明专利：Ⅰ制备和生产方法，如化合物的制备方法、组合物的制备方法、提取分离方法、纯化方法等；Ⅱ用途发明，如化学物质的新的医药用途、药物的新的适应证等。

② 药品的实用新型专利。(a) 某些与功能相关的药物剂型、形状、结构的改变，如通过改变药品的外层结构达到延长药品疗效的技术方案；(b) 诊断用药的试剂盒与功能有关的形状、结构的创新；(c) 生产药品的专用设备的改进；(d) 某些与药品功能有关的包装容器的形状、结构和开关技巧等。

③ 药品的外观设计专利。(a) 药品的外观，如便于给儿童服用的制成小动物形状的药片；(b) 药品包装的外观，如药品的包装盒；(c) 富有美感和特色的说明书等。

(2) *授予专利条件*　根据《专利法》的有关规定，发明专利和实用新型专利的授予条件为其具备新颖性、创造性和实用性。

(3) *专利权保护期限与范围*　发明专利权的保护期限为 20 年，实用新型专利权和外观设计专利权的保护期限为 10 年，均自申请之日起计算。发明或者实用新型专利权的保护范围以其权利要求的内容为准，说明书及附图可以用于解释权利要求。

(4) *专利权人的权利与义务*　专利权人的权利：①独占实施权；②许可实施权；③转让权；④署名权；⑤标记权。专利权人的义务：①充分公开发明创造的义务；②缴纳年费的义务。

(5) *专利权的终止和无效*　有下列情形之一，专利权将终止：①专利权期限届满将自行终止；②没有按照规定缴纳年费；③专利权人以书面声明放弃其专利权。自国务院专利行政部门公告授予专利权之日起，任何单位或个人认为该专利权的授予不符合有关规定，可以请求专利复审委员会宣告该专利权无效；专利复审委员会应当及时审查和作出决定，并通知请求人和专利权人。

(6) *不授予专利权的发明创造*　①违反法律、道德等。②不适用专利法保护的科学技术领域：(a) 科学发现；(b) 智力活动的规则和方法；(c) 疾病的诊断和治疗方法；(d) 动物和植物品种（产品的生产方法除外）；(e) 用原子核变换方法获得的物质。

7.3.1.2　药品商标权

药品的名称有商品名称和通用名称之分。《药品管理法》规定：列入国家药品标准的药品名称为药品通用名称；已经作为药品通用名称的，该名称不得作为药品商标使用。另外，申请注册商标的药品商品名称不得与世界卫生组织非专利药品的名称相同，不得与已经被撤销、更换、淘汰的药品名称相同，还不应造成医疗使用的误解或不便。

经商标局核准注册的商标为注册商标，商标注册人享有商标专用权，受法律保护。商标注册人享有的权利：独占使用权；转让权；许可使用权。

注册商标的期限是指商标具有法律效力、受法律保护的期限，也称为注册商标的有效期或保护期。《商标法》规定，自核准注册之日起计算，注册商标的有效期为 10 年，需要继续使用的在有效期满前 6 个月内申请续展注册；在此期间未能提出申请的，可以给予 6 个月的宽展期；宽展期满仍未提出申请的，注销其注册商标；每次续展注册的有效期为 10 年。

7.3.1.3 药品商业秘密

我国的反不正当竞争法把商业秘密定义为：不为公众所知悉、能为权利人带来经济利益、具有实用性并经权利人采取保密措施的技术和经营信息，可以由经济上的利用或转让来实现其价值，属于知识产权的一部分。

药品商业秘密包括：①新药研制技术秘密；②药品生产管理技术秘密；③药品经营销售商业秘密。因此，通过该法可以保护医药领域内符合这些条件的商业秘密，例如产品的配方、制作工艺、方法等。

商业秘密权保护没有一个具体的保护期，只要采取的保密措施得当，其药品的配方及工艺制法等就会在一个较长的时间段内处于保密状态，不断地创造经济效益。对于侵犯商业秘密的，可以要求监督检查部门责令停止违法行为，并根据情节轻重处以一定数额的罚款。

7.3.2 药品知识产权的法律法规

中国加入 WTO 后，随着对知识产权等有关承诺的履行，药品注册过程中的知识产权问题受到广泛的重视。2001 年 11 月，WTO 在多哈发表了《TRIPS 与公共健康宣言》，指出“TRIPS 不能够也不应该妨碍各成员采取措施保护公共健康”；并在 2003 年 8 月 30 日通过了执行决议，同意在一定条件下可以将药品强制许可的权利扩展到向最不发达国家出口，从而突破了强制许可只能用于满足国内市场的限制。为此，国家知识产权局 2005 年 11 月 29 日以局长令公布了《涉及公共健康问题的专利实施强制许可办法》，自 2006 年 1 月 1 日起施行。全国人大常委会 2007 年 10 月 28 日批准了“修改《与贸易有关的知识产权协定》议定书”，以平衡知识产权与公共健康之间的关系。

2006 年 5 月 24 日，国家知识产权局以局长令的形式公布了新修改后的专利审查指南，自 2006 年 7 月 1 日起施行。其中涉及药品专利审批的主要内容有以下几点：①强调本领域技术人员根据现有技术无法预测药品的疗效时必须提供实验数据加以证明；②不允许通过补交试验数据克服公开不充分和得不到说明书的支持等缺陷；③不影响制药过程的机理或给药途径等改变的医药用途发明无新颖性；④中药等可以用制备方法定义产品，但必须将方法不同落实到产品区别，否则无新颖性。

为预防和解决药品注册过程中的知识产权问题，保护合法权益，现行的《药品注册管理办法》中明确了有关知识产权的要求和规定，有关条款如下：

第九条　药品监督管理部门、相关单位以及参与药品注册工作的人员，对申请人提交的技术秘密和实验数据负有保密的义务。

第十八条　申请人应当对其申请注册的药物或者使用的处方、工艺、用途等，提供申请人或者他人在中国的专利及其权属状态的说明；他人在中国存在专利的，申请人应当提交对他人的专利不构成侵权的声明。对申请人提交的说明或者声明，药品监督管理部门应当在行政机关网站予以公示。药品注册过程中发生专利权纠纷的，按照有关专利的法律法规解决。

第十九条　对他人已获得中国专利权的药品，申请人可以在该药品专利期届满前 2 年内提出注册申请。国家食品药品监督管理局按照本办法予以审查，符合规定的，在专利期满后核发药品批准文号、《进口药品注册证》或者《医药产品注册证》。

第二十条　按照《药品管理法实施条例》第三十五条的规定，对获得生产或者销售含有新型化学成分药品许可的生产者或者销售者提交的自行取得且未披露的试验数据和其他数据，国家食品药品监督管理局自批准该许可之日起 6 年内，对未经已获得许可的申请人同意，使用其未披露数据的申请不予批准；但是申请人提交自行取得数据的除外。

此外，对中药品种保护是对专利保护和新药保护的一种后续补充，其作用类似于发达国家对药品专利的补充保护，是对药品发明知识产权保护的一种延续和加强，具有一定的合理性。但是在另一方面，由于中药品种保护不要求新颖性，非创新药物也可以得到保护，因而所保护的不一定是知识产权，而进入公有领域的现有技术不应当受到保护，授权特定企业垄断这类现有技术无疑会损害公众的利益；另外，允许其他厂家享受同品种保护，在中药品种保护与药品专利保护等知识产权形式共存时，还有可能损害药品知识产权原创者的利益，与在先的专利权造成冲突和矛盾，从而削弱专利制度的保护作用；再者，中药品种保护只适用于在中国境内生产的品种，而不适用于国外进口到中国的品种，不符合 TRIPS 的国民待遇原则。因此，《中药品种保护条例》还需进行必要的修改。

我国的药品知识产权保护体系构成见表 7-8。

7.3.3 新药专利信息利用

新药研究的前提工作之一就是，通过药品专利信息检索，了解当前国际相关领域技术状况。否则，盲目的、重复性的研究不仅不具有任何经济价值，甚至可能引起知识产权纠纷。专利文献是法律文件，它决定了一项发明创造受到法律保护的技术范围、时限及地域等。通过专利信息可以了解专利保护的客体及其权利范围。这些信息对于新药研究、新药专利许可以及新药技术引进具有十分重要的意义。

表 7-8 我国药品知识产权保护体系

保护类别	保护对象	依据的法律法规	主管部门
专利保护	获得专利的药物、工艺、配方、剂型、包装等	《中华人民共和国专利法》	国家知识产权局专利局
商标保护	取得注册商标的药品及其生产企业，包括地理标记	《中华人民共和国商标法》	国家工商管理局商标局
原产地域保护	被授予“原产地域产品”标记的医药产品	《原产地域产品保护规定》	国家质量监督检验检疫总局
原产地标记	道地药材等	《原产地标记管理规定》 《原产地标记管理规定实施办法》	国家质量监督检验检疫总局
中药品种保护	依法经审批取得《中药保护品种证书》的中药品种	《中药品种保护条例》	国家食品药品监督管理总局
新药监测期	进入监测期的新药	TRIPS 关于保护公共利益的规定 《药品管理法实施条例》 《药品注册管理办法》	国家食品药品监督管理总局
未披露数据的保护	获得生产或者销售含有新型化学成分药品许可的生产者或者销售者提交的自行取得且未披露的试验数据和其他数据	TRIPS 关于未披露信息的规定 《药品管理法实施条例》 《药品注册管理办法》	国家食品药品监督管理总局
商业秘密	不宜公开的商业秘密	反不正当竞争法	工商行政管理部门
涉外行政保护	1993 年前仅在国外获得独占权，未在我国销售的药品	《药品行政保护条例》 《药品行政保护条例实施细则》	国家食品药品监督管理总局
国际保护	WTO 成员国或与中国签订协议或共同参加国际条约的国家的有关药品的知识产权	中国加入的知识产权国际条约及国际组织	

专利文件的公开一般来说要比专利的商品化早很多年。尤其在药品领域，从新化合物专利到药物上市需 5～8 年时间。利用专利信息可以及时全面了解国内外的研究动态，从而指导新药的发现与开发。同类专利数量的多少可以反映出发明潜在的市场范围，如果相同的发明比较少，说明潜在市场大，有开发的必要；如果相同的发明很多，表明大家都在攻这个市场，则应该改变方向，去开发别的产品。

随着科学技术的发展，专利信息的作用和价值日渐突出。据不完全统计，世界上 70 多个主要国家每年出版的专利文献就有 100 多万件，约占世界科技出版物总数的 1/4；另据世界知识产权组织统计，世界上 90%以上的发明成果曾以专利文献的形式发表过。欧洲专利局的一项最新统计显示，由于重复研究，欧洲每年大约浪费 200 亿美元的投资；在最近 5 年内，只有大约 1/3 的欧洲公司使用了专利系统，而剩下的 2/3 的公司没有使用；若很好地运用专利文献，能节约 40%的科研开发经费，少花 60%的研究开发时间。

7.3.4 新药研究中的专利策略

自主创制新药是制药企业的最终选择。然而，新药研究的投资大、周期长、风险高，对于许多中小型制药企业而言，难以依靠自己的力量开发新药，有所选择地购买他人比较成熟的药品专利技术并进行二次创新，不失为一种切实可行的选择。

① 以他人专利技术为起点，改进工艺技术，研制衍生新药符合我国现阶段“从仿制为主向仿创结合、创新为主转变”的新药发展战略。在今后一定时期内，根据中国医药企业目前的经济实力和技术水准，模仿性创新（“Me-Too”新药）仍是多数医药企业进行新药开发的重要途径。在不侵犯别人专利权的情况下，对新出现的、非常成功的突破性新药进行较大的分子改造，寻找作用机制相同或相似，并在治疗上具有某些优点的新化学实体。模仿性创新要以市场为导向，充分运用专利的公开制度，以率先者的创新思路和行为为榜样，以原研药为示范，吸取其成功的经验和失败的教训，掌握核心技术并在此基础上完善，开发出富有竞争力的新产品。此外，针对已知药物的缺陷或不足，对其进行结构改造、修饰，创制出专属性更强、疗效更好、安全性更大、理化性质得到改善、给药方便、稳定性更高或者生物利用度更高的新的衍生物、类似物或药物前体。

改良性创新无疑是通向成功彼岸最快捷的途径。从是否涉及他人有效专利的角度看，改良性创新的结果可分为如下两类：一类为在公知公用技术基础上的创新，这类成果不涉及他人有效专利，获得的专利不是他人有效专利的从属专利，新成果专利权人实施自己的专利不会侵犯他人专利权。另一类为在他人有效专利基础上的创新，成果发明人获得的专利是他人基础专利的从属专利。专利法规定，从属专利的专利权人实施自己的专利，要得到基础专利的专利权人的许可，否则涉嫌专利侵权。但是，在后发明的从属专利的专利权人可以和在先发明的基础专利的专利权人协商交叉许可。这样，后发明人可显著减少或免除昂贵的专利许可费用。如果在适当长的时间内，双方难以达成许可协议，从属专利的专利权人可以依法要求强制许可。

发明专利申请公开说明书中的权利要求，是申请人想要得到的保护范围；授权后专利说明书中的权利要求是国家知识产权局同意授予专利申请人的保护范围。一般情况下，两者范围会有不同，前者范围宽泛，后者范围往往缩小。专利申请人在审查过程中放弃的内容不允许再在以后侵权程序中复议要回，这是专利中一个禁止反悔的重要原则。在改良性创新过程中，可以利用这一原则规避侵权。

② 充分利用过期专利和失效专利研制新药。研究者在系统调研所从事领域的

药物专利文献基础上，应着重学习、消化和吸收无效、失效及即将到期的具体药物专利技术资料，了解其中最新工艺技术与设计方法，借鉴反映当今最新科学技术水平的研究成果，开拓研究思路，寻找适合的项目，并在该项研究国内外现有最高起点上，改进他人设计方案中工艺技术的缺陷，可形成改进发明或组合发明的专利，甚至形成开拓性的发明，在申请专利后继续进行后续改进，再申请专利可延长相关产品独占性保护期。例如，第二次世界大战后，日本的工业技术水平总体落后于美国 30 年，从 20 世纪 50 年代起，日本开始大量引进先进的专利技术，并且在引进专利技术时，药物研制人员通过对大量无效、失效和即将到期的专利技术潜心钻研、对比分析后，更新改进设计方案，又从他人基本专利中衍生出具有特色的专利，技术水平虽不太高，但产品的经济效益却十分可观。这种向他人学习后在模仿基础上进行的创新，使日本平均每年有 3～6 个新药在世界上市，数量仅次于美国。

③ 新药研究中的专利策略既包括有效地规避侵权，又包括自身的知识产权保护。在新药研究开发中充分利用专利文献信息，利用专利制度保护自己的知识产权，已成为国外制药企业的研究课题。对科研人员而言，其专利意识不仅体现在对条文的理解上，而且要落实在整个研究过程中。要重视对某些基础性研究，尤其是应用基础研究成果的专利保护。基础性研究是高技术产业的先导，是技术创新的源泉。例如，中国一些特有的药用植物资源的研究成果，仅作为学术论文发表，忽视了知识产权保护，实乃极大的损失。

参考文献

[1] CFDA. 药品注册管理办法. 2007.

[2] CFDA 执业药师资格认证中心. 国家执业药师资格考试应试指南-药事管理与法规. 北京：中国医药科技出版社，2012.

[3] 张清奎. 我国药品知识产权法律法规新进展. 知识产权报，2008-01-22.

[4] 陈小平，王效山. 新药发现与开发. 北京：化学工业出版社，2012.

[5] 马凤余，侯飞燕. 药事管理与法规. 北京：化学工业出版社，2013.

[6] 翁开源，汤新强. 药事管理学. 北京：科学出版社，2009.

[7] 孟锐. 药事管理学. 第 3 版. 北京：科学出版社，2013.

附　录

附录 1

化学药品注册分类改革工作方案

（2016 年 3 月 4 日 CFDA 发布）

为鼓励新药创制，严格审评审批，提高药品质量，促进产业升级，对当前化学药品注册分类进行改革，特制定本工作方案。

一、调整化学药品注册分类类别

对化学药品注册分类类别进行调整，化学药品新注册分类共分为 5 个类别，具体如下：

1 类：境内外均未上市的创新药。指含有新的结构明确的、具有药理作用的化合物，且具有临床价值的药品。

2 类：境内外均未上市的改良型新药。指在已知活性成分的基础上，对其结构、剂型、处方工艺、给药途径、适应症等进行优化，且具有明显临床优势的药品。

表 1　化学药品新注册分类、说明及包含的情形

注册分类	分类说明	包含的情形
1	境内外均未上市的创新药	含有新的结构明确的、具有药理作用的化合物，且具有临床价值的原料药及其制剂
2	境内外均未上市的改良型新药	2.1 含有用拆分或者合成等方法制得的已知活性成分的光学异构体，或者对已知活性成分成酯，或者对已知活性成分成盐（包括含有氢键或配位键的盐），或者改变已知盐类活性成分的酸根、碱基或金属元素，或者形成其他非共价键衍生物（如络合物、螯合物或包合物），且具有明显临床优势的原料药及其制剂
		2.2 含有已知活性成分的新剂型（包括新的给药系统）、新处方工艺、新给药途径，且具有明显临床优势的制剂
		2.3 含有已知活性成分的新复方制剂，且具有明显临床优势
		2.4 含有已知活性成分的新适应症的制剂
3	仿制境外上市但境内未上市原研药品的药品	具有与原研药品相同的活性成分、剂型、规格、适应症、给药途径和用法用量的原料药及其制剂
4	仿制境内已上市原研药品的药品	具有与原研药品相同的活性成分、剂型、规格、适应症、给药途径和用法用量的原料药及其制剂
5	境外上市的药品申请在境内上市	5.1 境外上市的原研药品（包括原料药及其制剂）申请在境内上市
		5.2 境外上市的非原研药品（包括原料药及其制剂）申请在境内上市

注：1.“已知活性成分”指“已上市药品的活性成分”。

2. 注册分类 2.3 中不包括“含有未知活性成分的新复方制剂”。

3类：境内申请人仿制境外上市但境内未上市原研药品的药品。该类药品应与原研药品的质量和疗效一致。

原研药品指境内外首个获准上市，且具有完整和充分的安全性、有效性数据作为上市依据的药品。

4类：境内申请人仿制已在境内上市原研药品的药品。该类药品应与原研药品的质量和疗效一致。

5类：境外上市的药品申请在境内上市。

二、相关注册管理要求

（一）对新药的审评审批，在物质基础原创性和新颖性基础上，强调临床价值的要求，其中改良型新药要求比改良前具有明显的临床优势。对仿制药的审评审批，强调与原研药品质量和疗效的一致。

（二）新注册分类1、2类别药品，按照《药品注册管理办法》中新药的程序申报；新注册分类3、4类别药品，按照《药品注册管理办法》中仿制药的程序申报；新注册分类5类别药品，按照《药品注册管理办法》中进口药品的程序申报。

新注册分类2类别的药品，同时符合多个情形要求的，须在申请表中一并予以列明。

（三）根据《中华人民共和国药品管理法实施条例》的有关要求，对新药设立3～5年监测期，具体如下：

表2　化学药品新药监测期期限表

注册分类	监测期期限
1	5年
2.1	3年
2.2	4年
2.3	4年
2.4	3年

（四）本方案发布实施前已受理的化学药品注册申请，可以继续按照原规定进行审评审批，也可以申请按照新注册分类进行审评审批。如申请按照新注册分类进行审评审批，补交相关费用后，不再补交技术资料，国家食品药品监督管理总局药品审评中心要设立绿色通道，加快审评审批。符合要求的，批准上市；不符合要求的，不再要求补充资料，直接不予批准。

（五）新注册分类的注册申请所核发的药品批准文号（进口药品注册证/医药产品注册证）效力与原注册分类的注册申请核发的药品批准文号（进口药品注册证/医药产品注册证）效力等同。

（六）国家食品药品监督管理总局组织相关部门细化工作要求，做好受理、核查检查、技术审评及制定、修订相关国家药品标准等工作。

（七）《药品注册管理办法》与本方案不一致的，按照本方案要求执行。

附录 2

生物类似药研发与评价技术指导原则（试行）

（2015 年 2 月 28 日 CFDA 发布）

一、前言

近年来，生物药快速发展并在治疗一些疾病方面显示出明显的临床优势。随着原研生物药专利到期及生物技术的不断发展，以原研生物药质量、安全性和有效性为基础的生物类似药的研发，有助于提高生物药的可及性和降低价格，满足群众用药需求。为规范生物类似药的研发与评价，推动生物医药行业的健康发展，制定本指导原则。

生物类似药的研发与评价应当遵循本指导原则，并应符合国家药品管理相关规定的要求。

二、定义及适用范围

本指导原则所述生物类似药是指：在质量、安全性和有效性方面与已获准注册的参照药具有相似性的治疗用生物制品。

生物类似药候选药物的氨基酸序列原则上应与参照药相同。对研发过程中采用不同于参照药所用的宿主细胞、表达体系等的，需进行充分研究。

本指导原则适用于结构和功能明确的治疗用重组蛋白质制品。对聚乙二醇等修饰的产品及抗体偶联药物类产品等，按生物类似药研发时应慎重考虑。

三、参照药

（一）定义

本指导原则所述参照药是指：已获批准注册的，在生物类似药研发过程中与之进行比对试验研究用的产品，包括生产用的或由成品中提取的活性成分，通常为原研产品。

（二）参照药的选择

研发过程中各阶段所使用的参照药，应尽可能使用相同产地来源的产品。对不能在国内获得的，可以考虑其他合适的途径。临床比对试验研究用的参照药，应在我国批准注册。

对比对试验研究需使用活性成分的，可以采用适宜方法分离，但需考虑并分析这些方法对活性成分的结构和功能等质量特性的影响。

按生物类似药批准的产品原则上不可用作参照药。

四、研发和评价的基本原则

（一）比对原则

生物类似药研发是以比对试验研究证明其与参照药的相似性为基础，支持其安全、有效和质量可控。

每一阶段的每一个比对试验研究，均应与参照药同时进行，并设立相似性的评价方法和标准。

（二）逐步递进原则

研发可采用逐步递进的顺序，分阶段证明候选药与参照药的相似性。根据比对试验研究结果设计后续比对试验研究的内容。对前一阶段比对试验研究结果存在不确定因素的，在后续研究阶段还必须选择敏感的技术和方法设计有针对性的比对试验进行研究，并评价对产品的影响。

（三）一致性原则

比对试验研究所使用的样品应为相同产地来源的产品。对候选药，应当为生产工艺确定后生产的产品，或者其活性成分。对工艺、规模或产地等发生改变的，应当评估对产品质量的影响，必要时还需重新进行比对试验研究。

比对试验研究应采用适宜的方法和技术，首先考虑与参照药一致，对采用其他敏感技术和方法的，应评估其适用性和可靠性。

（四）相似性评价原则

对全面的药学比对试验研究显示候选药与参照药相似，并在非临床阶段进一步证明其相似的，可按生物类似药开展后续的临床比对试验研究与评价。

对不能判定相似性且仍按生物类似药研发的，应选择敏感的技术和方法，继续设计针对性的比对试验研究以证明其相似性。

药学比对试验研究显示的差异对产品有影响并在非临床比对试验研究结果也被证明的，不宜继续按生物类似药研发。对按生物类似药研发的应慎重考虑。

对临床比对试验研究结果判定为相似的，可按本指导原则进行评价。

五、药学研究和评价

（一）一般考虑

比对试验研究中应对样品质量的批间差异进行分析，选择有代表性的批次进行。研究中，应尽可能使用敏感的、先进的分析技术和方法检测候选药与参照药之间可能存在的差异。

（二）工艺研究

候选药的生产工艺需根据产品特点设计，可以与参照药保持一致，尤其是工艺步骤的原理和先后顺序及中间过程控制的要求，如纯化、灭活工艺等；对于不一致的，应分析对质量相似性评判的影响。

（三）分析方法

应采用先进的、敏感的技术和方法，首先考虑采用与参照药一致的方法。对采用其他技术和方法的，应提供依据。对某些关键的质量属性，应采用多种方法进行比对试验研究。

（四）特性分析

根据参照药的信息，评估每一个质量特性与临床效果的相关性，并设立判定相似性的限度范围。对特性分析的比对试验研究结果综合评判时，应根据各质量特性与临床效果相关的程度确定评判相似性的权重，并设定标准。

1. 理化特性

理化鉴定应包括采用适宜的分析方法确定一级结构和高级结构（二级/三级/四级）以及其他理化特性。还应考虑翻译后的修饰可能存在差异，如氨基酸序列N端和C末端的异质性、糖基化修饰（包括糖链的结构和糖型等）的异同。应采用适宜的方法对修饰的异同进行比对试验研究，包括定性和定量分析研究。

对于氨基酸序列测定的比对试验研究，可以与已知的参照药序列直接进行比对。

2. 生物学活性

应采用先进的、敏感的方法进行生物活性比对试验研究，首先考虑采用与参照药一致的方法。对采用其他技术和方法的，应提供依据。

对具有多重生物活性的，其关键活性应当分别进行比对试验研究，并设定相似性的评判标准；对相似性的评判，应根据各种活性与临床效果相关的程度确定评判相似性的权重，并设定标准。

3. 纯度和杂质

应采用先进的、敏感的方法进行纯度和杂质比对试验研究，首先考虑采用与参照药一致的方法。对采用其他技术和方法的，应提供依据。对纯度的测定，应从产品的疏水性、电荷和分子大小变异体及包括糖基化在内的各类翻译后修饰等方面，考虑适宜的技术和方法进行研究；对杂质的比对试验研究，应从工艺的差异、宿主细胞的不同等方面，考虑适宜的方法进行。

对杂质图谱的差异，尤其是出现了新的成分，应当进行分析研究，并制定相应的质量控制要求，必要时在后续的比对试验研究中，还应采用针对性的技术和方法，研究其对有效性、安全性包括免疫原性的影响。

4. 免疫学特性

对具有免疫学特性的产品的比对试验研究应尽可能采用与参照药相似原理的技术和方法。具有多重免疫学特性的，应对其关键特性分别进行相关的比对试验研究，并设定相似性的评判标准；对相似性的评判，应根据各种特性与临床效果相关的程度确定评判相似性的权重，并设定标准。

对抗体类的产品，应对其 Fab、Fc 段的功能进行比对试验研究，包括定性、定量分析其与抗原的亲和力、CDC 活性和 ADCC 活性，及与 FcRn、Fcγ、c1q 等各受体的亲和力等。应根据产品特点选择适当的项目列入质量标准。

对调节免疫类的产品，应对其同靶标的亲和力、引起免疫应答反应的能力进行定性或者定量比对试验研究。应根据产品特点选择适当的项目列入质量标准。

（五）质量指标

候选药质量指标的设定和标准应符合药品管理相应法规的要求，并尽可能与参照药一致。对需增加指标的，应根据多批次产品的检定数据，用统计学方法分析确定标准，并结合稳定性数据等分析评价其合理性。

（六）稳定性研究

按照有关的指导原则开展对候选药的稳定性研究。对加速或强制降解稳定性试验，应选择敏感的条件同时处理后进行比对试验研究。对比对试验研究，应尽可能使用与参照药有效期相近的候选药进行。

（七）其他研究

1. 宿主细胞

应考虑参照药所使用的宿主细胞，也可采用当前常用的宿主细胞。对与参照药不一致的，需进行研究证明与有效性、安全性等方面无临床意义的差别。

2. 制剂处方

应进行处方筛选研究，并尽可能与参照药一致。对不一致的，应有充足的理由。

3. 规格

原则上应与参照药一致。对不一致的，应有恰当的理由。

4. 内包装材料

应进行内包装材料的筛选研究，并尽可能使用与参照药同类材质的内包装材料。对不同的，应有相应的研究结果支持。

（八）药学研究相似性的评价

对药学研究结果相似性的评判，应根据与临床效果相关的程度确定评判相似性的权重，并设定标准。

1. 对综合评判候选药与参照药之间无差异或差异很小的，可判为相似。

2. 对研究显示候选药与参照药之间存在差别，且无法确定对药品安全性和有效性影响的，应设计针对性的比对试验研究，以证实其对药品安全性和有效性的影响。

3. 对研究显示有差异，评判为不相似的，不宜继续按生物类似药研发。

对不同种类的重组蛋白，甚至是同一类蛋白，如其疗效机制不同，质量属性差异的权重也不同，分析药学质量相似性时要予以考虑。

六、非临床研究和评价

（一）一般考虑

非临床比对试验研究应先根据前期药学研究结果来设计。对药学比对试验研究显示候选药和参照药无差异或很小差异的，可仅开展药效动力学（简称药效，PD）、药代动力学（简称药代，PK）和免疫原性的比对试验研究。对体外药效、药代和免疫原性试验结果不能判定候选药和参照药相似的，应进一步开展体内药效和毒性的比对试验研究。

比对试验的研究方法和检测指标应采用适宜的方法和技术，首先考虑与参照药一致。对采用其他技术和方法的，应提供依据。

（二）药效动力学

应选择有代表性的批次开展药效比对试验研究。对具有多重生物活性的，其关键活性应当分别进行比对试验研究，并设定相似性的评判标准；对相似性的评判，应根据各种活性与临床效果相关的程度确定评判相似性的权重，并设定标准。

体内药效比对试验研究应尽可能选择参照药采用的相关动物种属和模型进行。

（三）药代动力学

应选择相关动物种属开展单次给药（多个剂量组）和重复给药的药代比对试验研究。单次给药的药代试验应单独开展；重复给药的药代试验可结合在药代动力学/药效动力学（简称PK/PD）研究中或者重复给药毒性试验中进行。对结合开展的药代试验影响主试验药物效应或毒性反应评价的，应进行独立的重复给药比对试验研究来评估药代特征变化。

（四）免疫原性

采用的技术和方法应尽可能与参照药一致，对采用其他方法的，还应进行验证。抗体检测包括筛选、确证、定量和定性，并研究与剂量和时间的相关性。必要时应对所产生的抗体分别进行候选药和参照药的交叉反应测定，对有差异的还应当分析其产生的原因。对可量化的比对试验研究结果，应评价其对药代的影响。

免疫原性比对试验研究可同时观察一般毒性反应。对需要开展重复给药的药代试验或毒性试验的，可结合进行免疫原性比对试验。

对所采用的宿主细胞、修饰及杂质等不同于参照药的，还应设计针对性的比对试验研究。

（五）重复给药毒性试验

毒性比对试验研究应根据药学研究显示的相似性程度和早期非临床阶段的体外研究、药代研究和免疫原性研究结果来考虑。对药学比对试验研究显示候选药与参照药之间存在差别，且无法确定对药品安全性和有效性影响的，如杂质差异，应开展毒性试验比对试验研究。对仅开展药效、药代及免疫原性比对试验研究，其研究结果显示有差异且可能与安全性相关的，应进行毒性比对试验研究。

对毒性比对试验研究，通常进行一项相关动物种属的至少4周的研究，持续时间应足够长以便能监测到毒性和/或免疫反应。研究指标应关注与临床药效有关的药效学作用或活性，并应开展毒代动力学研究。对有特殊安全性担忧的，可在同一重复给药毒性研究中纳入相应观察指标或试验内容，如局部耐受性等。

比对试验研究用的动物种属、模型、给药途径及剂量应考虑与参照药一致。对选择其他的，应当进行论证。对参照药有多种给药途径的，必要时应分别开展研究；对剂量的选择，应尽可能选择参照药暴露毒性的剂量水平，候选药剂量还应包括生物活性效应剂量和/或更高剂量水平。

（六）其他毒性试验

对药学及非临床比对试验研究显示有差异且不确定其影响的，应当开展有针对性的其他毒性试验研究，必要时应进行相关的比对试验研究。

（七）非临床研究相似性的评价

对非临床研究结果相似性的评判，应根据与临床效果相关的程度确定评判相似性的权重，并设定标准。

1. 对综合评判候选药与参照药之间无差异或差异很小的，可判为相似。

2. 对研究显示候选药与参照药之间存在差别，且无法确定对药品安全性和有效性影响的，应设计针对性的比对试验研究，以证实其对药品安全性和有效性是否有影响。

3. 对研究显示有差异，评判为不相似的，不宜继续按生物类似药研发。

七、临床研究和评价

（一）一般考虑

临床比对试验研究通常从药代和/或药效比对试验研究开始，根据相似性评价的需要考虑后续安全有效性比对试验研究。

临床试验用药物应使用相同产地来源的产品。对产地、生产工艺和规模、处方发生改变的，应当评估对产品质量的影响，必要时还需重新进行比对试验研究。

对前期研究结果证明候选药与参照药之间无差异或差异很小，且临床药理学比对试验研究结果可以预测其临床终点的相似性时，则可用于评判临床相似性。对前期比对试验研究显示存在不确定性的，则应当开展进一步临床安全有效性比对试验研究。

（二）临床药理学

对药代和药效特征差异的比对试验研究，应选择最敏感的人群、参数、剂量、给药途径、检测方法进行设计，并对所需样本量进行论证。应采用参照药推荐的给药途径及剂量，也可以选择更易暴露差异的敏感剂量。应预先对评估药代和药效特征相似性所采用的生物分析方法进行优化选择和方法学验证。

应预先设定相似性评判标准，并论证其合理性。

1. 药代动力学

在符合伦理的前提下，应选择健康志愿者作为研究人群，也可在参照药适应症范围内选择适当的敏感人群进行研究。

对于半衰期短和免疫原性低的产品，应采用交叉设计以减少个体间的变异性；对于较长半衰期或可能形成抗药抗体的蛋白类产品，应采用平行组设计，并应考虑组间的均衡。

单次给药的药代比对试验研究无法评判相似性的，或药代呈剂量或时间依赖性，并可导致稳态浓度显著高于根据单次给药数据预测的浓度的，应进行额外的多次给药药代比对试验研究。

对药代比对试验研究，通常采用等效性设计研究吸收率/生物利用度的相似性，应预先设定等效性界值并论证其合理性，应对消除特征（如清除率、消除半衰期）进行分析。

一般情况下不需进行额外的药物-药物相互作用研究和特殊人群研究等。

2. 药效动力学

药效比对试验研究应选择最易于检测出差异的敏感人群和量效曲线中最陡峭部分的剂量进行，通常可在PK/PD研究中考察。对药代特性存在差异，且临床意义尚不清楚的，进行该项研究尤为重要。

对药效指标，应尽可能选择有明确的量效关系，且与药物作用机制和临床终点相关的指标，并能敏感地检测出候选药和参照药之间具有临床意义的差异。

3. 药代动力学/药效动力学

PK/PD比对试验研究结果用于临床相似性评判的，所选择的药代参数和药效指标应与临床相关，应至少有一种药效指标可以用作临床疗效的评判，且对剂量/暴露量与该药效指标的关系已有充分了解；研究中选择了测定PK/PD特征差异的最敏感的人群、剂量和给药途径，且安全性和免疫原性数据也显示为相似。

（三）有效性

遵循随机、双盲的原则进行比对试验研究。样本量应能满足统计学要求。剂量可选择参照药剂量范围内的一个剂量进行。

对有多个适应症的，应考虑首先选择临床终点易判定的适应症进行。对临床试验的终点指标，首先考虑与参照药注册临床试验所用的一致，也可以根据对疾病临床终点的认知选择确定。

临床有效性比对试验研究通常采用等效性设计，应慎重选择非劣效性设计，并设定合理的界值。对采用非劣效设计的，需考虑比对试验研究中参照药的临床疗效变异程度以评价候选药和参照药的相似性。

（四）安全性

安全性比对试验研究应在药代、药效和/或有效性比对试验研究中进行，必要时应对特定的风险设计针对性的安全性进行比对试验研究。

比对试验研究中，应根据对不良反应发生的类型、严重性和频率等方面的充分了解，选择合适的样本量，并设定适宜的相似性评判标准。一般情况下仅对常见不良反应进行比对试验研究。

（五）免疫原性

应根据非临床免疫原性比对试验研究结果设计开展必要的临床免疫原性比对试验研究。当非临床免疫原性比对试验研究结果提示相似性时，对提示临床免疫原性有一定的参考意义，可仅开展针对性的临床免疫原性比对试验研究；对非临床比对试验研究结果显示有一定的差异，或者不能提示临床免疫原性应答的，临床免疫原性试验的设计应考虑对所产生的抗体分别进行候选药和参照药的交叉反应测定，分析其对安全有效性的影响。

临床免疫原性比对试验研究通常在药代、药效和/或有效性比对试验研究中进行。应选择测定免疫应答差异最敏感的适应症人群和相应的治疗方案进行比对试验研究。对适应症外推的，应考虑不同适应症人群的免疫原性应答，必要时应分别开展不同适应症的免疫原性比对试验研究。

研究中应有足够数量的受试者，并对采样时间、周期、采样容积、样品处理/贮藏以及数据分析所用统计方法等进行论证。抗体检测方法应具有足够的特异性和灵敏度。免疫原性测定的随访时间应根据发生免疫应答的类型（如中和抗体、细胞介导的免疫应答）、预期出现临床反应的时间、停止治疗后免疫应答和临床反应持续的时间及给药持续时间确定。

免疫原性比对试验研究还应考虑对工艺相关杂质抗体的检测，必要时也应开展相应的比对试验研究。

比对试验研究还应对检测出的抗体的免疫学特性及对产品活性的影响进行研究，并设定相似性评判的标准。

（六）适应症外推

对比对试验研究证实临床相似的，可以考虑外推至参照药的其他适应症。

对外推的适应症，应当是临床相关的病理机制和/或有关受体相同，且作用机理以及靶点相同的；临床比对试验中，选择了合适的适应症，并对外推适应症的安全性和免疫原性进行了充分的评估。

适应症外推需根据产品特点个案化考虑。对合并用药人群、不同合并疾病人群及存在不同推荐剂量等情形进行适应症外推时应慎重。

八、说明书

应符合国家相关规定的要求，原则上内容应与参照药相同，包括适应症、用法用量、安全性信息等。当批准的适应症少于参照药时，可省略相关信息。说明书中应描述候选药所开展的临床试验的关键数据。

九、药物警戒

应提供安全性说明和上市后风险管理计划/药物警戒计划，按照国家相关规定开展上市后的评价，包括安全性和免疫原性评价。

十、名词解释

生物类似药：是指在质量、安全性和有效性方面与已获准上市的参照药具有相似性的治疗性生物制品。

候选药：是指按照生物类似药研发和生产的，用于比对试验研究的药物。

参照药：是指已批准注册的，在生物类似药研发过程中与之进行比对研究用的产品，通常为原研产品。

原研产品：是指按照新药研发和生产并且已获准注册的生物制品。

比对试验：是指在同一个试验中比较候选药与参照药差异的试验研究。